普及类古籍整理图书

专项资助项目

中医必读典籍白话译注丛书

金匮要略译注

汉·张仲景 撰

吕志杰 注译

中医古籍出版社
Publishing House of Ancient Chinese Medical Books

图书在版编目（CIP）数据

金匮要略译注/（汉）张仲景撰；吕志杰注译.北京：中医古籍出版社，2024. 12. ——（中医必读典籍白话译注丛书）. ——ISBN 978－7－5152－1550－1

Ⅰ. R222. 32

中国国家版本馆 CIP 数据核字第 2024MF8928 号

中医必读典籍白话译注丛书

金匮要略译注

汉·张仲景 撰　吕志杰 注译

责任编辑　郑　蓉

文字编辑　吕　明

封面设计　杨　宇

出版发行　中医古籍出版社

社　　址　北京市东城区东直门内南小街 16 号（100700）

电　　话　010－64089446（总编室）　010－64002949（发行部）

网　　址　www. zhongyiguji. com. cn

印　　刷　北京市泰锐印刷有限责任公司

开　　本　710mm×1000mm　1/16

印　　张　37. 75

字　　数　653 千字

版　　次　2024 年 12 月第 1 版　2024 年 12 月第 1 次印刷

书　　号　ISBN　978－7－5152－1550－1

定　　价　148. 00 元

前　言

中国医药学奠基于秦汉时期的《黄帝内经》《八十一难经》《神农本草经》《伤寒杂病论》等经典著作。《金匮要略方论》（简称《金匮要略》或《金匮》）是《伤寒杂病论》中的杂病部分，是我国现存最早的一部诊治杂病的专书。清代尤怡《金匮要略心典·序》云："《金匮要略》者，汉张仲景所著，为医方之祖，而治杂病之宗也。其方约而多验，其文简而难通。唐宋以来，注释阙如。明兴之后，始有起而论之者。迄于今，乃不下数十家，莫不精求探讨，用以发蒙而解惑。"纵览历代注释《金匮要略》的方式，大略有如下五种：①根据原文逐条注释，如魏荔彤《金匮要略方论本义》、尤怡《金匮要略心典》等；②在自己的著作中引用《金匮要略》的部分内容加以阐发，如喻昌《医门法律》、张璐《张氏医通》等；③集各家的注释加以评注，如丹波元简《金匮玉函要略辑义》、吴考槃《金匮要略五十家注》等；④结合西医学注释《金匮要略》，并附加医案，如曹颖甫《金匮发微》、陆渊雷《金匮要略今释》等；⑤先注释原文，然后附加"按语"对有关问题进行讨论，如目前的《金匮要略讲义》，这种方式实际上肇始于徐彬《金匮要略论注》。上述种种注释方式，各有特色，皆有阐发，足供博览。

笔者40多年来潜心研究仲景学说，既从事教学，又坚持临床，注重广收博采前人的精华，注重理论联系实践。注释《金匮要略》的原则以阐发经义、学以致用、切合时代需求为宗旨，本着以文（指古代文献）解经、以经（指经典著作）解经、以注（指《金匮要略》历代名注）解经、以新（指现代医学知识）解经、以心（即自己心得体会）解经的原则，尽心竭力完成《金匮要略译注》。

《金匮要略译注》脱稿之后，我对书稿进行了多次认真校改，并利用节假日组织我院中医系2000级学习《金匮要略》的52名本科生及我的3名硕士生协助校对书稿。学子们的认真劲，真叫我感动！为了精益求精，我邀请医古文教研室的刘振永教授审订本书的"校勘"与"词解"部分，邀请全国十一所中医药院校从事《金匮要略》教学研究的教授名医和本校在该专业有学术专长的教授加以审订。我的夫人王玉玲教授帮助我做了许多具体工作，并发挥她的专长（人体寄生虫学），审订了疟病篇。在该书即将出版之际，谨向大家表示真诚的感谢！

分别审订《金匮要略译注》各篇的全国诸位名医教授如下：周衡（湖南中医药大学），绪论、第十一、十二篇；夏锦堂（河北中医药大学），第一篇；黄仰模（广州中医药大学），第二篇；范永升（浙江中医药大学），第三篇；李敬孝（黑龙江中医药大学），第五篇；张家礼（成都中医药大学），第六篇；陶汉华（山东中医药大学），第七篇；高飞（中国人民解放军第304医院），第八、九篇；张笑平（安徽中医药大学），第十篇；张再良（上海中医药大学），第十三、十四篇；赵玉庸（河北中医药大学），第十四篇；伍炳彩（江西中医药大学），第十五、十六篇；王新佩（北京中医药大学），第十七篇；蒋明（南京中医药大学），第十八、十九篇；杜惠兰（河北中医药大学），第二十、二十一、二十二篇；郭忠印（河北中医药大学），附文。

我在撰写《金匮要略译注》时虽尽心竭力，但书中内容仍难免有不妥之处，诚请中医前辈、同仁及广大读者指正。

吕志杰

凡　例

《金匮要略译注》以宋代林亿等诠次，明代赵开美校刻的《金匮要略方论》为蓝本进行注释。主校本有：元刊本，元后至元六年庚辰（1340）邓珍序刻本（有杨守敬题记）；医统本，明万历二十九年辛丑（1601）吴勉学校刻《古今医统正脉全书》本；宽保本，日本宽保二年壬戌（1742）平安书肆林权兵卫刻本；宽政本，日本宽政元年己酉（1789）芳兰榭刻本；享和本，日本享和元年辛酉（1801）京都谐仙堂刻本；俞桥本，日本仿明俞桥本刻本；清初本，现藏中国科学院图书馆；新刻本，现藏中国医学科学院图书馆。《金匮要略方论》原书共二十五篇，在前二十二篇之首均加有概述，篇末均有小结，于原文之下设校勘、词解、简释、选注等，并加按语。为保持原书面貌，仍将“杂疗方”等最后三篇载录于后，只在篇首加概述，对原文不作注释。

【原文】　分条系依照中医学院试用教材《金匮要略释义》（湖北中医学院主编，上海科学技术出版社，1963 年 9 月第 1 版）而分，序号（一）、（二）、（三）……放置原文之后。有方药的条文，均把方剂名称、药物组成、煎法服法等归为一段，以节省篇幅。

【校勘】　依据古代有关《金匮要略》内容的医学类文献与非医学类文献，以及现代校勘《金匮要略》的研究成果，考订该书文字之异同，目的在于确定原文的真相。以序号①、②、③……标出。

【词解】　参考古今文献，对原文中字、词、句的文理与医理加以注解，目的在于明确原文的正义。以序号［1］、［2］、［3］……标出。

【简释】　先对原文内容进行提要，力求提纲挈领、画龙点睛。尔后博采古今《金匮要略》注释之精华，结合心得，融会贯通，对原文所述的“病脉证治”作简明扼要的解释。

【选注】　自元末明初赵以德为《金匮要略》作注始，明清医家注释《金匮要略》者不乏其人。他们既有深厚的理论功底，又有丰富的临床经验，这些大家的注本是启迪后学的好教材。“选注”的原则是优中选优，以成书年代为序排列先后。在诸多注本中，尤怡《金匮要略心典》是少而精的代表作，其注释精炼，文笔流畅，故全部选录，并对注文个别内容加了注脚。对选注内容，笔者本着“四校”的原则，一字一句地校对、校正。

按：在上述【简释】或【选注】之后加笔者“按”。通过按语，对有关问题加以阐发、补充、说明、提示、质疑等，并借此把有关内容联系起来，前后呼应。

附文：此乃笔者多年来在临床与教学工作中潜心研究仲景学说所撰写的16篇论文。其内容涉及《金匮要略》的学习方法、学术争鸣、求实发挥、注本版本等。希望这些论文对读者研究《金匮要略》及探索张仲景的学术思想有所裨益。

张仲景《伤寒杂病论》原序

论曰：余每览越人入虢之诊，望齐侯之色，未尝不慨然叹其才秀也。怪当今居世之士，曾不留神医药，精究方术，上以疗君亲之疾，下以救贫贱之厄，中以保身长全，以养其生，但竞逐荣势，企踵权豪，孜孜汲汲，惟名利是务，崇饰其末，忽弃其本，华其外而悴其内。皮之不存，毛将安附焉？卒然遭邪风之气，婴非常之疾，患及祸至，而方震栗，降志屈节，钦望巫祝，告穷归天，束手受败。赍百年之寿命，持至贵之重器，委付凡医，恣其所措。咄嗟呜呼！厥身已毙，神明消灭，变为异物，幽潜重泉，徒为啼泣。痛夫！举世昏迷，莫能觉悟，不惜其命，若是轻生，彼何荣势之云哉？而进不能爱人知人，退不能爱身知己，遇灾值祸，身居厄地，蒙蒙昧昧，蠢若游魂。哀乎！趋世之士，驰竞浮华，不固根本，忘躯徇物，危若冰谷，至于是也！

余宗族素多，向余二百。建安纪年以来，犹未十稔，其死亡者，三分有二，伤寒十居其七。感往昔之沦丧，伤横夭之莫救，乃勤求古训，博采众方，撰用《素问》《九卷》《八十一难》《阴阳大论》《胎胪药录》，并平脉辨证，为《伤寒杂病论》，合十六卷。虽未能尽愈诸病，庶可以见病知源。若能寻余所集，思过半矣。

夫天布五行，以运万类；人禀五常，以有五脏。经络府俞，阴阳会通；玄冥幽微，变化难极。自非才高识妙，岂能探其理致哉！上古有神农、黄帝、岐伯、伯高、雷公、少俞、少师、仲文，中世有长桑、扁鹊，汉有公乘阳庆及仓公。下此以往，未之闻也。观今之医，不念思求经旨，以演其所知；各承家技，终始顺旧，省疾问病，务在口给；相对斯须，便处汤药；按寸不及尺，握手不及足；人迎、趺阳，三部不参；动数发息，不满五十。短期未知决诊，九候曾无仿佛；明堂阙庭，尽不见察，所谓窥管而已。夫欲视死别生，实为难矣！

孔子云：生而知之者上，学则亚之。多闻博识，知之次也。余宿尚方术，请事斯语。

《金匮要略方论》序

张仲景为《伤寒杂病论》合十六卷，今世但传《伤寒论》十卷，杂病未见其书，或于诸家方中载其一二矣。翰林学士王洙在馆阁日，于蠹简中得仲景《金匮玉函要略方》三卷：上则辩伤寒，中则论杂病，下则载其方，并疗妇人。乃录而传之士流，才数家耳。尝以对方证对者，施之于人，其效若神。然而或有证而无方，或有方而无证，救疾治病其有未备。国家诏儒臣校正医书，臣奇先校定《伤寒论》，次校定《金匮玉函经》，今又校成此书，仍以逐方次于证候之下，使仓卒之际，便于检用也。又采散在诸家之方，附于逐篇之末，以广其法。以其伤寒文多节略，故断自杂病以下，终于饮食禁忌，凡二十五篇，除重复合二百六十二方，勒成上、中、下三卷，依旧名曰《金匮方论》。臣奇尝读《魏志·华佗传》云："出书一卷曰：此书可以活人。"每观华佗凡所疗病，多尚奇怪，不合圣人之经。臣奇谓活人者，必仲景之书也。大哉！炎农圣法，属我盛旦，恭惟主上丕承大统，抚育元元，颁行方书，拯济疾苦，使和气盈溢，而万物莫不尽和矣。

太子右赞善大夫臣高保衡、尚书都官员外郎臣孙奇、尚书司封郎中充秘阁校理臣林亿等传上。

目　录

绪　　论

《金匮要略方论》一书，即东汉医家张仲景所撰《伤寒杂病论》的杂病部分。所谓“金匮”，其本义是古代用金做成的用以贮存珍贵书册的器具，后来，人们就把极为珍贵的文献称为“金匮”（如《素问·金匮真言论》）；“要略”二字，是说本书已非仲景“杂病论”全貌，而是经过后人删节重编，保留了原著中最主要的部分；“方论”二字，则直接指明本书的属性为临床医书。后世习惯把《金匮要略方论》简称为《金匮要略》或《金匮》。

《金匮要略方论》是我国现存最早的杂病专书。本书在理论上有指导意义，在临床实践中有实用价值，对后世医学的发展有重大贡献和深远影响，古今医家都对本书推崇备至，赞誉其为方书之祖、医方之经、治疗杂病的典范，属中医经典著作之一，是欲为良医者必读之书。

一、《金匮要略》的沿革

《金匮要略》从成书到重编刊出，历经800多年，其历史沿革大致可分为成书、散佚、整理编次校订三个阶段。

（一）成书　大约在公元三世纪初，东汉医家张机（字仲景）写成了《伤寒杂病论》，这部书包括“伤寒”和“杂病”两部分。据医史考证，全书共十六卷，其中十卷论“伤寒”，六卷论“杂病”，《金匮要略》就是其中“杂病”部分。

（二）散佚　《伤寒杂病论》写成之后，从东汉到西晋期间，由于战乱，散佚脱简很多。后经西晋王叔和的搜集和整理编次，后人可看到《伤寒论》十卷，而未见到杂病部分。其杂病内容在晋唐时期的著作，如《脉经》《诸病源候论》《千金要方》《千金翼方》《外台秘要方》以及《肘后备急方》等有收录引述。

（三）整理编次校订　北宋初期，翰林学士王洙在翰林院所存的残旧书籍中发现《金匮玉函要略方》，是《伤寒杂病论》的节略本，一共有三卷，上卷讲伤寒病，中卷讲杂病，下卷记载方剂及妇人病内容。此书一经发现，即“录而传之士流”而用于临床，其反映正如林亿所说：“尝以对方证对者，施之于人，其效若神。”但由于该书是节略本，其文“或有证而无方，或有方而无证”。这样，在临床应用时就有“未备”的缺点。因此，北宋校订医书局便召集林亿等对此节略本进行校订。由于《伤寒论》已有比较完整的王叔和编次的单行本，所以林亿等就把上卷删去，只保留中、下卷治疗杂病和妇人病部分。为了“使仓卒之际，便于检用”，他们又把下卷的方剂部分，分别列在各种证候之下，遂编为上、中、下三卷。此外，他们还采集了各家方书中转载仲景治疗杂病的医方及后世一些医家的有效良方，分类附在九篇之末“以广其法”。因为是节略本，所以书名叫《金匮要略方论》。这是《金匮要略》被发现后的整理编次校订情况。

二、《金匮要略》的内容简介与编写体例

（一）内容简介 全书共有二十五篇，首篇《脏腑经络先后病脉证》，属于总论性质，具有纲领性的意义。第二篇《痉湿暍病脉证治》到第十七篇《呕吐哕下利病脉证治》属于内科。第十八篇《疮痈肠痈浸淫病脉证并治》则属于外科。第十九篇《趺蹶手指臂肿转筋阴狐疝蛔虫病脉证治》，将不便于归类的几种疾病合为一篇。第二十至二十二篇，专论妇产科疾病。最后三篇为杂疗方和食物禁忌等，后世不少注家删去不载，为了保持《金匮要略方论》原貌，本书仍列三篇于书后，不作解释，仅供参考和研究。原书前二十二篇中，包括四十多种疾病，其治疗方法，除使用药物外，还采用了针灸和饮食调养，并重视护理。在剂型方面，既有汤、丸、散、酒的内服药剂，又有熏、洗、坐、敷的外治药剂。此外，对于药物炮制、煎药和服药方法，以及药后反应等，书中都有详细记载。

（二）编写体例 全书对疾病诊治的论述有“合论”和“专论”两种形式。每篇内容以条文形式书写，一般是先论脉证，后出方药，再列药味和煎服法等。所采集的后世方剂，大多标名为“附方”，分别列在有关疾病之后。这种按病证分门别类，分条叙证和分证出方的编写体例，具有简明扼要，层次清楚，便于检用的优点。

所谓“合论”，是把在病因、病机、病位、证候等某些方面有相似之处的几种病证加以归类，合为一篇进行论述。①病因相类，合为一篇：如血痹与虚劳二病，前者虽与感受外邪有关，但其主因乃是卫外阳气不足，肌肤血络滞涩；后者是五劳、七伤、六极所引起的内脏气血虚损。两病皆以虚为主，故合篇论述。②病位相近，合为一篇：如消渴、小便不利、淋病三者多属肾或膀胱病变，病位相近，故合为一篇论述。③证候相似，合为一篇：如痉、湿、暍三病，虽其感受外邪不同，但在初起时多有恶寒发热等表证，三者在证候表现上相似，故合为一篇论述。需要说明，有些合论的病证包括上述两种或三种因素。例如，腹满、寒疝、宿食三病以胃肠病变为主，即病位相同；

又都以脘腹胀满或疼痛为主症，即证候亦相似。再比如，胸痹、心痛二病，两者病机都是阳气不振，痰瘀交阻于心胸，两者皆以心胸闷痛或短气为主症，病机、病位、证候三方面都相似，故合为一篇论述。《金匮要略》把一些有相似之处的疾病归类加以论述，这样有利于比较鉴别，便于读者掌握其辨证论治规律。所以陈念祖说："凡合篇各症，其症可以互参，其方亦或可以互用。须知以六经钤百病，为不易之定法；以此病例彼病，为启悟之捷法。"

所谓"专论"，是对某些独立性较强，或临床表现有鲜明特性的疾病进行专题论述。如疟病、奔豚、痰饮、水气、黄疸等病。不过在专论的篇章中，有时也论及相关病证，如《水气病脉证并治》论及气分病、血分病；《黄疸病脉证并治》论及虚黄等。

书中唯《五脏风寒积聚病脉证并治》别具一格，论述五脏病机及证候，可惜此篇因脱简而残缺不全。

《金匮要略》各篇标明"×××病脉证并治"，可知本书重在辨病与辨证相结合的诊治方法。各篇中有病名、证候、脉象、病因、病机、诊断、治法、方药等内容。这种写作体例，对后世杂病学产生了深远的影响。

此外，本书在条文的叙述上，常用问答式，提出问题再回答问题，这种写法颇能发人深思。本书各篇中条文与条文之间的内容既相对独立，又密切相关。这种写作方法，要求读者必须有悟性，既要读有字经，又要读无字经，于无字处求神。鲁迅有诗云"于无声处听惊雷"。其条文与条文之间的神哉妙理，只有前后联系，互相参照，勤于思考，才能正确和完整地理解。

三、《金匮要略》的写作笔法

探讨"张仲景笔法"，对于体会《金匮要略》《伤寒论》的医学思想、文学风格、结构特点，都将有所裨益。普通高等教育国家级规划教材《医古文》的主编段逸山先生，曾经撰文《略论"张仲景笔法"及其作用》。笔者读之颇受启迪，以下略加己意，摘要整理，删去《伤寒论》部分，补充《金匮要略》内容。

《春秋》的文字，后世有称之为"春秋笔法"的；《史记》的文字，后世有名之曰"太史公笔法"的。同样，《伤寒论》《金匮要略》中的某些行文特点，医家亦有褒之为"张仲景笔法"的。综观《金匮要略》，可以归于"张仲景笔法"的，主要有下述六个方面。

（一）倒笔 "倒笔法"，前辈医家中有人谓之"倒装法"或"倒装文法"的，也有称之为"兜转法"的，今取清代医家徐大椿等人见解，称它为"倒笔法"。仲景运用"倒笔法"的情况相当普遍，这里只说一说其中有别于一般倒装现象的一个显著特点，就是每每将主治方剂置于条文之末。之所以会出现这种现象，盖因仲景之作乃是一部方书。为了体现方书的特点，使随证所用之方醒目易见，将主治方剂置于条文之末，便是一个很适当的方法了。这种“倒笔法”依据主治方剂前所叙之文的不同，可以分为三类：①在主治方剂前先言服用该方剂后的效果，如《金匮要略》第十四篇第26条之“水，发其汗即已”句；②在主治方剂前先讲不属于此方剂主治的另一证候，如《金匮要略》第十四篇第5条之“假如小便自利，此亡津液，故令渴也”；③在主治方剂前先述误治之状，如《金匮要略》第十五篇第20条之“不可除热，热除必哕”句。

（二）插笔 《伤寒论》《金匮要略》两书，有的条文在紧接的上下文中插入了一些文字，插入的文字，或为训词解意，或为审因释疑。这种写作文法，概可称为“插笔法”。用以训词解意的，如《金匮要略》第十五篇第1条中的“痹非中风”四字。用以审因释疑的，如《金匮要略》第十五篇第14条中的“此女劳之病，非水也”八字。

（三）简笔 《金匮要略》是语录式文体，条文短小精悍，行文言简意赅，省略现象较多。此处只选取其中较为特殊、不易让人一眼参透的部分，稍加分析。主要有四：①言病而略症，如《金匮要略》第二篇第1，2条中只言“刚痉”“柔痉”而不述症状，以“痉”字概之也；②言脉而略症，如《金匮要略》第七篇第8条“咳而脉浮者，厚朴麻黄汤主之”与第9条“脉沉者，泽漆汤主之”；③言汤而略脉证，如《金匮要略》第十五篇第18条“黄疸病，茵陈五苓散主之”；④言主症而略次症，如《金匮要略》第七篇第6条“咳而上气，喉中水鸡声，射干麻黄汤主之”。

（四）繁笔 仲景行文，当少则少，该多则多。少则有“简笔法”，多则有“繁笔法”。多少繁简，都不离一个宗旨，即有利于体现辨证论治的原则。如《金匮要略》第十二篇第24条，本条经文讲膈间支饮重证的治疗，对其脉症、病史及以往治疗情况，论述可谓周详。至“木防已汤主之”，经文似可作结，然而仲景却又不厌其烦地指出服药之后的效果及复发的处理。虽然着墨较多，但绝无“蛇足”之嫌。

（五）炼笔 仲景遣词造句，精炼含蓄，前后照应，上下映衬，枯燥的经文因之而活泼有味，这种缀字属篇的拣择之功值得一提。如《金匮要略》第十四篇第17条中“面反瘦”之“瘦”字，此处不一定指真正的瘦，而是同上文“腹大”之“大”、“脐肿”之“肿”对比而言。试想，对照之下，连正常的面目都显得“瘦”了，岂不更映衬出腹之“大”、脐之“肿”了吗?

（六）喻笔 比喻是修辞学上的一种辞格。仲景之“喻笔”主要是用以喻症和喻脉，往往用得妙趣横生，恰到好处。先看喻症，如《金匮要略》第十一篇第16条有“肾着之病……腹重如带五千钱”句，以“带五千钱”喻“腹重”。再看喻脉，如《金匮要略》第二篇第7条“其脉如蛇”句，以“蛇”喻“脉”，把脉形屈曲起伏之状生动地反映出来了。王叔和曾感慨脉象“心中易了，指下难明”，然而借助于仲景惟妙惟肖的比喻，不仅心中易了，指下也能明。顺便说一句，用形象的实物比喻脉象，在《黄帝内经》中已有专篇论述，如《素问・脉要精微论》《素问・平人气象论》等。然而，对比之下，仲景的比喻似更胜一筹。

可归属于“张仲景笔法”的不止上述六种，其他就不一一介绍了。每一种“笔法”的内涵也不仅局限于以上所述，这里不过是举一反三。

“张仲景笔法”在《伤寒论》中亦有运用，此处略而不论。

还要说明，任何形式都服从于内容的需要。原文叙证从简的原因在于要引导医生从病人繁琐的叙述中抓住主证，只要抓住主证，就可用此方，不必迟疑。这种简笔确实较目前那些泛泛罗列脉证的书刊杂志，甚至纸上谈兵的讲义要高明，更实用。为什么有的条文在主方前还设有插笔？仲景考虑到主证既明，还需将重要的疑似鉴别处着重点出，或将可能出现的误诊误治提个醒，这样正反两面考虑清楚了，辨证方不致误。为什么方后之注有的如此繁多？仲景告诫医者在处方之后不可万事大吉，还必须向病人仔细交代清楚煎法、服法、服药禁忌以及反应等等，这样才能取得预期疗效。由此看来，简、插、繁各种笔法，都饱含着仲景丰富的辨证论治的经验与教训，充分反映出仲景对病人高度负责的拳拳之心，完全是为实现正确辨证论治的需要而设计的。欲真正掌握仲景心法者，千万不可忽视。

四、《金匮要略》的学术思想体系

《金匮要略》的内容以内科为主，兼及多门临床学科，是临床医学的奠基之作，其学术思想是在中医理论体系的指导下形成的。学习和掌握《金匮要略》的学术思想，必须深入理解以下八个方面：

（一）以《内经》《难经》《本经》《汤液》等为学术渊源

在张仲景所处的东汉时期，我国传统文化中的朴素唯物论与辩证法思想已取得了很大成就，从而推动了中医基本理论的发展，其标志是《黄帝内经》及以阐释《黄帝内经》为主的《难经》这两部伟大著作。在医疗实践方面，以药物组合而成的方剂已成为治疗的主要手段，内容十分丰富，其标志则是以《汤液经》为代表的经方诸家。张仲景在自序中说：“勤求古训，博采众方，撰用《素问》《九卷》《八十一难》《阴阳大论》《胎胪药录》，并平脉辨证，为《伤寒杂病论》合十六卷。”所谓“古训”，即包括《黄帝内经》与《难经》两书；《伤寒杂病论》中的药物大部分载录于《神农本草经》中，其方剂中的药物功效与《神农本草经》有惊人的相似之处，故历代医家皆以《神农本草经》作为研究仲景用药的依据。所谓“博采众方”，反映出当时方剂之多与仲景采撷之广，如《汉书·艺文志》载有经方十一家，274 卷。关于仲景学术思想的渊源，晋代皇甫谧在《针灸甲乙经·序》中作过这样的总结：“伊尹以亚圣之才，撰用《神农本草》以为《汤液》。……仲景论广伊尹《汤液》为数十卷，用之多验。近世太医令王叔和撰次仲景遗论甚精，皆可施用。”是仲景本伊尹之法，伊尹本神农之经，皆祖述圣人之意也。晋距东汉末年不远，皇甫氏所述仲景学术思想之所本，是完全可信的。

值得指出的是，仲景对古代典籍的继承并非搬用，而是“撰用”，即从临床实际出发，融会贯通，为我所用。仲景书极少直接引录古代经文，而是把“古训”消化吸收，将其精华融入自己的著作中。因此，研究仲景学术渊源，必须通晓《内经》《难经》等古籍内容，才能得其门而入。

（二）以整体观念为指导思想

整体观念是中医学的基本指导思想，这在《金匮要略》首篇中体现得尤为突出。整体观念的思想对中医学之所以有普遍的指导意义，就在于这种思想符合客观规律，符合人体科学。因为，人体内脏和体表各部组织、器官之间是一个有机的整体，人体与外界环境也是一个整体。所以，诊治疾病必须有整体观念，从整体而不是局部、全面而不是片面地认识疾病，才能认清疾病的本质，明确诊断而正确治疗。

1. *以整体观念了解病因* 中医学认为，凡与人类生活息息相关的各种内外因素的太过或不及，都能成为致病的原因。这在《金匮要略》首篇第 2，8 条有明确表述。因此，只有慎养精神，调节饮食，法乎四时，才能永葆健康，以尽天年。

2. *以整体观念分析病机* 由于人体是一个有机整体，因而对表现于局部的证候，必须综合全身情况才可能得出正确诊断，如第一篇第 3 条面部的局部变化，即全身疾病的反映。又如呼吸的变化，并非只限于肺脏，从第一篇第 4 条可知，呼吸病变可涉及多处。

3. *以整体观念预测传变* 疾病都有一定的部位，由于人体的整体联系，疾病在其发展过程中，必定会由一处向多处蔓延，这就是传变。《金匮要略》首篇第 1 条做了举例说明。由于人体各部联系的相关性与病理因素的多样性，杂病的传变方式是极为复杂的，我们只能在整体观的指导下，具体地分析传变的条件，才能加以把握，并在此基础上，经过治疗，阻断传变的发生。

4. *以整体观念确定标本治法*　标本是一个相对的概念，应用到医学上，从疾病的病因与症状言，病因是本，症状为标；从邪正关系言，人体正气为本，邪气为标；从病人发病时间的先后言，先病、旧病为本，后病、新病为标；从病变部位的内外言，内部的脏病腑病为本，外部肌表经络病为标。由于疾病的发生与发展有标本主次的不同，因而在治疗上就有先后缓急的区别。那么，如何从病人的整体出发，分清标本主次，确定缓急治法，第一篇第14，15条就有明确表述。

5. *以整体观念指导辨证论治*　中医汤药治疗疾病，都是对人体进行整体调节，使阴阳归于平衡，因此离不开整体观的指导。如根据五脏相关的肝病实脾；上病下取和下病上取（如"其人苦冒眩"，用泽泻汤利水健脾。又如虚寒肺痿，证见"必遗尿，小便数"，用温上以制下的甘草干姜汤治疗）；内病外治与外病内治（如百合病既内治，又以百合洗方外治。又如病金创，王不留行散主之。方后注云"小疮即粉之，大疮但服之"）。根据以上分析，用整体观念指导医疗工作的全过程是《金匮要略》的基本特色之一，这一观念能有效防止诊治工作的片面性，符合辩证唯物主义的世界观与方法论。

（三）以脏腑经络学说为基本理论

脏腑经络是人体生理活动的中心，也是病理变化的基础。仲景在《金匮要略》第一篇以《脏腑经络先后病脉证》名篇，意在指出杂病当以脏腑经络学说作为基本理论。

《金匮要略》和《伤寒论》同出于仲景之手，原为一书，为何前者用三阳三阴（后人多称六经）辨证，后者用脏腑经络辨证？这是因为，杂病和伤寒有所不同，杂病多呈慢性发展，临床常以某些脏腑经络见证为主，病位较易于界定，而伤寒病的发生发展则较迅速。实践证明，运用脏腑经络辨证，能准确地辨明杂病的性质与部位，并有效地指导治疗。

脏腑和经络是相通的两个不同系统，在生理上，脏腑主持着人体的基本生理功能，尤其是五脏，处于核心地位。经络则主要是运行气血，并把脏腑和皮、肉、筋、骨、脉等各部组织沟通为一个整体，其中经为主干，络为分支，因而在病理上，既要求有明确的区分，又必须注意脏腑经络之间的整体观念。例如第五篇第2条具体指出："邪在于络，肌肤不仁；邪在于经，即重不胜；邪入于腑，即不识人；邪入于脏，舌即难言，口吐涎。"将中风病人的不同阶段分别落实到脏腑经络的不同病变上，从而有效地指导治疗。

此外，第一篇之篇名把"先后病"三字置于"脏腑经络"之后也颇有深意。一般说来，外邪致病初起多侵于经络，随着病势发展而深入脏腑。杂病以内伤为主，病多先发于脏腑，后及经络。因此，从疾病发生与发展的诊断，到具体治疗方法，都以脏腑经络学说为指导。

（四）多因杂至的发病观点

杂病的病因是复杂的，故首篇第 2 条曰“千般疢难”；第六篇第 18 条曰“五劳”及“七伤”；第二十二篇第 8 条把妇人杂病的病因归纳为“因虚、积冷、结气”等。鉴于病因的多样性，仲景并未简单地称之为内伤病，而叫“杂病”，与外感伤寒病相区别，它提醒人们诊治杂病切勿将病因简单化，否则难以切中病情。

为了避免对杂病病因病机的简单化，欧阳锜在其所著《证病结合用药式》一书中，根据《金匮要略》精神，提出了三型二十一证的辨证体系：三型即五气为病、脏腑主病与邪留发病。五气为病，包括风、热、湿、燥、寒五种；脏腑主病，包括心、肝、脾、肺、肾、胆、小肠、大肠、胃、膀胱十种；邪留发病，包括痰、饮、水气、瘀血、食积、虫积六种，合为三型二十一个纲领证。它们之间的关系是随着疾病的病理变化而变化的，如果以五气为主，则辨治以五气为纲，脏腑、邪留为目；若以脏腑为主，则以脏腑辨证为纲，五气、邪留为目；如以邪留为主，则以邪留为纲，脏腑、五气为目。这种主次相移的辨证思路，欧阳锜称之为“三纲鼎足，互为纲目”。这就将杂病的始发及其变化过程中的多种因素做了较好概括，值得我们结合《金匮要略》全书内容深入体会。

（五）独具特色的诊脉法

关于仲景诊脉法，陈修园《金匮要略浅注·读法》说：“论中言脉，每以寸口与趺阳、少阴并举……是遍求法，所谓撰用《素问》《九卷》是也。然论中言脉，不与趺阳、少阴并举者尤多，是独取寸口法，所谓撰用《八十一难》是也。然仲景一部书，全是活泼天机，凡寸口与趺阳、少阴对举者，其寸口是统寸、关、尺而言也。与关、尺并举者，是单指关前之寸口而言也。”陈氏此论，指出了仲景脉法渊源及具体诊脉法。通览《伤寒论》《金匮要略》全书可知，仲景脉法正如陈氏所说，“是独取寸口法”尤多。由此可以断言，仲景对《难经》提出的“寸口者，脉之大会”这一论点特别重视，并且把《难经》“独取寸口，以决五脏六腑死生吉凶之法”的脉法付诸实践。《难经》提出了“独取寸口”之后，加之仲景的重视和运用，对后世医家产生了巨大而深远的影响，故王叔和的《脉经》及历代脉书、诊案多沿袭着独取寸口的脉法，而《素问》三部九候的遍求诊脉法便很少运用了。目前，临床上仍是以寸关尺定三部，以浮中沉为九候之“独取寸口”的诊脉法为主。

须要明确，仲景诊脉法的特色，不仅把脉象看作是脏腑经络病理变化的反映，以作为诊断的重要依据之一，并且还把脉象抽象成概念，以之代病

（证）、解释病机、鉴别病情、确定治疗、判断预后。例如：1. 依据脉象诊断疾病：如虚劳病“夫男子平人，脉大为劳，极虚亦为劳”“疟脉自弦”。2. 依据脉象解释病机：如历节病，以“寸口脉沉而弱，沉即主骨，弱即主筋，沉即为肾，弱即为肝”阐明历节的病机与肝肾亏虚有关。复杂的病情则出现复杂的脉象，故仲景常用二种、三种及四种错综复杂的脉象并述，以解释病机。3. 依据脉象鉴别病情：如“疟脉自弦”“弦迟者多寒，弦数者多热”。又如肺痈与肺痿，其脉均为数，但“脉数虚者为肺痿，数实者为肺痈”。4. 依据脉象确定治疗：如咳嗽上气病，“咳而脉浮者，厚朴麻黄汤主之”“脉沉者，泽漆汤主之”。又如黄疸病，“诸病黄家，但利其小便；假令脉浮，当以汗解之”。5. 依据脉象判断预后：如水气病，“水病脉出者死”。又如下利病，“下利后脉绝，手足厥冷，晬时脉还，手足温者生，脉不还者死”。如上所述，仲景脉法诚如清代徐大椿所说：“其脉法，亦皆《内经》及历代相传之真诀。”值得很好地继承。

张仲景在《伤寒杂病论》自序中说：“观今之医，不念思求经旨，以演其所知；各承家技，始终顺旧。省疾问病，务在口给，相对斯须，便处汤药。按寸不及尺，握手不及足；人迎、趺阳、三部不参；动数发息，不满五十。短期未知决诊，九候曾无仿佛；明堂阙庭，尽不见察，所谓窥管而已，夫欲视死别生，实为难矣！”仲景此论，针对时弊，批评了当时的“居世之士”在诊病时因循守旧、四诊不参、敷衍草率的不良风气，同时也表明了仲景在“平脉辨证”时四诊合参的审慎态度。

（六）垂训千古的治病大法

1. **治未病**　治未病的思想，体现在未病先防、已病早治、防病传变三个方面，即预防为主、积极治疗。治未病的具体方法在第一篇第 1，2 条有原则性提示，在以后各篇中有具体运用。

2. **扶正祛邪**　中医治病有八法——汗、吐、下、和、温、清、补、消。八法之要，不外扶正与祛邪两大法则。①扶正法：八法中体现扶正法的以补法为主。因为人体的抗病能力全赖正气的充实。如果正气虚衰，既不能抵抗病邪，也无力运药达邪，什么灵丹妙药都难以奏效。因此，在正虚不能抗邪的情况下，务必针对不同病情补助正气。正气得补则祛邪有力，补正即有祛邪之意。仲景运用补法，尤其重视补益脾肾，这在《血痹虚劳病脉证并治》要重点讲。②祛邪法：八法中体现祛邪法的以汗、吐、下三法为主。仲景治病既重视补虚以扶正，又重视祛邪以护正。因为，邪气不去势必损伤正气，所以在正气不虚的情况下，要抓住“战机”，因势利导，或汗之于外，或吐之于上，或泻之于下，一鼓作气，祛邪外出，邪去则正安。运用祛邪三法，一定要慎重，应中病即止，“勿使过之，伤其正也”（《素问·五常政大论》）。③扶正与祛邪并用法：纯正虚者，补之可也；独邪盛者，泻之可也。若正虚邪实，虚实错杂者，以扶正祛邪并用为上策。临床患者，纯虚证或纯实证较少，虚实并见的病证较多。这是因为，杂病患者多是久病失治、误治，正气已虚，正虚不复则邪气留恋，邪实不去则损伤正气，针对虚实错杂的证候，应根据虚与实的多少轻重，或以补虚为主，或以攻邪为主，或是攻补并重，总以邪去正安，恰合病情为宜。本书中小柴胡汤、大黄附子汤、薯蓣丸、大黄䗪虫丸等均为扶正与祛邪并用法的代表方剂。

必须明确，中医治病不离八法，又不止八法，全在学者灵活变通。正如《医学心悟·医门八法》所说：“一法之中，八法备焉；八法之中，百法备焉。”

（七）证效相应的经典方剂

仲景方的特点正如尤在泾所说：“其方约而多验”。经方立方之严谨、用药之精当、化裁之灵活，乃万世之法门。经方之可贵，就在于特异性极强，如果确系此证（机），用上就一定有效，若似是而非，则不效，经方运用之难也在这里。“天下无难事，只怕有心人”潜心求索，推求源流，先圣后贤用好经方的经验可以归纳为三个境界：

1. *方证相对，应用原方*　宋代林亿等在《金匮要略方论·序》中说：“尝以对方证对者，施之于人，其效若神。”这就是说，只要患者的病情与经方主治相符合，应用原方，无不神效。如此疗效，无疑也是仲景当年的切身体会，才加以撰集。所谓“方证对者”，徐大椿有一段论述颇为中肯，他说：“欲用古方，必先审病者所患之症，悉与古方前所陈列之症皆合；更检方中所用之药，无一不与所现之症相合，然后施用，否则必须加减。”（《医学源流论·执方治病论》）徐氏所说的“古方”，即指经方而言。方证对者，即应用原方（包括用药、剂量、炮制法、煎服法等），这是历代名医用好经方的境界之一。后学者也应如此。

2. *随证加减，活用经方*　据《汉书·艺文志》方技略记载，上古有“经方十一家，二百七十四卷”。故仲景书之方，有的是上古圣人历代相传之经方，而有的则是仲景平脉辨证，随证加减之经方。如《伤寒论》治太阳表虚证用桂枝汤，随证加减之方：加味方有桂枝加葛根汤、桂枝加附子汤、桂枝加大黄汤、桂枝加厚朴杏子汤，减味方有桂枝去芍药汤，加减方有桂枝去芍药加附子汤、桂枝去芍药加蜀漆龙骨牡蛎救逆汤等。此外，桂枝麻黄各半汤、桂枝二麻黄一汤、桂枝二越婢一汤等，也是桂枝汤类加减方。由上可知，经方加减之法，或药味之加减，或药量之加减，或两者兼而有之。主证不变则主方主药不变，可随兼证不同，适当加减治之；若主要病机已变，则治法为之变，主方主药亦为之变也。随证加减，活用经方，此乃仲景“观其脉证，知犯何逆，随证治之”之大经大法，亦是历代名医用好经方的境界之一。

3. 善师古法，创立新方　《医宗金鉴·凡例》中说：“方者一定之法，法者不定之方也。古人之方，即古人之法寓焉。立一方必有一方之精意存于其中，不求其精意而徒执其方，是执方而昧法也。”这是对方与法两者关系的精辟论述。历代名医使用经方，不但善用原方及加减运用，而且善于师其法而自创新方。仅以承气汤类为例，历代善用经方者师其攻下袪邪之大法，创立了不少切合实用的新方。例如：《黄帝素问宣明论方》的三一承气汤、《医学发明》的三化汤、《温疫论》的承气养营汤、《伤寒六书》的黄龙汤、特别是温病大家吴鞠通对于承气汤法更有真知灼见，其《温病条辨》在《伤寒论》的基础上，结合温病特点加减化裁经方承气汤，创制了八个新方，即牛黄承气汤、导赤承气汤、护胃承气汤、承气合小陷胸汤、宣白承气汤、桃仁承气汤、增液承气汤、新加黄龙汤等，变伤寒方为温病所用。近几十年来，中西医结合开展治疗急腹症取得了令人瞩目的成绩，不少自拟方即脱胎于经方承气汤之法。师经方大法，以创立新方，这同样是历代名医用好经方的境界之一。

总而言之，用好经方的三个境界，正如《医学源流论·古方加减论》所说：“能识病情与古方合者，则全用之；有别症，则据古法加减之；如不尽合，则依古方之法，将古方所用之药，而去取损益之，必使无一药之不对症，自然不悖于古人之法，而所投必有神效矣”。如果说“方证相对，应用原方”是必然王国的境界，那么，能够达到“随证加减，治用经方”者，已迈进自由王国的境界，而“善师古法，创立新方”者，已攀登上创新王国的境界了。

再强调一下，所谓“同病异治，异病同治”，所谓“桴鼓相应，如矢中的”，都是说方与证必须对应的意思。这是理解经方，运用经方的首要问题，是仲景临床的精髓所在，是中医学的特色。

（八）科学讲究的用药法度

《金匮要略》用药的特点，既重视发挥单味药物的主治功能，更注意药物经过配伍组合后的协同作用，对于药物的加减变化、药物的炮制、煎煮方法、服药法等都有较为精详的论述，现分别简述如下：

1. 注重单味药物的主治功能　如用蜀漆以截疟病，用百合以治百合病，用茵陈、大黄以退黄，用黄连以疗浸淫疮，用鸡矢白散以治转筋入腹等，均有专药治专病的意义。

2. 注重药物配伍后的协同作用　例如桂枝一药，配伍于不同方剂中，可以从多方面发挥其效能。如桂枝汤用以调和营卫；枳实薤白桂枝汤用以宣通阳气；苓桂术甘汤用以通阳利水；桂枝加桂汤用以平冲降逆；小建中汤用以健运中气；乌头桂枝汤用以散寒止痛；桂枝茯苓丸用以散结行瘀。又如附子的配伍应用，配合干姜，可以增强回阳救逆之力；配合白术，可以收到温散寒湿之效；配合薏苡仁，可以缓急止痛；配合乌头，可以峻逐阴邪；配合大黄，可以温阳通便；配合黄土，可以温脾摄血。

3. *注重药物在方剂中的加减变化*　例如，治胸痹病主方为瓜蒌薤白白酒汤，如因痰饮上逆而证见“不得卧”者，则加半夏以逐痰饮，曰瓜蒌薤白半夏汤；如再见“胸满，胁下逆抢心”，则加枳实、厚朴、桂枝，以行气降逆，曰枳实薤白桂枝汤。又如《痰饮咳嗽病脉证并治》中，记述了用小青龙汤治支饮咳喘所出现的变证，改用桂苓五味甘草汤等五方的加减变化，都是属于随证加减药物的范例。所以唐容川说：“仲景用药之法，全凭乎证，添一证则添一药，易一证亦易一药。”此外，《金匮要略》对于药物分量的加减，也是很讲究的，如桂枝加桂汤的倍用桂枝；小建中汤的倍用芍药；通脉四逆汤的重用干姜；厚朴三物汤的重用厚朴等，都体现了辨证论治的精神。

4. *注重药物的炮制、煎服方法*　例如附子的用法，如用于回阳救逆则生用，多配以干姜；用于止痛则多炮用。若治疗寒疝、历节病之痛甚者，则用乌头，因为乌头止痛作用较附子更强。由于乌头是“大辛、大热、大毒”之品，故《金匮要略》中对乌头的用法十分慎重和讲究。在《金匮要略》中，用乌头的方剂有乌头汤、乌头赤石脂丸、赤丸、大乌头煎、乌头桂枝汤等五首。这五首方剂中的乌头用法，蕴含着古人运用乌头的丰富经验。归纳起来，有如下六种用法：①久煎法：如大乌头煎的煎煮法云：“以水三升，煮取一升，去滓，内蜜二升，煎令水气尽，取二升。”所谓“煎令水气尽”，意为通过久煎，将水分蒸发完。实验表明，乌头久煎，有毒之乌头碱即可水解，使毒性降到最低限度，而且水解之物具有一定的镇痛作用。②与蜜、甘草、姜同煎法：上述五方全部与蜜同煎，使之减低毒性。动物实验证明，蜂蜜确实能解乌头的毒性，甘草与姜对乌头也有一定减毒作用。③从小剂量开始逐渐加量法：如乌头汤方后云：“……服七合；不知，尽服之。”乌头赤石脂丸方后云：“右五味，末之，蜜丸如桐子大，先食服一丸，日三服；不知，稍加服。”赤丸方后云：“……不知，稍增之，以知为度。”乌头桂枝汤方后云：“令得一升后，初服二合；不知，即服三合；又不知，复加至五合。其知者如醉状，得吐者为中病。”上述用法是很合理的，因为，乌头的治疗量与中毒量很接近，为了摸索有效治疗量，就必须从小剂量开始，直至以知为度，中病即止。一旦出现瞑眩、唇舌麻木等反应，为药已“中病”，应严密观察病情。

④根据不同体质服药法：如大乌头煎服法为“强人服七合，弱人服五合”。病人体质强弱不同对药物毒性的耐受性也往往随之不同，故体质虚弱者应适当减量。⑤先食服药法：如赤丸“先食酒饮下三丸”；乌头赤石脂丸“先食服一丸”。⑥炮制法：如赤丸为“乌头二两，炮”；乌头赤石脂丸为“乌头一分，炮”。动物实验证明，使用制川乌比生乌头毒性低得多。以上《金匮要略》对乌头的应用，采取了多种科学的减毒法，既保证了疗效，又避免了中毒危害。经验诚可贵，足供后人效法。

五、《金匮要略》的学术价值

（一）理论结合实践，使杂病学具备了完整的体系 从中医学的发展上看，临床医学在一个相当长的历史时期，基本上处在朴素的经验阶段，治病以单味药为主。在长期的实践中发现，将数味药合在一起治疗比较复杂的疾病，其疗效优于单味药，这就是方剂的由来。中医治病从单味药物到几味药物合用组成方剂，这是经验的丰富，科学的发展，历史的必然。在这种时代背景下，中医学分为两大学派：一为“经方十一家”，著书“二百七十四卷”，而“《汤液经法》三十二卷”为其一；一为“医经七家”，著书“二百一十六卷”，而“《黄帝内经》十八卷”为其一。到了张仲景生活的年代，他一方面“勤求古训”，另一方面“博采众方”，把《黄帝内经》等理论成果与《汤液经法》等方药成果相结合，创造性地确立了理、法、方、药为一体的辨证论治原则，从而使祖国医学具备了比较完整的能够指导临床实践的思想体系和鲜明特色。正是由于这一科学理论，中医学才经历千年而不衰，至今仍保持着强大的生命力，推动着中医学术不断向前发展。

（二）承前启后，为治疗杂病的典范 在中医学发展的源流中，《金匮要略》对中医杂病学具有承前启后的作用，居于主根主干的地位，是临床各科的纲领。通过对《金匮要略》的学习和研究，有助于我们上溯《黄帝内经》《难经》《神农本草经》，旁通《伤寒论》，下涉诸家，掌握仲景学说之精髓，全面继承和发扬祖国医学。

1. 承前作用 清代医家徐大椿指出：“《金匮要略》乃仲景治杂病之书也。其中缺略处颇多，而上古圣人，以汤液治病之法，惟赖此书之存，乃方书之祖也。其论病皆本于《内经》，而神明变化之；其用药，悉本于《神农本草》，而融会贯通之；其方，则皆上古圣人历代相传之经方，仲景间有随症加减之法；其脉法，亦皆《内经》及历代相传之真诀；其治病，无不精切周到，无一毫游移参错之处，实能洞见本源，审察毫末。故所投必效，如桴鼓之相应，真乃医方之经也。”（《医学源流论·金匮论》）金元四大家之一的朱丹溪

评价本书说："圆机活法，《内经》具举，与经意合者，仲景书也。"（《丹溪心法》）这充分说明，仲景全面继承了前人的理论和经验，其著作是集三世纪以前医学之大成，体现了仲景书的承前作用。

2. *启后作用* 吴谦等在《订正仲景全书》中说："盖古经皆有法无方，自此始有法有方。启万世之法程，诚医门之圣书！"（《医宗金鉴·卷一》）王海藏指出："唐宋以来，如孙思邈、葛稚川、朱奉议、王朝奉辈，其余名医虽多，皆不出仲景书。又《汤液本草》于孙、葛、朱、王外，添王叔和、范汪、胡洽、钱仲阳、成无己、陈无择等，其议论方定，增减变易，千状万态，无有一毫不出于仲景者。洁古张元素，其子张璧，东垣李明之，皆祖张仲景汤液，……仲景广汤液为大法，晋宋以来，号名医者，皆出于此。"（《医垒元戎》）以上两位医家所述，充分说明仲景书的启后作用。

3. *治杂病之典范* 朱丹溪指出："仲景诸方，实万世医门之规矩准绳也，后之欲为方圆平直者，必于是而取则焉。或问曰：'《要略》之方，果足用乎？'曰：'天地气化无穷，人身之病亦变化无穷，仲景之书，载道者也。医之良者，引例类推，可谓无穷之应用。借令略有加减修合，终难逾越矩度。'"朱氏所述使我们了解到，《金匮要略》一书自金元时期即被视为治疗杂病之典范，直到今天仍然如此。

（三）历代医家众口一词，仲景方法治病神矣 仲景书自问世以来，便有效地指导临床实践，历代医家对其疗效都作了充分的肯定。如《魏志·华佗传》有"此书可以活人"的记载；宋代林亿等在《金匮要略方论·序》中说："尝以对方证对者，施之于人，其效若神。"金代张元素称仲景方"治杂病若神"。清代徐大椿赞仲景方"所投必效，如桴鼓之相应"。近人曹颖甫《经方实验录》、赵守真《治验回忆录》，以及当代大量的书刊杂志报道，皆印证了仲景方的神奇疗效。

（四）发掘不尽的"宝库"，现代研究的根基 毛泽东同志说："中国医药学是一个伟大的宝库，应当努力发掘，加以提高。"用知识"宝库"来比喻《金匮要略》的学术价值是恰如其分的。《金匮要略》中不仅蕴藏着理法方药的宝贵知识，并且蕴含着认识论和辩证法思想。这些有字经与无字经，是后人取之不尽、用之不竭的知识源泉。因此，《金匮要略》作为中医临床医学的根基，奠定了中医杂病学的基础，为后世医学的健康发展确定了正确的方向。事实正是如此，以下采录历代医家之言以证之：

陶弘景："惟张仲景一部，最为众方之祖。又悉依《本草》，但其善诊脉明气候，以意消息之尔。"

成无己："自古诸方历岁浸远，难可考评。唯仲景之方，最为众方之祖。

是仲景本伊尹之法，伊尹本神农之经，医帙之中特为枢要。参今法古，不越毫末，乃大圣之所作也。”

刘河间：“自黄帝以后二千五百有余年，有《仲景方论》一十六卷，使后之学者有可依据。”又：“仲景亚圣也，虽仲景之书未备圣人之教，亦几于圣人焉。”

李东垣：“易水张先生云：‘仲景药为万世法，号群方之祖，治杂病若神，后之医者，宗《内经》法，学仲景心，可以为师矣。’”

王海藏：“余读医书几十载矣，所仰慕者，仲景一书为尤。然读之未易洞达其趣。”又曰：“折衷汤液万世不易之法，当以仲景为祖。”又曰：“《金匮玉函要略》《伤寒论》，皆张仲景祖神农，法伊尹，体箕子而作也。”

吕元膺：“张长沙方，如汤武之师，无非王道，其攻守奇正，不以敌之大小，皆可制胜。”

李健斋：“独有汉长沙太守张仲景者，揣本求源，采玄索隐，取《内经》大小奇偶之制，定君臣佐使之法，而作医方，表里虚实，真千载不传之秘，乃大贤亚圣之资，有继往开来之功也。”

方中行：“昔人论医，谓前乎仲景有法无方，后乎仲景有方无法，方法具备，唯仲景此书。然则此书者，尽斯道体用之全，得圣人之经，而时出者也。后有作者，终莫能比德焉。”

陈修园：“仲景书本于《内经》，法于伊尹。《汉书·艺文志》及皇甫谧之言可据。盖《内经》详于针灸。汤液治病，始于伊尹。扁鹊、仓公因之。至仲景专以方药为治，而集群圣之大成。医门之仲景，即儒门之孔子也。”

费伯雄：“仲景立方之祖，医中之圣。所著《伤寒》《金匮》诸书，开启屯蒙，学者当奉为金科玉律。”

中华人民共和国成立以来，中医、中西医结合工作者以《金匮要略》为根基，在临床研究与实验研究等诸多方面，都取得了丰硕成果。这进一步证明，《金匮要略》及《伤寒论》是古而不朽、老而不衰的中医典籍，确是一个伟大的宝库。

一言以蔽之，张仲景的学术思想具有永久的魅力！为中医之灵魂也。

六、《金匮要略》的研究方法

对《金匮要略》这部经典医籍，笔者认为应本着以下四条途径去精求探索，深入研究。

（一）以经解经

中国医药学奠基于秦汉时期的《黄帝内经》《八十一难经》《神农本草

经》《伤寒杂病论》等经典医籍。从《伤寒杂病论》序言可知，张仲景的学术渊源“乃勤求古训，博采众方，撰用《素问》《九卷》《八十一难》《阴阳大论》《胎胪药录》，并平脉辨证，为《伤寒杂病论》。”因此，欲诠释《金匮要略》本义，必须在本源上下功夫，即以《黄帝内经》《难经》《神农本草经》等理论来探索张仲景思想。例如，《金匮要略》开篇第1条提出的“上工治未病”思想，即秉承《难经·七十七难》。第2条所述，是对《素问·四气调神大论》所谓“圣人不治已病治未病”等未病先防思想的阐发。仲景方中药物的功效可以从《神农本草经》找到确切解释。

张仲景撰写《伤寒杂病论》，显然是先写伤寒部分，后写杂病部分，为了精炼，许多内容是详于前而略于后，故学习《金匮要略》必须联系《伤寒论》有关条文。如此以经解经，更加切实。例如《金匮要略》第十六篇第12条说：“火邪者，桂枝去芍药加蜀漆牡蛎龙骨救逆汤主之。”但“火邪”的前因后果为何？条文未讲。其实，《伤寒论》第112条已明确讲到：“伤寒脉浮，医以火迫劫之，亡阳，必惊狂，卧起不安者，桂枝去芍药加蜀漆牡蛎龙骨救逆汤主之。”再比如，《金匮要略》黄疸病篇第13条说：“谷疸之为病，寒热不食，食即头眩，心胸不安，久久发黄为谷疸，茵陈蒿汤主之。”（“寒热不食，食即头眩，心胸不安”为前文第3条所谓“欲作谷疸”的表现，即现代医学所述“急性黄疸型肝炎”的前期症状），那么，“久久”两字指多长时间呢？《伤寒论》第260条指出：“伤寒七八日，身黄如橘子色，小便不利，腹微满者，茵陈蒿汤主之。”这就明确表明，“久久”即“七八日”，这种时间的估计，与临床实际正相符合。如此把《金匮要略》与《伤寒论》联系起来，前后贯通，互相发明，其意昭然。还有，对《金匮要略》的内容也应前后联系。如第七篇治疗咳嗽上气病的七首方子，多是针对慢性咳喘急性发作时急则治标的方法，缓解之后则应从根本上调治。慢性咳喘缓解期以调补脾肾为要，其方法应从第六篇虚劳病中求之。

（二）以注解经

注，指历代医家对《金匮要略》的注解。《金匮要略》有注始于元末明初赵以德《金匮方论衍义》。清代是注释《金匮要略》的鼎盛时期，其内容精湛，流行于世的注本如徐彬《金匮要略论注》、程林《金匮要略直解》、李彣《金匮要略广注》、周扬俊《金匮玉函经二注》、沈明宗《金匮要略编注》、魏荔彤《金匮要略方论本义》、尤怡《金匮要略心典》、吴谦《医宗金鉴·订正仲景全书金匮要略注》、陈念祖《金匮要略浅注》、唐宗海《金匮要略浅注补正》等。在清代医籍中，有关《金匮要略》的注释除了上述专著之外，还有方书如王晋三《绛雪园古方选注》，阐述杂病证治之书如喻嘉言《医门法律》、徐大椿《兰台轨范》、张璐《张氏医通》等皆释及《金匮要略》，有很多阐发，足供博览。此外，有的学者为了帮助读者掌握各家《金匮要略》注本之长，从诸多注本中选择具有代表性的精当注释进行编纂集注，或加以评按。如日本丹波父子的《金匮玉函要略辑义》与《金匮玉函要略述义》、吴考槃《金匮要略五十家注》、黄竹斋《金匮要略方论集注》等，都是较好的集注本。还有，近代、现代也有不少好的《金匮要略》注本。

历代注释《金匮要略》的医家都是学验俱丰的名医大家。他们对《黄帝内经》《难经》《神农本草经》及仲景之书等经典著作的研究功夫很深，并且具有丰富的临床经验。如此名医注释《金匮要略》，必然是注有依据，释有渊源，说理透彻，严谨精当，深得仲景本义。此等好注本足供我们研究《金匮要略》时参考借鉴。

（三）以心解经

心，指切身心得体会。借鉴历代医家对《金匮要略》的注解以加深对条文的理解固然重要，而发挥独立思考的能力亦属必要。学习《金匮要略》注本的重要性就在于，历代注家对《金匮要略》条文奥义各有阐发，百家争鸣，能够广开思路；独立思考的必要性就在于，遇到不同注解之处及特别费解的条文能够明辨是非，博采众长，吸取精华，探微索隐，有所发挥。当然，独立思考并非易事，需要博及医源，精勤不倦；需要勤于临证，触发灵感。下面以《金匮要略》第十六篇第17条为例，谈谈笔者的见解。原文说：“心气不足，吐血、衄血，泻心汤主之。”心气不足所致的吐血、衄血用苦寒清降的三黄泻心汤治疗，似乎方证相悖，令人生疑。故历代注家提出种种见解，例如：①《千金要方》记载心气“不足”为“不定”。而不足为病机，不定为症状（即心烦不安之状），二者概念不同。②《金匮要略心典》释曰：“心气不足者，心中之阴气不足也。阴不足则阳独盛，血为热迫，而妄行不止矣。”依此而论，则心阴不足为本，心阳独盛为标，法当治病求本，或标本兼治，何以用泄实热之泻心汤？似难自圆其说。③《医宗金鉴》认为：“心气‘不足’二字，当是‘有余’二字，若是不足，如何用此方治之？必是传写之讹。”此说出于臆断，并无根据。若讲不通就任意修改，则仲景书面目全非矣！若以方测证，其“心气不足”并非病之始因，乃“吐血、衄血”之后果。由于肺胃热盛，迫血妄行，络破血溢而吐血、衄血。出血过多，累及于心，心血亡失，心气遂虚，故曰“心气不足”。吐衄之前、之初，必见肺胃热盛之实证；吐衄之后，失血过多，气随血脱，则表现为“心气不足”之虚证。治病既要求本，又要求因，泻心汤为审因论治之法。方中三黄苦寒清降，直折其热，热清火降，血亦自止，血止则心气（血）渐生。如此见解，源于实

践，“实践的观点是辩证唯物主义的认识论之第一的和基本的观点。”（毛泽东《实践论》）

（四）以新解经

新，指现代医学及新的诊断技术。我们古老的祖国医学，从秦汉至明清，虽然历代都有发展变化，但中医固有的基本理论及诊治方法没有变。现代医学的兴起及新的诊断技术的临床应用，为中医药学的继承与发展注入了新的生机，也为注释《金匮要略》提供了新的思路。《金匮要略》中的许多病症，结合现代医学及诊断技术加以解释，则更能令人明了；许多方药结合现代研究，则更能证明其科学性。以《痰饮咳嗽病脉证并治》的方证为例：原文第18条甘遂半夏汤中，甘遂与甘草为本草“十八反”之一，而该方中同用如何理解呢？古代医家虽有种种见解，但都不能回避这样一个问题，即为何张仲景在一方之中可以并用甘遂与甘草，而后世却视为配伍禁忌呢？须知汉代尚无十八反之说，即十八反的说法始于汉代之后。是否相反，全在制方用量之妙。甘遂半夏汤中甘遂大者三枚（每枚长3～9厘米，直径0.6～1.5厘米），炙甘草如指大一枚。很显然，其甘遂的用量大于甘草。现代动物实验表明，甘遂与甘草配伍，如甘草的用量与甘遂相等或少于甘遂，则无相反作用；如甘草的用量大于甘遂，则有相反作用，且配伍的甘草越多，毒性越大。其中奥妙，可能是甘草的甘缓作用（大量用甘草可造成水钠潴留），缓和了甘遂的峻下之性，同时也使甘遂的毒性不能随泻下排出而潴留于体内，故发生中毒反应。上述解释，既知其然又知其所以然，则比较令人信服。再比如，第24条木防己汤证颇费解。“膈间支饮”为何“其人喘满，心下痞坚”呢？服了木防己汤之后“虚者即愈，实者三日复发”，这又如何解释呢？笔者临证时遇见一例风湿性心脏病、心力衰竭、心源性肝硬化患者，才对木防己汤证恍然大悟。风湿性心脏病心衰，心病及肺（肺瘀血），肺失宣降则“其人喘满”；进一步发展为肺病及肝（体循环静脉瘀血），肝脏肿大则“心下痞坚”。服用具有扶正补虚（强心），利水散结（利尿）的木防己汤以后，心衰得以缓解，肿大的肝脏回缩变软，再触按之则心下虚软，故曰“虚者即愈”；若病情反复，心衰加重，肝脏又大，故曰“实（心下痞坚）者三日复发”。如此中西医结合，以“新”解经，对于继承和发展中医学不无裨益。

脏腑经络先后病脉证第一

本篇论述脏腑经络先后病脉证。脏腑经络是一个有机的整体，脏腑有病可以影响到经络，经络有病可以传入到脏腑，故病有先后之分，治有缓急之法。本书以脏腑经络为辨证的总纲，以先后缓急为治疗的总则，所以把本篇列于首篇，属于全书的概论。

全篇共 17 条原文，其中第 1 条论防病传变的治未病思想及虚实异治的法则，第 2 条论天人相应、摄生慎养、早期治疗及三因学说；3，4，5，6，7，9 条论四诊方法，第 8 条论气候变化，第 10 条论病机，第 11，12 条论百病之预后判断，第 13 条论古人对病证的分类与五邪中人的规律，第 14，15，17 条论表里同病、新旧同病、诸病在脏的施治法则，第 16 条论护理原则等。

张仲景在本篇中根据《黄帝内经》《难经》的理论，结合自己的实践经验，对杂病诊治的许多方面都作了原则性的指示，是学好以后各篇的基础。

【原文】

问曰：上工[1]治未病[2]，何也？师曰：夫治未病者，见肝之病，知肝传脾，当先实脾[3]，四季脾王[4]不受邪，即勿补之；中工不晓相传，见肝之病，不解实脾，惟治肝也。

夫肝之病，补用酸，助用焦苦[5]，益用甘味之药调之。酸入肝[6]，焦苦入心，甘入脾。脾能伤[7]肾①，肾气微弱，则水不行；水不行，则心火气盛；心火气盛，则伤肺；肺被伤，则金气不行；金气不行，则肝气盛。故实脾，则肝自愈。此治肝补脾之要妙也。肝虚则用此法，实则不在用之。

经曰："虚虚实实②，补不足，损有余"，是其义也。余脏准此。(一)

【校勘】

①伤肾：《三因方》卷八作"制肾"。

②虚虚实实：《金匮方论衍义》作"毋虚虚，毋实实"；《灵枢·九针十二原》守山阁校本作"无虚虚，无实实"；《素问·五常政大论》云："勿盛

盛，勿虚虚”；亦可证“虚虚实实”之有脱漏也。

【词解】

［1］上工：指高明的医生。古时将医生按医术的高低分为上工、中工、下工。

［2］治未病：此指治疗未病之脏腑。其理论根源于《难经·七十七难》，这与《素问·四气调神大论》所说“圣人不治已病治未病”之未病先防的思想意义不同。

［3］实脾：即调补脾脏之意。

［4］四季脾王（wàng）：“王”通“旺”，即旺盛、健旺。此句可理解为一年四季脾气都很健旺。另外，古人称一年四个季节的最后一个月，即三、六、九、十二月叫季月，认为四个季月的最后十八天为脾土当旺之时。此种说法过于机械。

［5］助用焦苦：“焦苦”为偏义复词，仅指“苦”言。“焦”是气，“苦”是味。《礼记·月令·孟夏》：“其味苦，其臭焦。”《孟春》孔疏云：“通于鼻者，谓之气；在口者，谓之味。‘臭’则气也。”

［6］酸入肝：尤怡曰：“酸入肝以下十五句，疑非仲景原文，类后人谬添注脚……。”丹波元简曰：“今据尤注，以十五句为注脚，则文义相接，旨趣明晰，不必作虚肝也。”

［7］伤：程林曰：“‘伤’字当作‘制’字看，制之则五脏和平，而诸病不作矣。”考之《说文·人部》段注，曰：“《山海经》谓：‘木束为伤’。”可见，伤有制约、管束、抑制等含义，下皆仿此。

【简释】

本条从人体五脏相关的整体观念出发，论述“治未病”的思想及杂病虚实异治的法则。第一段举肝实证为例，论述上工治未病的原则。可以从以下三点进行分析：①为什么要治未病？因为，人体是一个有机的整体，脏与脏之间存在着生克制化的关系。在生理情况下，五脏互相资生、互相制约，以维持人体正常的生命活动。在病理情况下，五脏病邪互相影响、互相传变。由此可见，当一脏发病后，治疗时必须照顾整体，即在治疗本脏的同时，应积极调治相关之脏腑，以防止疾病的传变，此即“治未病”的意义。②如何治未病？“五脏相通，移皆有次”（《素问·玉机真脏论》）。这就是说，五脏之病的传变是有一定规律的，即“传之于其所胜”（同上，王冰注：“谓传于己之所克者也”）。如肝能克脾，所以“见肝之病，知肝传脾，当先实脾”，这就是治未病。其目的在于使脾脏正气充实，不受邪侵。若见肝之病，不解实脾，只知治肝，则是一般医生缺乏整体观念的治法，难免顾此失彼，后患无穷。③治未病既要有原则性，又要有灵活性。肝病最易传脾，故治肝的同时应适当调补脾脏，此为一般的原则。但要明确，若“四季脾王不受邪，即勿补之”。这表明，对任何治病方法，都要结合具体病情，灵活应用。那么，在什么情况下可以“实脾”呢？一般而言，肝病初期，肝实而脾不虚者，以治肝为主，但要注意治肝而不伤脾，或者适当调补脾气，如柴胡疏肝散；若病情进一步发展，肝实证（如头昏、胁肋胀痛、急躁易怒、脉弦等）与脾虚证（如纳呆食少、心下痞、便溏乏力、苔腻等）并见，则当肝脾同治，既疏肝又实脾，如逍遥散。

第二段与首段肝实证对比，论述肝虚证的治法。肝虚治法应当是：①补用酸，以酸入肝，肝血虚当补之以本味。《素问·生气通天论》说：“阴之所生，本在五味。”②助用焦苦，以焦苦入心，可理解为肝之阴血虚则不能养心而心火易炽，故加点苦味药以清之。③益用甘味之药调之，以甘入脾，甘味之药能调补脾气。《素问·脏气法时论》说：“肝苦急，急食甘以缓之。”《难经·十四难》说：“损其肝者缓其中。”总之，酸、甘、焦苦相合，能直接和间接地治肝之虚，故曰：“肝虚则用此法，实则不在用之。”

最后一段引用经文，对于虚实异治的法则作出结论，指出：虚证如用泻法，则虚者更虚；实证如用补法，则实者更实，故“虚虚实实”概指误治。必须虚则补之，补其不足；实则泻之，损其有余，才是正治。肝病如此，心、肺、脾、肾等脏，可以类推，所以说“余脏准此”。

按：本条以肝病传脾为例，阐述了一系列的中医理论原则，如治未病的思想、五脏相关的整体观念、脾旺不受邪学说、虚实异治法则等。但本条也提出了一个古今有争议的问题，即五行学说，具体例证是对“酸入肝……此治肝补脾之要妙也”等“十七句”的见解。历代注家的不同见解大约有四：①“中工谬论”说，以陈修园为代表，认为“是述中工之误”。②“谬添注脚”说，以尤怡为代表。③“五行相制”说，以徐忠可为代表。④“隔二隔三之治”说，以吴谦为代表。此说实际上是在“五行相制”说的基础上发展而来。综上所述，前二种说法，对“十七句”持否定态度，而后二种说法则持肯定态度。笔者认为，《医宗金鉴》的注解虽有一定道理，但显然是一个机械的模式，具有唯心色彩，难以切合实际。而《金匮要略心典》的注解，文畅义顺，直截了当，论理性强，很有说服力，对临床有指导意义。

本条还有一个疑点，就是“助用焦苦”一句，后世医家亦有不同见解。如后世叶天士治肝三法：辛以理用，酸以治体，甘以缓急，临床上可结合运用。此外，后世治肝虚经常采用的滋水涵木法，亦很切合实际。由此可见，中医学术，既要继承，又要发展，才能不断完善。

【选注】

《**金匮要略心典**》 按，素问云：邪气之客于身也，以胜相加，肝应木而胜脾土，以是知肝病当传脾也。实脾者，助令气王，使不受邪，所谓治未病也。设不知而徒治其肝，则肝病未已，脾病复起，岂上工之事哉。肝之病补用酸者，肝不足则益之以其本味也，与《内经》以辛补之之说不同。然肝以阴脏而含生气，以辛补者，所以助其用；补用酸者，所以益其体，言虽异而理各当也。助用苦焦者，《千金》所谓心王则气感于肝也。益用甘味之药调之者，越人所谓损其肝者缓其中也。酸入肝以下十五句，疑非仲景原文，类后人谬添注脚，编书者误收之也。盖仲景治肝补脾之要，在脾实而不受肝邪，非补脾以伤肾，纵火以刑金之谓。果尔，则是所全者少，而所伤者反多也；且脾得补而肺将自旺，肾受伤必虚及其子，何制金强木之有哉！细按语意，见肝之病以下九句，是答上工治未病之辞。补用酸三句，乃别出肝虚正治之法，观下文云肝虚则用此法，实则不在用之，可以见矣。盖脏病，惟虚者受之，而实者不受；脏邪，惟实则能传，而虚则不传。故治肝实者，先实脾土，以杜滋蔓之祸；治肝虚者，直补本宫，以防外侮之端。此仲景虚实并举之要旨也。后人不察肝病缓中之理，谬执甘先入脾之语，遂略酸与焦苦，而独于甘味曲穷其说，以为是即治肝补脾之要妙。昔贤云：诐（bì，此作偏字解）辞知其所蔽（此句是说只强调一面的论述是有偏见的），此之谓耶！

《**医宗金鉴**》 上工，良医也。中工，常医也。已病，已然之病也。未病，未然之病也。假如现在肝病，此已然之病也；肝病将来传脾，此未然之病也。良医知肝病传脾，见人病肝，先审天时衰旺，次审脾土虚实，时旺脾实则知不受肝邪，不须补脾，直治已病之肝；若时衰脾虚，则知肝必传脾，先补未病之脾，兼治已病之肝。彼常医不晓四时所胜，五脏相传之理，见肝之病，惟泻已病之肝，不知补未病之脾也。上工不但知肝实必传脾虚之病，而且知肝虚不传脾，虚反受肺邪之病。故治肝虚、脾虚之病，则用酸入肝，以补已病之肝；用焦苦入心，以助不病之心；用甘入脾，以益不实之脾。使火生土，使土制水，水弱则火旺，火旺则制金，金被制则木不受邪，而肝病自愈矣。此亢则害，承乃制，制则生化，化生不病之理，隔二、隔三之治，故曰：此治肝补脾之要妙也。……伤字，作制字看。

【原文】

夫人禀五常[1]，因风气而生长[2]，风气虽能生万物，亦能害万物，如水能浮舟，亦能覆舟。若五脏元真[3]通畅，人即安和。客气邪风[4]，中人多死，千般疢难[5]，不越三条：一者，经络受邪，入脏腑，为内所因也；二者，四肢九窍，血脉相传[6]，壅塞不通，为外皮肤所中也[7]；三者，房室、金刃、虫兽所伤。以此详之，病由都尽。

若人能养慎[8]，不令邪风干忤[9]经络；适中[10]经络，未流传脏腑，即医治之。四肢才觉重滞，即导引[11]、吐纳[12]、针灸、膏摩[13]，勿令九窍闭塞；更能无犯王法[14]、禽兽灾伤，房室勿令竭乏，服食[15]节其冷热苦酸辛甘，不遗形体有衰[16]，病则无由入其腠理。腠者，是三焦通会元真之处，为血气所注；理者，是皮肤脏腑之文理也[17]。（二）

【词解】

［1］夫人禀五常：即人禀受阴阳五行之常。慧林《一切经音义》卷六引孔注《尚书》云："禀，受也。"《礼记》郑注："五常，五行也。"《伤寒杂病论·序》云："天布五行，以运万类，人禀五常，以有五脏。"上云"五行"与下云"五常"，上下异文同义。

［2］因风气而生长："风气"，指自然界正常的气候。陆渊雷曰："风气，包括自然界之气候变化而言。"

［3］元真：指生命活动的本元真气。李彣说："元真者，藏真之元气（《经》云藏真散于肝，通于心，濡于脾，高于肺，下于肾），所谓天真是也。"

［4］客气邪风：外至曰"客"，不正曰"邪"，故"客气邪风"指的是令人致病的不正常气候。

［5］疢（chèn）难：《广韵·二十一震》："疢，病也。"

［6］血脉相传：传，系抟（tuán）之误字。《管子·内业》房注："抟，谓结聚也。"血脉相结，与《素问·至真要大论》"血脉凝泣"、《灵枢·刺节真邪》"血脉凝结"语意相似，由于血脉相结，致使"壅塞不通"，上下文义是一贯的。

［7］为外皮肤所中也："皮肤"二字，是"外"的旁记字，传抄误入正

文。“为外所中”与上“为内所因”是上下对文。

［8］养慎：“养慎”二字颠倒，当作“慎养”。

［9］干忤（wǔ）：即干扰。《广韵·十一暮》：“忤，逆也。”“逆”与“扰”“乱”相互通训。

［10］适中：“适”，才也，刚刚。

［11］导引：即自行活动肢体以调畅气血的养生方法。

［12］吐纳：谓从口吐出浊气，从鼻吸入清气。是通过呼吸以吐故纳新的养生方法。

［13］膏摩：乃用药膏摩擦体表一定部位的外治方法。如《中风历节病脉证并治》载“头风摩散”。

［14］无犯王法：指遵守国法以免受体罚之苦。

［15］服食：即穿衣、饮食。

［16］不遗形体有衰：“遗”有“忘”意；“有”有“之”义。

［17］腠者……文理也：陆渊雷曰：“‘腠者’以下二十七字，似后人注语，误入正文。”其说可信。

【简释】

本条论述疾病发生的原因、病因分类，并强调未病先防、有病早治的思想。条文第一段首先指出自然界正常的气候，能生长万物；不正常的气候，能损害万物，对人体亦不例外。但同时又指出，人对于自然不是无能为力的，疾病是可以预防的，只要五脏真气充实，营卫通畅，抗病力强，则“正气存内，邪不可干”。只有在正气不足的情况下，客气邪风才能乘虚而入，为害人体，甚至造成死亡。疾病的发展变化虽多，但不出下面三种情况：一是经络受邪，就传入脏腑，此为邪气乘虚入内；二是皮肤受邪，仅在血脉凝结，使四肢九窍壅塞不通，其病在外；三是房室、金刃、虫兽所伤，此又与上述因素不同。总之，病因虽多，终不外以上三个方面，所以说“以此详之，病由都尽”。

第二段重申，若人能注重养生防病，邪气就不致侵犯经络；倘一时不慎，外邪入中经络，即应乘其未传脏腑之时，及早施治。比如四肢才觉重滞，即用导引、吐纳、针灸、膏摩等方法治疗，不使九窍闭塞不通；更要遵守国法，谨防禽兽灾伤，节制房室，穿衣服注意冷热，饮食五味不偏，使身体保持健康，则一切致病因素自然无从侵入腠理。本条最后二句，大意是说人体的腠理具有防御疾病的机能。

按：本条与上条阐述了中医诊治疾病的基本法则。人是一个有机的整体，人与自然界也是一个密切相关的整体，正如《素问·宝命全形论》所说：“人以天地之气生，四时之法成。”（人依靠天地之大气和水谷之精气而生存，并随着四时温凉寒暑、生长收藏的规律而生活着）故诊治疾病要从整体观出发，把握人体五脏相关的规律与天人相关的规律，真正把无病先防、有病早治、防病传变的治未病三原则落到实处。

【选注】

《金匮要略心典》　人禀阴阳五行之常，而其生其长，则实由风与气。盖非八风，则无以动荡而协和；非六气，则无以变易而长养。然有正气，即有客气，有和风，即有邪风，其生物害物，并出一机，如浮舟覆舟，总为一水，故得其和则为正气，失其和即为客气，得其正则为和风，失其正即为邪风，其生物有力，则其害物亦有力。所以中人多死。然风有轻重，病有浅深，约而言之，不越三条，一者邪从经络入脏腑而深，为内所因；二者邪在四肢、九窍、皮肤，沿流血脉而浅，为外所因；三者病从王法、房室、金刃、虫兽而生，为不内外因。所谓病之由也。人于此慎养，不令邪风异气干忤经络则无病。适入经络，未入脏腑，可汗吐或和解而愈，所谓医治之也。此应前内因一段。若风气外侵四肢，将及九窍，即吐纳导引以行其气，针灸膏摩以逐其邪，则重滞通快，而闭塞无由，此应前外因一段。更能不犯……禽兽，则形体不伤，又虽有房室，而不令竭乏，则精神不敝，此应前房室一段。腠理云者，谓凡病纠缠于身，不止经络血脉，势必充溢腠理，故必慎之，使无由入。腠者，三焦与骨节相贯之处，此神气所往来，故曰元真通会；理者，合皮肤脏腑，内外皆有其理，细而不紊，故曰文理。仲景此论，以风气中人为主，故以经络入脏腑者，为深为内，自皮肤流血脉者，为浅为外；若房室、金刃、虫兽所伤，则非客气邪风中人之比，与经络脏腑，无相干涉者为不内外因也。

按：陈无择《三因方》，以六淫邪气所触为外因，五脏情志所感为内因，饮食、房室、跌仆、金刃所伤为不内外因。盖仲景之论，以客气邪风为主，故不从内伤、外感为内外，而以经络、脏腑为内外，如徐氏所云是也。无择合天人表里立论，故以病从外来者为外因，从内生者为内因，其不从邪气、情志所生者为不内外因，亦最明晰，虽与仲景并传可也。

《医宗金鉴》　五常者五行也。五行之气，风暑湿燥寒也；五行之味，酸苦甘辛咸也。夫人禀此而有其形，则脏腑日与气味相通。不曰五气而曰风气者，该他气而言也。盖风贯四气，犹仁贯四德，故曰因风气而生长也；然风气虽能生万物，亦能害万物者，盖主气正风，从其所居之乡而来，主长养万物者也；客气邪风，从其冲后而来，主杀害万物者也。人在气交之中，其生其害，犹水能浮舟亦能覆舟也。天之五气，人得之则为五脏真元之气，若通畅相生，虽有客气邪风，勿之能害，人自安和；如不通畅，则客气邪风乘隙而入，中人多死。然人致死之由，虽有千般疢难，大要不外三因，一者中虚，经络受邪，即入脏腑，此为内所因也；二者中实，虽感于邪，脏腑不受，唯外病躯体，四肢九窍，血脉壅塞，此为外所中也；三者房室、金刃、虫兽所伤，非由中外虚实感召其邪，是为不内外因也。以此三者详之，千般疢难，病由悉尽矣。若人能慎养形气，不令客气邪风干忤经络，即适中经络，未传脏腑，遂医治之，自可愈也；四肢九窍才觉重滞，尚未闭塞，即导引吐纳，针灸按摩，亦可愈也；更能无犯王法、禽兽灾伤，房室勿令竭乏，服食节其冷热，五味各得其宜，不使形气有衰，万病疢难无由而入其腠理矣。腠者，一身空隙，血气往来之处，三焦通会真元之道路也；理者，皮肤脏腑内外井然不乱之条理也。

《金匮要略正义》 风为百病之长，故以客气邪风总括致病之源。以经络脏腑、皮毛血脉总括营卫表里之辨。内因外因，即邪之在内在外为言，非内伤外感也。例内虽若为中风家主论，然邪之中人，先皮毛，后经络，入脏腑，由浅而深，百病皆然，故曰千般疢难，不越三条，欲人于三条中悟治病之大法也。

【原文】

问曰："病人有气色见于面部[1]，愿闻其说。师曰：鼻头色青，腹中痛，苦冷者死①；一云腹中冷，苦痛者死。鼻头色微黑者，有水气；色黄者[2]，胸上②有寒[3]；色白者[2]，亡血也。设微赤非时者死。其目正圆者痉，不治。又色青为痛[4]，色黑为劳，色赤为风，色黄者便难，色鲜明者有留饮[5]。（三）

【校勘】

①腹中痛，苦冷者死：享和本"苦"作"若"字；又本句《千金翼方》卷二十五作"腹中冷苦痛者死。"与细注同。

②胸上：《千金翼方》作"胸中"。

【词解】

[1] 病人有气色见（xiàn）于面部："气"指面部的光泽；"色"有青、

赤、黄、白、黑五种。“见”是“现”的古字，即表现的意思。此指病人之气色可以显现于面部。

［2］色黄者、色白者：此黄、白乃指面色而言，其“鼻头”与“目”既已单举，则此黄、白自不再属鼻目，始与“气色见于面部”相合。孙思邈云：“上医察色……人有盛衰，其色先见于面部。”（《千金翼方》卷二十五“诊气色法”）

［3］胸上有寒：“寒”当作“邪”字解。日·惟忠子文：“谓邪而为寒，盖古义也。故寒也者，邪之名也。”（《伤寒之研究》卷一）

［4］又色青为痛：“又”字以下之色青、黑、赤、黄、鲜明，乃指常见病在面部出现的色泽。加“又”字示与上文区别。

［5］色鲜明者有留饮：由于水气充溢于皮肤而致面目鲜泽光亮。本书《水气病》云：“夫水病人，目下有卧蚕，面目鲜泽。”陆渊雷曰：“留饮与水气之别，一则在躯壳内脏腑间，一则在躯壳外肌肉中。”故“留饮”似为“水气”之误。

【简释】

本条论述面部望诊在临床上的应用。鼻为“面王”，内应于脾，故首先以鼻代表面部的望诊。如鼻部出现青色，青是肝色，并见腹中痛，为肝乘脾；如再见极度怕冷，则属阳气衰败，故曰主“死”。鼻部色现微黑，黑为水色，此属肾水反侮脾土之象，所以主有水气。色黄是指面色黄而不华，为脾病之色，脾病不能化生精微上输于肺，则肺病不能御邪而“形寒饮冷”皆可伤之，肺被伤故胸上有寒邪伏留也。面色白是血色不能上荣于面，失血过多之征，所以色白者主亡血。如面色显现微赤如妆，又不在气候炎热之时，此为虚阳上浮的“戴阳”危证，主“死”。目正圆是两眼直视不能转动，此为五脏之精气亡绝，所以筋急而“痉”，证属不治。“色青为痛”以下一般，仍论面部的望诊。青为血脉凝涩之色，所以主痛；黑为肾色，劳则肾精不足，其色外露，所以主劳；风为阳邪，多从火化，火色赤，所以面赤主风；黄为脾色，若脾病不能上荣则面黄，不能下运则便难；面色鲜明为体内停积水饮，上泛于面，所以面目浮肿而见明亮光润。

按：《黄帝内经》云：“精明五色者，气之华也。”人体五脏六腑的精华气血，上荣于面部，隐于皮肤之内者为气，显现于皮肤之外者为色。故观察面部之气色，可以测知平人之色、病人之色、死人之色。

本条望两目以决预后的经验应深刻理解，指导临床。目者，五脏精华之所聚，神气之所生，为人体内脏活动之“窗口”，故望目可测知精气之盛衰，病情之浅深，预后之良恶。不论何病，病至危重，若“其目正圆”直视如鱼眼者，不治。笔者曾在内科工作十余年，深知本条所述之切实，经验之宝贵，欲为良医，当有如此之学识。

需要说明，本条及各篇各条所称“死”或“不治”，多为表明疾病已陷入危笃的说法，并非绝对不治，尚应争分夺秒抢救。

【选注】

《金匮要略心典》 此气色之辨，所谓望而知之者也。鼻头，脾之部；青，肝之色；腹中痛者，土受木贼也；冷则阳亡而寒水助邪，故死。肾者主水，黑，水之色，脾负而肾气胜之，故有水气。色黄者，面黄也，其病在脾，脾病则生饮，故胸上有寒；寒，寒饮也。色白亦面白也，亡血者不华于色，故白；血亡则阳不可更越，设微赤而非火令之时，其为虚阳上泛无疑，故死。目正圆者，阴之绝也；痉为风强病，阴绝阳强，故不治。痛则血凝泣而不流，故色青。劳则伤肾，故色黑；经云：肾虚者，面如漆柴也。风为阳邪，故色赤。脾病则不运，故便难。色鲜明者有留饮，经云：水病人目下有卧蚕，面目鲜泽也。

《医宗金鉴》 气色见于面部，而知病之死生者，以五气入鼻，藏于五脏，其精外荣于面也。色者，青、赤、黄、白、黑也；气者，五色之光华也。气色相得者，有气有色，平人之色也。即经云：青如翠羽，赤如鸡冠，黄如蟹腹，白如豚膏，黑如乌羽者，生也。气色相失者，色或浅深，气或显晦，病人之色也。即经云：浮泽为外，沉浊为内，察其浮沉，以知浅深；察其泽夭，以观成败；察其散抟，以知新故；视色上下，以知病处。色粗以明，沉夭为甚，不明不泽，其病不甚也，有色无气者，色枯不泽，死人之色也。即经云：青如蓝叶，黄如黄土，赤如衃血，白如枯骨，黑如炲者死也。……目直视，正圆不合，如鱼眼者，痉不治。此气色主病之大略也，其详皆载《内经》。

【原文】

师曰：病人语声寂然[1]，喜惊呼者，骨节间病；语声喑喑然不彻[2]者，心膈间病；语声啾啾然[3]细而长者，头中病。一作痛。（四）

【词解】

［1］语声寂然：指沉默寡言，“寂然”，寂静无声的样子。

［2］喑（yīn）喑然不彻：指语声低微又不清楚。“喑喑”，不成语的发

声。“彻”通“澈”，指清晰。

［3］啾（jiū）啾然：象声词，所指随文而异，这里指语音细微。

【简释】

本条举例说明闻诊在临床上的应用。骨节间病，指关节疼痛一类病证，由于痛在关节，转动不利，动则作痛，故病人沉默寡言，但偶一转动，其痛加剧，故突然惊呼；心膈间病，指中上焦病证，由于疾病痛苦，气机不畅，所以发出喑喑然而不清晰的呻吟之声；头中病指头痛，由于痛在头中，如作大声则震动头部，其痛愈甚，所以声不敢扬，但胸膈气道正常无病，所以声音虽细微而清长。

【选注】

《金匮要略心典》 语声寂寂然喜惊呼者，病在肾肝，为筋髓寒而痛时作也；喑喑然不彻者，病在心肺，则气道塞而音不彰也；啾啾然细而长者，痛在头中，则声不敢扬，而胸膈气道自如，故虽细而仍长也。此音声之辨，闻而知之者也。然殊未备，学者一隅三反可矣。

《金匮发微》 无病之人，语声如平时，虽高下疾徐不同，决无特异之处。寒湿在骨节间，发为酸痛，故怠于语言而声寂寂，转侧则剧痛，故喜惊呼。心膈间为肺，湿痰阻于肺窍，故语声喑喑然不彻。头痛者，出言大则脑痛欲裂，故语声啾啾然细而长，不敢高声语也。

【原文】

师曰：息摇肩者，心中坚；息引胸中上气者，咳；息张口短气者，肺痿唾沫[1]。（五）

【词解】

［1］肺痿唾沫：“肺痿”为病名；“唾沫”指吐涎沫，为肺痿主症。详见后第七篇。

【简释】

本条论述察呼吸、望形态以诊断疾病的方法。息，指呼吸。息摇肩，是呼吸困难，两肩上耸的状态，在病情上有虚有实。条文所指“心中坚”即实证，是由实邪壅塞胸肺，以致呼吸困难，常伴有鼻翼扇动，胸闷咳喘等症，属于痰热内蕴而肺气不宣所致，故曰“心中坚”；但肾不纳气，元气耗散于上亦可导致"息摇肩"等虚证。息引胸中上气者，咳，为胸中有邪，阻塞气道，以致肺气不降，呼吸时气上逆而为咳。息张口短气者，此因肺脏萎弱，故不得不张口呼吸，尽管如此，但对气的吸入仍感不足，所以形成张口短气状态；肺病水津不能四布，反停留为饮，故唾涎沫也。

按：本条着重论述肺病咳、喘、短气的临床表现及病机。咳与喘，皆由肺气上逆所致。新病多咳，久病必喘，临证之时，应明察虚实，以定方药。

【选注】

《金匮要略心典》 心中坚者，气实而出入阻，故息则摇肩。咳者气逆而肺失降，则息引胸中上气。肺痿吐沫者，气伤而布息难，则张口短气，此因病而害于气者也。

《医宗金鉴》 息者，一呼一吸也。摇肩，谓抬肩也。心中坚，谓胸中壅满也。呼吸之息，动形抬肩，胸中壅气上逆者，喘病也。呼吸引胸中之气上逆，喉中作痒梗气者，咳病也。呼吸张口，不能续息，似喘而不抬肩者，短气病也。盖肺气壅满，邪有余之喘也；肺气不续息，正不足之短气也。然不足之喘，亦有不续息者；有余之短气，亦有胸中壅满者。肺气上逆者，必咳也。咳时唾痰，嗽也。若咳唾涎沫不已者，非咳病也，乃肺痿也。

【原文】

师曰：吸而微数[1]，其病在中焦，实也，当下之则愈；虚者不治。在上焦者，其吸促；在下焦者，其吸远，此皆难治。呼吸动摇振振者[2]，不治。（六）

【词解】

［1］吸而微数：数，犹促也。

［2］呼吸动摇振振者：指呼吸急促时身体摇动不安的患者。《辞源》对"振振"有两解：一读 zhèn，高亢貌；一读 zhēn，盛貌。此处应读 zhēn。

【简释】

此承上条，续论察呼吸、望形态以辨病位、分虚实、测预后。吸而微数，是吸气短促，多由于中焦邪实，气不得降所致，攻下其实，则气机通利，呼吸自然恢复常态；若为邪实而又正虚，不能任受攻下，或属纯虚危证之吸促，则为不治。在上焦主要指病在肺，肺失肃降，故吸气困难而短促；在下焦主要指病在肾，肾失摄纳，故吸气困难而深远。上焦与下焦之病变，均关系到脏气之虚衰，非若中焦之实，下之则愈，故皆为难治。假使呼吸时全身振振动摇不能擎身者，这表示呼吸困难至极，元气衰竭之象，无论病证在上在中在下，皆属不治。

按：以上二条皆论呼吸之病变。肺主气，司呼吸，故肺病之候，首先出现肺气不畅的呼吸病变。但五脏相关，病则传变，累及于肺，皆可表现为呼吸病变。故观察呼吸是诊察疾病、判断预后不可忽略的方法。

【选注】

《金匮要略心典》　息兼呼吸而言，吸则专言入气也。中焦实则气之入者，不得下行，故吸微数，数犹促也，下之则实去气通而愈；若不系实而系虚，则为无根失守之气，顷将自散，故曰不治。或曰：中焦实而元气虚者，既不任受攻下，而又不能自和，故不治，亦通。其实在上焦者，气不得入而辄还，则吸促，促犹短也；实在下焦者，气欲归而不骤及，则吸远，远犹长也，上下二病，并关脏气，非若中焦之实，可从下而去者，故曰难治。呼吸动摇振振者，气盛而形衰，不能居矣，故亦不治。

《医宗金鉴》　此承上文，言喘分三焦，有可治不可治之辨也。喘，肺病也，肺主气，司呼吸，故以呼吸气促，谓之喘也。若呼吸气均促，是病在呼吸，阻升降之气也，故知喘在中焦也；呼之气促，吸之气长，病在呼，呼出心与肺，故知喘在上焦也；呼之气长，吸之气短，病在吸，吸入肾与肝，故知喘在下焦也。喘之实者，谓邪气盛则实也，中实，则必腹满便硬，当下之，可治也；喘之虚者，谓正气夺则虚也，中虚，则必腹软便滋，不堪下，难治也。若喘而呼吸动摇振振不能擎身者，则为形气不相保，勿论虚实，不治也……吸不言呼，略辞也，犹言呼吸均短，呼短吸长，吸短呼长也。

【原文】

师曰：寸口[1]脉动者，因其旺时而动，假令肝旺色青①，四时各随其色②。肝色青而反色白，非其时色脉[2]，皆当病。（七）

【校勘】

①色青："色青"下当有"脉弦"两字。不言者，省文也。

②其色：宽保本"色"下有"脉"字。

【词解】

[1] 寸口：本书凡某一个条文中寸口与关上、尺中并举的，是专指两手寸部脉而言；如单举寸口，或与人迎、趺阳并举的，即包括两手寸、关、尺三部脉在内。

[2] 非其时色脉：合于其时之色脉，为春色微青、脉微弦，夏色微赤、脉微洪，秋色微白、脉微毛，冬色微黑、脉微石。如色脉不随四时，即“非其时”。

【简释】

本条论述察色按脉应结合四时的诊病方法。四时季节改变，脉象和色泽也随之发生变动，但有正常与异常的不同。如春时肝旺，脉微弦、色微青是为正常。假如此时色反白、脉反毛（秋脉），是为非其时而有其色脉，即属不正常的现象。

按：本条旨在说明，一年四季气候的变化可以影响人体的生理机能，并使脉象、色泽发生微细的变化。《素问·平人气象论》对四时五脏的平脉、病脉及死脉等脉象论述得非常详细，特别强调四时五脏之脉有胃气的重要性。如“春胃微弦曰平，弦多胃少曰肝病，但弦无胃曰死”。这就是说，春季平和有胃气的脉象应是和缓而微弦，如此“微弦”之脉即春季“因其旺时而动”之象。此等微细变化，非良医难以辨别。

【选注】

《金匮要略心典》 王时，时至而气王，脉乘之而动，而色亦应之，如肝王于春，脉弦而色青，此其常也，推之四时，无不皆然。若色当青而反白，为非其时而有其色，不特肝病，肺亦当病矣，犯其王气故也，故曰色脉皆当病。

《医宗金鉴》 寸口者，统言左右三部脉也。脉动发乎四时，命乎五脏，然必因其王时而动，则为平脉也。假令肝旺于春，随其时，色当青，脉当弦，此不病之色脉也；若色反白，脉反浮，此非其时，乃病之色脉也。四时准此。

【原文】

问曰：有未至而至[1]，有至而不至，有至而不去，有至而太过，何谓也①？师曰：冬至之后，甲子[2]夜半少阳[3]起，少阳之时阳始生，天得温和。以未得甲子，天因温和，此为未至而至也；以得甲子，而天未温和，此为至而不至也；以得甲子，而天大寒不解，此为至而不去也；以得甲子，而天温如盛夏五六月时，此为至而太过也。（八）

【校勘】

①何谓也：《注解伤寒论》卷二第三成注引作“何故也”。

【词解】

［1］未至而至：前“未至”之“至”是指时令，后“而至”之“至”是指气候，下同。《素问·六微旨大论》云：“至而不至，未至而至，何如？岐伯曰：应则顺，否则逆，逆则变生，变生则病。”

［2］甲子：是古代用天干、地支配合起来计算年月日的方法。天干十个（即甲、乙、丙、丁、戊、己、庚、辛、壬、癸）与地支十二个（即子、丑、寅、卯、辰、巳、午、未、申、酉、戌、亥）相互配合，始于甲子，终于癸亥，共六十个。这里是指冬至后六十日第一个甲子夜半，此时正当雨水节气。

［3］少阳：是古代用以代表时令的名称。始于少阳，终于厥阴，三阴三阳各旺六十日，共三百六十日以成一岁。详见《难经·七难》。

【简释】

本条举例说明四时气候有正常与异常的情况。冬至之后甲子夜半，实际是指冬至后六十天的雨水，此时阳气始生而未盛，称为少阳之时，此时天气转为温和，是正常的气候；如交雨水之前，天气已转温和，此为未至而至，即时令未至而气候已至；如已交雨水，天气还未转温和，此为至而不至，即时令已至而气候不至；如已交雨水，天气不但未转温和，且严寒不解，此为至而不去，即时令已至而寒冬之气候当去而不去；如交雨水，天气竟转热如盛夏五六月时，此为气候至而太过。凡此皆为异常。

按：本条进一步阐述了“风气虽能生万物，亦能害万物”的临床意义。一年四时，春温、夏热、秋凉、冬寒，是正常的气候。若非其时而有其气，无论太过或不及，便是反常的气候。反常的气候，往往使人体发生疾病，如四时流行性感冒等传染病，以及各种慢性病急性发作，皆与气候反常密切相关。人生于天地之间，与自然界息息相通，要预防疾病，就要内养正气，外避邪气。一旦发病，治疗时要审时求因，辨证论治。

【选注】

《金匮要略心典》　上之至谓时至，下之至谓气至。盖时有常数而不移，气无定刻而或迁也。冬至之后甲子，谓冬至后六十日也。盖古造历者，以十一月甲子朔夜半冬至为历元。依此推之，则冬至后六十日，当复得甲子，而气盈朔虚，每岁递迁，于是至日不必皆值甲子，当以冬至后六十日花甲一周，正当雨水之候为正。雨水者，冰雪解散而为雨水，天气温和之始也。云少阳起者，阳方起而出地；阳始生者，阳始盛而生物，非冬至一阳初生之谓也。窃尝论之矣，夏至一阴生，而后有小暑、大暑；冬至一阳生，而后有小寒、大寒，非阴生而反热，阳生而反寒也。天地之道，否不极则不泰；阴阳之气，剥不极则不复。夏至六阴尽于地上，而后一阴生于地下，是阴生之时，正阳极之时也；冬至六阳尽于地上，而后一阳生于地下，是阳生之时，正阴极之时也。阳极而大热，阴极而大寒，自然之道也。则所谓阳始生天得温和者，其不得与冬至阳生同论也，审矣。至未得甲子而天已温，或已得甲子而天反未温，及已得甲子而天大寒不解，或如盛夏五六月时，则气之有盈有缩，为候之或后或先，而人在气交之中者，往往因之而病，惟至人为能与时消息而无忤耳。

【原文】

师曰：病人脉浮者在前，其病在表；浮者在后，其病在里，腰痛背强不能行，必短气而极也。（九）

【简释】

本条举例说明同一脉象，其出现的部位不同，主病即有差异。寸脉属阳主表，浮在寸部，是邪在表，为外感之病；尺脉属阴主里，浮在尺部，是病在里，为内伤之病。为何里病亦可见脉浮呢？由于肾阴亏损，阳气不能潜藏，故可见两尺脉浮。肾主骨，腰为其外府，其脉贯脊。若肾虚精髓不充，腰脊失养，故腰痛、背强、骨痿不能行走，甚则不能纳气归源，呼吸短促，濒于危重之候，故云“极”。

按：本条表明，脉浮主表证，亦主里证。表证脉浮者，以外邪束表，正邪交争，必浮而有力；里证脉浮者，以正气内虚，阴不敛阳，必浮而无力。关于里证见浮脉，《血痹虚劳病脉证并治》言：“脉浮者，里虚也。”《黄疸病脉证并治》说：“尺脉浮为伤肾。”切脉只是诊察疾病的方法之一，临证之时，必须“四诊合参”，方不致误。

【选注】

《金匮要略方论本义》　浮者在前，寸部之脉，浮者在后，尺部之脉也，不言上下，而言前后，较寸尺于掌后而前后之也。寸部得浮，上以候上，其病必在表，为天气外感之证也；尺部得浮，下以候下，其病必在里，为人气内伤之证也。就人气之内伤而验其外证，又必腰痛背强不能行，必短气而极也。盖尺脉肾脉也，肾脉应沉而浮，是肾虚而气逆也。肾虚而寒起，寒起必循腰入脊，于是腰背强痛，且足膝无力；更甚则肺气无根，短气上气之极，皆肾病，故言里病也。一浮脉而表里之间迥然不同如此，推之他脉杂见纷出于指下，无不一一细为审辨，明其表里虚实，寒热真假之故，又外与证符，方可选择出方，详求治法也。

《金匮要略心典》　前，谓关前；后，谓关后。关前为阳，关后为阴。关前脉浮者，以阳居阳，故病在表；关后脉浮者，以阳居阴，故病在里。然虽在里而系阳脉，则为表之里，而非里之里，故其病不在肠肾，而在腰背膝胫，而及其至，则必短气而极。所以然者，形伤不去，穷必及气，表病不除，久必归里也。

【原文】

问曰：经云“厥阳独行”[1]，何谓也？师曰：此为有阳无阴，故称厥阳。(十)

【词解】

[1] 厥阳独行：厥者，犹极也；独行，无阴与配也。

【简释】

本条论述“厥阳独行”的病机。厥阳独行，是人体阴阳失去相对平衡，阴精衰竭，孤阳上逆，有升无降，故曰“此为有阳无阴”。临床上所见到的阴虚阳亢、肝风内动，甚至中风，即属于“厥阳独行”的病机。

按：本条“厥阳独行”一语，《黄帝内经》《难经》均无此文。所谓“经云”，或系另有古代医经所据，何书失考。

【选注】

《金匮要略直解》　厥阳，即阳厥也。以其人秋冬夺于所用，有阳无阴，《内经》谓肾气日衰，阳气独胜，故手足为之热，此厥阳独行之义也。

《金匮要略心典》 厥阳独行者，孤阳之气，厥而上行，阳失阴则越，犹夫无妻则荡也。《千金方》云："阴脉且解，血散不通，正阳遂厥，阴不往从。"此即厥阳独行之旨欤！

《金匮悬解》 阳性上行，有阴以吸之，则升极而降；阴性下行，有阳以煦之，则降极而升。有阳无阴，则阳有升无降，独行于上，故称厥阳。

【原文】

问曰：寸脉沉大而滑，沉则为实，滑则为气，实气相搏，血气入脏即死，入腑即愈，此为卒厥①[1]，何谓也？师曰：唇口青，身冷，为入脏即死；如身和，汗自出，为入腑即愈。（十一）

【校勘】

①卒厥：《脉经》卒厥下有"不知人"三字。

【词解】

[1] 卒厥："卒"通"猝"，突然。"卒厥"，指突然昏仆，不省人事之类的病证。

【简释】

本条论述卒厥的病机及其预后。"寸脉沉大而滑，沉则为实，滑则为气，实气相搏"四句，是从脉象解释卒厥的病理，左寸候心主血，右寸候肺主气，本证血气相并，故脉应于寸部。此与《素问·调经论》所谓"血之与气，并走于上，则为大厥"之理相同。血气既相并而成实，已为病邪而非正常的血气，故云入脏即死，入腑即愈。但入脏入腑是假设之词，犹言在里、在外；即死、即愈也是相对而言。因为，前人认为脏是藏而不泻的，腑是泻而不藏的，病邪入腑尚有出路，故云"即愈"；入脏则病邪无从排泄，故云"即死"。判断卒厥入脏、入腑，主要是结合证候来决定。当病人卒然昏倒之后，如伴有唇口青，身冷，是血液瘀滞不通，阳气涣散之内闭外脱的证候，此即为入脏，病情严重；如伴有身和，汗自出，是血气恢复正常运行的征兆，此即为入腑，病情转愈。

按：本条所述"卒厥"，颇似现代医学所谓的急性脑血管疾病。特别是高血压性脑出血，在血压骤升时，由于气血充盛于上，可致"寸脉沉大而滑"，治疗不及时，血压有升无降，气血冲逆，脑血管破裂出血，可突发"卒厥"

而昏迷。条文所说的入脏、入腑，并非指具体脏腑，乃是概指轻重不同的两种证候；即死、即愈，并非肯定之词，乃是概指良恶不同的两种预后。本条从脉象判断病机，从证候推测预后，以此脉证结合以诊断疾病的例子，示人以大法。

【选注】

《金匮要略心典》　实，谓血实；气，谓气实；实气相搏者，血与气并而俱实也。五脏者，藏而不泻，血气入之，卒不得还，神去机息，则唇青、身冷而死。六腑者，传而不藏，血气入之，乍满乍泻，气还血行，则身和、汗出而愈。经云：血之与气，并走于上，则为大厥，厥则暴死，气复反则生，不反则死是也。

《金匮玉函要略述义》　此条《脉经》题云卒厥尸厥脉证。《诸病源候论》载之尸厥候中，而杂疗方尸厥下原注曰脉证见上卷者，徐镕以为此条，则殆是扁鹊所疗虢太子之病也。又，《素问·阳明脉解篇》：厥逆连脏则死，连经则生。

【原文】

问曰：脉脱[1]入脏即死，入腑即愈，何谓也？师曰：非为一病，百病皆然。譬如浸淫疮[2]，从口起①流向四肢者，可治②；从四肢流来入口者，不可治③。病④在外者，可治；入里者，即死。(十二)

【校勘】

①口起："起"字衍，应据本书《疮痈肠痈浸淫病脉证并治》删。

②可治：《诸病源候论》卷三十五《浸淫疮候》《太平圣惠方》卷六十并作"则轻"。

③不可治：《诸病源候论》《太平圣惠方》并作"则重"。

④病：《注解伤寒论》卷一第一成注引"病"上有"诸"字。

【词解】

[1] 脉脱：指脉象乍伏不见，是血脉一时不通所致。

[2] 浸淫疮：是一种皮肤病，能从局部遍及全身。

【简释】

本条举脉略证，是承上文“卒厥”一病加以引申。卒厥，其脉有见沉大而滑者，亦有见脉脱者，但入脏即死，入腑即愈的病理机制则相同，故设问答以明之。

按：本条与上条意在说明，病在脏者病情重，病在腑者病情轻；病由外传内者难治，由内达外者易治。这正如《素问·阳明脉解》所说：“厥逆连脏则死，连经则生。”《难经·五十四难》载：“脏病难治，腑病易治。”以上对于疾病的预后判断，“非为一病，百病皆然。”

【选注】

《金匮要略心典》 脉脱者，邪气乍加，正气被遏，经隧不通，脉绝似脱，非真脱也，盖即暴厥之属。经曰：“趺阳脉不出，脾不上下，身冷，肤硬”；又曰：“少阴脉不至，肾气微，少精血，为尸厥”，即脉脱之谓也。厥病，入脏者深而难出，气竭不复则死；入腑者浅而易通，气行脉出即愈。浸淫疮，疮之浸淫不已，《外台秘要》所谓转广有汁，流绕周身者也。从口流向四肢者，病自内而之外，故可治；从四肢流来入口者，病自外而之里，故不可治。李玮西云：病在外二句，概指诸病而言，即上文“百病皆然”之意。“入里者死”如痹气入腹，脚气冲心之类。

《金匮要略正义》 脏为阴，腑为阳，阴主里，阳主外。凡病以出阳为浅，入阴为深，故即死即愈之机所由别也。浸淫疮显而易见，可知非独卒中为然，内外百病，皆作如是论治耳。

【原文】

问曰：阳病[1]十八，何谓也？师曰：头痛、项、腰、脊、臂、脚掣痛。阴病[2]十八，何谓也？师曰：咳、上气、喘、哕、咽[5]、肠鸣、胀满、心痛、拘急。五脏病各有十八，合为九十病，人又有六微[4]，微有十八病，合为一百八病。五劳[5]、七伤[6]、六极[7]、妇人三十六病[8]，不在其中。

清邪[9]居上，浊邪[10]居下，大邪中表，小邪中里，(四/谷)饪之邪[11]，从口入者，宿食也。五邪[12]中人，各有法度，风中于前[13]，寒中于暮，湿伤于下，雾伤于上，风令脉浮，寒令脉急[14]，雾伤皮腠，湿流关节，食伤脾胃，极寒伤经，极热伤络。（十三）

【词解】

［1］阳病：是指属外表经络的病证。

［2］阴病：是指属内部脏腑的病证。

［3］咽（yē）：指咽中梗塞。

［4］六微：似指六腑。

［5］五劳：《素问·宣明五气》及《灵枢·九针论》均以“久视伤血，久卧伤气，久坐伤肉，久立伤骨，久行伤筋”为五劳所伤。此外，还有二说：一说即志劳、思劳、心劳、忧劳、疲劳（《千金要方》）；一说是心劳、肝劳、肺劳、脾劳、肾劳。

［6］七伤：《血痹虚劳病脉证并治》第 18 条明谓“食伤、忧伤、饮伤、房室伤、饥伤、劳伤、经络营卫气伤”。而《诸病源候论》说七伤为：大饱伤脾，大怒气逆伤肝，强力举重、久坐湿地伤肾，形寒寒饮伤肺，忧愁思虑伤心，风雨寒暑伤形，大恐惧不节伤志为七伤。

［7］六极：《诸病源候论》以气极、血极、筋极、骨极、肌极、精极为六极。《千金要方》的不同之处是“肌极”作“髓极”。极是极度劳损的意思。

［8］妇人三十六病：有两种见解：①指本书妇人病三篇所论病证，即妊娠 9 病；产后 9 病；经、带、杂病 18 种，正合 36 病。《妇人杂病脉证并治》第 8 条云：“三十六病，千变万端”，可为佐证。当然，36 病之话亦不能排除约略数之意。②根据《诸病源候论》《千金要方》的记载，是指十二症（谓所下之物一如膏，二如青血，三如紫汁，四如赤皮，五如脓痂，六如豆汁，七如葵羹，八如凝血，九如清血似水，十如米汁，十一如月浣，十二如经度不应期）、九痛（一阴中痛伤，二阴中淋痛，三小便即痛，四寒冷痛，五月水来腹痛，六气满并痛，七汁出阴中如虫啮痛，八胁下皮痛，九腰痛）、七害（一害食，二害气，三害冷，四害劳，五害房，六害妊，七害睡）、五伤（一穷孔痛，二中寒热痛，三小腹急牢痛，四脏不仁，五子门不正引背痛）、三痼（一月水闭塞不通，二绝产乳，三羸瘦不生肌肤）。

［9］清邪：雾露之邪。

［10］浊邪：指湿邪。

［11］㲄（gǔ）饪：㲄同谷，一说㲄同馨；㲄饪者，饭饼之类。过食饭饼，积而成病，故下文承以“宿食”。

［12］五邪：指风、寒、湿、雾、宿食等五种致病因素。

［13］风中于前：“前”指午前。

［14］脉急："急"脉即"紧"脉。紧脉主表有寒。

【简释】

本条论述古人对疾病的分类方法与五邪中人的法度。本条第一段是古人对于疾病的一种分类计数方法。头、项、腰、脊、臂、脚等六者，病兼上下而在外，通谓之阳病。咳、上气、喘、哕、咽、肠鸣、胀满、心痛、拘急等九者，病兼脏腑而在内，通谓之阴病。阳病中有营病、卫病、营卫交病的不同，此一病而有三，三六得一十八，故曰阳病十八。阴病中有虚病、实病的区别，此一病而有二，二九得一十八，故曰阴病十八。五脏各有十八病，谓五脏受风寒暑湿燥火六淫之邪而为病，有在气分、血分、气血兼病三者之别，三六合为十八，所以说五脏病各有十八，五个十八，合为九十病。六微谓六淫之邪中于六腑，腑病较脏病为轻，所以称为六微。六微亦有气分、血分以及气血兼病三者之别，三六合为十八，六个十八，合为一百零八病。至于五劳、七伤、六极以及妇人三十六病，不是六气外感，尚不包括在内，所以说"不在其中"。

第二段是论五邪中人的一般规律。清邪谓雾露之邪，浊邪谓水湿之邪。大邪、小邪，前人对此有不同的说法，当存疑。五邪中人，各有法度，谓所伤之部位及所表现之脉象，有一定的规律可循。如风为阳邪中于午前，脉必浮缓。寒为阴邪中于日暮，脉必紧急。湿为重浊之邪，故伤于下而入关节。雾为轻清之邪，故伤于上而及皮腠。胃主纳食，脾主运化，故饮食不节，则伤脾胃。经脉在里为阴，络脉在外为阳，寒气归阴，所以寒极则伤经；热气归阳，所以热极则伤络。

按：本条首段论述了古代对于疾病的分类方法，后世已不断创新。第二段所述五邪中人的规律，有一定的临床指导意义，但中人"法度"并非绝对，不可拘于句下。

【选注】

《金匮要略论注》 此段前言病有阴阳脏腑之异，后言感有五邪中人之殊，欲人互参而求责也。

《金匮要略心典》 头、项、腰、脊、臂、脚六者，病兼上下而通谓之阳者，以其在躯壳之外也；咳、上气、喘、哕、咽、肠鸣、胀满、心痛、拘急九者，病兼脏腑而通谓之阴者，以其在躯壳之里也。在外者，有营病、卫病、营卫交病之殊，是一病而有三也，三而六之，合则为十八，故曰阳病十八也；在里者，有或虚或实之异，是一病而有二也，九而二之，合则为十八，故曰阴病十八也。五脏病各有十八，六微病又各有十八，则皆六淫邪气所生者也。盖邪气之中人者，有风、寒、暑、湿、燥、火之六种，而脏腑之受邪者，又各有气分、血分、气血并受之三端，六而三之，则为十八病，以十八之数推之，则五脏合得九十病，六微合得一百八病。至于五劳、七伤、六极，则起居饮食情志之所生也，妇人三十六病，则经月产乳带下之疾也，均非六气外淫所致，故曰不在其中。清邪，风露之邪，故居于上；浊邪，水土之邪，故居于下。大邪漫风，虽大而力散，故中于表；小邪户牖隙风，虽小而气锐，故中于里。谷饪饮食之属，入于口而伤于胃者也。是故邪气有清浊大小之殊，人身亦有上下表里之别，莫不各随其类以相从，所谓各有法度也。故风为阳而中于前，寒为阴而中于后，湿气浊而伤于下，雾气清而伤于上，经脉阴而伤于寒，络脉阳而伤于热，合而言之，无非阳邪亲上，阴邪亲下，热气归阳，寒气归阴之理。

《医宗金鉴》 此章曰十八、曰九十等文，乃古医书之文，今不可考，难以强释；五劳七伤等说，亦详在《千金要方》，故不复注也。头痛、项、腰、脊、臂、脚掣痛，病皆在外，故为阳病也；咳、上气、喘、哕、咽、肠鸣、胀满、心痛、拘急，病皆在内，故为阴病也。清邪居上，谓雾邪本乎天也；浊邪居下，谓湿邪本乎地也。六淫天邪，故名大邪，六淫伤外，故曰中表也；七情人邪，故名小邪，七情伤内，故曰中里也。穀饪者，饮食也，饮食之邪，从口而入，食伤隔夜不化，故名曰宿食也。五邪谓风、寒、湿、雾、饮食也。夫五邪之中人，莫不各以类而相从，前者早也，风中于早，从阳类也；寒中于暮，从阴类也；雾邪清轻，故伤皮肤；湿邪浊重，故流关节；饮食失节，故伤脾胃。极寒之食伤经，以经属阴也；极热之食伤络，以络属阳也。

【原文】

问曰：病有急当救里救表者[1]，何谓也？师曰：病，医下之，续[2]得下利清谷不止，身体疼痛者，急当救里；后身体疼痛，清便自调者，急当救表也。（十四）

【词解】

［1］病有急当救里救表者：意谓在表里同病的情况下，有首先应当治疗里证和首先应当治疗表证的不同治法。“病”，指表里同病，下一“病”字同。“急”，首先，居前。《吕氏春秋·情欲》：“矜势好智，胸中欺诈，德义之缓，邪利之急。”高诱注：“缓，犹后；急，犹先。”“救”者，活也。

［2］续：连接，接着。即原有下利清谷，因误下继而旋病。

【简释】

本条论述表里同病时的先后缓急治则。在表里同病的情况下，具体有以下三种治法：一是先解表后治里，此法适用于表邪初传于里，邪有外达之势，当因势利导，祛邪外出，如治“太阳与阳明合病”的葛根汤之法。二是表里兼治，此法适用于既不宜先治其表，又不宜先治其里，治当表里兼顾，如《伤寒论》治表寒里热的大青龙汤之法与表邪里虚的桂枝人参汤之法；本书第十篇治表虚里实的厚朴七物汤法。三是先治里后解表，此法适用于里气大虚者，救里补虚为当务之急，待里虚得救，而表邪不除者，再治其表。本条所述，即先治里后解表法。

按：本条与《伤寒论》第91条文字略同。但彼为“伤寒”表邪误下的具体治疗，故列有方治，曰：“救里，宜四逆汤；救表，宜桂枝汤。”此为论述凡病急者先治的治则，故未出方。

【选注】

《金匮要略编注》 此病分表里治有先后也。问急当救里、救表者，乃病在表而医反下之，诛伐无过，致伤脾胃之气，所以下利清谷不止。然虽身痛表证未解，当救误下之逆为急，不可顾虑表邪，以致内阳下脱，必俟元阳恢复，清便自调之后，急当救表。然表当急救何也？盖恐内阳初复未充，外邪陷入，又变结胸痞满耳。

《金匮要略心典》 治实证者，以逐邪为急；治虚证者，以养正为急。盖正气不固，则无以御邪而却疾，故虽身体疼痛，而急当救里；表邪不去，势必入里而增患，故既清便自调，则仍当救表也。

【原文】

夫病痼疾[1]加以卒病[2]，当先治其卒病，后乃治其痼疾也。（十五）

【词解】

［1］痼疾：久病难以治愈的顽固性疾患。《说文解字》曰：“久病曰痼。”

［2］卒病：指突然发生之病。卒通猝，突然。《广韵·十一没》：“卒，遽也。”“猝，仓猝暴疾也。”

【简释】

本条论述痼疾加以卒病时的先后缓急治则。一般而言，痼疾难治可缓图，卒病势急当先治。所以，在素有痼疾又加卒病的情况下，应当先治其卒病，后治其痼疾。

按：临证之时，常遇到“病痼疾加以卒病”的情况，如当今所谓的慢性肾炎、肝炎、胃炎、气管炎及冠心病等，皆痼疾之类。若又遇受“金刃、虫兽所伤”，以及烧伤烫伤、烈性传染病、服食毒物等，皆卒病之类也。治之之法，自“当先治其卒病，后乃治其痼疾也”。

以上两条互参，第 14 条是表里同病而里证较急，治当先救里后解表；第 15 条是新久同病而新病较急，治当先治卒病而后治痼疾。可知两条皆以“急者先治”为原则。这比“急则治其标，缓则治其本”的原则更加明确而切实。

【选注】

《金匮玉函经二注》　痼疾，谓病已沉痼，非旦夕可取效者。卒病，谓卒然而来，新感而可取效于旦夕者，乘其所入未深，急去其邪，不使稽留而为患也。且痼疾之人，正气素虚，邪尤易传，设多瞻顾，致令两邪相合，为患不浅。故仲景立言于此，使后之学者，知所先后也。

《金匮要略心典》　卒病易除，故当先治，痼疾难拔，故宜缓图，且勿使新邪得助旧疾也。读二条，可以知治病缓急先后之序。

【原文】

师曰：五脏病各有所得[1]者愈，五脏病各有所恶[2]，各随其所不喜者为病。病者素不应食，而反暴思①之，必发热也。（十六）

【校勘】

①暴思：“思”与下“发热”不贯。享和本曰：“‘思’一作‘食’。”吉野本改作“食”，于义为是。

【词解】

［1］所得：指病人所适宜之饮食居处。

［2］所恶：指病人所厌恶之饮食居处。

【简释】

本条论述对于不同疾病应因人制宜地进行护理。由于五脏的生理特性不同，因而发病之后，其病理特点也不同，所以对药物的气味、服食、居处就有不同的喜恶，如果根据五脏病变的不同"各有所得"，就能助脏气而祛病气，促使疾病向愈。如肝体阴而用阳，肝病血虚则欲酸收；肝病气郁则欲辛散。再如脾恶湿，胃恶燥，脾为湿困则喜辛温苦燥；胃阴不足则喜甘寒凉润。在安排病人饮食居处等护理方面，也应这样。要根据五脏生理特性及其病理特点，在治疗、服食、居处等各个方面近其所喜，远其所恶，恰当地给予护理，才能使疾病获得痊愈。此外，若病人平素不应食或不喜欢的食物，而反暴思之，食之不当，可助长病气而引起发热等病变。

按：本条表明，临床辨证论治固然重要，而辨病施护同样重要。关于五脏病对居处、服食的喜恶宜禁，在《素问·脏气法时论》《素问·宣明五气》及《灵枢·五味》等都有详细论述。《素问·疏五过论》说："凡欲诊病者，必问饮食居处。"《难经·六十一难》说："问其所欲五味，以知其病之所起所在。"总之，询问了解病人的居处、服食情况，因人制宜地进行治疗和护理，不但能够提高诊治水平，而且能够提高护理质量。

本条最后一句的大意是说，病人在患病期间食欲不好，或病初愈食欲好转，若不顾宜忌而暴饮暴食，则易致瘥后食复而发热。此说《伤寒论》亦有论及，如该书最后一条398条说："病人脉已解，而日暮微烦，以病新差，人强与谷，脾胃气尚弱，不能消谷，故令微烦，损谷则愈。"由此可知，凡病新瘥后，只宜先进糜粥稀饭，且须少少与之，以养胃气，不可尽意过食。诸般肉食、生冷、油腻等难以消化的食物，皆不可食，以免食复之虞。

【选注】

《金匮要略心典》 所得、所恶、所不喜，该居处服食而言。如《脏气法时论》云："肝色青，宜食甘；心色赤，宜食酸；肺色白，宜食苦；肾色黑，宜食辛；脾色黄，宜食咸。"又，心病禁温食、热衣；脾病禁温食、饱食、湿地、濡衣；肺病禁寒饮食、寒衣；肾病禁焠烄、热食、温炙衣。《宣明五气》篇所云："心恶热，肺恶寒，肝恶风，脾恶湿，肾恶燥。"《灵枢·五味》篇所云："肝病禁辛，心病禁咸，脾病禁酸，肺病禁苦，肾病禁甘之属皆是也。"五脏病各有所得而愈者，谓得其所宜之气、之味、之处，足以安脏气而却病气也；各随其所不喜为病者，谓得其所禁所恶之气、之味、之处，足以忤脏气而助病邪也。病者素不应食，而反暴思之者，谓平素所不喜之物，而反暴思之，由病邪之气变其脏气使然，食之则适以助病气而增发热也。

【原文】

夫诸病在脏[1]，欲攻[2]之，当随其所得[3]而攻之。如渴者，与猪苓汤。余皆仿此。（十七）

【词解】

［1］在脏：泛指在里的疾病。

［1］欲攻："攻"作"治"字解。如"攻表宜桂枝汤"之"攻"字即"治"义。

［3］所得：指入结于里之病邪。

【简释】

本条论述杂病邪实的治疗法则。诸病在里固结不解，往往是有形实邪，如痰饮、瘀血、水邪等病理产物停留体内而为患。医者当随其所得之病邪，施以恰当的治法。例如渴而小便不利，审其为热与水结而伤阴者，当用猪苓汤育阴利水，水去而热除，渴亦随解。他证亦可依此类推。

按：内伤杂病之病机，不外虚证、实证、虚实夹杂证三大类，此辨证之大纲。虚则补益之，实则攻除之，虚实夹杂则宜攻补兼施，此论治之大法。本条大意，是论诸病在脏邪实为主者，当辨别邪实之性质，为害之部位，施以恰当的方药攻除之。

【选注】

《金匮要略心典》 无形之邪，入结于脏，必有所据，水、血、痰、食，皆邪薮也。如渴者，水与热得，而热结在水，故与猪苓汤利其水，而热亦除；若有食者，食与热得，而热结在食，则宜承气汤下其食，而热亦去；若无所得，则无形之邪，岂攻法所能去哉。

小结

本篇对疾病的预防、病因、病机、诊断、治法及预后等各方面，都作了概括性的论述。

（1）在预防方面，本篇从广义上阐发了未病先防、已病早治、既病防变的治未病思想，这种思想实为防治疾病的基本原则，故列"上工治未病"于首条，是有深刻意义的。要预防疾病，就要内养真气，外避邪气；一旦发病，就要早期治疗，并根据各种疾病的发展规律，根据五脏间生克乘侮的关系，治其未病之脏腑，以防止疾病的传变。

（2）在病因、病机方面，本篇主要从邪与正两个方面来阐述，认为人与自然息息相关，不正常的气候，常常为影响人体发病的外界条件，但是否发病，关键还决定于正气的强弱，若五脏元真通畅，人即安和，病则无由入其腠理。邪风干忤经络与表虚有关，而经络受邪深入脏腑，必因里虚。其对于“千般疢难，不越三条”的归纳，为后世陈无择的三因学说奠定了基础。

（3）在诊断方面，对望、闻、问、切四诊都作了举例，并提示诊病要四诊合参；四时气候的变动，可以影响于色脉。其主要精神在于启发后学重视客观的诊断，以探求疾病本质，判断预后吉凶。

（4）在治法方面，应针对具体病情，因人因时制宜；虚实必须异治；表里当分缓急；新久宜有先后；攻邪当随其所得等。此外，对病人的饮食居处等护理方面也有论及。

总之，本篇条文虽不多，但对于中医学的许多理论原则，如摄生、预防、病因、病机、诊断、治则、护理及疾病的预后判断等方面，都有原则性的提示。故在全书中具有纲领性的意义。学好本篇，对于学习以下各篇，具有普遍性的指导意义。

痉湿暍病脉证治第二

论一首　脉证十二条　方十一首

元刊本篇名之“痉”作“痓”。《金匮玉函要略辑义》：“成无已曰：‘痓当作痉，传写之误也。痓，恶也，非强也。’今考，痓，恶也，见张揖《广雅》，而《说文》，痉，强急也。成说为是。”故《千金要方》《金匮玉函经二注》及沈、魏、尤注本，并作“痉”，今从之，下同。

本篇论述痉、湿、暍三种疾病的脉证和治疗。痉、湿、暍三病皆因外邪引起，且初起多有太阳表证，故合为一篇。

痉病，以项背强急，口噤不开，甚至角弓反张，脉弦为主症。外感内伤都可致痉。本篇主要论述外感病邪所致的痉病。

湿病，以关节疼痛，或发热、身重为主症。本病有外湿和内湿之别，本篇主要论述外湿。湿之为病，多夹风、夹寒、夹热，而表现混杂证候；或因虚而受邪，则表现虚实夹杂证候。

暍病，为伤于暑邪所致之病。本篇所论中暍，有中暑与暑挟寒湿的不同。《医学心悟》归纳中暑的主症说：“大抵辨暑证法，以自汗、口渴、烦心、溺赤、身热、脉虚为的。”可谓要言不烦。若暑挟寒湿，则兼有恶寒发热，身重而痛之表证。

本篇共27条原文，其中第1～13条论治痉病，第14～24条论治湿病，第25～27条论治暍病。

痉病与西医学所述的破伤风（《诸病源候论》称“金疮痉”）相类似，湿病与风湿性关节炎（是风湿热的主要表现之一）等急性关节痛疾病相类似，暍病即伤暑。

【原文】

太阳病[1]，发热无汗，反恶寒者①，名曰刚痉。（一）

太阳病，发热汗出，而不恶寒②，名曰柔痉。（二）

【校勘】

①反恶寒者：《针灸甲乙经》卷七第四无“反”字。吴谦曰：“‘反恶寒’之‘反’字，衍文也。玩痉病之条自知当恶寒也。”

②而不恶寒：《脉经》卷八第二“而不恶寒”细注曰：“一云恶寒。”《诸病源候论》卷七论述本证，无“不”字。

【词解】

[1] 太阳病：是伤寒（古代对外感热病的统称）六经辨证的一种病证。本篇痉湿暍病，都属于伤寒一类疾病，故亦称太阳病。

【简释】

以上二条论述痉病有刚痉与柔痉二种不同证候。太阳病的含义与《伤寒论》中的太阳病相类，包括发热、恶寒、头痛、脉浮等表证。既称为痉，至少出现项背强急、口噤不开等筋脉拘挛的表现。至于刚柔二痉的主要区别，在于一为表实无汗，一为表虚汗出。

【选注】

《金匮要略论注》 此二条，即《伤寒论》辨寒伤荣、风伤卫法也，取以为痉病刚柔之别，省文也。盖痓即痉，强直之谓也。痉病必有背项强直等的证，故既曰痉，即省文不言，但治痉病，刚柔之辨，最为吃紧，故特首拈无汗反恶寒者为刚，有汗而不恶寒者为柔，以示辨证之要领耳。

《金匮要略心典》 成氏（指成无已，宋代医家）曰：《千金要方》云：太阳中风，重感寒湿则变痉。太阳病，发热无汗为表实，则不当恶寒，今反恶寒者，则太阳中风，重感于寒，为痉病也，以其表实有寒，故曰刚痉；太阳病，发热汗出为表虚，则当恶寒，今不恶寒考，风邪变热，外伤筋脉为痉病也，以其表虚无寒，故曰柔痉。然痉者强也，其病在筋，故必兼有颈项强急，头热足寒，目赤头摇，口噤背反等证，仲景不言者，以痉字该之也。《活人书》（指《伤寒类证活人书》，宋代医家朱肱所著）亦云：痉证发热恶寒，与伤寒相似，但其脉沉迟弦细，而项背反张为异耳。

【原文】

太阳病，发热，脉沉而细者，名曰痉，为难治。（三）

【简释】

本条论述痓病正气虚衰的预后判断。太阳病发热，为病在表，脉应浮，若成为痓病，脉应弦紧有力，现在脉象反见沉细，是气血不足，无力抗病的现象，所以难治。

【选注】

《金匮要略心典》 太阳脉本浮，今反沉者，风得湿而伏，故为痓。痓脉本紧弦，今反细者，阴气适不足，故难治。

《伤寒论本旨》 太阳伤风寒，其脉浮，以邪浅在营卫也。痓病邪深伤筋，故脉沉紧弦，直上下行也；其不紧弦而沉细，则邪入深，而气血大虚，正不胜邪，邪何能出，故为难治。在《伤寒》条中，则曰阳病见阴脉者死，其理一也。

《医宗金鉴》 发热，太阳病也，脉沉细，少阴脉也，而名曰痓者，必有或刚或柔之证见也。以太阳痓证，而见少阴之脉，表里兼病也。夫太阳之邪郁于外，故病发热；少阴之邪凝于内，故脉沉细。然痓病而见弦紧之脉，是为本脉，即或沉迟，尚为可治。今沉而细，邪入少阴，阳气已衰，岂易治乎？故曰难也。

《金匮要略今释》 太阳病发热脉沉而细者，乃麻附细辛汤、麻附甘草汤所主，未为难治。今曰痓，曰难治者，以其有头项强急，口噤背反张之症，非两感伤寒也。夫曰太阳，则病尚初起，病初起即项背劲强，脉沉而细者，乃恶性脑脊髓膜炎，致命极速，故曰难治。其常性之类，脉则不沉细，乃洪大而弦。

【原文】

太阳病，发汗太多，因致痓。（四）

夫风病[1]，下之则痓，复发汗，必拘急[2]。（五）

疮家[3]虽身疼痛，不可发汗，汗出则痓。（六）

【词解】

［1］风病：泛指感受外邪。

［2］拘急：指四肢筋脉拘挛强急。

［3］疮家：指素患疮疡而流脓津亏之人。有谓“疮”与“创”同，指创

伤失血过多的人。

【简释】

以上三条论述误治而成的痉病。上述三条的原发病、误治经过及病情轻重虽各不同，而汗下耗伤津液，筋脉失养，致成痉病之理则一。第 4 条本为太阳病，原可以发汗，误在发汗太过，津液受伤；第 5 条为风病误下，复发其汗，重伤津液；第 6 条疮家津血本已亏损，误发其汗，犯“夺血者无汗”之戒，耗血伤阴，其病必较重。但疮家亦有不经误汗而成痉病者，则属疮口感受风邪病毒，深入经络所引起，后世称为“破伤风”，病情险恶。

按：破伤风在《诸病源候论》中被称为“金创痉”。其临床特征为牙关紧闭、角弓反张、强直性痉挛、阵发性痉挛。致病原因为各种创伤，曾以泥土等不洁物敷伤口，或旧法接生等，邪毒（破伤风杆菌）从伤口侵入而发病。发病前有几日或数周的潜伏期。起病急缓不一，早期可有全身不适、头痛、肢痛（类似太阳病）、咀嚼不便等，继而出现肌强直和肌痉挛。肌强直表现为张口困难和牙关紧闭、腹肌坚如木板、角弓反张等。肌强直在肌痉挛间歇期仍继续存在，此乃本病的特征之一。肌痉挛为阵发性，全身肌群均可受累，面肌痉挛时如苦笑貌，剧烈痉挛每伴有全身抽搐、呼吸困难，导致窒息、心力衰竭等。上述可知，《金匮要略》本篇所述痉病脉症，多属于“金创痉”（破伤风）的表现，如下文第 7 条为破伤风所致痉病的特点。本病可分为轻、中、重三型，如第 11，12 条所述证治为其轻型；第 13 条证治为其重型（临床表现为肌痉挛频繁发作的同时伴有喘促、高热、多汗、肢冷、血压升高、心动过速、阵发性早搏等，病情危重）。

【选注】

《金匮要略心典》 此原痉病之由，有此三者之异，其为脱液伤津则一也。盖病有太阳风寒不解，重感寒湿而成痉者，亦有亡血竭气，损伤阴阳而病变成痉者。经云：气主煦之，血主濡之（见《难经·二十二难》）。又云：阳气者，精则养神，柔则伤筋（见《素问·生气通天论》）。阴阳既衰，筋脉失其濡养，而强直不柔矣。此痉病标本虚实之异，不可不辨也。

《医宗金鉴》 太阳病当发汗，若发汗太过，腠理大开，表气不固，邪风乘虚而入，因成痉者，乃内虚所召入也，宜以桂枝加附子汤主之，固表温经也。由此推之，凡病汗出过多，新产、金疮、破伤出血过多，而变生此证者，皆其类也。

因风邪为病，不应下而下之伤液，不应汗而汗之伤津，以致津液枯燥，筋失所养而病痉者，故曰风病下之则痉，复发汗必拘急，此不可以外感痉病治之，当以专养津液为务也。

疮家初起，毒热未成，法当汗散；已经溃后，气血破伤，虽有身痛表证，亦不可发汗，恐汗出血液愈竭，筋失所养，因而成痉。或邪风乘之，亦令痉也。

【原文】

病者身热足寒，颈项强急，恶寒，时头热，面赤，目赤①，独头动摇，卒口噤[1]，背反张[2]者，痉病也。若发其汗者②，寒湿相得，其表益虚，即恶寒甚。发其汗已，其脉如蛇。一云其脉浛。（七）

【校勘】

①目赤：《脉经》卷八第二、《注解伤寒论》卷二第四、《三因方》卷七、《伤寒总病论》卷三并作“目脉赤”三字。

②若发其汗者：《金匮玉函经》卷二第一无“若发其汗者”以下六句。

【词解】

［1］卒口噤：突然张口困难，牙关紧闭。

［2］身热足寒……背反张：曹家达认为“身热足寒，颈项强急，恶寒”为一节，属葛根汤证；“时头热，面赤，目赤，独头动摇，卒口噤，背反张”为一节，属大承气汤证。

【简释】

本条论述痉病的临床特点。身热恶寒，为太阳表证。颈项强急，卒口噤，背反张，是太阳、阳明筋病，为邪热伤筋化燥动风所致。风为阳邪，上行主动，所以表现为时头热、面赤、目赤、独头动摇及足寒等症。“卒口噤”表明了痉病阵发性的特点。“若发其汗者”以下六句，文义难明，存疑待考。

【选注】

《金匮要略直解》 身热头热，邪在太阳也，面赤目赤，邪在阳明也；颈属阳明，项属太阳，邪在二经，则颈项强急恶寒也；阳明之脉挟口，故卒口噤；太阳之脉循背上头，故头独摇，背反张也。此其人必汗下亡血之后，正气已虚而邪气但胜于上，其足则寒，此痉病之证具见也。

《金匮要略心典》　痉病不离乎表，故身热恶寒；痉为风强病，而筋脉受之，故口噤，头项强、背反张、脉强直。经云：诸暴强直，皆属于风也。头热足寒，面目赤，头动摇者，风为阳邪，其气上行而又主动也。寒湿相得者，汗液之湿与外寒之气相得不解，而表气以汗而益虚，寒气得湿而转增，则恶寒甚也。其脉如蛇者，脉伏而曲，如蛇行也。痉脉本直，汗之则风去而湿存，故脉不直而曲也。

《医宗金鉴》　诸家以刚柔二痉，列为首条，今以此为第一条者，盖刚柔之辨，俱从此条分出，痉病之最备者，宜冠诸首。再"痉病也"之下，"若发其汗……"六句，与上文义不属，与后之十一条中"为欲解，脉如故，反伏弦者痉"句，文义相属，宜分于彼。

【原文】

暴腹胀大者，为欲解。脉如故，反伏弦者，痉。（八）

【简释】

本条大意是辨别痉病欲解与否的脉症。"暴腹胀大者为欲解"一句，古今注家多有疑问，如《金匮要略直解》认为"与理不顺"；《医宗金鉴》认为"衍文也，当删之"。笔者认为，由于痉病有发作性特点，其发作时背反张、腹肌急；缓解时腹肌由绷急强直变得松软如常，故曰"为欲解"。"脉如故"是指痉病发作，仍见痉病本脉，即下条所说"按之紧如弦"；若更见沉伏而弦，则是邪气深入，痉病加重之脉象。

【选注】

《金匮要略论注》　乃忽腹胀大，是经络之邪欲从内出，故曰为欲解；若脉仍如故，反伏而弦，是寒邪留经，痉病仍在也。

《金匮要略心典》　此即上文风去湿存之变证，魏氏（指魏荔彤，清代医家，著《金匮要略方论本义》）云：风去不与湿相丽，则湿邪无所依着，必顺其下坠之性，而入腹作胀矣。风寒外解，而湿下行，所以为欲解也。如是诊之，其脉必浮而不沉，缓而不弦矣，乃其脉如故，而反加伏弦，知其邪内连太阴，里病转增而表病不除，乃痉病诸证中之一变也。

【原文】

夫痉脉，按之紧如[①]弦，直上下行。一作筑筑而弦。（九）

【校勘】

①如：《金匮玉函经》卷二第一、《脉经》卷八第二、《针灸甲乙经》卷七第四并作“而”字。享和本曰：“‘如’一作‘而’。”“如”古与“而”多通用。

【简释】

本条指出痉病的主脉。紧如弦，直上下行，谓自寸至尺，皆见紧急弦劲之脉。痉病筋脉强急，所以见此脉象。

【选注】

《金匮要略心典》　紧如弦，即坚直之象。李氏曰：上下行者，自寸至尺，皆见紧直之脉也。《脉经》亦云：痉病脉坚伏，直上下行。

《伤寒论本旨》　按之者，脉沉而不浮也；紧者，如绞索之状，阴邪凝敛故也。条长如弓弦名弦，如弦之直而上下行者，有升降而无出入也。盖人身气血，表里周流，故脉有升降出入之象，自尺而上于寸为升，自寸而下于尺为降，自沉而浮为出，自浮而沉为入。因邪闭于筋，经络之气不得外达周流，故其脉在沉部上下行，有升降而无出入也，是为痉病之脉，与太阳风伤卫之脉浮缓、寒伤营之脉浮紧者，又不同矣。

《医宗金鉴》　痉之为病，其状劲急强直，故其脉亦劲急强直。按之紧，劲急之象也。如弦，直行之象也。

【原文】

痉病有灸疮①，难治。（十）

【校勘】

①灸疮：日·阪田鼎曰：“‘灸’疑‘久’误，‘疮’下疑脱‘者’字。”

【简释】

本条论述痉病有灸疮的预后。对“痉病有灸疮”有两种不同见解，一种认为是先有灸疮而后患痉病；一种认为是先有痉病，后有灸疮，属于痉病误用火攻致疮疡。二者都可致阴血津液一伤再伤，故曰难治。楼全善《医学纲目》认为本条“即破伤风之意”。

【选注】

《**金匮要略论注**》　治痉终以清表为主，有灸疮者，经穴洞达，火热内盛，阴气素亏，即后瓜蒌桂枝汤、葛根汤，嫌不远热，大承气汤更虑伤阴，故曰难治。

《**金匮要略心典**》　有灸疮者，脓血久溃，穴俞不闭，楼全善（名楼英，明代医家，著《医学纲目》）云：即破伤风之意。盖阴伤而不胜风热，阳伤而不任攻伐也。故曰难治。

【原文】

太阳病，其证备，身体强[1]，几几然[2]，脉反沉迟①，此为痉，瓜蒌桂枝汤主之。（十一）

瓜蒌桂枝汤方：瓜蒌根二两　桂枝三两（去皮）　芍药三两　甘草二两②　生姜三两（切）　大枣十二枚（擘）　右六味[3]，以水九升，煮取三升，分温三服，微取汗。汗不出，食顷[4]，啜热粥发之。

【校勘】

①脉反沉迟：《金匮玉函经》卷二第一、《脉经》卷八第二并无“反”字。

②甘草二两：徐彬、沈明宗注本有“炙”字。

【词解】

［1］身体强：僵硬的意思。

［2］几几然：俯仰不能自如之谓。陆渊雷曰：“几几，强直貌。”

［3］右六味：原来版本是直排本，上面为右面，“右六味”即指上面六味药。下同。

［4］食顷：指一顿饭的时间。

【简释】

本条论述柔痉的证治。太阳病，其证备，指头项强痛、发热、汗出、恶风等症俱备。身体强，几几然，是痉病见症。太阳病汗出而恶风者，脉当浮缓，今反沉迟，可知本证因营血不足，不能滋养筋脉，故必沉迟而弦紧，不同于沉迟无力的脉象。所以用瓜蒌根滋液养筋，合桂枝汤解肌祛邪，以舒缓筋脉。

【选注】

《金匮要略心典》　太阳证备者，赵氏（指赵以德，元末明初医家，著《金匮方论衍义》）谓太阳之脉自足上行，循背至头项，此其所过之部，而为之状者，皆是其证是也。几几，背强连颈之貌。沉本痉之脉。迟非内寒，乃津液少而营卫之行不利也。伤寒项背强几几，汗出恶风者，脉必浮数，为邪风盛于表；此证身体强几几然，脉反沉迟者，为风淫于外，而津伤于内，故用桂枝则同，而一加葛根以助其散，一加瓜蒌根兼滋其内，则不同也。

【原文】

太阳病，无汗而小便反少[1]，气上冲胸，口噤不得语，欲作刚痉，葛根汤主之。（十二）

葛根汤方：葛根四两　麻黄三两（去节）　桂枝二两（去皮）　芍药二两　甘草二两（炙）　生姜三两（切）　大枣十二枚（擘）　右七味，㕮咀[2]，以水一斗，先煮麻黄、葛根[3]，减二升，去沫，内[4]诸药，煮取三升，去滓，温服一升，覆[5]取微似汗，不须啜粥，余如桂枝汤法将息[6]及禁忌。

【词解】

［1］小便反少：一般情况下，无汗则小便多，有汗则小便少，今无汗而小便少，故曰“反”。

［2］㕮咀：指切碎。李东垣曰：“㕮咀，古制也。古无刀，以口咬细，令如麻豆煎之。”王好古曰：“今人以刀器锉细如麻豆大，比㕮咀之易成也。”（《汤液本草》）

［3］先煮麻黄、葛根：章虚谷曰：“先煎麻葛者，杀其轻浮升散之性，使与诸药融和，以入肌肉营卫而疏通之，则邪自可外解矣。”

［4］内（nà）诸药：内通纳，即放进，收入。《广韵·十八队》：“内，入也。”此后诸方煮法如“内芒硝”“内胶饴”……之“内”字同。

［5］覆：指服药后用棉被盖覆身体，以利取汗。

［6］余如桂枝汤法将息：“将息”，护理的意思。指除了“不须啜粥”外（《伤寒论》中桂枝汤的服药法是服后当啜热粥），其余护理方法与服桂枝汤后相同。

【简释】

本条论述欲作刚痉的证治。太阳病，无汗而小便反少，则气机既不得外达，又不得下行，势必逆上冲胸。今已见口噤不得语，为刚痉之先兆也。所以用葛根汤，既能开泄腠理，发汗祛邪，又可滋养津液，舒缓筋脉。

【选注】

《金匮要略心典》 无汗而小便反少者，风寒湿甚，与气相持，不得外达，亦并不下行也。不外达，不下行，势必逆而上冲，为胸满，为口噤不得语，驯至面赤头摇，项背强直，所不待言，故曰欲作刚痉。葛根汤，即桂枝汤加麻黄、葛根，乃刚痉无汗者之正法也。

按：痉病多在太阳、阳明之交，身体强、口噤不得语，皆其验也。故加麻黄以发太阳之邪，加葛根兼疏阳明之经，而阳明外主肌肉，内主津液，用葛根者，所以通隧谷（指体内的经脉）而逐风湿，加瓜蒌者，所以生津液而濡经脉也。

《伤寒论本旨》 汗出而津液外泄，则小便少；今无汗而小便反少，是营卫三焦之气皆闭，外闭则内气不得转旋，而直上冲胸。邪侵入筋，阳明筋急，而口噤不得语，欲作刚痉之先兆也。急以桂枝汤调营卫，加麻黄、葛根，开泄太阳阳明之邪。盖邪本由经络侵入于筋，仍必从经络以泄之，迟则即有项背反张、头摇目赤之变也。

《医宗金鉴》 此申明刚痉在表，以明其治也。太阳病，为头项强痛发热等证也。无汗，谓伤寒也。太阳伤寒，小便不当少，今反少者，是寒气盛而收引也；不当气上冲胸，今气上冲胸，是寒气盛而上逆也；不当口噤不得语，今口噤不得语，是寒气盛牙关紧急而甚也。以太阳伤寒而有此冲击劲急之象，是欲作刚痉之病也。麻黄汤能治太阳，而不能治阳明，故以葛根汤兼太阳阳明两经之治，为刚痉无汗之正法也。

【原文】

痉为病①，胸满，口噤，卧不着席[1]，脚挛急[2]，必齘齿[3]，可与大承气汤。（十三）

大承气汤方：大黄四两（酒洗） 厚朴半斤（炙，去皮） 枳实五枚（炙） 芒硝三合 右四味，以水一斗，先煮二物，取五升，去滓，内大黄，煮取二升，去滓，内芒硝，更上微火一二沸，分温再服，得下止服②。

【校勘】

①痉为病：《金匮玉函经》卷二第一、《脉经》卷八第二、《针灸甲乙经》卷七第四“痉”上并有“刚”字。

②止服：《注解伤寒论》作“余勿服”。

【词解】

［1］卧不着（zhuó）席：《广韵·十八药》：“着，附也。”“卧不着席”是由于患者背反张太甚所致。

［2］脚挛急：“脚”，胫也。即小腿拘挛。

［3］齘（xiè）齿：即牙关紧闭，切齿有声。《说文解字》：“齘，齿相切也。”段注：“谓上下齿紧相摩切也，相切则有声。”

【简释】

本条论述里热成痉的证治。里热壅盛，气机不畅，故胸部胀满；热盛劫伤津液，不能濡养筋脉，故角弓反张，四肢挛急；口噤、齘齿为阳明经症状。总之，本证因邪气内闭，阳明热盛，灼伤阴液，筋脉失养而致痉，即《灵枢·热病》所谓“热而痉则死”之候。可与大承气汤泻热存阴以解其痉。笔者以为，《温病条辨》的增液承气汤更加切合。

【选注】

《金匮要略心典》 此痉病之属阳明瘀热者。阳明之筋，起于足，结于跗，其直者上结于髀。阳明之脉，入齿中，挟口环唇；其支者，循喉咙，入缺盆下膈，故为是诸证。然无燥实见证，自宜涤热而勿荡实。乃不用调胃而用大承气者，岂病深热极，非此不能治欤？然曰“可与”，则犹有斟酌之意，用者慎之。

《伤寒论本旨》 此即前条之证，失于开泄，以至邪深闭甚……风火内闭阳明为多，故与大承气汤，通阳明之腑，急则治标之法；腑气通，理必仍和其筋脉，可想而知也。不曰主之而曰可与，教人详审标本，随宜而施之意耳。

《医宗金鉴》 此申痉病入里，以明其治也。痉病而更胸满，里气壅也；卧不着席，反张甚也；脚挛急，劲急甚也；必齘齿，牙紧甚也。此皆阳明热甚灼筋，筋急而甚之象，故以大承气汤直攻其热，非攻阳明之实也。其曰可与，非尽言其可与，有慎重之意。

【原文】

太阳病，关节疼痛而烦，脉沉细一作缓①者，此名湿痹[1]《玉函》云中湿。湿痹之候，小便不利，大便反快[2]，但当利其小便。（十四）

【校勘】

①一作缓：《金匮玉函经》卷二第一、《脉经》卷八第二、《千金翼方》卷九并作“缓”字。

【词解】

［1］湿痹：喻昌曰：“湿痹者，湿邪痹其身中之阳气也。利其小便，则阳气通行无碍，而关节之痹并解矣。”

［2］大便反快：“快”，适可（即正常）。“大便反快”曰“反”者，对小便不利而言也。

【简释】

本条论述湿痹的证候及治则。湿为六淫之一，如风寒之邪一样，先伤太阳而见表证。但风寒伤于肌腠，而湿邪易侵犯关节，故关节疼痛剧烈而烦扰不安。湿性黏滞，所以脉沉而细或脉缓。名为湿痹，乃湿邪流入关节，痹闭不通之意。如见小便不利，大便反快，这是外湿引动内湿。湿阻于内，阳气不通，所以小便不利。总之，本条病机为外湿与内湿相合，但内湿偏重，法当先治内湿，故曰但当利其小便。小便得利，则里湿去，阳气通，湿痹亦除。若外湿不除，而后再用微发其汗法。

【选注】

《金匮要略心典》　湿为六淫之一，故其感人，亦如风寒之先在太阳。但风寒伤于肌腠，而湿则流入关节；风脉浮，寒脉紧，而湿脉则沉而细；湿性濡滞，而气重着，故亦名痹，痹者闭也。然中风者，必先有内风而后召外风；中湿者，亦必先有内湿而后感外湿，故其人平日土德不及（指脾胃虚弱）而湿动于中，由是气化不速而湿侵于外，外内合邪，为关节疼烦，为小便不利，大便反快。治之者必先逐内湿，而后可以除外湿，故曰当利其小便。东垣（名杲，金元四大医家之一）亦云：治湿不利小便，非其治也。然此为脉沉而小便不利者设耳。若风寒在表，与湿相搏，脉浮恶风，身重疼痛者，则必以麻黄、白术、薏苡、杏仁、桂枝、附子等，发其汗为宜矣。详见后条。

《金匮玉函要略述义》　湿病有挟风寒者，今此证则纯于湿者，故举为湿病之首，先后篇所谓湿流关节，是也。……盖湿邪不藉风寒，则更易濡滞，势必趋里，是以治法不事驱表，但利其小便，则外湿亦随消除也。……大便反快句，诸注未妥，愚意快者，快调和平之谓，言小便不利者，津液偏渗大肠，法当濡泻，而今湿邪壅闭，水气内郁，不敢漏泄，故使大便反如平也。

【原文】

湿家之为病，一身尽疼，一云疼烦。发热，身色如熏黄也。（十五）

【简释】

本条论述湿郁发黄的证候。湿邪侵犯体表，所以一身尽疼。发热身黄，属湿邪郁而化热，湿热瘀于血分，蕴蒸肌表所致。本篇所论湿病多属湿从寒化，本条论湿从热化，有对比之意。治疗详见《黄疸病脉证并治》。

按：西医学所述的急性病毒性肝炎之黄疸前期，有个别患者临床表现有多发性关节酸痛或肿胀，使人怀疑为风湿病，一旦黄疸出现，关节症状即告消失。

【选注】

《金匮要略心典》　湿外盛者，其阳必内郁。湿外盛为身疼，阳内郁则发热，热与湿合，交蒸互郁，则身色如熏黄。熏黄者，如烟之熏，色黄而晦，湿气沉滞故也；若热黄则黄而明，所谓身黄如橘子色也。

【原文】

湿家，其人但头汗出，背强，欲得被覆[1]向火。若下之早则哕，或胸满①，小便不利②，一云利。舌上如苔[2]者，以丹田[3]有热，胸上有寒[4]，渴欲得饮而不能饮③，则口燥烦④也。（十六）

【校勘】

①或胸满：《注解伤寒论》卷二第四“胸”上无“或”字。

②小便不利：《脉经》卷八第二、《千金翼方》卷九并作“小便利”。

③渴欲得饮而不能饮：《脉经》《千金翼方》“欲”下并无“得”字。

④口燥烦："烦"有"热"义。"燥烦"同义复词。张锡驹曰："口燥渴者，饮水而解，今燥不能饮，口中难过之状，故加一'烦'字，非心烦也。"

【词解】

［1］被覆：以被遮盖。《说文解字》："覆，盖也。"

［2］舌上如苔：如苔指舌上苔湿润白滑。

［3］丹田：此处指小腹。

［4］胸上有寒："胸上"《注解伤寒论》作"胸中"。王孟英曰："'胸中有寒'之'寒'字，当作'痰'解。胸中有痰，故舌上如胎；其津液为痰所阻，故口燥烦；而痰饮乃水之凝结，故虽渴而不能饮也。"（《温热经纬》）

【简释】

本条论述湿病误下的变证。湿家，谓久患湿病之人，湿浊蕴结于内，阳气不达于外，故其人但头汗出，背强，欲得背覆向火。治宜通阳利湿。如果误用攻下，必致变证丛生，如在中则变生呃逆，在上则胸满，在下则小便不利。舌上如苔，即可见白滑之苔，为湿阻之象。所谓"丹田有热，胸上有寒"，是说明湿病误下后出现的一种寒热错杂，下热上寒的病理变化。"渴欲得饮而不能饮"是湿遏热伏的主症特点，以热伏则口燥渴欲饮，湿遏则不能饮也。

【选注】

《金匮要略心典》 寒湿居表，阳气不得外通而但上越，为头汗出，为背强，欲得被覆向火，是宜驱寒湿以通其阳。乃反下之，则阳更被抑，而哕乃作矣；或上焦之阳不布，而胸中满；或下焦之阳不化，而小便不利，随其所伤之处而为病也。舌上如苔者，本非胃热，而舌上津液燥聚如苔之状，实非苔也。盖下后阳气反陷于下，而寒湿仍聚于上，于是丹田有热而渴欲得饮，胸上有寒而复不能饮，则口舌燥烦而津液乃聚耳。

《医宗金鉴》 湿家头汗出者，乃上湿下热，蒸而使然，非阳明内实之热，蒸而上越之汗也。背强者，乃湿邪重着之强，非风湿拘急之强也。欲覆被向火者，乃一时湿盛生寒，非伤寒之恶寒也。若误以阳明内湿之热，上越之头汗而遂下之，则湿从寒化，即乘虚入于上，则肺气逆而胸满；入于中，则胃不和而为哕；入于下，则膀胱气化不行，为小便不利。舌上白滑如苔者，盖以误下热陷，丹田有热也。寒聚于上，胸中有寒也。所以渴欲得水，而不能饮，由下有热而生口燥烦，由上有寒而不化生津液，虽口燥舌干而不能多饮也。

【原文】

湿家下之，额上汗出，微喘，小便利一云不利。者，死；若下利不止者，亦死。（十七）

【简释】

本条论述湿家误下后的坏证。湿家本已湿胜阳微，误下重伤阳气，便发生坏证，如虚阳上越则额上汗出（必是如珠如油），微喘（为病危奄奄一息，气不接续之候）；元气下脱则二便失禁。如此上越下脱，乃阴阳离决，至危至重之候，故曰“死”。

按：临床遇此危重病人，切不可等闲视之，应争分夺秒，中西医结合，全力抢救，挽回万一。独参汤、参附汤等回阳救逆之方，此时可发挥效力。

【选注】

《**金匮要略论注**》　湿在人身，经络肌腠间病也。大腑者，人身元气之关；若动大腑，则经络之邪不去而元气顿削，故治湿始终不可下，观首章云“但当利其小便”、后章云“法当汗解”可知矣。即后仲景治湿方，但有温以燥之法、有风以燥之法，东垣师其意，有升阳除湿汤，有羌活胜湿汤，此始终不可下之明验也。……额上汗出微喘，孤阳上脱也；更小便利，则上下交脱矣，故死。若其人上焦之阳，未至于脱，而下利不止，肾为阴，主二便不止，是阴脱也，故亦死。

《**金匮要略心典**》　湿病在表者宜汗，在里者宜利小便，苟非湿热蕴积成实，未可遽用下法。额汗出微喘，阳已离而上行；小便利，下利不止，阴复决而下走。阴阳离决，故死。一作小便不利者死，谓阳上游而阴不下济也，亦通。

《**医宗金鉴**》　李玮西曰：前云湿家当利小便，以湿气内瘀，小便原自不利，宜用药利之；此下后里虚，小便自利，液脱而死，不可一例概也。

【原文】

风湿相搏[1]，一身尽疼痛，法当汗出而解，值[2]天阴雨不止，医云此可发汗，汗之病不愈者，何也？盖发其汗，汗大出者，但风气去，湿气在①，是故不愈也。若治风湿者，发其汗，但微微似②欲

出汗③者，风湿俱去也。（十八）

【校勘】

①湿气在：《金匮玉函经》作“湿气仍在”；《脉经》《千金翼方》并作“湿气续在”。

②似：《尔雅》释“似”为“嗣也”。即持续之义。

③出汗：《注解伤寒论》作“汗出”。

【词解】

［1］相搏：李彣曰：“搏者，凝结不解之义。”

［2］值：正当。《广韵·七志》：“值，当也。”

【简释】

本条论述风湿在表应微发其汗的机理。风为阳邪，其性轻扬，容易表散；湿为阴邪，其性黏滞，难以骤除。如汗出太多，则风气虽去而湿邪仍在，故病不愈。治风湿之法，应使阳气内蒸，肌肉关节之间都被阳气充溢，使湿邪无地以容，自能持续微微汗出，风湿之邪尽去。

【选注】

《金匮要略论注》 此言风湿两平者，当汗解而不可过也；谓风湿相搏疼痛，法原当汗解，值天阴雨，则湿更甚，可汗无疑，而不愈何故？盖风性急可骤驱，湿性滞当渐解，汗大出，则骤风去而湿不去，故不愈；若发之微，则出之缓，缓则风湿俱去矣。然则湿在人身，黏滞难去，骤汗且不可，而况可骤下乎。故前章曰下之死，此但云不愈，见用法不当而非误下比也。

《金匮要略心典》 风、湿虽并为六淫之一，然风无形而湿有形，风气迅而湿气滞，值此雨淫湿胜之时，自有风易却而湿难除之势，而又发之速而驱之过，宜其风去而湿不与俱去也。故欲湿之去者，但使阳气内蒸而不骤泄，肌肉关节之间充满流行，而湿邪自无地可容矣。此发其汗，但微微似欲汗出之旨欤？

《伤寒论本旨》 无汗，则当发汗以解之也。值天阴雨不止，则其湿胜于风；若大发其汗，阳气奔腾，而风为阳邪，随气而泄，湿邪阴滞，故反遗留而病不愈也。若治风湿者，必通其阳气，调其营卫，和其经络，使阴阳表里之气周流，则其内湿随三焦气化，由小便而去，表湿随营卫流行，化微汗而解，阴湿之邪既解，风邪未有不去者，此治风湿与治风寒不同者。虽寒湿同为阴邪，而寒清湿浊，清者易散，浊者黏滞，故发汗大有区别也。

【原文】

湿家，病身疼发热，面黄而喘，头痛鼻塞①而烦，其脉大，自能饮食，腹中和无病，病在头中寒湿，故鼻塞①，内药鼻中则愈[1]。《脉经》云：病人喘。而无“湿家病”以下至“而喘”十一字。（十九）

【校勘】

①塞：两个“塞”字，《千金翼方》均作“窒”。

【词解】

[1] 内药鼻中则愈：《兰台轨范》云：“纳鼻之药，《金匮要略》未载，俟广求其法以补之，亦不过牙皂、瓜蒂之类。”

【简释】

本条论述头部伤于寒湿的证治。“病在头中寒湿”是言病因，故“头痛鼻塞而烦”是其主症。鼻为肺窍，肺合皮毛而主表，所以同时出现身疼发热，面黄而喘。脉大，知其病在于上。饮食如常，知其里和无病。纳药鼻中，目的在于宣泄上焦寒湿，使肺气通利。

按：原文未出示方药，后世医家对于本类证候的治法，多采用辛香发散之味作嗅剂。笔者用桂枝汤加辛夷、苍耳子等辛香通窍药煎服治疗，获得疗效。

【选注】

《注解伤寒论》 病有深浅，证有中外，此则湿气浅者也。何以言之？湿家不云关节烦疼，而云身上疼痛，是湿气不流关节，而外客肌表也；不云发热，身似熏黄，复云发热面黄而喘，是湿不干于脾而薄于上焦也。阴受湿气，则湿邪为深，今头痛鼻塞而烦，是湿客于阳，而不客于阴也。湿家之脉当沉细，为湿气内流；脉大者，阳也，则湿不内流，而外在表也。又以自能饮食，胸腹别无满痞，为腹中和无病，知其湿气微浅，内药鼻中，以宣泄头中寒湿。

《伤寒溯源集》 病浅不必深求，毋庸制剂，但当以辛香开发，纳之鼻中，以宣泄头中之寒湿则愈。朱奉议及王氏《准绳》，俱用瓜蒂散。

《金匮要略心典》 寒湿在上，则清阳被郁。身疼头痛，鼻塞者，湿上甚也，发热面黄烦喘者，阳上郁也；而脉大，则非沉细之比，腹和无病，则非小便不利、大便反快之比。是其病不在腹中而在头，疗之者宜但治其头，而毋犯其腹。内药鼻中如瓜蒂散之属，使黄水出则寒湿去而愈，不必服药以伤其和也。

【原文】

湿家，身烦疼，可与麻黄加术汤，发其汗为宜，慎不可以火攻[1]之。（二十）

麻黄加术汤方：麻黄三两（去节）　桂枝二两（去皮）[2]　甘草一两（炙）　杏仁七十个（去皮尖）　白术[3]四两　右五味，以水九升，先煮麻黄，减二升，去上沫，内诸药，煮取二升半，去滓，温服八合，覆取微似汗[4]。

【词解】

［1］火攻：陆渊雷曰："火攻乃汉末俗医常用之法，故仲景屡以为戒。"《伤寒论·辨太阳病脉证并治》云："火气虽微，内攻有力，焦骨伤筋，血难复也。"

［2］去皮：吴谦曰："桂枝气味辛甘，全在于皮。若'去皮'，是枯木矣，如何有解肌发汗之功？宜删此二字，后仿此。"故"去皮"两字为衍文。

［3］白术：方有执曰："古方及《本经》止言术，未见分苍白二种也。……然则经文'术'上其曰'白'者，无乃后之好事者之所加欤。"丹波元简曰："术分苍白始出于《名医别录》，此'白'字后人所加，宜删。"

［4］覆取微似汗：魏荔彤曰："故治湿病之里，以利小水为第一义；而治湿病之表，以取微汗为第一义也。"

【简释】

本条论述寒湿在表的证治及禁治。湿家，指素有湿病之人，其主症是身烦疼，即肢体疼痛而烦扰不安。用麻黄加术汤，可知为湿家又新感风寒之邪，出现发热、恶寒、无汗等表证。表证当从汗解，而湿邪又不宜过汗，故用麻黄汤加白术或苍术。《神农本草经》曰："术……治风寒湿痹。"麻黄汤为发汗峻剂。本方以白术之苦温制约麻黄汤的发散之性，则全方虽发汗而不致多汗，取微微发汗而解。如用火攻发汗，必致大汗淋漓，风去湿存，病必不除；且火热内攻，必致生变也。

【选注】

《金匮方论衍义》 此为寒湿之邪。盖邪者，湿与寒合，故令人身疼。大法：表寒成热，则可发汗；无热，是阳气尚微，汗之恐虚其表。今是证虽不云发热，而烦已生，烦由热也，所以服药不敢大发其汗，且湿亦非暴汗可散。故用麻黄汤治寒，加术去湿，使其微汗耳。然湿邪在表者，惟可汗之，不可火攻，火攻则增其热，必有发痉之变，所以戒人慎之。

《金匮要略心典》 身烦疼者，湿兼寒而在表也，用麻黄汤以散寒，用白术以除湿。喻氏（名喻昌，字嘉言，明末清初医家）曰：麻黄得术，则虽发汗不至多汗；而术得麻黄，并可以行表里之湿。不可以火攻者，恐湿与热合，而反增发热也。

《医宗金鉴》 湿家外证，身痛甚者，羌活胜湿汤；内证发黄甚者，茵陈五苓散。若惟身烦痛而不发黄者，则为外感寒湿，与麻黄加术汤发其汗，寒湿两解也。慎不可以火攻之者，谓不可以火劫大发其汗，必致变也。

《金匮玉函要略述义》 按此条乃证以方略者也。今就其方考之，是风湿之属表实者，发热恶寒无汗，其脉浮紧，可推而知矣，故以麻黄汤发散郁邪，加术以驱表湿。此方之术，宜用苍术，非逐里湿也。盖仲景分风湿太阳病以为三等，亦犹风寒之例。又，黎居士《简易方》以此证为寒湿，恐不然。

【原文】

病者一身尽疼，发热，日晡所剧者[1]，名风湿。此病伤于汗出当风，或久伤取冷所致也。可与麻黄杏仁薏苡甘草汤。（二十一）

麻黄杏仁薏苡甘草汤方：麻黄（去节）半两（汤泡） 甘草一两（炙） 薏苡仁半两 杏仁十个（去皮尖，炒） 右锉麻豆大，每服四钱匕，水盏半，煮八分，去滓，温服。有微汗，避风。

【词解】

［1］日晡（bū）所剧者：即一日的申时病情加重者。“日晡”，即晡时，为昼夜十二时辰序的申时（慧琳《一切经音义》卷十三：“晡时，申时也。”），相当于下午 3 ~5 点。《墨子·节用上》：“其欲蚤处家者，有所二十年处家；其欲晚处家者，有所四十年处家。”王念孙《读书杂志》：“所，犹时也。言有时二十年，有时四十年也。”另外，古汉语表示约数，常在数词的后面加上“所”“许”等词。如第二十二篇第 9 条曰：“妇人年五十所”。

【简释】

本条论述风湿在表化热的证治及成因。一身尽疼，发热，为外感风湿，郁于肌表，正邪交争之象。日晡所剧者，为湿郁化热的倾向。本病成因有二：或因劳作时汗出受风，或因久处湿地而感邪。由于病邪在表，故可微发其汗以散邪；邪已化热，故不可只用辛温，应兼用辛凉，取辛甘轻清之麻杏苡甘汤治之。本方既是麻黄汤的加减方，又是麻杏石甘汤的加减方。妙在加薏苡仁，《神农本草经》谓："味甘，微寒，无毒，治……风湿痹。"治湿除痹是其专长。方后云"有微汗，避风"，此服药后护理法，应当遵守。

按：《金匮玉函要略辑义》认为，本方剂量小，而煎法与诸方异，疑是后人所定。《外台秘要》脚气门所载却是原方，为："麻黄四两，甘草二两，薏苡仁半升，杏仁二两。右四味，㕮咀，以水五升，煮取二升，分温再服，汗出即愈。"

【选注】

《金匮要略心典》 此亦散寒除湿之法，日晡所剧，不必泥定肺与阳明，但以湿无来去，而风有休作，故曰此名风湿；然虽言风而寒亦在其中，观下文云：汗出当风，又曰：久伤取冷，意可知矣。盖痉病非风不成，湿痹无寒不作，故以麻黄散寒，薏苡除湿，杏仁利气，助通泄之用，甘草补中，予胜湿之权也。

《医宗金鉴》 病者谓一身尽痛之病人也。湿家一身尽痛，风湿亦一身尽痛，然湿家痛，则重着不能转侧；风湿痛，则轻掣不可屈伸，此痛之有别者也。湿家发热，早暮不分微甚；风湿之热，日晡所必剧。盖以湿无来去，而风有休作，故名风湿。原其由来，或为汗出当风，或为久伤取冷，相合而致，则麻黄杏仁薏苡甘草汤发散风湿，可与也明矣。

【原文】

风湿，脉浮身重，汗出恶风者，防己黄芪汤主之。（二十二）

防己黄芪汤方：防己一两　甘草半两（炒）①　白术七钱半　黄芪一两一分（去芦）②　右锉麻豆[1]大，每抄五钱匕，生姜四片，大枣一枚，水盏半，煎八分，去滓，温服，良久再服。喘者加麻黄半两，胃中不和者加芍药三分，气上冲者加桂枝三分，下有陈寒者加细辛三分③。服后当如虫行皮中，从腰下如冰，后坐被上，又以一被绕腰以下，温令微汗，差。

【校勘】

①炒：《外台秘要》卷十九、《医方类聚》卷一百二十七“炒”并作“炙”字。

②去芦：《金匮要略注》《金匮要略论注》《金匮要略心典》《金匮要略正义》《金匮悬解》并无“去芦”二字。

③喘者加麻黄半两……加细辛三分：《千金要方》无此三十六字。

【词解】

［1］麻豆：即豌豆。古代称豌豆为麻豆。

【简释】

本条论述风湿表气虚的证治。脉浮，是病邪在表之象；身重，是湿痹肢体之特征；汗出恶风，是表虚卫气不固。风湿在表以关节疼痛为主症，本条不言者，省文也。证候虽属于风湿，但表气已虚，故不用麻黄加术汤、麻杏苡甘汤之类以发汗，而用防已黄芪汤益气除湿。方中黄芪益气固表，防已、白术除风湿，甘草、姜、枣调和营卫。“服后当如虫行皮中”，此即卫阳振奋，风湿欲解之征。本条脉症与桂枝汤证颇类似，但病因病机不同，应注意鉴别。

按：本方之用量与煎法，《金匮玉函要略辑义》认为亦是后人改定，而《千金要方》却是原方，为：“防己四两，甘草一两，白术三两，黄芪五两，生姜三两，大枣十二枚。右六味，㕮咀，以水六升，煮取三升，分三服。服后坐被中，欲解如虫行皮中，卧取汗。”

【选注】

《金匮要略心典》　风湿在表，法当从汗而解，乃汗不待发而自出，表尚未解而已虚，汗解之法不可守矣。故不用麻黄出之皮毛之表，而用防己驱之肌肤之里。服后如虫行皮中，及从腰下如冰，皆湿下行之征也。然非芪、术、甘草，焉能使卫阳复振，而驱湿下行哉？

《医宗金鉴》　脉浮，风也，身重，湿也。寒湿则脉沉，风湿则脉浮。若浮而汗不出恶风者，为实邪，可与麻黄杏仁薏苡甘草汤汗之；浮而汗出恶风者，为虚邪，故以防己、白术以去湿，黄芪、甘草以固表，生姜、大枣以和营卫也。

《伤寒论本旨》　脉浮汗出恶风者，风伤卫也；若兼身热头痛，即为太阳经桂枝汤证矣。今不发热头痛而身重者，风挟湿而伤肌肉，邪不在太阳，故无发热头痛也。其汗出恶风者，卫阳虚也。肌肉脾胃所主，故以芪、术、甘草，补卫阳而助脾胃，止用防己除肌肤之湿，又以姜枣调营卫，则邪去而正复也。此以气虚，邪不能出，故方后有随证加药之法。

《金匮玉函要略述义》 此风湿之表虚者，亦犹桂枝之例，故嫌麻黄之峻，其不用阳旦者，岂以芍药之涩乎！防己黄芪汤，注家以为实卫渗湿之剂，此殊不然。防己，皮水有防己茯苓汤，而陶隐居曰：是疗风水家要药尔，然则亦是系逐表湿之品。黄芪，但黄芪建中汤治里虚，其他如黄芪桂枝五物汤、乌头汤、芪芍桂酒汤、桂枝加黄芪汤，皆用治湿着，盖托阳排结，于濡滞之邪，适然相对矣。术之驱外湿，既如前述，况方后曰：服后当如虫行皮中，曰：令微汗，差，则知此方为风湿家解肌之治，而非渗利之剂也明矣。

【原文】

伤寒八九日，风湿相搏，身体疼烦①，不能自转侧[1]，不呕不渴，脉浮虚而涩者，桂枝附子汤主之；若②大便坚③，小便自利者，去桂加白术汤主之。（二十三）

桂枝附子汤方：桂枝四两（去皮） 生姜三两（切） 附子三枚（炮，去皮，破八片） 甘草二两（炙） 大枣十二枚（擘） 右五味，以水六升，煮取二升，去滓，分温三服。

白术附子汤方④：白术二两 附子一枚半（炮去皮）[2] 甘草一两（炙） 生姜一两半（切） 大枣六枚（擘） 右五味，以水三升，煮取一升，去滓，分温三服。一服觉身痹[3]，半日许再服，三服都尽，其人如冒状[3]，勿怪，即是术、附并走皮中，逐水气，未得除故耳。

【校勘】

①疼烦：明刊本、吉野本及《脉经》卷八第二并作“疼痛”，《外台秘要》卷一作“痛而烦”。

②若：《伤寒论》第174条：“若”后有“其人”二字。

③坚：《伤寒论》第174条、《脉经》《外台秘要》并作“硬”字。

④白术附子汤方：陆渊雷曰：“《金匮要略》经文及《伤寒论》俱名‘去桂加白术汤’，此标题又称‘白术附子汤’，《千金翼》名‘术附子汤’，《外台秘要》名‘附子白术汤’，实皆一方也。《伤寒论》药量及水皆多一倍，仍分三服，《千金翼》《外台秘要》并同，《金匮要略》盖后人所改。”《伤寒论》

第174条“去桂加白术汤方”之药量及煎服法等如下：“附子三枚（炮，去皮，破），白术四两，生姜三两（切），甘草二两（炙），大枣十二枚（擘）。右五味，以水六升，煮取两升，去滓，分温三服。初一服，其人身如痹，半日许复服之，三服都尽，其人如冒状，勿怪。此以附子、术并走皮内，逐水气未得除，故使之耳，法当加桂四两。此本一方二法：以大便硬、小便自利，去桂也；以大便不硬、小便不利，当加桂。附子三枚，恐多也。虚弱家及产妇，宜减服之。”

【词解】

［1］不能自转侧：谓因“身体疼烦”，而行卧转动屈伸不能如常。“转侧”为“辗转反侧”之省语。

［2］炮去皮：陆渊雷曰：“仲景于阳虚重证，须专意强心者，必用生附子配干姜若人参，量亦不过一枚。若用大量炮附子，则取其镇痛，不取其强心。”

［3］身痹……如冒状：即肢体麻木、头目眩晕，皆由于服药后附子中毒之反应。《尚书·说命》曰：“药弗瞑眩，厥疾勿瘳。”陈念祖曰：“凡方中有如虫行状、如醉状、如冒状，皆药势将行使然也。”

【简释】

本条论述风湿病阳虚轻证的证治。伤寒八九日，风湿相搏，身体疼烦，说明病因为外感邪气，病邪在表；不能自转侧，谓因身疼而行卧不能自如；不呕不渴，是里无热象；脉浮虚而涩者，以风在表则脉浮，阳气不足则脉虚，湿邪痹着则脉涩。脉症合参，为阳虚而风湿相搏于肌表。故治用桂枝附子汤温经助阳，祛风除湿。“若”字承上文而言，意在说明服药之后阳通湿减，气化已行，所以继服原方，但减少其用量，并去桂枝之通阳解表，加白术之健脾行湿，属于善后调理方法。

按：对本条的认识，古今注家见仁见智，有所不同。本条可作如下两点理解：①可作为一证两方解释，桂枝附子汤治风邪偏胜的；白术附子汤治湿邪偏胜的。“不呕不渴”“大便坚，小便自利”两句，均作为湿未传里的互辞理解，不在方名的“去”与“加”字上面拘泥。②“若大便坚，小便自利者”句，还可按如下解析：即风湿病患者伴有习惯性便秘，小便正常，应于前方去桂枝之走表，加白术健运脾气，为胃（肠）行其津液以通大便。临证有用大量白术治愈便秘者，佐证了此说。

【选注】

《伤寒溯源集》 湿在里，则小便不利，大便反快。大便硬，则湿不在里；小便利，则湿气已去，不须汗泄，故去桂枝。想风湿之后，寒湿之余气未尽，身体尚疼，转侧未便，故仍用去桂枝之白术附子汤也。

《金匮要略心典》 身体疼烦，不能自转侧者，邪在表也；不呕不渴，里无热也；脉浮虚而涩，知其风湿外持而卫阳不振，故以桂枝汤去芍药之酸收，加附子之辛温以振阳气而敌阴邪；若大便坚，小便自利，知其在表之阳虽弱，而在里之气犹治，则皮中之湿，自可驱之于里，使从水道而出，不必更发其表，以危久弱之阳矣。故于前方去桂枝之辛散，加白术之苦燥，合附子之大力健行者，于以并走皮中而逐水气，亦因势利导之法也。

《伤寒论本旨》 以风寒湿邪搏结，故八九日而不能解，身体烦疼不能自转侧者，以表阳虚，而邪闭经络也；不呕不渴，内和无热也；寒湿皆阴邪，以其兼风，故脉浮；以阳气虚而阴邪胜，故浮而虚涩也。以桂枝、姜、枣通经络、和营卫，附子温脏助阳，甘草和中，不去其邪而风寒湿自不能留矣。然小便利，大便硬者，何以去桂枝之通经络而反加白术之燥土耶？盖经络外通营卫，内通脏腑，湿闭经络，则腑气不宣，故小便必不利也；今小便利，而体痛不能转侧者，寒湿伤肌肉而不在经络也。肌肉属脾，由脾阳虚不能温肌肉而输津液，寒湿得以留之。良以脾主为胃行津液者也，津液不输，则肠胃枯燥而大便硬，是阳虚而气不能化液，即所谓阴结也，故以术合附子，大补脾阳以温肌肉，肌肉温而湿化矣；去桂枝，则津液不随辛散而外走，即内归肠胃而大便自润也。药改一味，其妙理有如此者。

【原文】

风湿相搏，骨节疼烦，掣痛[1]，不得屈伸，近之则痛剧，汗出短气，小便不利，恶风不欲去衣，或身微肿者，甘草附子汤主之。(二十四)①

甘草附子汤方：甘草二两（炙） 白术二两 附子二枚（炮，去皮） 桂枝四两（去皮） 右四味，以水六升，煮取三升，去滓，温服一升，日三服。初服得微汗则解，能食。汗出复烦者，服五合。恐一升多者，服②六七合为妙③。

【校勘】

①二十四：此条原文及方药、剂量与《伤寒论》第175条同。

②服：《伤寒论》第175条“服”上有“宜”字。

③为妙：宽保本作“为佳”。

【词解】

［1］掣（chè）痛：即牵拉性疼痛。慧琳《一切经音义》卷十四引顾野王云：“掣，犹牵也。”

【简释】

本条论述风湿病阳虚重证的证治。骨节疼烦，掣痛，不可屈伸，近之则痛剧，为表湿已由肌肉侵入关节，较前条“身体疼烦”为重；汗出短气，恶风不欲去衣，是内外之阳皆虚；小便不利指小便量少，为阳虚不能化气行水，水气外溢则身微肿。对风湿病来说，“身微肿”非病之轻，而是病之重。本方桂、术、附并用，表里兼走，助阳化湿，少佐甘草调和诸药。甘草不可多用，多用则恋湿增肿。

按：本条与上条，都是风湿在表而阳虚的证治，但上条是阳虚轻证而偏表阳虚；本条是阳虚重证而表里阳气皆虚。故三方均用附子温阳止痛，而桂枝附子汤治风邪偏重，故以桂枝为主；白术附子汤治湿邪偏重，故以白术为主；甘草附子汤治风湿并重，故桂枝、白术同用。

【选注】

《金匮要略心典》 此亦湿胜阳微之证。其治亦不出助阳散湿之法，云得微汗则解者，非正发汗也，阳复而阴自解耳。夫风湿在表，本当从汗而解，麻黄加术汤、麻黄杏仁薏苡甘草汤其正法也；而汗出表虚者，不宜重发其汗，则有防己黄芪实表行湿之法，而白术附子则又补阳以为行者也；表虚无热者，不可遽发其阳，则有桂枝附子温轻散湿之法，而甘草附子则兼补中以为散者也。即此数方，而仲景审病之微，用法之变，盖可见矣。

《伤寒论本旨》 此脾肾营卫皆虚，而阴邪痹结也。寒胜为痛痹，风胜为行痹，湿邪凝滞风寒而成也。烦疼掣痛者，风也；不得屈伸，近之痛剧者，寒也；汗出而邪不去，恶风不欲去衣，营卫虚极矣；短气，小便不利，身微肿者，脾肾两虚，三焦气化无权，升降不利也。表里皆虚，邪痹不出，故以术、附、甘草大补脾肾之阳，而佐桂枝通和经脉，不散其邪而风寒湿自去矣。

《医宗金鉴》 风湿相搏，身体烦疼重着，不能转侧者，湿胜风也；今掣痛不可屈伸，风胜湿也。掣痛不可屈伸，近之则痛剧，汗出，短气，恶风不欲去衣，皆风邪壅盛也。小便不利，湿内蓄也；身微肿者，湿外搏也。以甘草附子汤微汗之，祛风为主，除湿次之也。此上二条，皆详风湿之义，以明风湿之治也。

【原文】

太阳中暍[1]，发热恶寒，身重而疼痛，其脉弦细芤迟。小便已，洒洒[2]然毛耸，手足逆冷，小[3]有劳，身即热，口开[4]，前板齿燥[5]。若发其汗，则恶寒甚；加温针，则发热甚；数下之，则淋甚。(二十五)

【词解】

［1］中暍：《说文解字》："暍，伤暑也。"慧琳《一切经音义》卷七十七引《字林》："暍，伤热也，谓伤热烦闷欲绝也。"

［2］洒（xiǎn）洒然毛耸：寒冷得令人毛孔耸立。"洒洒然"，寒栗貌。《灵枢·经脉》："洒洒振寒。"

［3］小：稍微。《广韵·三十小》："小，微也。"

［4］口开：因暑热内扰，气逆于上而张口作喘，即《素问·生气通天论》："因于暑……烦则喘喝"之意。

［5］前板齿燥：即因暑热内伤气阴而门齿干燥。

【简释】

本条论述既暑热内伤气阴且外感寒湿的脉症，以及因误治后的变证。"中暍"即伤暑。曰"太阳中暍"，以暑为天气，自外而入也。暑邪最易伤人气阴，故见"小有劳，身即热，口开，前板齿燥"及心烦，口渴，尿赤等内伤气阴之症，与"弦细芤迟"之虚脉。所谓"小便已，洒洒然毛耸"者，以太阳内应膀胱，外合皮毛，在小便之时，阳气随之下行，体表阳气暂时虚馁使然。"手足逆冷"则由于暑热伤气，气弱不能达于四末所致。而"发热恶寒，身重而疼痛"，这是既感非时之寒，又夹时令之湿邪。寒束于表，卫阳被郁，故发热恶寒疼痛；湿性濡滞，气机不利，故身重。上述复杂病情，实属于暑热内伤气阴，为了避暑又外感寒湿之病。对如此表里异气，虚实错杂证候，治应兼顾。如见有表证，贸然发汗，则表阳更虚，故恶寒加甚；如仅注意其寒邪，贸然温针，则火热更助暑邪，故发热加甚；若误认口开前板齿燥为内有燥热，数加攻下，则更伤阴分，津液内竭，故小便淋涩。凡此诸证，皆属误治之变。

按：本条无治法，可辨证采用李东垣清暑益气汤（黄芪、人参、麦门冬、五味子、当归、炙甘草、黄柏、苍术、白术、炒曲、橘皮、青皮、升麻、泽泻、葛根），此方以升阳除湿为主，对于元气本虚，而又因暑湿耗伤阳气者，有一定疗效。如暑热耗伤气阴，无湿邪夹杂者，则宜用王孟英清暑益气汤（西洋参、麦门冬、石斛、甘草、粳米、黄连、知母、淡竹叶、荷梗、西瓜翠衣），此方偏于凉润，重在养阴生津。上述二方，临证时应酌情选用。

【选注】

《金匮要略心典》 中暍即中暑，暑亦六淫之一，故先伤太阳而为寒热也。然暑，阳邪也，乃其证反身重疼痛，其脉反弦细而迟者，虽名中暍，而实兼湿邪也。小便已，洒洒毛耸者，太阳主表，内合膀胱，便已而气馁也。手足逆冷者，阳内聚而不外达，故小有劳，即气出而身热也。口开前板齿燥者，热盛于内而气淫于外也。盖暑虽阳邪，而气恒与湿相合，阳求阴之义也。暑因湿入，而暑反居湿之中，阴包阳之象也。治之者一如分解风湿之法，辛以散湿，寒以凉暑可矣。若发汗则徒伤其表，温针则更益其热，下之则热且内陷，变证随出，皆非正治暑湿之法也。

【原文】

太阳中热[1]者，暍是也。汗出恶寒，身热而渴，白虎加人参汤主之。（二十六）

白虎加人参汤方：知母六两　石膏一斤（碎）　甘草二两　粳米六合　人参三两　右五味，以水一斗，煮米熟汤成，去滓，温服一升，日三服。

【词解】

［1］中热：“中热”与中暑、中暍，名虽不同，实为一病。尤怡曰：“中热亦即中暑。暍，即暑之气也。”

【简释】

本条论述中暍的主症主方。本条所谓“太阳中热”实为感受暑热之邪。暑为阳邪，所以伤人之初即现汗出，身热而渴，尿短赤，倦怠少气，脉数虚等热盛耗气伤阴之脉症。恶寒不是表不解，而是汗出过多，肌腠空疏所致。后世叶天士所谓“夏暑发自阳明，古人以白虎汤为主方”，即指此证而言。故用白虎汤以清暑热，加人参以益气阴。

按：本条与上条有所不同：上条所述中暍，为暑邪内伤气阴又外感寒湿之证，与天时暑湿过盛及身体素虚有关，处方用药既要补益素体之不足，又要清除新感之暑湿；本条所述中热，为盛夏劳作，暑伤气阴之候，故以清暑热、益气阴的白虎加人参汤主之。

【选注】

《伤寒溯源集》 暍者，盛夏暑热中之邪气也。此条先言本证之情形如此，而以中热二字通解暍字之义，即《内经·热论》所谓病暑也。王肯堂云：中暍、中暑、中热，名虽不同，实一病也。谓之暍者，暑热当令之时，其气因暑为邪耳，非即夏月暑热当令之正气也，即《热论》所谓后夏至日者为病暑是也。暍乃暑热之邪，其气本热，不待入里，故中人即渴也。暍为夏至已后之病，阳极阴生之后，阴气已长，当暑汗大出之时，腠理开张，卫阳空疏，表气已虚，不能胜受外气，故汗出恶寒也。是邪热乘腠理之虚，而为暍证也。故以白虎加人参汤主之，即用石膏以治时令暑热之邪，又加人参以补汗出之表虚，添津液而治燥渴也。

《金匮要略心典》 中热亦即中暑，暍即暑之气也。恶寒者，热气入则皮肤缓，腠理开，开则洒然寒，与伤寒恶寒者不同。发热汗出而渴，表里热炽，胃阴待涸，求救于水，故与白虎加人参以清热生阴，为中暑而无湿者之法也。

【原文】

太阳中暍，身热疼重而脉微弱，此以夏月伤冷水，水行皮中所致也，一物瓜蒂汤主之。（二十七）

一物瓜蒂汤方：瓜蒂二十个　右锉，以水一升，煮取五合，去滓，顿服。

【简释】

本条论述暑月伤湿的证治。夏月暑热，腠理开泄，易于汗出，若汗出入水中或以冷水灌洗周身，使热不能散，汗不能出，水行皮中，阳气被郁，因而身热；水湿阻于肌肤则身体疼重；气虚则脉弱。治宜以祛湿散水为法。方中瓜蒂苦寒，功能催吐，《神农本草经》云：“瓜蒂主大水，身面四肢浮肿。”本方借吐而发汗，以散皮中水湿。如此治法古今罕用。似此证候，可用香薷饮治之。

【选注】

《金匮要略直解》 脉虚身热，得之伤暑，此证先中于热，再伤冷水，水气留于腠理皮肤之中，则身热疼重也。与瓜蒂汤以散水气。

《金匮要略心典》 暑之中人也，阴虚而多火者，暑即寓于火之中，为汗出而烦渴；阳虚而多湿者，暑即伏于湿之内，为身热而疼重，故暑病恒以湿为病，而治湿即所以治暑。瓜蒂苦寒，能吐能下，去身面四肢水气，水去而暑无所依，将不治而自解矣。此治暑兼湿者之法也。

《医宗金鉴》 太阳中暍之证，身热而倦者，暑也；身热疼重者，湿也；脉微弱者，暑伤气也。以此证脉揆之，乃因夏月中暑之人，暴贪风凉，过饮冷水，水气虽输行于皮中，不得汗泄所致也。此时即以香薷饮、大顺散汗之，可立愈矣；若稍缓，水气即不得外泄，势必内攻于中而作喘肿胀矣。喘则以葶苈大枣汤，肿胀则以瓜蒂一物汤下之可也。

小结

本篇论述痉湿暍病脉证并治。所述痉病，为外感风寒或邪毒，内伤津液，筋脉失养所致。以项背强急，口噤不开，甚至角弓反张，脉弦为主要脉症。证属太阳，不离于表，治以解表为主，但在发表散邪之中，必须顾及津液。葛根汤治表实无汗之刚痉；瓜蒌桂枝汤治表虚有汗之柔痉，二方一为发汗，一为解肌，但都有滋养津液，舒缓筋脉的作用。痉病如失于解表，必致入里化热伤阴，治当酌用大承气汤泻热存阴以解其痉。至于内伤痉病的证治，本篇虽未论及，但误治成痉三条，指出了阴血亏损，津液耗伤，是发生痉病的主要因素。养血润燥，生津增液，是治疗内伤痉病的原则。

湿病，有外湿和内湿的分别，本篇主要论述外湿，且多兼挟风寒之邪。以关节疼痛或发热身重为主症。治法须从汗解，但湿性黏滞，不易骤除，故发汗之法，应以微发其汗为宜。表实无汗者，用麻黄加术汤、麻杏薏甘汤；表虚汗出者，用防己黄芪汤；风湿在表而阳虚者，用桂枝附子汤、白术附子汤、甘草附子汤，三方皆助阳以化湿。上述诸方药服后，都取微汗以祛风湿。本篇以利小便为原则治疗内湿，目的是通阳化气以利湿。湿病忌过汗伤阳，误下伤阴，以防发生不良后果。

中暍即伤暑，本篇所述三条，一为暑热内伤气阴与外感寒湿并见；一为典型中热伤暑；一为“暑月伤冷水，水行皮中”。所出方治，白虎加人参汤是治疗热伤气阴的主方；一物瓜蒂汤的疗效，尚待临床验证。

百合狐惑阴阳毒病脉证治第三

论一首　证三条　方十二首

本篇论述了百合、狐惑、阴阳毒三种病的脉证与治疗。三者各有特征，或与伤寒有关，或“状如伤寒”，所以合为一篇讨论。

百合病发生在热病之后，余热未尽，或由于情志不遂，郁而化火伤阴所致。其临床表现，以精神恍惚、口苦、小便赤、脉微数为特征。

狐惑病是由湿热虫毒所致，其临床表现以目赤、咽喉及前后二阴的腐蚀溃烂为特征。咽喉部腐蚀为惑，前后二阴溃烂为狐。

阴阳毒与感染疫毒有关，以发斑、咽喉痛为主症，属急性热病范畴。

本篇共15条原文，其中第1~9条论治百合病，第10~13条论治狐惑病，第14，15条论治阴阳毒病。

百合病与西医学所述的神经官能症相类似，狐惑病与白塞病相类似；阴阳毒则很难与某种病类比。

【原文】

论曰：百合病者，百脉一宗，悉致其病也[1]。意欲食复不能食，常默默[2]，欲卧不能卧①，欲行不能行，饮食②或有[3]美时，或有[3]不用闻食臭③[4]时，如寒无寒，如热无热④，口苦，小便赤⑤，诸药不能治⑥，得药则剧吐利，如有神灵者⑦[5]，身形如和[6]，其脉微数。

每溺[7]时头痛者，六十日乃愈；若溺时头不痛，淅然[8]者，四十日愈；若溺快然[9]，但头眩者，二十日愈[10]。

其证[11]或[12]未病[13]而预见[14]，或病四五日而出，或病二十日，或一月微见⑧者，各随证治之。（一）

【校勘】

①不能卧：《千金要方》卷十第三“卧”作“眠”字。《脉经》“不能

卧”下有“或如强健人”五字。

②饮食：宽政本作“欲饮食”。《脉经》无“饮食”二字。

③有不用闻食臭：享和本“用”作“欲”字。《伤寒总病论》“有不用闻”作“恶闻”。

④如寒无寒，如热无热：《千金要方》作“如有寒，其实无寒；如有热，其实无热。”

⑤小便赤：《千金要方》“赤”下有“涩”字；《圣济总录》有“黄”字。

⑥诸药不能治：《太平圣惠方》卷十三“诸药”上有“其病”二字。

⑦者：《千金要方》作“所为也”三字。

⑧微见：《千金要方》作“后见”。

【词解】

［1］百合病者，百脉一宗，悉致其病也：这句话是个主谓句，陈述对象（主语）是“百合病”，而后九个字是对主语的陈述，即谓语。句中“宗”是本源的意思，“其”指百合病。全句大概意思是说：提起百合病，各条经脉是同一本源，都会招致这种疾病。

［2］默默：失意的样子。

［3］或有：又有。

［4］臭（xiù）：气味。

［5］如有神灵者：李彣曰：“以心肺俱病，神魂无所凭依而为之昏愦也。”

［6］身形如和：张璐曰：“病不在皮肉筋骨，则身形如和。”

［7］溺（niào）：同“尿”，指排小便。

［8］淅（xī）然：寒貌。“淅”同“洒”，一作“洒淅”。《素问·刺疟》：“洒淅寒甚。”《素问·调经论》：“洒淅起于毫毛。”王注：“洒淅，寒貌也。”

［9］快然：畅快通利。

［10］每溺时头痛……二十日愈：程林曰：“头者，诸阳之会，溺者，阳气下施。……溺出头之痛与不痛，可以观邪之浅与深矣。故百合病溺时头痛者，言邪舍深而阳气衰矣，故六十日愈；溺时头不痛，淅然者，邪尚未入脏腑之内，但阳气不足，故四十日愈；若溺快然，言邪犹浅矣，故二十日愈。”

［11］其证：指上述百合病证。

［12］或：本段四个“或”字都是无定代词“有的”。

［13］病：本段三个“病”字皆指热病。

［14］见：本段两个“见”字均应读作 xiàn，是“现”的古字，即表现、显露。

【简释】

本条指出百合病的病因、症状、诊断、预后和治疗原则，为百合病的总纲。百合病是一种心肺阴虚内热的疾病。心主血脉，肺主治节而朝百脉，心肺正常，气血调和，则百脉皆得其所养；如心肺阴虚成病，则百脉俱受其累，症状百出，故称“百脉一宗，悉致其病”。本条所述百合病的临床表现可归纳如下：①消化功能的异常：意欲食复不能食，饮食或有美时，或有不用闻食臭时，得药则剧吐利。②感觉异常：如寒无寒，如热无热。③神志异常：常默默，欲卧不能卧，欲行不能行，如有神灵者。以上三组症状的共同特点是变化不定，“全是恍惚去来，不可为凭之象。惟口苦，小便赤，脉微数，则其常也。”(《金匮要略心典》)

肺有通调水道，下输膀胱的功用，而膀胱外应皮毛，其脉上行至头，入络脑，故小便时，或头痛，或寒貌，或头眩等症状产生。在临诊时，可据此作为判断疾病痊愈的时间。其所记载日数，并非定数，不可拘泥。

本病的病因有两个方面：一是由于热病伤阴，余热未清；一是由于事不遂愿，气郁化火伤阴。病机主要是心肺阴虚内热。治疗以养阴清热为主，并针对具体病因随证治之，但不可妄用汗、吐、下等法，以免更伤阴液。

【选注】

《金匮要略方论本义》　百合病者，肺病也，肺主气，肺病则气病，气病则脉病，可以递言也。百脉一宗，言周身之脉，皆一气为之宗主而已。气既病，则脉焉有不悉致其病者乎……百合病用百合，盖古有百合病之名，即因百合一味而瘳此疾，因得名也。

《金匮要略心典》　百脉一宗者，分之则为百脉，合之则为一宗。悉致其病，则无之非病矣。然详其证，意欲食矣，而复不能食；常默然静矣，而又躁不得卧；饮食或有时美矣，而复有不欲闻食臭时；如有寒如有热矣，而又不见为寒，不见为热；诸药不能治，得药则剧吐利矣，而又身形如和；全是恍惚去来，不可为凭之象。惟口苦，小便赤，脉微数，则其常也。所以者何？热邪散漫，未统于经，其气游走无定，故其病亦去来无定。而病之所以为热者，则征于脉，见于口与便，有不可掩然者矣。

夫膀胱者，太阳之腑，其脉上至巅顶而外行皮肤。溺时头痛者，太阳乍虚而热气乘之也。淅然快然，则递减矣。夫乍虚之气，溺已即复，而热淫之气，得阴乃解。故其甚者，必六十日之久，诸阴尽集，而后邪退而愈，其次四十日，又其次二十日。热差减者，愈差速也。

此病多于伤寒热病前后见之，其未病而预见者，热气先动也；其病后四五日，或二十日，或一月见者，遗热不去也。各随其证以治，内如下文。

《医宗金鉴》 ……周身之脉，分而言之曰百，合而言之曰一，故曰百脉一宗。若曰百合之病，总脉病也。脉者谓十二经脉，三百六十五络脉也。伤寒大病之后，余热未解，百脉未和，或平素多思不断，情志不遂，或偶触惊疑，卒临景遇，因而形神俱病，故有如是之现证也。

【原文】

百合病，发汗后者①，百合知母汤主之。（二）

百合知母汤方：百合七枚（擘） 知母三两（切） 右先以水洗百合，渍一宿②当白沫出，去其水③，更以泉水二升，煮取一升，去滓④；别以泉水二升煎知母，取一升，去滓；后合和，煎取一升五合，分温再服。

【校勘】

①百合病，发汗后者：《千金要方》卷十第三作"治百合病已经发汗之后更发者"，《外台秘要》作"发汗已更发者"。

②右先以水洗百合，渍一宿：《千金要方》作"右二味，以泉水先洗渍百合一宿"。

③去其水：《千金要方》作"明旦去水取百合"。

④去滓：《外台秘要》卷二"去滓"下有"置之一处"四字。

【简释】

本条论述百合病误汗后的治疗。百合病本不应发汗，若医者误认为表实证而发汗，汗之损伤津液，导致肺阴更为不足，虚热加重。故用百合知母汤养肺阴，清肺热。用泉水煎药，是因泉水甘而偏凉，功善"下势气，利小便"（《嘉祐本草》）。以下诸方都用泉水煎药，意义与此相同。

【选注】

《金匮要略心典》 人之有百脉，犹地之有众水也。众水朝宗于海，百脉朝宗于肺，故百脉不可治，而可治其肺。百合味甘平微苦，色白入肺，治邪气，补虚清热，故诸方悉以之为主，而随证加药治之。用知母者，以发汗伤津液故也。

【原文】

百合病，下之后者[1]，滑石[2]代赭汤主之。(三)

滑石代赭汤方：百合七枚（擘） 滑石三两（碎，绵裹） 代赭石如弹丸大一枚[3]（碎，绵裹） 右先以水洗百合，渍一宿，当白沫出，去其水，更以泉水二升，煎取一升，去滓；别以泉水二升煎滑石、代赭，取一升，去滓；后合和重煎，取一升五合，分温服。

【校勘】

①百合病，下之后者：《千金要方》卷十第三作“治百合病已经下之后更发者，百合滑石汤主之”。《外台秘要》卷二作“又下之已更发者，百合滑石代赭汤主之方”。

②滑石：《千金要方》《外台秘要》“滑石”上并有“百合”二字。

③如弹丸大一枚：《千金要方》代赭石用“一两”，无“如弹丸”以下等九字。

【简释】

本条论述百合病误下后的治疗。百合病本不应用下法，若误认为里实证而使用下法，下之后部分阴液从大便排出，故小便反而减少，同时又因泻下之药多为苦寒之品，用后伤其胃气，出现胃气上逆之证。故用滑石代赭汤，以百合润肺而养阴，滑石清热而利小便，赭石重镇而降逆气。

【选注】

《金匮要略心典》 百合病不可下而下之，必伤其里，乃复以滑石、代赭者，盖欲因下药之势，而抑之使下，导之使出，亦在下者引而竭之之意也。

【原文】

百合病，吐之后者，百合鸡子汤方[1]主之。(四)

百合鸡子汤方：百合七枚（擘） 鸡子黄一枚 右先以水洗百合，渍一宿，当白沫出，去其水，更以泉水二升，煮取一升，去滓，内鸡子黄，搅匀，煎五分，温服[2]。

【校勘】

①百合鸡子汤方：明刊本作“用后方”。

②内鸡子黄，搅匀，煎五分，温服：《外台秘要》卷二所引张仲景《伤寒论》作“扣鸡子一枚取中黄，内百合汤中，搅令调，温再服之”。《千金要方》卷十第三本方用法，亦与《外台秘要》同。

【简释】

本条论述百合病误吐后的治疗。百合病本不应用吐法，若误认为痰涎壅滞而使用吐法，吐后肺胃之阴受损。故用百合鸡子汤，以百合清肺养阴，鸡子黄滋阴润胃。

【选注】

《金匮要略心典》 《本草》：鸡子安五脏，治热疾，吐后脏气伤而病不去，用之不特安内，亦且攘外也。

《医宗金鉴》 百合病不应吐而吐之，不解者则虚中，以百合鸡子汤清而补之也。

【原文】

百合病，不经吐、下、发汗，病形①如初者，百合地黄汤主之。（五）

百合地黄汤方：百合七枚（擘） 生地黄汁一升 右以水洗百合，渍一宿，当白沫出，去其水，更以泉水二升，煎取一升，去滓，内地黄汁，煎取一升五合，分温再服。中病[1]，勿更服。大便当如漆[2]。

【校勘】

①病形：《千金要方》卷十第三、《太平圣惠方》卷十三“病形”并作“其病”。

【词解】

［1］中（zhòng）病：“中”，符合，切合，此处应引申为治愈。“中病”，即病愈。

［2］大便当如漆：漆者，黑色也。此为服生地黄汁所致。临证之时，应与胃肠出血所致的黑便相鉴别。

【简释】

本条论述百合病的治疗主方。上三条是百合病误用汗、吐、下后的治法，本条指出了百合病的治疗主方。所谓病形如初，即指具有第一条所述症状，这些症状皆为心肺阴虚内热所致。治用百合地黄汤，方中百合养肺阴而清气热；生地黄益心营而清血热，阴足热退，百脉因之调和，病自可愈。服药后大便呈漆黑色，为地黄汁本色，不必惊恐。

【选注】

《**金匮要略心典**》　此则百合病正治之法也。盖肺主行身之阳，肾主行身之阴。百合色白入肺，而清气中之热；地黄色黑入肾，而除血中之热。气血既治，百脉俱清，虽有邪气，亦必自下。服后大便如漆，则热除之验也。《外台》云：大便当出黑沫。

《**医宗金鉴**》　百合一病不经吐、下、发汗，病形如初者，是谓其病迁延日久，而不增减，形证如首章之初也。以百合地黄汤通其百脉，凉其百脉。中病勿更服，恐过服生地黄，大便常如漆也。

【原文】

百合病一月①不解，变成渴者，百合洗方主之。（六）

百合洗方：右以百合②一升，以水一斗，渍之一宿，以洗身。洗已，食煮饼[1]，勿以盐豉[2]也。

【校勘】

①一月："一月"，《千金要方》卷十第三作"经月"。

②百合：《千金要方》"合"下有"根"字。百合药材是秋、冬采挖地下部分鳞茎球状（剥取鳞片）。其下面着生多数须根。

【词解】

［1］煮饼：即切面条。《千金要方》卷十第三谓是白汤饼。

［2］勿以盐豉：尤怡曰："恐咸味耗水而增渴也。"

【简释】

本条指出百合病变成渴的治法。百合病日久不愈，证见口渴的，表明肺阴虚损较甚。可以考虑内外兼治法以加强疗效，即在内服百合地黄汤的同时，再用百合渍水洗身。因肺主皮毛，其气相通，用百合渍水洗皮肤，洗其外，亦可通其内，以收滋阴润燥之效。煮饼系小麦粉制成，能益气养津，为本病患者宜食的食物。这说明若能调节饮食，适其寒温，也可帮助除热止渴，并不是说非食煮饼不可。盐豉能增渴，故忌用。

【选注】

《金匮要略心典》　病久不解而变成渴，邪热留聚在肺也。单用百合渍水外洗者，以皮毛为肺之合，其气相通故也。洗已，食煮饼，按《外台》云：洗身讫，食白汤饼，今馎饦也。《本草》：粳米、小麦，并除热止渴。勿以咸豉者，恐咸味耗水而增渴也。

【原文】

百合病，渴不差①者，瓜蒌牡蛎散②主之。(七)

瓜蒌牡蛎散方：瓜蒌根　牡蛎（熬）等分③　右为细末，饮服方寸匕④，日三服。

【校勘】

①渴不差："不差"《太平圣惠方》卷十三《治伤寒百合病诸方》作"不止"。

②瓜蒌牡蛎散：赵刊本作"用后方"。

③等分：《本草纲目》卷四十六"牡蛎"条此两味皆作"二两"。

④饮服方寸匕：《本草纲目》作"每服方寸匕，用米饮调下"。陶弘景曰："方寸匕者，作匕正方一寸，抄散，取不落为度。"(《本草经集注·序例》)

【简释】

本条论述百合病渴不差的治疗。百合病口渴，用百合洗方仍不解，此因病重药轻，药不胜病，故再用本方内服。方中瓜蒌根清解肺胃之热，生津止渴；牡蛎引热下行。二药合用，使津生热降，渴证自解。

【选注】

《金匮要略心典》 病变成渴，与百合洗方而不差者，热盛而津伤也。瓜蒌根苦寒，生津止渴，牡蛎咸寒，引热下行，不使上烁也。

【原文】

百合病变发热[1]者，百合滑石散主之。（八）

百合滑石散方：百合①一两（炙②） 滑石三两 右为散，饮服方寸匕，日三服。当微利者，止服，热则除。

【校勘】

①百合：《千金要方》卷十第三、《外台秘要》卷二“百合”下有“根”字。

②炙：《千金要方》作“干之”。

【词解】

[1] 变发热：李彣曰：“由内热以致表热。”曹家达曰：“百合病内脏虽燥，其初固无表热，变热者，久郁而生热也。”

【简释】

本条论述百合病变发热的治疗。百合病本为如寒无寒，如热无热，不应发热，今变发热，是热盛于里，外达肌肤的征象。故仍用百合滋养肺阴，滑石清里热而利小便，使热从小便排出。

【选注】

《金匮要略心典》 病变发热者，邪聚于里而见于外也。滑石甘寒，能除六腑之热，得微利，则里热除而表热自退。

《医宗金鉴》 百合病，如寒无寒，如热无热，本不发热，今变发热者，其内热可知也。故以百合滑石散主之，使其微利，热从小便而除矣。

【原文】

百合病见于阴者，以阳法救之；见于阳者，以阴法救之。见阳攻阴，复发其汗，此为逆；见阴攻阳，乃复下之，此亦为逆。（九）

【简释】

本条指出百合病的治疗原则。百合病的病机为阴虚内热，已如上述。治当补其阴之不足以调整阳之偏胜，即所谓“见于阳者，以阴法救之”。本篇治百合病诸方，即为此而设。但阴虚日久，阴损及阳，往往兼见怯寒、神疲等阳虚见症，在治疗上又当酌用温阳之法，即所谓“见于阴者，以阳法救之”。养阴或养阳，总为护正之法，以切合百合病邪少虚多之病机。若认证不准，以虚为实，汗下逆施，则犯虚虚之戒。

按：以上九条讲了百合病的证治。第1条为总纲；第5条是正治方法；2，3，4条是误用汗、下、吐之后的救治法，6，7，8条是百合病日久变证的治法；第9条指出百合病的治则。虽仅九条，百合病的理、法、方、药可谓完备。

【选注】

《**金匮要略心典**》　病见于阴，甚必及阳；病见于阳，穷必归阴。以法救之者，养其阳以救阴之偏，则阴以平而阳不伤；补其阴以救阳之过，则阳以和而阴不敝，《内经》用阴和阳、用阳和阴之道也。若见阳之病而攻其阴，则并伤其阴矣，乃复发汗，是重伤其阳也，故为逆；见阴之病而攻其阳则并伤其阳矣，乃复下之，是重竭其阴也，故亦为逆。以百合为邪少虚多之证，故不可直攻其病，亦不可误攻其无病，如此。

《**医宗金鉴**》　此承上条以明其治也。百合一病，难分阴阳表里，故以百合等汤主之；若病见于阴者，以温养阳之法救之；见于阳者，以凉养阴之法救之，即下文见阳攻阴，或攻阴之后，表仍不解，复发其汗，此为逆；见阴攻阳，或攻阳之后，里仍不解，乃复下之，此亦为逆也。

《**金匮要略浅注补正**》　仲景论脉，所谓阴阳，多指寸尺而言；仲景论证，所谓阴阳，多指表里而言。观见于阴见于阳二“于”字，是确指其界，谓血分与气分，表里之间也。见于阴，如上文变成渴而在里也，以阳法救之，如洗方从表治之是；见于阳，如上文变发热而在表也，以阴法救之，如滑石散从里治之是。故见阳之表证，而攻治其阴，乃正法也；若发其汗，则为逆。见阴而攻治其阳，亦正法也；乃复下之，此亦为逆。

【原文】

狐惑①之为病，状如伤寒，默默②[1]欲眠，目不得闭，卧起不安，蚀③于喉为惑，蚀[2]于阴[3]为狐④，不欲饮食，恶闻食臭，其面乍[4]赤、乍黑、乍白⑤。蚀于上部[5]则声喝[6]一作嗄，甘草泻心汤主之。（十）

甘草泻心汤方：甘草⑥四两　黄芩　人参　干姜各三两　黄连一两　大枣十二枚⑦　半夏半升⑧　右七味，水⑨一斗，煮取六升，去滓再煎⑩，温服一升，日三服。

【校勘】

①狐惑：《金匮要略浅注补正》："'惑'是'蛊'字之误，'蛊'字篆文似'惑'，传写滋误……虫生暗中，故以'狐蛊'为名。"但检《脉经》卷八第二、《诸病源候论》卷八、《千金要方》卷十第四、《外台秘要》卷二并作"狐惑"。岂自晋以来，即相沿而误欤？故内文仍从之而作"狐惑"。

②默默：《千金要方》卷十第四作"嘿嘿"。

③蚀：《太平圣惠方》卷十三《治伤寒狐惑诸方》"蚀"上有"虫"字。

④为狐：《脉经》卷八第二"狐"下有"狐惑之病，并"五字。

⑤蚀于喉为惑……乍白：《千金要方》作："其毒在喉咽为惑病，在阴肛者为狐病。狐惑之病，并恶食饮，不欲食，闻食臭其面目翕赤、翕白、翕黑。"

⑥甘草：《伤寒论》第158条本方"甘草"用"炙"。

⑦十二枚：《伤寒论》"枚"下有"擘"字。

⑧半升：明刊本、俞桥本、清初本、吉野本、宽保本、宽政本、享和本、新刻本并作"半斤"，《伤寒论》"升"下有"洗"字。

⑨水：《伤寒论》此上有"以"字。

⑩再煎：《伤寒论》"再煎"下有"取三升"三字。

【词解】

[1] 默默：昏昏沉沉的样子，无声无息的样子。

[2] 蚀：侵蚀。《广韵·二十四职》引《释名》云："稍小侵亏，如虫食草木之叶也。"

[3] 阴：指前后二阴。

[4] 乍：本条三个"乍"字作代词，与"或"字类似，当"有的"讲。柳宗元《与崔连州论石钟乳书》："由其粗疏而下者，则奔突结涩，乍大乍小，色如枯骨，或类死灰……"

[5] 上部：即"蚀于喉"。

［6］声喝：此处据《辞海》“喝”（yè）指说话声音噎塞。原注本“喝”作“嗄”（shà）指嗓音嘶哑。

【简释】

本条论述狐惑病的证治。狐惑病是因湿热虫毒所引起。其主要病变为局部症状，即喉部及前阴、后阴（肛门）腐蚀溃烂。蚀于喉为惑，蚀于前阴或后阴为狐，故统称为狐惑病。蚀于喉部，可致声音噎塞或嘶哑。其全身症状有似伤寒的恶寒发热表现；湿热内扰，可表现为心神不安，神志恍惚，沉默欲睡，但又不能闭目安睡；湿热影响脾胃，故不思饮食，恶闻食臭；湿热上扰，面部可表现“乍赤、乍黑、乍白”。治用甘草泻心汤，方中以甘草为君药，可生、炙并用，以生用解毒，炙用建中；取芩、连之苦寒，姜、夏之辛温以调理中焦；配参、枣以补中益气。全方健运中焦，清化湿热。

【选注】

《金匮方论衍义》 狐惑病，谓虫蚀上下也。……盖因湿热久停，蒸腐气血而成瘀浊，于是风化所腐为虫矣。

《金匮要略论注》 狐惑虫也，虫非狐惑，而因病以名之，欲人因名思义也。大抵皆湿热虫毒所为之病，……毒盛在上，侵蚀于喉为惑，谓热淫如惑乱之气，惑而生蜮也；毒偏在下，侵蚀于阴为狐，谓柔害而幽隐如狐性之阴也。蚀者若有食之而不见其形，如日月之蚀也。

《金匮要略心典》 狐惑，虫病，即巢氏（巢元方，隋代医家，著《诸病源候论》）所谓䘌病也。默默欲眠，目不得闭，卧起不安，其躁扰之象，有似伤寒少阴热证，而实为䘌之乱其心也。不欲饮食，恶闻食臭，有似伤寒阳明实证，而实为虫之扰其胃也。其面目乍赤、乍黑、乍白者，虫之上下聚散无时，故其色变更不一，甚者脉亦大小无定也。盖虽虫病，而能使人惑乱而狐疑，故名曰狐惑。徐氏曰：蚀于喉为惑，谓热淫于上，如惑乱之气感而生蜮；蚀于阴为狐，谓热淫于下，柔害而幽隐，如狐性之阴也，亦通。蚀于上部，即蚀于喉之谓，故声嗄；蚀于下部，即蚀于阴之谓。阴内属于肝，而咽门为肝胆之候，病自下而冲上，则咽干也……甘草泻心不特使中气运而湿热自化；抑亦苦辛杂用，足胜杀虫之任。其苦参、雄黄，则皆清燥杀虫之品，洗之熏之，就其近而治之耳。

【原文】

蚀①于下部[1]则咽干[2]，苦参汤洗②之。（十一）

苦参汤方：苦参一升③，以水一斗，煎取七升，去滓，熏洗，日三。

【校勘】

①蚀：《脉经》卷八第三“蚀”上有“其毒”二字。
②洗：《脉经》《千金要方》卷十第四、《外台秘要》卷二并作“淹洗”。
③苦参一升：《金匮悬解》作“苦参一斤”。

【词解】

[1] 下部：此应上文“蚀于阴”，此“下部”当指前后二阴。
[2] 咽干：巢元方曰：“此皆由湿毒气所为也。”（《诸病源候论》卷八《伤寒狐惑候》）即狐惑病证候都是因湿毒之气所致。

【简释】

本条论述蚀于下部前阴的外治方法。足厥阴肝脉，绕阴器，抵少腹，上通于咽喉。前阴腐蚀溃烂后，其热循经自下而冲上，故咽干。用苦参汤熏洗前阴病处，除湿热以治其本，则咽干自愈。

【原文】

蚀于肛者①，雄黄熏之。（十二）
雄黄② 右一味为末，筒瓦[1]二枚合之，烧，向肛熏之。《脉经》云：病人或从呼吸上蚀其咽，或从下焦蚀其肛阴。蚀上为惑，蚀下为狐，狐惑病者，猪苓散③主之。

【校勘】

①肛者：《千金要方》卷十第四、《外台秘要》卷二“肛”下并有“外”字，《伤寒总病论》卷三“肛”下有“门”字。
②雄黄：“雄黄”下无分两，《太平圣惠方》卷十三《治伤寒狐惑诸方》作“半两”，应据补。
③猪苓散：据《证类本草》卷十三“猪苓”条记载，《本草图经》引张仲景曰：“黄疸病，狐惑病，并猪苓散主之。猪苓、茯苓、术等分，杵末，每服方寸匕，与水调下。”

【词解】

[1] 筒瓦：即半圆形瓦。如《外台秘要》谓“以两筒瓦合之，烧”，其

意豁然。

【简释】

本条论述蚀于下部后阴肛门的外治法。肛门蚀烂，可用雄黄熏患处，雄黄有较强的杀虫解毒燥湿功用。

【原文】

病者脉数，无热[1]，微烦，默默但欲卧，汗出，初得之三四日，目赤如鸠眼[2]；七八日，目四眦黑①[3]。若能食者，脓已成也，赤小豆当归散主之。（十三）

赤小豆当归散方：赤小豆三升（浸，令芽出，曝干） 当归② 右二味，杵为散，浆水[4]服方寸匕，日三服。

【校勘】

①目四眦黑：《千金要方》卷十第四作“其四眦黄黑”，《伤寒总病论》作“则两目四眦周皆黑”。

②当归：俞桥本、宽政本、新刻本“当归”用量并作“十两”。《千金要方》《外台秘要》卷二、《本草纲目》卷二十四“赤小豆”条引并作“三两”。

【词解】

［1］无热：“无热”犹云“无寒热”，乃谓病无表证。否则，如果无热，岂不与上文“脉数”相左。

［2］目赤如鸠（jiū）眼：“鸠”即指斑鸠，形似鸽。斑鸠双目，赤在黑睛瞳子。故狐惑病目赤与通常白睛充血不同，而是表现为黑睛变红。

［3］目四眦黑：《汉书·杜钦传》：“眦，谓眶也。”曹家达曰：“目四眦黑，为内痈已腐，而败血之色外见。”

［4］浆水：《本草纲目》称浆水又名酸浆，引嘉谟云：“炊粟米熟，投冷水中，浸五六日，味酸，生白花，色类浆，故名。”

【简释】

本条论述狐惑病日久，累及目部的证治。脉数、微烦、默默但欲卧、汗出等，是里热征象；无热是说肌表热象不明显，表示病不在表；目赤如鸠眼，是因血中之热，随肝经上注于目，为蓄热不去，即将成痈脓的征象，如两眼眶颜色呈黑色，表明瘀血内积；若脓已成熟，病势集中于局部，脾胃受其影响反轻，所以病人能食。以赤小豆当归散治疗：方中赤小豆渗湿清热，解毒排脓；当归和血，去瘀生新；浆水清凉解毒。

按： 赤小豆当归散在后第十六篇亦治湿热蕴于大肠，迫血下行的肠风下血，此异病同治之法也。

【选注】

《**金匮要略心典**》 脉数微烦，默默但欲卧，热盛于里也；无热汗出，病不在表也；三四日目赤如鸠眼者，肝脏血中之热随经上注于目也。经热如此，脏热可知，其为蓄热不去，将成痈肿无疑。至七八日目四眦黑，赤色极而变黑，则痈尤甚矣。夫肝与胃，互为胜负者也，肝方有热，势必以其热侵及于胃，而肝既成痈，胃即以其热并之于肝，故曰若能食者，知脓已成也。且脓成则毒化，毒化则不特胃和而肝亦和矣。赤豆、当归，乃排脓血除湿热之良剂也。

再按，此一条注家有目为狐惑病者，有目为阴阳毒者，要之，亦是温热蕴毒之病，其不腐而为虫者，则积而为痈，不发于身面者，则发于肠脏，亦病机自然之势也。仲景意谓与狐惑、阴阳毒同源而异流者，故特论列于此欤?

《**医宗金鉴**》 病者脉数，谓病狐惑之人脉数也。数主疮主热，今外无身热，而内有疮热，疮之热在于阴，故默默但欲卧也；热在于阳，故微烦汗出也。然其病初得之三四日，目赤如鸠眼者，是热蕴于血，故眦络赤也；七八日四眦皆黑者，是热瘀血腐，故眦络黑也。若不能食，其毒尚伏诸里；若已能食，其毒已化成脓也，故以赤小豆排痈肿，当归调疡血，米浆和胃气也。

【原文】

阳毒[1]之为病，面赤斑斑如锦文①[2]，咽喉痛，唾脓血②。五日可治，七日不可治③，升麻鳖甲汤主之。（十四）

阴毒[1]之为病，面目青，身痛如被杖，咽喉痛。五日可治，七日不可治，升麻鳖甲汤去雄黄、蜀椒主之。（十五）

升麻鳖甲汤方：升麻二两　当归一两　蜀椒（炒去汗）一两　甘草二两　鳖甲手指大一片（炙）　雄黄半两（研）　右六味，以水四升，煮取一升，顿服之，老小再服，取汗。

【校勘】

①锦文：《诸病源候论》卷八“文”作“纹”。

②唾脓血：《伤寒总病论》卷三作“吐下脓血”。《太平圣惠方》卷十一《治阳毒伤寒诸方》作“下脓血”。

③七日不可治：《脉经》卷八第三“七日”上有“至”字。“可治”下并有“也。有伤寒一二日，便成阳毒，或服药，吐下后变成阳毒”二十一字。

【词解】

［1］阳毒、阴毒：“阴毒”“阳毒”的阴阳二字，既不是指寒热，也不是指表里，而是以证候分阴阳。

［2］锦文：即锦纹，喻病人面部赤色的条纹如锦纹。

【简释】

以上二条论述阴阳毒的证治及预后。阴阳毒病系感受疫毒所致。面赤斑斑如锦纹，咽喉痛，唾脓血，是阳毒的主症。血分热盛，故面部起红斑著明如锦纹；热灼咽喉，故痛；热盛肉腐，肉腐则成脓，故吐脓血；五日可治，七日不可治，既指出本病邪盛病急而预后不良，又强调早期治疗的重要意义。早期邪毒虽盛而正气未衰，较易于治疗；日久则毒盛正虚，比较难治。主以升麻鳖甲汤，升麻、甘草清热解毒；鳖甲、当归滋阴散瘀；雄黄、蜀椒解毒，以阳从阳，欲其速散。总之，本汤治阳毒，具有清热、解毒、散瘀等作用。

面目青，身痛如被杖，咽喉痛，是阴毒的主症。病毒侵袭血脉，瘀血凝滞，阻塞不通，故出现面目色青；经脉阻塞，血液流行不畅，故遍身疼痛如被杖一样；疫毒结于咽喉，故作痛。治疗仍用升麻鳖甲汤，去雄黄、蜀椒以防损其阴气。五日可治，七日不可治的含义，与阳毒同。

按：阴阳毒究竟是什么病，目前尚无定论，历代注家多认为是良毒发斑。《肘后备急方》《千金要方》《外台秘要》都把它归纳在伤寒门。《脉经》《诸病源候论》对阴阳病证候的记载更详细。从上两条内容来看，虽有阴阳之分，但其实是同一种病因而表现为两种不同的证候，可以说皆是热证。为什么要用雄黄、蜀椒等辛温药治疗，古今注家皆用“以阳从阳，欲其速散”来解释，但未见治验病案。

【选注】

《金匮要略心典》　毒者，邪气蕴结不解之谓。阳毒非必极热，阴毒非必极寒，邪在阳者为阳毒，邪在阴者为阴毒也。而此所谓阴阳者，亦非脏腑气血之谓，但以面赤斑斑如锦纹、咽喉痛、唾脓血，其邪著而在表者谓之阳；面目青、身痛如被杖、咽喉痛、不唾脓血，其邪隐而在表之里者谓之阴耳。

故皆得用辛温升散之品，以发其蕴蓄不解之邪；而亦并用甘润咸寒之味，以安其邪气经（“经”可能是“缠”字之误）扰之阴。五日邪气尚浅，发之犹易，故可治；七日邪气已深，发之则难，故不可治。其蜀椒、雄黄二物，阳毒用之者，以阳从阳，欲其速散也；阴毒去之者，恐阴邪不可劫，而阴气反受损也。

小结

本篇论述了百合狐惑阴阳毒病脉证并治。百合病系心肺阴虚内热的疾患，多见于热病伤阴或情志郁结化火、暗耗阴津。口苦、小便赤、脉微数及精神恍惚不定等症状是辨证治疗的依据。治疗原则以养阴清热为主，百合地黄汤为主方。如因多思善虑，事不遂愿而引起者，治疗时必须结合思想工作。

狐惑病是因湿热浸淫所引起的疾患，以咽喉、前后二阴腐蚀溃烂为特征。治疗原则以清利湿热为主，内服甘草泻心汤，外用苦参汤洗之、雄黄熏之，久病累及于目，内服赤小豆当归散。

阴阳毒是因感受疫毒所引起的疾患。阳毒、阴毒均有咽喉痛，阳毒病以面赤斑斑如锦纹、吐脓血为特点，阴毒病以面目色青、身痛如被杖为特点。二者均以解毒清热、活血散瘀为治疗原则，以升麻鳖甲汤为例，应参考后世对瘟疫、温毒发斑的治法。

疟病脉证并治第四

证二条　方六首

本篇为疟病专论。其理论渊源是《素问·疟论》和《素问·刺疟》。本篇对于疟病的治疗原则和具体方法，被后世广泛采用。

本篇第1条论述了疟病的脉象、病机及治则。第3～5条论述瘅疟、温疟、牝疟之证治。第2条为疟病日久不愈形成疟母的治疗。

疟病与西医学所述的疟疾颇类似。

【原文】

师曰：疟脉自弦，弦数者多热，弦迟者多寒。弦小紧[1]者下之差①，弦迟[2]者可温之，弦紧[3]者可发汗、针灸也，浮大者可吐之，弦数者风发②也，以饮食消息止之③[4]。(一)

【校勘】

①下之差：《脉经》卷八第九、《千金要方》卷十第六、《诸病源候论》卷十一《疟病候》、《太平圣惠方》卷五十二《治五脏疟诸方》并作“可下之”。

②风发：《外台秘要》作“风疾”。

③弦数者……止之：《太平圣惠方》作“凡疗疟，于发前先如食顷，乃可以治之，过则失时也。”

【词解】

［1］小紧：“小紧”指脉形细小，兼见紧急有力的脉象。“小”和“大”是相对而言，浮大为阳，主病在表、在上；小紧为阴，主病在里。

［2］弦迟：“迟”“紧”两者是相对而言，迟主里寒，紧主表寒。

［3］弦紧：“迟”“紧”两者是相对而言，迟主里寒，紧主表寒。

［4］以饮食消息止之：“消息”，犹斟酌也。此句指适当的饮食调养。

【简释】

本条论述了疟病的脉象、病机及治则。条文首先指出疟疾的主脉，随即据不同的脉象，论述治疗的原则。疟疾病人的脉象多呈弦脉，故曰“疟脉自弦”，基于病人体质及病情的不同，证有偏热或偏寒之差异，故有“弦数者多热，弦迟者多寒”的区别。脉弦小而紧者，其病在里，可用下法；脉弦而迟者证偏于寒，可用温法；脉弦紧者证属表寒，可用发汗或针灸疗法；脉浮大者，病在上，可用吐法；脉弦数者多由于热，热极必耗损胃中津液，此时可斟酌选用适合病情的甘寒饮食来辅助药物治疗。

按：张璐言：“余治久疟坏证，每令续进稠饮，继与稀糜，使胃气输运，可行药力，然后施治，如此挽回者，未遑枚举。”（《张氏医通·卷三·疟》）由此可知条文提出“饮食”疗法的重要意义。

【选注】

《金匮要略心典》 疟者少阳之邪，弦者少阳之脉，有是邪，则有是脉也。然疟之舍，固在半表半里之间，而疟之气，则有偏多偏少之异，故其病有热多者，有寒多者，有里多而可下者，有表多而可汗、可吐者，有风从热出而不可以药散者，当各随其脉而施治也。徐氏曰：脉大者为阳，小者为阴。紧虽寒脉，小紧则内入而为阴矣。阴不可从表散，故曰下之愈。迟既为寒，温之无疑。弦紧不沉，为寒脉而非阴脉，非阴故可发汗、针灸也。疟脉概弦，而忽浮大，知邪在高分，高者引而越之，故可吐。喻氏曰：仲景既云弦数者多热矣，而复申一义云：弦数者风发，见多热不已，必至于极热，热极则生风，风生则肝木侮土而传其热于胃，坐耗津液，此非可徒求之药，须以饮食消息，止其炽热，即梨汁、蔗浆，生津止渴之属，正《内经》“风淫于内，治以甘寒”之旨也。

《医宗金鉴》 疟之为病，寒热也，三阴三阳皆有之，因其邪伏藏于半表半里之间，故属少阳，脉自弦也。弦数者多热，弦迟者多寒，谓发作之时，多热为阳盛，多寒为阴盛也。夫伤寒少阳病，则有汗吐下三法之禁，而疟亦属少阳，何以有汗吐下三法之宜？是盖疟属杂病，不可不知也。初发脉弦紧、沉紧者，主乎里也，可下之；兼迟者，主乎寒也，可温之；兼浮紧者，主乎表也，可汗之；兼滑大者，主乎饮也，可吐之；兼数者，风发也，即风热之谓也，可清之。若久发不止，则不可以此法治之，当以饮食撙节，调理消息止之。盖初病以治邪为急，久病以养正为主也。

【原文】

病疟以月一日发，当以十五日愈[1]，设不差，当月尽解[2]；如其不差①，当云何？师曰：此结为癥瘕[3]，名曰疟母[4]，急治之[5]，宜鳖甲煎丸。（二）

鳖甲煎丸方：鳖甲十二分[6]（炙） 乌扇[7]三分（烧） 黄芩三分 柴胡六分 鼠妇三分（熬） 干姜三分 大黄三分 芍药五分 桂枝三分 葶苈一分（熬） 石苇三分（去毛） 厚朴三分 牡丹五分（去心） 瞿麦二分 紫葳[8]三分 半夏一分 人参一分 䗪虫五分（熬） 阿胶三分（炙） 蜂窝四分（炙） 赤硝十二分 蜣螂六分（熬） 桃仁二分 右二十三味，为末，取锻灶下灰[9]一斗，清酒一斛五斗，浸灰，候酒尽一半②，着鳖甲于中，煮令泛烂如胶漆③，绞取汁，内诸药，煎为丸，如梧子大，空心服七丸，日三服。

【校勘】

①如其不差：《外台秘要》卷五“其”作“期”字，似是。《千金要方》卷十第六则作“今不愈”三字。

②浸灰，候酒尽一半：《千金要方》作“以酒渍灰，去灰取酒”。

③煮令泛烂如胶漆：《千金要方》作“煮鳖尽烂，泯泯如漆”。

【词解】

［1］病疟以月一日发，当以十五日愈：吴瑭曰：“盖人身之气血与天地相应，故疟邪之著于人身也，其盈缩进退，亦必与天地相应。如月一日发者，发于黑昼月廓空时，气之虚也，当俟十五日愈。五者，生数之终；十者，成数之极；生成之盈数相会，五日一元，十五日三元一周；一气来复，白昼月廓满之时，天气实而人气复，邪气退而病当愈。”（《温病条辨》卷三）

［2］设不差，当月尽解：吴瑭曰：“设不瘥，必俟天气再转，当于月尽解。”“月尽”，即月终，指每月终尽的一天。

［3］癥瘕（zhēng jiǎ）：指结于胁下腹中之硬块。《诸病源候论》卷十九云：“癥瘕者，皆由寒温不调，饮食不化，与脏气相搏结所生，其病不动者，直名为癥；若病虽有结瘕而可推移者，名为癥瘕，瘕者，假也，谓虚假可动也。”

［4］疟母：指脾脏肿大，或肝亦大。

［5］急治之：吴瑭曰："日久根深，牢不可破，故宜急治也。"

［6］鳖甲十二分：丹波元坚曰："此方鳖甲，《千金》注作三两，而煅灶下灰与清酒俱有定量，则他药以分称者，盖后人所妄改。其三分者，宜作十八铢；六分，宜作一两十二铢；五分，宜作一两六铢；一分，宜作六铢；二分，宜作十二铢；四分，宜作一两，始合古义。"

［7］乌扇：即射干。《本经疏证》："射干，疗老血在心脾间。一名乌扇。"李时珍："射干可以治疟母。"

［8］紫葳：邹澍曰："凌霄花也。"

［9］煅灶下灰："煅灶"是煅铁灶。《本经疏证》："煅灶灰，主癥瘕坚积，去邪恶气。"邹澍《本经疏证》卷十引陶隐居云："煅铁灶中灰亦兼得铁气，疗暴症大有功。"又曰："铁灶畜火，古人用木炭，木炭之灰，今人谓之炉灰。"

【简释】

本条论述疟母形成的原因及其治疗方法。所谓"病疟以月一日发，当以十五日愈，设不差，当月尽解"，系指疟疾经过一定时日，可能正胜邪却，自告疫愈；亦有日久不愈，反复发作，正气渐衰，疟邪假血依痰，结成痞块，居于胁下，即为疟母。疟母不消，影响气血运行，故宜急治，可用鳖甲煎丸治疗。方中重用鳖甲，取其软坚散结的作用；配大黄、桃仁、䗪虫、蜣螂等药，活血破瘀；以人参、阿胶、桂枝、芍药等药调和营卫，补益正气。本丸具有攻补兼施、扶正祛邪的作用，为治疗疟母的主方。

按：条文中所述的疟母与西医学所说的疟疾久病不愈，反复发作导致脾脏肿大（癥瘕）相类。此种病人血中有较多的配子体，是疟疾的传染源，这是"疟母"的现代涵义。

有的学者把本条中"急治之"之"急"训作"先"。以疟病发展至疟母形成，疟母不消，则疟病之寒热就不可能痊愈。因此，急治之，当释为先治之（《山西中医》1990；6：43）。此说确有道理，否则，不治疟母而治寒热，则徒劳而无功。

【选注】

《金匮要略论注》 疟邪居少阳之分，不内不外，此卫气所往还也。卫行阴阳，疟邪凭之，更实更虚，则正邪之相胜，自不外天之阴阳为消长。天气以半月而更，天气更则人身之气亦更，不则天人之气再更，其疟邪纵盛，亦强弩之末矣。故曰以月一日发，当以十五日愈，设不差，当月尽解。谓月自亏而圆，自圆而亏，又进而生魄，则天气之生亦可知；自满而空，自空而满，又退而减，则邪气之消亦可知。设又不差，则正气渐充而不受邪，乃从胁肋肝分，假物成形，故曰此结为癥瘕。然前此邪无依据，阴阳变易，愈日可期；既有癥瘕，则邪凭之以自固，而邪反有根，故曰疟母。既可自无而有，则必有微而巨，将邪胜正消，漫无愈期，故曰急治之。药用鳖甲煎者，鳖甲入肝，除邪养正，合煅灶灰所浸酒去瘕，故以为君。小柴胡、桂枝汤、大承气汤为三阳主药，故以为臣；但甘草嫌柔缓而药力，枳实嫌破气而直下，故去之。外加干姜、阿胶，助人参、白芍养正为佐。瘕必假血依痰，故以四虫桃仁合半夏消血化痰。凡积必由气结，气利而积消，故以乌扇、葶苈利肺气，合石苇、瞿麦清气热而化气散结。血因邪聚则热，故以牡丹、紫葳去血中伏火、膈中实热为使。《千金方》去鼠妇、赤硝，而加海藻、大戟，以软坚化水更妙。

《**金匮要略心典**》 天气十五日一更，人之气亦十五日一更，气更则邪当解也。否则三十日天人之气再更，而邪自不能留矣。设更不愈，其邪必假血依痰，结为癥瘕，僻处胁下，将成负固不服（顽固难治）之势，故宜急治。鳖甲煎丸，行气逐血之药颇多，而不嫌其峻；一日三服，不嫌其急。所谓乘其未集而击之也。

《**温病条辨**》 此辛苦通降，咸走络法。鳖甲煎丸者，君鳖甲而以煎成丸也，与他丸法迥异，故曰煎丸。方以鳖甲为君者，以鳖甲守神入里，专入肝经血分，能消癥瘕，领带四虫，深入脏络，飞者升，走者降，飞者兼走络中气分，走者纯走络中血分。助以桃仁、丹皮、紫葳之破满行血，副以葶苈、石苇、瞿麦之行气渗湿，臣以小柴胡、桂枝二汤，总去三阳经未结之邪；大承气急驱入腑已结之渣滓；佐以人参、干姜、阿胶，护养鼓荡气血之正，俾邪无容留之地，而深入脏络之病根拔矣。按小柴胡汤中有甘草，大承气汤中有枳实，仲景之所以去甘草，畏其太缓，凡走络药不须守法；去枳实，畏其太急而直走肠胃，亦非络药所宜也。

【原文】

师曰：阴气孤绝，阳气独发①[1]，则热而②少气烦冤[2]，手足热[3]而欲呕，名曰瘅疟[4]。若但热不寒者③，邪气内藏于心，外舍分肉之间[5]，令人消铄脱肉[6]。（三）

【校勘】

①阴气孤绝，阳气独发：《素问·疟论》“孤绝”作“先绝”。“先”与

“独”正相对。

②则热而：《千金要方》作“其候必”，《太平圣惠方》“则”下无“热而”二字。

③阴气孤绝……若但热不寒者：《素问·疟论》作“其但热而不寒者，阴气先绝，阳气独发，则少气烦冤，手足热而欲呕，名曰瘅疟。”

【词解】

［1］阴气孤绝，阳气独发：即谓阴津先亏竭，阳邪独亢盛。

［2］烦冤：即烦闷难耐。

［3］手足热：四肢为诸阳之本，阳邪盛故手足热。

［4］瘅（dān）疟：即热疟。《素问·奇病论》王注：“瘅，谓热也。”

［5］邪气内藏于心，外舍分肉之间：曹家达曰：“不过形容表里俱热，非谓心脏有热。”

［6］消铄（shuò）脱肉：“消”一作“销”。“销”“铄”同义叠韵。《说文解字》：“铄，销金也。”同部：“销，铄金也。”销之言烧也，谓投之火烧化之，邪热炽于内外，犹熔化金属，故曰“消铄脱肉”也。

【简释】

本条论述瘅疟的病机和症状。阴气孤绝，阳气独发，是本病的病机。由于患者素体阳盛，阳胜则热，故发病后表现为但热而不寒。热盛伤气，故少气而烦冤。四肢为诸阳之末，阳盛故手足热。热伤胃阴，胃气上逆，所以欲作呕吐。“邪气内藏于心，外舍分肉之间”二句须活看，实际是说明内外热盛，耗伤阴液，令肌肉消铄的病理。

按：从条文所述，瘅疟病势凶险，这与西医学所述疟疾之恶性疟（持续性高热神昏等）颇类似，应互参。

【选注】

《金匮要略直解》 瘅，热也。《内经》曰：“瘅疟者，肺素有热，气盛于身，厥逆上冲，中气实而不外泄，因有所用力，腠理开，风寒舍于皮肤之内、分肉之间而发，发则阳气盛，阳气盛而不衰则病矣。其气不及于阴，故但热而不寒。”此肺素有热而成瘅疟也。今所云阴气孤绝者，以热邪亢盛，热盛则气消，故烦冤少气。表里俱病，令手足热而欲呕。心，阳脏也，心恶热，邪气内藏于心，外舍于分肉之间，内外燔灼，故令人消铄肌肉。此热藏于心而为瘅疟也。然则瘅疟之所舍，属心肺两经者欤？

《金匮要略心典》 此与《内经》论瘅疟文大同。夫阴气虚者，阳气必发，发则足以伤气而耗神，故少气烦冤也。四肢者，诸阳之本，阳盛则手足热也。欲呕者，热于胃也。邪气内藏于心者，瘅为阳邪，心为阳脏，以阳从阳，故邪外舍分肉，而其气则内通心脏也。消铄肌肉者，肌肉为阴，阳极则阴消也。

【原文】

温疟[1]者，其脉如平[2]，身无寒但热[3]，骨节疼烦，时呕，白虎加桂枝汤[4]主之。(四)

白虎加桂枝汤方：知母六两 甘草二两（炙） 石膏一斤 粳米二合① 桂枝（去皮）三两 右锉，每五钱，水一盏半，煎至八分，去滓，温服，汗出愈②。

【校勘】

①二合：《伤寒论》第176条白虎汤方“二合”作“六合”。

②右锉……汗出愈：《千金要方》卷十温疟篇说：“右四味，㕮咀，以水一斗二升，煮米烂，去滓，加桂心三两，煎取三升，分三服，覆令汗，先寒发热汗出者愈。”与《外台秘要》卷五引文略同。上述《千金要方》《外台秘要》煎服法才符合汉代用法。

【词解】

[1] 温疟：黄元御曰：“温疟先热后寒，……即瘅疟之轻者，其热未极，则阳衰阴复，能作后寒，是谓温疟。热极阴亡，后寒不作，是谓瘅疟。”

[2] 其脉如平：盖谓温疟缓解期脉象如平人。

[3] 身无寒但热：余无言曰：“本条应为先热后寒。如果属‘无寒’，则与前条瘅疟之‘但热不寒’何所异乎，而主治之白虎汤中，又何以必加桂枝乎?”

[4] 白虎加桂枝汤：吴瑭曰：“单以桂枝一味，领邪外出，作向导之官，得热因热用之妙。”

【简释】

本条论述温疟的证治。其脉如平，谓温疟患者病情缓解之时，脉可以不显弦象。身无寒但热，为内热盛的征象。若同时见骨节烦疼，此为热伤气之故。热伤胃气，故时时作呕。治用白虎汤清热，加桂枝假其辛味达邪于外。

按：温疟身无寒但热，瘅疟但热不寒，皆为热盛的表现，可看作一类，但瘅疟病重，温疟较轻，均为疟病的特殊类型。

【选注】

《金匮要略心典》　此与《内经》论温疟文不同，《内经》言其因，此详其脉与证也。瘅疟、温疟，俱无寒但热，俱呕，而其因不同。瘅疟者，肺素有热，而加外感，为表寒里热之证，缘阴气内虚，不能与阳相争，故不作寒也；温疟者，邪气内藏肾中，至春夏而始发，为伏气外出之证，寒蓄久而变热，故亦不作寒也。脉如平者，病非乍感，故脉如其平时也。骨节烦疼时呕者，热从肾出，外舍于其合（五脏各有所合，此处指肾合骨），而上并于阳明也。白虎甘寒除热，桂枝则因其热而达之耳。

【原文】

疟多寒者[1]，名曰牝疟[2]，蜀漆散主之。（五）

蜀漆散方：蜀漆[3]（洗去腥）　云母[4]（烧二日夜①）　龙骨等分

右三味，杵为散，未发前②[5]以浆水服半钱③。温疟加蜀漆半分[6]，临发时服一钱匕。

【校勘】

①烧二日夜：宽政本作“烧一日夜”，《千金要方》卷十第六作“取火烧之三日三夜”，《本草纲目》“蜀漆”条引作“煅三日夜”。

②未发前：《千金要方》作“先未发一炊顷”；《外台秘要》作“先未发前一炊”；《证类本草》引《图经》作“患者至发前”。

③服半钱：《证类本草》引《图经》作“和半钱服之”。张注本、徐注本、《金匮玉函经二注》本“钱”下并有“匕”字，是也。

【词解】

［1］疟多寒者：喻昌曰：“疟多寒者，寒多于热，如三七、二八之分，非纯寒无热也。”

［2］牝（pìn）疟：李彣曰：“凡人身以热为阳，寒为阴；物以阳为牡，阴为牝。此因寒多阴胜，故名牝疟。”《金匮要略论注》《金匮要略心典》“牝疟”并作“牡疟”。

［3］蜀漆：李彣曰："蜀漆乃常山之苗，功能治疟，不用根而用苗者，取其性多升发，能透阳气于上之义也。"

［4］云母：张璐曰："云母，即阳起石之根，性温而升，最能祛湿运痰。"

［5］未发前：截疟在"未发前"用药，《素问·疟论》早有论述，曰："凡治疟，先发如食顷，乃可以治，过之则失时也。"陆渊雷曰："此方用以截疟，……唯截疟须于疟发三五次以后行之，截之若早，常有后遗病。又须于疟发前一小时乃至二小时服药，服早仅不效而已，服迟则疟发更增躁扰，此皆经验之事实。"

［6］温疟加蜀漆半分：本方不是治温疟的方剂。张璐说："方后有云：'湿疟，加蜀漆半分'。而坊本误作温疟，大谬。"由此可见，"温疟"原为"湿疟"，则于理可通。

【简释】

本条论述牝疟的证治。此种患者素体阳虚，起病后阳气不能外达肌表，所以出现寒多热少的症状。治用蜀漆散：蜀漆为常山的嫩枝叶，功用与常山相同，治疟的效力很强；云母助蜀漆祛湿化痰；阳虚之体，恐蜀漆发越太过，故配以龙骨镇逆安神。

【选注】

《金匮要略论注》 先寒后热，既为寒疟，乃有心气素虚，外邪袭之，挟有形之涎为依傍，邪困心包，气不能透肌表而多寒者，盖先伤无形之寒，邪复内入，并涎为有形之寒，寒实伤心，故名牡疟，心为牡脏故也。后人以单寒为牝，误也。

《张氏医通》 邪气内藏于心，则但热而不寒，是为瘅疟；邪气伏藏于肾，故多寒而少热，则为牝疟。以邪气伏结，则阳气不行于外，故外寒；积聚津液以成痰，是以多寒，与《素问》少阴经证之多热少寒不同。方用蜀漆和浆水吐之，以发越阳气；龙骨以固敛阴津；云母从至下而举其阳，取山川云雾开霁之意。盖云母即阳起石之根，性温而升，最能祛湿运痰，稍加蜀漆，则可以治太阴之湿疟。方后有云"湿疟，加蜀漆半分"，而坊本误作温疟，大谬！

《金匮要略心典》 疟多寒者，非真寒也，阳气为痰饮所遏，不得外出肌表，而但内伏心间。心，牡藏也，故名牡疟。蜀漆能吐疟痰，痰去则阳伸而寒愈。取云母、龙骨者，以蜀漆上越之猛，恐并动心中之神与气也。

[附《外台秘要》方]

牡蛎汤：治牡疟[①]。

牡蛎四两（熬） 麻黄四两（去节） 甘草二两 蜀漆三两[②] 右四味[③]，以水八升，先煮蜀漆、麻黄，去上沫，得六升，内诸药，煮取二升，温服一升。若吐，则勿更服。

【校勘】

①牡蛎汤治牡疟：《外台秘要》卷五作“仲景《伤寒论》疟多寒者，名牝疟，牡蛎汤主之”。

②蜀漆三两：《外台秘要》“三两”下有“若无，用常山代之”七字。

③右四味：《千金要方》“味”下有“先洗蜀漆三过去腥”八字，《外台秘要》有“切，以水洗蜀漆三遍去腥”十字。

【选注】

《金匮要略论注》 牡疟概由邪扰心胞，使君火不能外达，故以牡蛎之咸寒软坚散结，兼能安肾而交心者为君，仍以蜀漆吐其邪，而加麻黄、甘草，以助外达之势。

《金匮要略心典》 此系宋孙奇等所附，盖亦蜀漆散之意，而外攻之力较猛矣。赵氏云：牡蛎软坚消结，麻黄非独散寒，且可发越阳气，使通于外，结散阳通，其病自愈。

柴胡去半夏加瓜蒌根汤[①]：治疟病发渴者，亦治劳疟。

柴胡八两 人参 黄芩 甘草各三两 瓜蒌根四两 生姜二两 大枣十二枚 右七味，以水一斗二升，煮取六升，去滓，再煎，取三升，温服一升，日二服[②]。

【校勘】

①柴胡去半夏加瓜蒌根汤：此方即《伤寒论》第96条小柴胡汤方后加减法之一：“若渴，去半夏，加人参合前成四两半，瓜蒌根四两。”唯人参、生姜用量不同。

②日二服：《千金要方》《外台秘要》并作“日三”二字；宽政本作“日三服”。

【选注】

《金匮要略论注》 《伤寒论》寒热往来为少阳，邪在半表里故也。疟邪亦在半表里，故入而与阴争则寒，出而与阳争则热，此少阳之象也。是谓少阳而兼他经之证则有之，谓他经而全不涉少阳则不成其为疟矣。所以小柴胡亦为治疟主方。渴易半夏加瓜蒌根，亦治少阳成法也。攻补兼施，故亦主劳疟。

柴胡桂姜汤①：治疟寒多微有热，或但寒不热。

柴胡半斤　桂枝三两（去皮）　干姜二两　瓜蒌根四两　黄芪三两　牡蛎三两（熬）　甘草二两（炙）　右七味，以水一斗二升，煮取六升，去滓，再煎取三升，温服一升，日三服。初服微烦，复服，汗出便愈。

【校勘】

①柴胡桂姜汤：《伤寒论》第147条作“柴胡桂枝干姜汤”，方药、剂量及煎服法相同，唯第147条牡蛎三两。

【选注】

《医门法律》　卫即表也，荣即里也。胸中之阳气，散行于分肉之间，今以邪气痹之，则外卫之阳，反郁伏于内守之阴，而血之痹者，愈瘀结而不散，遇卫气行阳二十五度而病发；其邪之入荣者，既无外出之势，而荣之素痹者，亦不出而与阳争，所以多寒少热，或但寒不热也。小柴胡汤本阴阳两停之方，可随疟邪之进退以为进退者，加桂枝干姜，则进而从阳，痹着之邪，可以开矣；更加牡蛎以软其坚垒，则阴阳豁然贯通，而大汗解矣，所以云一剂如神也。其加芩连以退而从阴，即可类推。

《金匮要略心典》　赵氏曰：此与牡疟相类而实非，牡疟邪客心下，此风寒湿痹于肌表。肌表既痹，阳气不得于外，遂郁伏于荣血之中。阳气化热，血滞成瘀，着于其处，遇卫气行阳二十五度及之，则病作。其邪之入营者，既无外出之势，而营之素痹者，亦不出而与阳争，故少热或无热也。是用柴胡为君，发其郁伏之阳；黄芩为佐，清其半里之热；桂枝、干姜所以通肌表之痹；栝蒌根、牡蛎除留热，消瘀血；甘草和诸药，调阴阳也。得汗则痹邪散，血热行，而病愈矣。

小结

本篇论述了疟病的脉证并治。指出温疟用白虎加桂枝汤；牝疟用蜀漆散；瘅疟未出方，后世认为可用白虎加人参汤。疟病日久不愈，正虚邪结，形成疟母者，用鳖甲煎丸治疗。

本篇原文只有5条，且叙证简略，没有全面论述疟病的证候。为了提高认识，下面结合《黄帝内经》及西医学有关论述，对本病作一简要概述。

疟病的发病特点：疟病俗称“发疟子”“打摆子”“瘴气”等。本病在我国古代至新中国建国前发病率相当高，呈世界性分布。典型的临床表现是周期性、间歇性发作。这种发病特点在《素问·疟论》有明确论述，指出疟病有“日作”“间日而作”“间二日或至数日发”等“蓄（休止）作有时”的特点。临床以间日而作的“间日疟”为常见。

典型发作：疟病初起典型发作的证候，《素问·疟论》与《素问·刺疟》均指出是“先寒后热……热止汗出”。并形容其寒热之甚说：“疟者之寒，汤火不能温也；及其热，冰水不能寒也。”其典型发作为三个阶段：①恶寒期：患者寒战，脸色苍白，肢体厥冷，鸡皮样皮肤等，持续10分钟~1小时。②发热期：寒战之后继以高热，体温可达39~41℃，常伴有面赤、口渴、头痛、全身肌肉关节酸痛、显著乏力，或恶心、呕吐、脉弦数。持续4~8小时。③出汗期：高热之后，病人突然全身大汗，体温骤降，随即顿感轻松舒适，但有疲劳感，常安然入睡，此期2~3小时。总之，疟病的典型证候是寒热交作之后大汗出等症，令人痛苦非常。

不典型发作：凡病有的典型，有的不典型，疟病也是如此。本篇所述“但热不寒”之瘅疟，“身无寒但热”之温疟，“多寒”之牝疟等，都属于疟病不典型发作的表现。此乃仲景采取了详于特殊、略于一般的写作手法。

实验诊断：病原学检查，从患者外周血中查见疟原虫为确诊依据。取病人的末梢血，做薄血膜或厚血膜涂片，经瑞氏或姬氏染色后，镜下查疟原虫。

转归：疟病多次发作之后，脾脏明显肿大或肝脾同时肿大。“此结为癥瘕，名曰疟母。”

专方专药：疟病与其他病一样，必须辨证论治。但仅仅辨证论治还不够，尚需探索专方专药，如蜀漆、常山、青蒿（近年来用青蒿研制的青蒿酯、蒿甲醚抗疟疗效较好）、柴胡等，可谓治疟专药。

中风历节病脉证并治第五

论一首　脉证三条　方十二首

本篇论述中风、历节两种病的脉证与治疗。古代医家对风病是从广义的角度上去认识的，即除了因外感风邪而发病的称为风病外，凡属病起急骤，变化多端，与自然界中“风性善行而数变”等特征相似的，均认为属于风病。本篇所述中风，多先见卒倒，然后表现半身不遂、口眼㖞斜、舌强语謇等中经络症状，严重的则突然昏仆、不省人事，清醒后遗留偏枯、舌强等中脏腑表现。需要明确，本篇是以体虚外风入中立论。其理论根据源于《灵枢·刺节真邪》，即“虚邪偏客于身半……发为偏枯”。这种“内虚邪中”之说与金元时期以“内风”立论有所不同。

历节病以“诸肢节疼痛”为主症。由于其关节疼痛剧烈时犹如虎咬，故又名“白虎历节”。本病外感风寒湿邪为致病之外因，正气亏虚为发病之内因。

本篇共10条原文，其中第1，2条论中风脉证及病机，第3条论瘾疹，随后有4首方子，均切实用；4～10条论历节病证治。最后有6个附方。

本篇所述中风病与西医学所述的“脑梗塞”“脑出血”及面神经炎颇类似。历节病与类风湿性关节炎相类似。

【原文】

夫风之为病，当①半身不遂②[1]，或但臂不遂[2]者[3]，此为痹[4]，脉微而数，中风使然。(一)

【校勘】

①当：赵刊本作“常”字。

②半身不遂：《外台秘要》卷十四“不遂”多作“不随”。

【词解】

[1] 当半身不遂：“当”：①副词，相当于“必定”“即”“为”“乃”；

②介词，介绍处所，相当于“在”。“半身不遂”即半身不能随心所愿如意活动。此为中风最典型、最主要的症状。

［2］或但臂不遂：“或”为表示选择关系的连词，即“或者”“也许”；“但”为表示小范围的范围副词，可译作“只”“仅”等。“或但臂不遂”的意思是说，中风较轻、不典型者，也许只是一臂不能随意活动。

［3］者：结构助词，用在复句前一个分句之末，表示前后两分句有解释和被解释的关系，相当于“……的原因”。

［4］痹：“痹”之为义，有病机与证候两个概念。本条之义，乃指病机。与“风寒湿三气杂至，合而为痹”之“痹证”不同。

【简释】

本条论述中风病的脉证及病机。中风的主要症状是突然发生左侧或右侧半身不能随意运动，若病变较轻者，只出现一臂不能随意活动。“此为痹”一句是概括了中风的病机，即由于正气亏虚，经脉瘀闭，气血不通，肢体失养而为病。“脉微而数”既是言脉象，又是以脉概理，《医宗金鉴》言：“微者，正气虚也；数者，邪气盛也。”如见到上述脉证则为中风病，故末句总结说“中风使然”。

【选注】

《**金匮要略论注**》　此段所重，不就风病详其出证，重在半身与臂辨其是风非风，庶不致误治也。谓风之为病，原由阳虚外邪得以袭之，阳虚则不止一肢一节矣，即云各入其门户所中，而为偏风，不及全体，亦当半身不遂。不遂者，不用也。若但臂不遂，譬如树之一枝，何关全体阳气耶，故曰此为痹。痹者闭也，不仁也，谓一节之气，偶闭而不仁也。于是证之于脉，必微而数，微者阳之微也；数者风之数也。曰中风使然，谓风乘虚入，而后使之半身不遂也。

《**金匮要略编注**》　此分中风与痹也。风之为病，非伤于气，即侵于血，故当半身不遂。但臂不遂者，邪气入于肢节之间，故为痹。痹者，邪气闭塞经隧，气血不通，较之中风，则又轻也。然脉微为阳气微而受风，数则风邪化而为热，此气血虚而风客，故脉微而数，为中风使然。盖微数之脉，是血虚风热之实；若见浮缓，则为阳弱虚风矣。

《**金匮要略心典**》　风彻于上下，故半身不遂；痹闭于一处，故但臂不遂。以此见风重而痹轻，风动而痹着也。风从虚入，故脉微；风发而成热，故脉数。曰中风使然者，谓痹着亦是风病，但以在阳者则为风，而在阴者则为痹耳。

《医宗金鉴》 其脉微者，正气虚也；数者，邪气胜也。故病中风之人，因虚而召风者，未有不见微弱之脉者也；因热而生风者，未有不见数急之脉者也。

按：古今部分医家认为，本条是论述中风病的脉证以及中风与痹证的鉴别。即认为“半身不遂”是中风所致；“但臂不遂”是外感风寒湿邪所致之痹证的表现，这是一种模糊认识。笔者撰写《〈金匮要略〉“但臂不遂”属中风辨》《再论〈金匮要略〉“但臂不遂”属中风》两文，详见本书附文。

【原文】

寸口脉浮而紧，紧则为寒，浮则为虚；寒虚相搏①，邪在皮肤[1]；浮者血虚，络脉空虚，贼邪不泄[2]，或左或右；邪气反缓，正气即急[3]，正气引邪，㖞僻不遂[4]。

邪在于络，肌肤不仁[5]；邪在于经，即重不胜[6]；邪入于腑，即不识人；邪入于脏，舌即难言，口吐涎。（二）

【校勘】

①寒虚相搏：“相搏”吉野本、享和本并作“相抟”。

【词解】

[1] 邪在皮肤：是说受邪病位浅表。即第一篇所谓“为外皮肤所中也”之候。

[2] 贼邪不泄：贼邪谓贼风、邪气；不泄，谓邪气留于皮肤，不能向外排泄。

[3] 邪气反缓，正气即急：意为受邪的一侧经脉肌肉松弛，无病的一侧经脉肌肉相对紧张。

[4] 㖞僻（wāi pì）不遂：“㖞僻”即口角偏斜，“㖞僻不遂”谓口角偏斜不能随意运动。

[5] 不仁：搔抓肌肤而无感觉。《诸病源候论》卷一《风不仁候》：“其状，搔之皮肤如隔衣是也。”

[6] 重不胜：谓肢体重着，不易举动，但较不遂为轻。

【简释】

本条论述中风口㖞的发病机理和邪入经络脏腑的不同症状。中风病常见口㖞症，本条首段即论述其脉象、病位、病因、病机。其脉象为“寸口脉浮而紧”，下文“紧则为寒，浮则为虚”属以脉求因。“寒虚相搏，邪在皮肤”是说明正邪相搏的病位在肌表。“浮者血虚，络脉空虚”为中风之内因；“贼邪不泄，或左或右”，是说邪气随其空虚之处而留着为外因。受邪之处，气血不能畅行，故筋脉不用而弛缓；无受邪之处，气血尚能畅行，故相对的反见拘急；缓者（患侧）被急者（健侧）牵引，故表现“㖞僻不遂”。若口向左歪者则邪在右侧面部；向右歪者邪在左侧面部。

本条次段论述了病邪在络、在经、入腑、入脏的不同症状。中风的主要病机为经脉痹阻，在本篇第1条已经论述。如病变较轻，只是络脉受病，营气不能运行于肌表，以致肌肤不仁；若病变较重，则可致主要之经脉阻滞，气血不能运行，以致肢体重滞不易举动；若病变在脏腑，则表现“邪入于腑，即不识人；邪入于脏，舌即难言，口吐涎”等脏腑功能严重紊乱的症状。一般而言，邪入于脏比邪入于腑病情要重，而本条所述邪入于腑神志昏迷；邪入于脏舌强语謇而难言，却不昏迷，此何故？殊不知条文所述邪入于腑为中风急性期的症状；邪入于脏为中风后遗症的表现，即中风昏迷经过救治后，神志清醒，故表现“舌即难言，口吐涎”及半身不遂等症状。

按：本条首段所述是真中风，中医俗称为“面瘫”，亦即西医学所说的“面神经炎”。其症状以口㖞为主，同时伴有患侧额纹消失，不能抬眉，眼闭不全，目中流泪，鼻唇沟变浅，齿颊内食物存留等。但绝无肢体障碍及舌强等中枢神经病变，以此与类中风相鉴别。次段所述“邪在于络，肌肤不仁”，后世认为是中风先兆的常见症状（笔者撰写《中风先兆临证探微》一文，详见附文）。而“邪在于经，即重不胜”，或为中风先兆，或为脑梗之轻症；邪入脏腑则为脑出血的临床表现。顺便说明，中经络脑梗与中脏腑脑出血的鉴别要点，主要是有无意识障碍。

【选注】

《金匮要略广注》 此节八个邪字，俱指中风言，以风邪无定在，而有中血脉中腑中脏之不同也。浮紧之脉，为寒虚相搏，邪在皮肤，所谓风则伤卫，寒则伤荣也。浮脉气张于外，则血自虚于中，脉者血之府，血虚则络脉空虚，贼邪不泻，即《经》云邪之所凑，其气必虚也。或左或右五句，俱指㖞僻言，邪气反缓，正气即急，以口两旁正气，原自不缓不急，本无偏胜，假若㖞僻向左，是右有邪气，经脉为之缓纵，故为左之正气牵急也；㖞僻向右，是左有邪气，经脉为之缓纵，故为右之正气所牵急也。正气引邪，言正气为邪气所引也。僻者偏也，㖞僻不遂，谓口解偏向，欲正不能，不遂其意也。络浅而经深，故邪在于络，肌肤不仁；经脉为邪气壅滞不利，故邪在于经，即重不胜，以上俱言邪中血脉也。其有中腑中脏者，则阳明内热，气多昏冒，故邪入于腑，即不识人；心之窍为舌，心之声为言，脾之窍为口，脾之液为涎，邪入于脏，舌即难言，口吐涎，是邪在心脾二脏也。

按耳鼻本静，故风息焉；口目常动，故风生焉。口眼㖞斜，多属胃土，而有筋脉之分，《经》云：足之阳明、手之太阳筋急，则口目为僻，眦急，不能卒视，此胃土之筋病也。又云：足阳明之脉挟口环唇，此胃土之脉病也。

又按不仁二字，形容最妙。盖仁者，天地生物之心，即万物所以生生之理，譬桃梅诸果，含于核中者，皆谓之仁。将此仁种于土中，复生千万亿桃梅诸树，且结为千万亿桃梅诸果之仁，皆此生机流衍于无穷也。若肌肤不仁，则气血枯槁，痛痒不知，其肉已死，故名不仁，以其生机灭绝也。

《金匮要略心典》 寒虚相搏者，正不足而邪乘之，为风寒初感之诊也。浮为血虚者，气行脉外而血行脉中，脉浮者沉不足，为血虚也。血虚则无以充灌皮肤而络脉空虚，并无以捍御外气，而贼邪不泄，由是或左或右，随其空虚而留着矣。邪气反缓，正气即急者，受邪之处筋脉不用而缓，无邪之处正气独治而急，缓者为急者所引，则口目为僻，而肢体不遂，是以左㖞者邪反在右，右㖞者邪反在左。然或左或右，则有邪正缓急之殊，而为表为里，亦有经络脏腑之别。经云：经脉为里，支而横者为络，络之小者为孙，是则络浅而经深，络小而经大，故络邪病于肌肤，而经邪病连筋骨，甚而入腑，又甚而入脏，则邪递深矣。盖神藏于脏而通于腑，腑病则神窒于内，故不识人。诸阴皆连舌本，脏气厥不至舌下，则机息于上，故舌难言而涎自出也。

《金匮玉函要略述义》 盖入腑入脏，其证似轻重相错，然细绎其理，不识人者，一时昏塞，暂时醒省，即卒中闭证之谓。舌难言，口吐涎者，其病深固，必心神不收，百治难效者也。

【原文】

侯氏黑散：治大风[1]四肢烦重，心中恶寒不足者。《外台秘要》治风癫。

菊花四十分　白术十分　细辛三分　茯苓三分　牡蛎三分　桔梗八分　防风十分　人参三分　矾石三分①　黄芩五分　当归三分　干姜三分　芎䓖三分　桂枝三分　右十四味，杵为散，酒服方寸匕，日一服②，初服二十日，温酒调服，禁一切鱼肉大蒜，常宜冷食，六十日止，即药积在腹中不下也。热食即下矣，冷食自能助药力。

【校勘】

①矾石三分：此下疑脱“烧”字。检《黄疸病脉证并治》之硝石矾石散方、《妇人杂病脉证并治》之矾石丸方均有“烧”字。又《外台秘要》卷十五“矾石”下有“如马齿者，烧令汁尽，研”九字，可证。

②日一服：《外台秘要》作“日三服”。

【词解】

[1] 大风：本方主治中所谓“大风”，注家或指为卒倒后的中风证，或指为直侵肌肉脏腑的大风。

【选注】

《金匮要略编注》 直侵肌肉脏腑，故为大风。邪困于脾，则四肢烦重；阳气虚而风未化热，则心中恶寒不足，故用参、术、茯苓健脾安土，同干姜温中补气，以菊花、防风能驱表里之风，芎劳宣血养血为助，桂枝引导诸药而开痹着，以矾石化痰除湿，牡蛎收阴养正，桔梗开提邪气，而使大气得转，风邪得去，黄芩专清风化之热，细辛祛风而通心肾之气相交，以酒引群药到周身经络为使也。

《金匮要略心典》 此方亦孙奇等所附，而去风除热、补虚下痰之法具备，以为中风之病，莫不由是数者所致云尔，学者得其意，毋泥其迹可也。

按：本方及后面第3条后所述的风引汤、防己地黄汤、头风摩散等四方是否为仲景方，注家考证说法不一。笔者认为，是不是仲景方无关紧要，关键是临床有效，就应注重应用。

【原文】

寸口脉迟而缓，迟则为寒，缓则为虚，营缓则为亡血[1]，卫缓则为中风。邪气中经，则身痒而瘾疹[2]；心气不足[3]，邪气入中，则胸满而短气。（三）

【词解】

[1] 亡血：在这里作血虚理解。

[2] 瘾（yǐn）疹：《广韵·十九隐》：“瘾胗，皮小起也。”盖指“风疹块”，即“荨麻疹”。症见：皮肤出现大小不一的风团，小如麻疹，大如豆瓣，

成块成片如地图，略高出皮肤。其病常突然发作，起伏无定，因与风病性质相似，故附述于此。

［3］心气不足：指胸中的正气不足。

【简释】

本条论述瘾疹的病机及症状。条文以脉概理，说明营卫不足，邪气中经，是导致“身痒而瘾疹”的病机。瘾疹即风疹块一类疾患，症状特点为突然皮肤出现瘾疹而作痒。若邪气由体表“入中”于里，则病情严重，往往伴发胸闷，因胸闷而感觉呼吸不畅。“心气”泛指正气。“心气不足，邪气入中”两句，是说明风疹而伴发胸满短气的病机。由于“瘾疹”来去无定，类似中风的发病特点，故在此论及。

【选注】

《**金匮要略编注**》　此卫阳气虚而招风中也，寸口脉迟者，真阳气虚，阴寒气盛，故曰迟则为寒。正气虚而受风，脉则缓而不紧，故曰缓则为虚。然缓有二辨，若见亡血，为缓在内，气虚不摄，则内病亡血；若见中风，为缓在外，乃阳虚卫弱而招风中。若营卫未致大虚，邪气不能内入，持于经络，风血相搏，风邪主病，则发身痒瘾疹，邪气外出之征，即风强而为瘾疹是矣。若心气不足，正不御邪，进而扰乱于胸，大气不转，津液化为痰涎，则胸满短气，是心肺中风为病也。盖贼风内入，最怕入心乘胃而成死证。

《**金匮要略心典**》　迟者行之不及，缓者至而无力，不及为寒，而无力为虚也。沉而缓者为营不足，浮而缓者为卫中风，卫在表而营在里也。经不足而风入之，血为风动则身痒而瘾疹；心不足而风中之，阳用不布则胸满而短气，经行肌中而心处胸间也。

【原文】

风引汤：除热瘫痫①。

大黄　干姜　龙骨各四两　桂枝三两　甘草　牡蛎各二两　寒水石　滑石　赤石脂　白石脂　紫石英　石膏各六两　右十二味，杵，粗筛，以韦囊[1]盛之，取三指撮[2]，井花水三升，煮三沸，温服一升。（原注：治大人风引，少小惊痫瘈疭，日数十发，医所不疗，除热方。巢氏云：脚气宜风引汤）

【校勘】

①瘫痫："瘫"似"癫"之误字。《千金要方》卷十四《风癫》紫石散与本方同，"瘫"作"惊"。

【词解】

[1] 韦囊：皮袋。《广韵·八微》："韦，柔皮也。"

[2] 三指撮："撮"为量词，"三指撮"即三指取之之量。《说文解字》："撮，四圭也。"圭者，古代量名。圭之数，为量甚小，今谓一圭为一升的十万分之一。

【选注】

《金匮要略编注》 热风而乘血虚中人，邪正相搏，木火互征，风化为热，则心热炽盛，血脉痹着，故成热瘫痫也。是以大黄下彻心脾之热，龙牡收摄心肾相交，牡蛎同寒水石济水之主而镇阳光，赤白二脂、紫石英以养心脾之正，石膏专清风化之热，滑石以利窍通阳，桂枝、甘草和营卫而驱风外出。然以大黄、石膏、牡蛎、寒水石诸寒药为君者，因时令热风之制，恐寒凉太过致伤胃气，故用干姜温中为佐……巢氏治脚气，因其药性下达，龙牡收镇心肾故也。

《金匮要略心典》 此下热清热之剂，孙奇以为中风多从热起，故特附于此欤？中有姜、桂、石脂、龙、牡者，盖以涩驭泄，以热监寒也。然亦猛剂，用者审之。

《金匮玉函要略辑义》 案此方，亦非宋人所附。《外台秘要》风痫门引崔氏甚详，云：疗大人风引，少小惊痫瘛疭，日数十发，医所不能疗，除热镇心，紫石汤（方与本方同）。右十二味，捣筛，盛以韦囊，置于高凉处。大人欲服，乃取水二升，先煮两沸，便内药方寸匕，又煮取一升二合，滤去滓。顿服之；少小未满百日，服一合，热多者，日二三服，每以意消息之。永嘉二年，大人小儿频行风痫之病，得发则（按："则"原为"例"字）不能言，或发热，半身掣缩，或五六日，或七八日死。张思惟合此散，所疗皆愈。此本仲景《伤寒论》方，《古今录验》范汪同。由此观之，风引，即风痫掣引之谓，而为仲景之方甚明。程氏、尤氏辈亦何不考也。但"除热瘫痫"四字，义未允，刘氏《幼幼新书》作"除热去瘫痫"。楼氏《纲目》作除热癫痫。其改瘫作癫，于理为得矣。

按：目前，辨证采用风引汤加减治疗肝阳化风（高血压病）、癫痫、狂证、中风、神经官能症及结核性脑膜炎等都有治验报道。本方为“下热清热之剂。”（《金匮要略心典》）方中大黄为泄热要药，不可虑其攻下而减去不用。

【原文】

防己地黄汤①：治病如狂状，妄行[1]，独语不休[2]，无寒热，其脉浮。

防己一分 桂枝三分 防风三分 甘草一分 右四味，以酒一杯，浸之一宿，绞取汁；生地黄二斤，㕮咀，蒸之如斗米饭久，以铜器盛其汁；更绞地黄汁，和，分再服。

【校勘】

①防己地黄汤：《千金要方》卷十四第四云：“治语狂错，眼目霍霍，或言见鬼，精神昏乱，防己地黄汤方。防己二两，生地黄五斤（别切，勿合药渍，疾小轻用二斤），甘草二两，桂心、防风各三两，右五味，㕮咀，以水一升渍之一宿，绞汁，著一面，取其滓，著竹箦上，以地黄著药滓上，于三斗米下蒸之，以铜器承取汁，饭熟，以向前药汁合绞取之，分再服。”

【词解】

［1］妄行：指行为反常。

［2］独语不休：独自一人胡言乱语不止。

【选注】

《金匮要略论注》 此亦风之并入于心者也。风升必气涌，气涌必滞涎，滞涎则留湿，湿留壅火，邪聚于心，故以二防、桂、甘去其邪，而以生地最多，清心火凉血热，谓如狂状，妄行独语不休，皆心火炽盛之证也。况无寒热，则知病不在表，不在表而脉浮，其为火盛血虚无疑耳。后人地黄饮子、犀角地黄汤等，实祖于此。

《金匮要略编注》 盖热风邪入于心，风火相搏，神识躁乱不宁，故如狂状，妄行。而心主语，风火炽盛于心，独语不休，经谓心风焦绝善怒吓是也。风邪入内，表无寒热，但脉浮耳。此少阴时令感冒风火入心，是为温热病之制，非治中风之方，乃编书者误入。然中风证非四肢不收，即㖞僻半身不遂，何能得其狂状妄行？读者详之。因心经血虚，火盛受风，故用生地凉血养血为君，乃取血足风灭之义，甘草以和营卫，防风、防己驱风而使外出也。

《**金匮要略心典**》 狂走谵语，身热脉大者，属阳明也。此无寒热，其脉浮者，乃血虚生热，邪并于阳而然。桂枝、防风、防己、甘草，酒浸取汁，用是轻清，归之于阳，以散其邪；用生地黄之甘寒，熟蒸使归于阴，以养血除热。盖药生则散表，熟则补衰，此煎煮法，亦表里法也。

《**兰台轨范**》 此方他药轻而生地独重，乃治血中之风也，此等法最宜细玩。凡风胜则燥，又风能发火，故治风药中无纯用燥热之理。

【原文】

头风[1]摩散[2]方：

大附子一枚（炮） 盐等分① 右二味为散，沐了，以方寸匕，以摩疢上②，令药力行。

【校勘】

①等分：《千金要方》作“如附子大”四字。

②疢上：赵刊本、明刊本、俞桥本、清初本、吉野本、享和本、新刻本“疢上”并作“疾上”；《张氏医通》卷十四作“痛处”。

【词解】

［1］头风：为发作性头痛、头眩类疾患。

［2］头风摩散：“摩”即用手揉摩的疗法。“摩散”即将药散于病处，并用手摩之。本方并载于《千金要方》第十三卷《头面风门》，及《外台秘要》第十五卷《头风头痛门》。此方即第一篇第二条所云“膏摩”法，适用于发作性寒证头痛。《本草纲目》卷十七“附子”条云：“头风摩散：沐头中风，多汗恶风，当先风一日则病甚。”

【选注】

《**金匮要略编注**》 头风用摩散者，乃寒风入于经络，故用附子味辛大热，摩其患处以散寒，盐能引入血分祛邪故也。

《**张氏医通**》 头风摩散治中风㖞僻不遂，专取附子以散经络之引急，食盐以治上盛之浮热，《千金要方》借此治头面一切久伏之毒风也。

按：陈修园说：“……兹用外摩之法，法捷而无他弊，且躯壳之病，《内经》多用外法，如马膏桑钩及烫法皆是，今人不讲久矣。”（《浅注·卷二》）张路玉说：“偏头风……遇寒即痛者，属寒伏于脑，用金匮头风摩散。一法，用川乌末，醋调涂痛处。”并说：“头风诸药不效，用大附子一只切片，同绿豆一升煮熟，去附子，但服绿豆及汁即愈。”（《张氏医通》）总之，外摩法的独特疗效应引起重视。头风摩散对寒伏头风较适宜，用法及佐药可灵活变通。

【原文】

寸口脉沉而弱，沉即①主骨，弱即①主筋，沉即①为肾，弱即①为肝。汗出入水中，如水伤心②，历节黄汗出③，故曰历节。（四）

【校勘】

①即：《脉经》卷八第五作“则”。

②如水伤心：丹波元坚曰：“汗出入水中，恐不遽伤及心。且历节是筋骨间病，固不干心脏，疑‘心’字有讹。”“心”似为“之”之误字，“心”“之”草书易混，故可传抄致误。

③历节黄汗出：历节与黄汗两者有别，历节而出黄汗，无案可凭。“黄”似“疼”之误字。《诸病源候论》卷二《历节风候》云：“历节风之状，短气自汗出，历节疼痛不可忍。”《圣济总录》卷十《历节风》云：“历节风者，由血气衰弱，不得流通关节，诸筋无以滋养，真邪相抟，所历之节悉皆疼痛，痛甚则使人短气、汗出。”根据以上记载，则历节主症，乃骨节痛、汗出。由此看来“黄”为“疼”之误字明矣。

【简释】

本条论述肝肾不足，水湿内侵所致的历节病。肾主骨，维系人身之元气；肝主筋而藏血。肾气不足，所以脉沉；肝血不足，所以脉弱。寸口脉沉而弱，正为肝肾不足的征象。汗出则腠理开，因入水中，寒湿内侵，伤及血脉，浸淫筋骨，流入关节，阻碍气血畅通，所伤之关节皆痛，痛甚则使人汗出，故名为历节。

【选注】

《金匮要略直解》　《圣济总录》曰：历节风者，由血气衰弱，为风寒所侵，血气凝涩，不得流通关节，诸筋无以滋养，真邪相搏，所历之节悉皆疼痛，或昼静夜发，痛彻骨髓，谓之历节风也。节之交三百六十五，十二筋皆结于骨节之间，筋骨为肝肾所主，今肝肾并虚，则脉沉弱。风邪乘虚淫于骨节之间，致腠理疏而汗易出。汗者心之液，汗出而入水中浴，则水气伤心，又从流入关节交会之处，风与湿相搏，故令历节黄汗而疼痛也。

《金匮要略心典》　此为肝肾先虚而心阳复郁，为历节黄汗之本也。心气化液为汗，汗出入水中，水寒之气从汗孔入侵心脏，外水内火，郁为湿热，汗液则黄，浸淫筋骨，历节乃痛。历节者，遇节皆痛也。盖非肝肾先虚，则虽得水气，未必便入筋骨；非水湿内侵，则肝肾虽虚，未必便成历节。仲景欲举其标而先究其本，以为历节多从虚得之也。

按：后《水气》篇中云："黄汗之病，以汗出入水中浴，水从汗孔入得之。"合观二条，知历节、黄汗，为同源异流之病。其瘀郁上焦者，则为黄汗，其并伤筋骨者，则为历节也。

【原文】

趺阳脉[1]浮而滑，滑则谷气实，浮则汗自出。（五）

【词解】

［1］趺阳脉：为足背上骨间动脉，在足阳明经的冲阳穴处。

【简释】

本条文气未完，疑有脱简，难以解释，故只引两家之注，以供参考。

【选注】

《金匮要略论注》　此概言历节因风湿，其在胃在肾不同，而皆因饮酒汗出当风所致，乃历节病之因于风者也。谓趺阳脾胃脉也，滑为实，知谷气实；浮为热盛，故汗自出。然谷何以不行而实，岂非酒湿先伤之乎？胃何以致热，岂非风搏其湿乎？

《金匮要略心典》　趺阳脉浮者风也，脉滑者谷气盛也。汗生于谷，而风性善泄，故汗自出。

【原文】

少阴脉[1]浮而弱，弱则血不足，浮则为风，风血相搏，即疼痛如掣[2]。（六）

【词解】

［1］少阴脉：为足内踝与跟腱连线中点之动脉，在足少阴肾经的太溪穴处。

［2］疼痛如掣：即牵引性疼痛。

【简释】

本条论述血气虚弱，风邪袭入引起的历节病。少阴脉弱为血气不足的表现，浮脉为有风的征象，因血气不足而风邪乘虚内入，风血相搏，所以关节掣痛，屈伸不利。本证虽未出示方药，但法当养血为主，所谓“治风先治血，血行风自灭”，就是针对这种病证而言。

【选注】

《金匮要略论注》　若少阴脉左尺也，主肾主阴，弱则阴不强，故知血不足；肾脉本沉，无故而浮，故知为风。风血相搏，而邪与正争，故疼痛如掣，有似抽掣也。然风何以得至少阴，岂非因酒湿挟风而乘之乎。

《金匮要略直解》　少阴肾脉也，诊在太溪。若脉浮而弱，弱则血虚，虚则邪从之，故令浮弱。风血相搏，则邪正交争于筋骨之间，则疼痛如掣。

《金匮要略心典》　风血相搏者，少阴血虚而风复扰之，为疼痛如掣也。趺阳、少阴二条合看，知阳明谷气盛者，风入必与汗偕出；少阴血不足者，风入遂着而成病也。

《医宗金鉴》　李彣曰：风在血中，则剽悍劲切，无所不至，为风血相搏。盖血主荣养筋骨者也，若风以燥之，则血愈耗而筋骨失其所养，故疼痛如掣。昔人曰：治风先养血，血生风自灭。此其治也。

【原文】

盛人[1]脉涩小[2]，短气，自汗出，历节痛，不可屈伸，此皆饮酒汗出当风所致。（七）

【词解】

［1］盛人：指体质肥胖之人。

［2］脉涩小：涩者，往来蹇涩而不利也。本条“脉涩小”为阳虚湿盛而脉细无神。

【简释】

本条论述湿盛阳虚，饮酒汗出当风所致的历节病。肥盛之人，气血一般旺盛，脉象不应涩小，今见脉涩小、短气、自汗出等症，这是湿盛阳虚的表现。因湿为阴邪，湿盛于内，阳气必衰，脉必搏动无力，所以表现涩小之状；阳气不足，则短气；阳虚不能护外，则自汗出。因饮酒后汗出，腠理开，风入与湿结合，流注于关节，阻碍气血运行，所以关节疼痛不可屈伸。本条未指明治疗方法，若脉证合参，法当温经助阳，祛风除湿，方如桂枝附子汤、甘草附子汤之类，皆可加减运用。

【选注】

《金匮要略论注》 若盛人，肥人也。肥人湿多，脉得涩小，此痹象也。于是气为湿所搏而短，因风作而使自汗，气血为邪所痹，而疼痛不可屈伸。然肥人固多湿，何以脉骤涩小，岂非酒湿困之乎？何以疼痛有加而汗出不已，岂非湿而挟风乎？脉证不同，因风则一。故曰：此皆饮酒汗出当风所致。

《金匮要略方论本义》 盛人者，肥盛而丰厚之人也。外盛者中必虚，所以肥人多气虚也。气虚必短气，气虚必多汗，汗出而风入筋骨之间，遂历节疼痛之证见矣。

《金匮要略心典》 盛人脉涩小短气者，形盛于外而气歉于内也。自汗出，湿复胜也。缘酒客湿本内积，而汗出当风，则湿复外郁，内外相召，流入关节，故关节痛不可屈伸也。

合三条观之，汗出入水者，热为湿郁也；风血相搏者，血为风动也；饮酒汗出当风者，风湿相合也。历节病因有是三者不同，其为从虚所得则一也。

按：综合以上四条不难看出，历节病的成因为正气内虚与感受外邪两种因素。内因有肝肾先虚者；有血气不足者；有阳气虚衰者，总归正气内虚而无力抗邪。外因为伤于水湿，或感受风寒湿之邪。正邪相搏于肢节，故致历节病。治疗总以扶正祛邪为大法。

【原文】

诸肢节疼痛，身体尪羸①[1]，脚肿如脱[2]，头眩短气，温温欲吐[3]，桂枝芍药知母汤主之。（八）

桂枝芍药知母汤方：桂枝四两　芍药三两　甘草二两　麻黄二两　生姜五两　白术五两　知母四两　防风四两　附子二枚（炮）　右九味，以水七升，煮取二升，温服七合，日三服。

【校勘】

①尪羸：《脉经》卷八第五作“魁羸”。

【词解】

［1］尪羸（wāng léi）：指肢节畸形而瘦弱。“尪”，骨骼弯曲症，胫、背、胸弯曲都叫尪；“羸”为极度瘦弱。慧琳《一切经音义》卷二十二引《苍颉篇》云：“尪，短小偻（lǚ。脊背弯曲）也。”《一切经音义》卷二引《说文解字》云：“羸，瘦也、弱也。”

［2］脚肿如脱：古人把下肢小腿部称为“脚”，“肿”指下肢关节肿大，肿大的关节与消瘦的身体似乎要脱离一样，故曰“脚肿如脱”。

［3］温（yùn）温欲吐：“温温”，积结。“温”与“蕴”通。慧琳《一切经音义》卷二引《方言》云：“蕴，积也。”盖胸脘积结，故思一吐为快。

【简释】

本条论述历节病日久正虚邪痹的证治。“诸肢节疼痛”为历节病的主症；病程日久，正虚邪痹，则表现“身体尪羸，脚肿如脱”，即肢节畸形、肿大、屈伸不利、跛行、身体瘦弱；阳气不足则短气；清阳不升则头眩；湿浊中阻则欲吐。治以桂枝芍药知母汤，以桂枝、麻黄、防风通阳驱风于表，芍药、知母和阴于里，生姜、甘草和胃调中，桂、麻配白术能除表里之湿，合附子温经以复阳。全方共奏助正达邪之功，对痹证日久者较适宜。

按：对本条方证之病机，历代注家有不同见解。笔者认为，据条文所述，必病程较久，正虚邪痹是其基本病机。所谓正虚，为气血阴阳俱不足；所谓邪痹，为风寒湿热诸邪阻痹。杂合之病，则需杂合之方施治，故制桂枝芍药知母汤主之。这里需要明确，方中知母，并非只是清热，《神农本草经》谓其：“主消渴热中，除邪气，肢体浮肿，下水，补不足，益气。”可见知母具有一药多效的功用。本方剂量，可随具体病情适当增减，以切合病情为宜。

【选注】

《**金匮玉函经二注**》　此风寒湿痹其荣卫、筋骨、三焦之病。头眩短气，上焦痹也；温温欲吐，中焦痹也；脚肿如脱，下焦痹也；诸肢节疼痛，身体魁羸，筋骨痹也。韵书以魁为火，以羸为筋结也；然湿多则肿，寒多则痛，风多则动，故用桂枝治风，麻黄治寒，白术治湿，防风佐桂枝，附子佐麻黄、白术；其芍药、生姜、甘草亦和其荣卫，如桂枝汤例也；知母治脚肿，引诸药祛邪益气力，附子行药势为开痹大剂。然分量多而水少，恐分其服而非一剂也。《三因方》云：每服四钱。

《**金匮要略论注**》　此言历节病由风湿外邪而兼肝肾俱虚之方也。谓诸肢节疼痛，湿流关节也，因而身体为邪所痹则尪羸，湿从下受，亦或自上注之，总是湿喜归下，故脚肿如脱；肾虚挟风故头眩；卫气起于下焦，肾元既亏，三焦无主，致太阳与阳明相牵制为病，故胃气欲下行，而太阳掣其气在上，太阳欲上行而胃湿相搏不利，故短气温温欲吐。用桂枝汤去枣加麻黄以助其通阳，加白术、防风以伸脾气，加知母、附子以调其阴阳。谓欲制其寒，则上之郁热已甚；欲治其热，则下之肾阳已痹，故并加之耳。

《金匮要略编注》 此久痹而出方也。肢节疼痛，邪气痹于骨节表里之间，而脾主肌肉，胃为表里，胃受痹邪，脾气亦不充于肌肉，故身体尪羸；风湿下流，脚肿如脱；上行则头眩短气；扰胃则温温欲吐。乃脾胃肝肾俱虚，足三阴表里皆痹，难拘一经主治。故用桂枝、芍药、甘、术调和营卫，充益五脏之元；麻黄、防风、生姜开腠行痹而驱风外出；知母保肺清金以使治节。经谓风寒湿三气合而为痹，以附子行阳燥湿除寒为佐也。

《金匮要略心典》 诸肢节疼痛，即历节也。身体尪羸，脚肿如脱，形气不足而湿热下甚也；头眩短气，温温欲吐，湿热且从下而上冲矣，与脚气冲心之候颇同。桂枝、麻黄、防风散湿于表；芍药、知母、甘草除热于中；白术、附子驱湿于下，而用生姜最多，以止呕降逆，为湿热外伤肢节而复上冲心胃之治法也。

《金匮玉函要略辑义》 历节即痹论所谓行痹、痛痹之类，后世呼为痛风，《三因》《直指》称白虎历节风是也。盖风寒湿三气杂至合而所发，痛久则邪盛正弱，身体即尪羸也。

【原文】

味酸则伤筋，筋伤则缓[1]，名曰泄[2]。咸则伤骨，骨伤则痿，名曰枯[3]。枯泄相搏，名曰断泄。营气不通，卫不独行，营卫俱微，三焦无所御[4]，四属[5]断绝[6]，身体羸瘦，独足肿大，黄汗出，胫冷。假令发热，便为历节也。（九）

【词解】

[1] 缓：松弛，无力收摄。

[2] 泄：李彣曰：“泄者津液漏泄之意。”津泄则血亡。

[3] 枯：《广韵·十虞》：“枯，朽也。”枯，在木则朽，在人则精败。

[4] 三焦无所御：“御”有“用”义。如《楚辞·涉江》王注：“御，用也。”

［5］四属：指皮、肉、脂、髓。孙世扬曰：“林亿注《平脉法》云：‘四属者，谓皮、肉、脂、髓’。此承上文荣卫三焦而言，若解作四肢，则于病理不合。”

［6］断绝：“断绝”乃连绵字，二字义相同。“四属断绝”，谓皮、肉、脂、髓不相连属。

【简释】

本条的主要精神，是指出过食酸咸，伤及筋骨，可以导致筋缓骨瘦。其中的某些词义颇难索解，注家意见亦不一致。至于条文最后以两胫冷与不冷，发热与否来鉴别黄汗、历节，亦非辨证的要点。因此，本条不加解释，只引两家之注，以供参考。

【选注】

《金匮要略心典》　此亦内伤肝肾，而由于滋味不节者也。枯泄相搏，即筋骨并伤之谓。曰断泄者，言其生气不续而精神时越也。营不通因而卫不行者，病在阴而及于阳也。不通不行，非壅而实，盖即营卫涸流之意。四属，四肢也。营卫者，水谷之气，三焦受气于水谷，而四肢禀气于三焦，故营卫微，则三焦无气而四属失养也。由是精微不化于上而身体羸瘦，阴浊独注于下而足肿、胫冷、黄汗出，此病类似历节、黄汗，而实非水湿为病。所谓肝肾虽虚，未必便成历节者是也。而虚病不能发热，历节则未有不热者，故曰：假令发热，此为历节。后水气篇中又云：“黄汗之病，两胫自冷，假令发热，此属历节。”盖即黄汗、历节而又致其辨也。详见本文。

《医宗金鉴》　此详申上条，互发其义，以明其治也。历节之病，属肝肾虚。肝肾不足于内，筋骨不荣于外，客邪始得乘之而为是病也。究其所以致虚之由，不止一端也。如饮食之味过伤，日久亦为是病也。味过于酸则伤肝，肝伤则筋伤，筋伤则缓不收持，名曰泄也。味过于咸则伤肾，伤肾则骨伤，骨伤则枯不能立，名曰枯也。枯泄相搏，名曰断绝。断绝者，即荣气不通，卫不独行，荣卫俱虚，三焦失所，四维断绝，身体羸瘦也。若独足肿胫冷，寒胜凝于下也；黄汗自出，湿胜发于中也。假令发热则属风，便为历节也。

【原文】

病历节，不可屈伸，疼痛①，乌头[1]汤主之。（十）

乌头汤方：治脚气[2]疼痛，不可屈伸②。麻黄　芍药　黄芪各三

两　甘草三两（炙）　川乌五枚（㕮咀③，以蜜二升，煎取一升，即出乌头）　右五味，㕮咀四味，以水三升，煮取一升，去滓，内蜜煎中，更煎之，服七合。不知，尽服之。

【校勘】

①不可屈伸，疼痛：《诸病源候论》卷二《历节风候》作“历节疼痛不可忍，屈伸不得是也”。

②治脚气疼痛，不可屈伸：丹波元简谓“治以下九字后人所添”。

③㕮咀：“㕮咀”上脱一“不”字。后第十篇大乌头煎即明曰“不㕮咀”。否则，乌头大毒，“㕮咀”可致中毒。

【词解】

［1］乌头：周岩曰：“……仲圣治历节疼痛不可屈伸，及逆冷手足不仁，身疼，灸刺诸药不能治，皆用乌头不用附子。乌头与附子同为少阴药，而补益以附子为优，发散以乌头为胜。”孙思邈曰：“凡用乌头，皆去皮熬，令黑乃堪用，不然至毒人，宜慎之。”（《千金要方》卷八第三）

［2］脚气：“脚气”古名缓风。《外台秘要》卷十八引苏长史论云：“晋宋以前名为缓风，古来无脚气名。”张景岳说：“脚气之说，古所无也，自晋苏敬始有此名。然其肿痛麻顽即经之所谓痹也；其纵缓不收即经之所谓痿也；其甚而上冲即经之所谓厥逆也。……夫脚气本水湿下壅之病。”并认为“脚气之因有二：一则自外而感；一则自内而致也。”（《景岳全书·脚气》）由此可知，脚气病因复杂，病症多端，但病始必先起于脚（下肢）为其特点。

【简释】

本条论述历节病寒湿偏胜的证治。寒气胜者为痛痹，寒湿侵及关节，所以关节不可屈伸，疼痛，且痛处不移，关节作冷等。治以乌头汤。本方以乌头善祛寒湿止痛为君药；麻黄散寒通阳宣痹，芍药、甘草和血缓急止痛并为臣药；黄芪益肌表之气，蜜解乌头之毒并为佐药。全方相合，使寒湿之邪随微微汗出而解，邪去而正气不伤。

【选注】

《金匮玉函经二注》　此汤概治历节不可屈伸疼痛，于方下又复言治脚气疼痛，必仲景书历节条下有方而无药，见脚气中方名同而有药，集书者遂两出之，且二病皆因风寒伤于筋，麻黄开玄府，通腠理，散寒邪，解气痹；

芍药以理血痹；甘草通经脉而和药；黄芪益卫气，气壮则邪退；乌头善走，入肝筋逐风寒；蜜煎以缓其性，使之留连筋骨，以利其屈伸，且蜜之润，又可益血养筋，并制乌头燥热之毒也。

《金匮要略论注》 历节病即行痹之属也，乃湿从下受挟风流注，故或足肿而必发热，且更不可屈伸而疼痛，故以甘、芍和阴，麻黄、黄芪通肌肉之阳气，而借川乌之速发，以行其痹着。

《金匮要略编注》 此寒湿历节之方也。经谓风寒湿三气合而为痹，此风少寒湿居多，痹于筋脉肌肉关节之间，以致不可屈伸疼痛，即寒气胜者为痛痹是也。所以麻黄通阳，出汗散邪而开痹着；乌头驱寒而燥风湿；芍药收阴之正；以蜜润燥，兼制乌头之毒；黄芪、甘草固表培中，使痹着开而病自愈。谓治脚气疼痛者，亦风寒邪所致也。

《金匮要略心典》 此治寒湿历节之正法也。寒湿之邪，非麻黄、乌头不能去，而病在历节，又非皮毛之邪可一汗而散者。故以黄芪之补，白芍之收，甘草之缓，牵制二物，俾得深入而去留邪。如卫瓘监钟、邓入蜀，使其成功而不及于乱，乃制方之要妙也。

【原文】

矾石汤：治脚气冲心。

矾石二两 右一味，以浆水一斗五升，煎三五沸，浸脚良。

按：矾石又名白矾、明矾等，煅后称为枯矾。本品外用解毒杀虫，燥湿止痒。盖以仲景时无脚气病名（详见前第10条“词解”），则矾石汤自非仲景所制，乃后人所附。

【选注】

《金匮要略编注》 夫脚气一证，仲景不出专论，但附一方，观其汤下云“治脚气冲心”，然脚气因风湿、寒湿、湿热所致。经云：伤于湿者，下先受之，阴病者，下行极而上。因上中二焦之气先虚，脾湿下流，相招外邪，互蒸成热，上冲于心，即地气加天之谓也。故用矾石味酸性温，煎汤淋洗，善能收湿澄浊，清热解毒；然湿从下受，当使下渗而去，则不冲心矣。

《金匮要略心典》 脚气之病，湿伤于下，而气冲于上。矾石味酸涩性燥，能却水收湿解毒，毒解湿收，上冲自止。

［附方］

《古今录验》续命汤：治中风痱，身体不能自收持，口不能言，冒昧不知痛处，或拘急不得转侧。姚云：与大续命同，兼治妇人产后出血者，及老人小儿。

麻黄 桂枝 当归 人参 石膏 干姜 甘草各三两 川芎一两五钱 杏仁四十枚 右九味，以水一斗，煮取四升，温服一升，当小汗。薄覆脊，凭几（jī。小或矮的桌子）坐，汗出则愈；不汗，更服。无所禁，勿当风。并治但伏（凭倚东西坐着）不得卧，咳逆上气，面目浮肿。

【选注】

《金匮要略论注》 痱者，痹之别名也。因营卫素虚，风入而痹之，故外之营卫痹，而身体不能自收持，或拘急不得转侧；内之营卫痹，而口不能言，冒昧不知痛处。因从外感来，故以麻黄汤行其营卫，干姜、石膏调其寒热，而加芎、归、参、草以养其虚。必得小汗者，使邪仍从表出也。若但伏不得卧，咳逆上气，面目浮肿，此风入而痹其胸膈之气，使肺气不得通行，独逆而上攻面目，故亦主之。

《金匮要略心典》 痱者，废也。精神不持，筋骨不用，非特邪气之扰，亦真气之衰也。麻黄、桂枝所以散邪，人参、当归所以养正，石膏合杏仁助散邪之力，甘草合干姜为复气之需，乃攻补兼行法也。

按：《灵枢·热病》说："痱之为病也，身无痛，四肢不收，智乱不甚，其言微知（《千金要方》作'言微可知'），可治，甚则不能言，不可治也。"痱又称风痱，风痱与中风偏枯二病同中有异：①从发病特点而言，二病皆发病卒然，但病因不同；②从临床表现而言，二病皆肢体废用，但中风为半身不遂，而风痱多四肢不用。古人早有认识，如《医学纲目》指出："痱，废也。痱即偏枯之邪气深者，痱与偏枯是二疾，以其半身无气荣运，名曰偏枯；以其手足废而不收，故名痱。或偏废，或全废，皆曰痱也。"③结合西医学来分析，中风与急性脑血管病相类；风痱与多发性神经炎相类。

［附方］

《千金要方》三黄汤：治中风手足拘急，百节疼痛，烦热心乱，恶寒，经日不欲饮食。

麻黄五分 独活四分 细辛二分 黄芪二分 黄芩三分 右五味，以水六升，煮取二升，分温三服，一服小汗，二服大汗。心热加大黄二分，腹满加枳实一枚，气逆加人参三分，悸加牡蛎三分，渴加瓜蒌根三分，先有寒加附子一枚。

《近效方》术附汤：治风虚，头重眩，苦极，不知食味，暖肌补中，益精气。

白术二两　附子一枚半（炮，去皮）　甘草一两（炙）　右三味，锉，每五钱匕，姜五片，枣一枚，水盏半，煎七成，去滓，温服。

按：以上两方，《千金要方》三黄汤见于《千金要方》第八卷偏风门，名仲景三黄汤；《近效方》术附汤见于《外台秘要》第十五卷风眩门，原注云：此本仲景《伤寒论》方。

【选注】

《医门法律》　岐伯谓中风大法有四：一曰偏枯，半身不遂；二曰风痱，于身无痛，四肢不收；三曰风懿，奄忽不知人；四曰风痹，诸痹类风状。后世祖其说而无其治，《金匮要略》有《古今录验》三方，可类推之。

经谓内夺而厥，则为风痱，仲景见成方中有治外感风邪兼治内伤不足者，有合经意，取其三方，以示法程。一则曰《古今录验》续命汤；再则曰《千金要方》三黄汤；三则曰《近效》白术附子汤。前一方，治营卫素虚而风入者；中一方，治虚热内炽而风入者；后一方，治风已入脏，脾肾两虚，兼诸痹类风状者。学者当会仲景意，而于浅深寒热之间，以三隅反矣。

《金匮要略论注》　此风入荣卫肢节之间，扰乱既久，因而邪袭肾脏，手足拘急，阳不运也；百节疼痛，阴不通也；烦热心乱，热收于心也；恶寒经日不欲饮食，肾家受邪，不能交心关胃也。故以麻黄通阳开痹，而合黄芪以走肌肉，合黄芩以清邪热，独活、细辛，专攻肾邪为主，而心热、腹满、气逆、悸、渴及先有寒各立加法，为邪入内者治法之准绳也。

肾气空虚，风邪乘之，漫无出路，风挟肾中浊阴之气，厥逆上攻，致头中眩苦至极，兼以胃气亦虚，不知食味，此非轻扬风剂可愈，故用附子暖其水脏，白术、甘草暖其土脏。水土一暖，犹之冬月井中，水土既暖，阳和之气可以立复，而浊阴之气不驱自下矣。

[附方]

崔氏八味丸：治脚气上入，少腹不仁。

干地黄八两　山茱萸　薯蓣各四两　泽泻　茯苓　牡丹皮各三两　桂枝　附子（炮）各一两　右八味，末之，炼蜜和丸，梧子大。酒下十五丸，日再服。

按：本方即张仲景肾气丸而崔氏录用之，详见《金匮玉函要略辑义》。本方功能补肾气，温肾阳，疗效确凿。此用治脚气上入，少腹不仁，仅为本方适应证之一，当与虚劳、消渴、水气、妇人杂病各篇结合研究。

【选注】

《**金匮要略论注**》 历节病源于脚气相通，故前治历节乌头方兼治脚气，此方主治脚气，可与历节相参。谓历节之因，概多足肿胫冷，是病在下焦。下焦属阴，阴虚而邪乘之，正未可知。但脚气上入，少腹不仁，以八味丸为主，盖脚气不必兼风，行阳去湿，治正相类。

《**金匮要略心典**》 肾之脉起于足而入于腹，肾气不治，湿寒之气随经上入，聚于少腹，为之不仁，是非驱湿散寒之剂所可治者，须以肾气丸补肾中之气，以为生阳化湿之用也。

《**金匮玉函要略辑义**》 《外台秘要》脚气不随门，载崔氏方，凡五条。第四条云：若脚气上入少腹，少腹不仁，即服张仲景八味丸。方用泽泻四两，附子二两，桂枝三两，山茱萸五两，余并用于本书。《旧唐·经籍志》：《崔氏纂要方》十卷，崔知悌撰（《新唐·艺文志》崔行功撰），所谓崔氏其人也。不知者或以为仲景收录崔氏之方，故详及之。

［附方］

《千金》越婢加术汤：治肉极，热则身体津脱，腠理开，汗大泄，厉风气，下焦脚弱。

麻黄六两 石膏半斤 生姜三两 甘草二两 白术四两 大枣十五枚

右六味，以水六升，先煮麻黄，去上沫，内诸药，煮取三升，分温三服。恶风加附子一枚，炮。

按：该方与后《水气病脉证并治》越婢加术汤之用药、剂量完全相同，且与越婢汤之煎服法、加味法相同。可知《千金要方》该方录自仲景书。

【选注】

《**金匮要略论注**》 此治风极变热之方也。谓风胜则热胜，以致肉极热而汗多，将必津脱，津脱则表愈虚，则腠理不能复固，汗泄不已，将必大泄。风入荣为厉，《内经》云：厉者有荣气热胕。今风入荣为热，即是厉风气矣。盖风盛气浮，下焦本虚，至厥阳独行而浊阴不降，无以养阴而阴愈虚，则下焦脚弱，故以麻黄通痹气，石膏清气分之热，姜枣以和营卫，甘草、白术以理脾家之正气。汗多而用麻黄，赖白术之扶正，石膏之养阴以制之，故曰越婢加术汤……汗大泄而加恶风，即防其亡阳，故加附子。

小结

本篇论述中风历节病脉证并治。条文对中风的主症及病邪在络、在经、入腑、入脏的不同表现作了明确提示，很切合临床。所附侯氏黑散、风引汤、防己地黄汤、头风摩散等四方都是切合实用的方剂。

对历节病的论述，指出该病是由于正气内虚又外感风寒湿邪所致。第 8 条与第 10 条既论述了历节病的证候特点，又指出了历节病的治疗主方。桂枝芍药知母汤主治历节病日久正虚邪痹者；乌头汤主治历节病寒湿偏胜者，二方辨证施治历节病（风湿、类风湿性关节炎及坐骨神经痛等）疗效显著，唯乌头、附子用之要慎重，防止中毒。此外，附方续命汤等 5 方值得应用与研究。

血痹虚劳病脉证并治第六

论一首　脉证九条　方九首

本篇论述血痹、虚劳两种疾病的证治，但重点是论述虚劳。由于这两病皆属于虚证，故合为一篇论述。

关于血痹成因，《素问·五脏生成》言："卧出而风吹之，血凝于肤者为痹。"《灵枢·九针论》言："邪入于阴，则为血痹。"《诸病源候论·风病诸候·血痹候》言："血痹者，由体虚邪入于阴经故也。血为阴，邪入于血而痹，故为血痹也。"总之，血痹是因营卫虚弱，腠理不固，外受风邪，痹于肌肤血络所致。血痹与风寒湿三气杂至所引起的痹证不同，二者区别的要点是：血痹以周身或局部肌肤麻痹无痛感，甚则伴有酸为特点；痹证则以肢节疼痛为特点。

关于虚劳成因，由"积虚成损，积损成劳"。为多种原因引起的慢性衰弱性疾患的总称。《兰台轨范》："古人所谓'虚劳'，皆是纯虚无阳之证，与近日之阴虚火旺，吐血咳嗽者正相反，误治必毙。近日吐血咳嗽之病，乃是血证，有似虚劳，其实非虚劳也。"因此可知，本篇所述虚劳，主要是讨论五脏气血阴阳虚损的病证。其治则，由于虚劳病至中后期，往往是五脏俱虚，而以脾肾虚损为主，且偏于阳气虚。所以，在治疗上着重补脾益肾、甘温扶阳，这种治则在临床上有广泛的指导意义。

本篇共 18 条原文，第 1，2 条论述血痹证治，第 3 ~ 7 条、第 9 ~ 12 条论述虚劳病脉证及病机，第 8，第 13 ~ 18 条论述虚劳病七个具体方证。

西医学诊断的各种疾病，凡临证表现为虚劳证候者，均可参考本篇辨证论治。

【原文】

问曰：血痹病从何得之？师曰：夫尊荣人[1]骨弱[2]肌肤盛[3]，重[4]因①疲劳汗出，卧不时动摇②[5]，加被微风[6]，遂[7]得之。但以③脉自微涩[8]，在寸口、关上小紧④，宜针引阳气，令脉和紧去则愈。（一）

【校勘】

①因:“因”赵刊本作“困”。

②摇:《诸病源候论》卷一《血痹候》“摇”下有“肤腠开”三字,当据补。

③但以:《诸病源候论》作“诊其”二字,为是。

④但以脉自微涩在寸口、关上小紧:此段诸本句读不一,还有两种句读:一作“但以脉自微,涩在寸口,关上小紧”;一作“但以脉自微涩在寸口,关上小紧”。

【词解】

[1] 尊荣人:指好逸恶劳,养尊处优的富贵之人。

[2] 骨弱:肾主骨,为先天之本,骨弱说明体质不强健。

[3] 肌肤盛:即肌肤丰盈,体态肥胖。《广韵·四十五劲》:“盛,多也。”

[4] 重(chóng):又、再。《广雅·释言》:“重,再也。”

[5] 卧不时动摇:夜卧辗转反侧。曹家达谓:“入房汗出,全身动摇”,似直揭其隐。

[6] 加被微风:“被”有“受”义。“加被微风”,犹言加以受了微风。

[7] 遂:于是,就。

[8] 微涩:《伤寒论·平脉法》云:“寸口脉微而涩,微者卫气不行,涩者荣气不逮。”

【简释】

本条论述血痹的病因及轻证的治疗。凡养尊处优、好逸恶劳之人,肌肉虽丰盛,实则筋骨脆弱,腠理不固,因而抵抗病邪的能力薄弱,稍微活动,即体疲汗出,虽微风亦足以引起疾病。脉微主阳弱,涩主血滞,紧是外受风寒的反应,由于受邪较浅,所以紧脉只出现于寸口和关上。总之,血痹为体虚受风,血行不畅所致。但血行不畅之因,实则由于阳气不行。故用针刺法以导引阳气,气行则血行,气血调和则祛邪有力,邪去则脉和而不紧,血痹愈矣。

【选注】

《诸病源候论》 血痹者,由体虚邪入于阴经故也。血为阴,邪入于血而痹，故为血痹也。其状形体如被微风所吹，此由忧乐之人，骨弱肌肤盛，因疲劳汗出，卧不时动摇，肤腠开，为风邪所侵也。诊其脉，自微涩在寸口，而关上小紧。血痹也，宜可针引阳气，令脉和紧去则愈。

《**金匮玉函经二注**》　阳所以统夫阴者也。统阴则血必随气行矣，乃经言血痹而不言气何哉？不知血之痹，由于气之伤也。经曰：入于脉则血凝而不流。夫所以不流者，气为邪阻也；然邪之足以伤者，必因于作劳，则卫气不能固外，而后邪得以入之，故仲景发其不流之故，以明得病之由。言天下惟尊荣人为形乐志苦，形乐故肌肤盛，志苦故骨弱，骨弱则不耐劳，肌盛则气不固，稍有劳困，汗易出也。夫汗者血之液也，卫不固斯汗出，汗出斯阳气虚，虽微风且得以袭之，则血为之痹。故一见脉微，则知其阳之不足，一见脉涩，则知其阴之多阻，此血痹之本脉也。而其邪入之处，则自形其小紧，小为正气拘抑之象，紧为寒邪入中之征。然仲景明言微风，何以反得寒脉耶？盖邪随血脉上下，阻滞汁沫，未有不痛者，故痛为脉紧也。针以泄之，引阳外出，则邪去而正自伸也，否则终于痹也。

《**金匮要略心典**》　阳气者，卫外而为固也。乃因疲劳汗出，而阳气一伤，卧不时动摇，而阳气再伤，于是风气虽微，得以直入血中而为痹。经云：邪入于阴则痹也。脉微为阳微，涩为血滞，紧则邪之征也。血中之邪，始以阳气伤而得入，终必得阳气通而后出，而痹之为病，血既以风入而痹于外，阳亦以血痹而止于中，故必针以引阳使出，阳出而邪去，邪去而脉紧乃和，血痹乃通，以是知血分受痹，不当独治其血矣。

《**医宗金鉴**》　历节属伤气也，气伤痛，故疼痛也。血痹属伤血也，血伤肿，故麻木也。前以明邪气聚于气分，此以明邪气凝于血分，故以血痹名之也。尊荣人，谓膏粱之人，素食甘肥，故骨弱肌肤盛，是以不任疲劳，疲劳则汗出，汗出则腠理开；亦不胜久卧，卧则不时动摇，动摇即加微风，亦遂得以干之。此言膏粱之人，外盛内虚，虽微风小邪，易为病也。然何以知病血痹也？但以身体不仁，脉自微涩，则知邪凝于血故也。寸口关上小紧，亦风寒微邪应得之脉也。针能导引经络取诸痹，故宜针引气血，以泻其邪，令脉不涩而和，紧去邪散，血痹自通也。

【原文】

血痹阴阳俱微[1]，寸口、关上微，尺中小紧，外证身体不仁[2]，如风痹状[3]，黄芪桂枝五物汤主之。（二）

黄芪桂枝五物汤方：黄芪三两　芍药三两　桂枝三两　生姜六两

大枣十二枚　右五味，以水六升，煮取二升，温服七合，日三服。一方有人参。

【词解】

［1］阴阳俱微：犹言营卫不足。《广韵·八微》："微，少也"，引申为"不足"之意。

［2］身体不仁：《灵枢·刺节真邪》云："卫气不行，则为不仁。"不仁者，肌肤知觉迟钝，甚则不觉痛痒。

［3］如风痹状：《灵枢·寿夭刚柔》："病在阳者名曰风，病在阴者名曰痹，阴阳俱病命曰风痹。"《诸病源候论》卷一《风痹候》："痹者，风寒湿三气杂至，合而成痹。其状肌肉顽厚或疼痛，由人体虚，腠理开，故受风邪也。"如风痹状之"如"字应予注意，如者，像也。血痹与风痹之异同点：风痹是顽麻疼痛兼有之证，血痹则顽麻而无疼痛。如为血痹重证，亦有酸痛感，但不严重，故曰"如风痹状"。

【简释】

本条论述血痹重证的治疗。阴阳俱微，指皮肤络脉空虚，血气俱不足。寸口、关上微为阳气不足之脉；尺中小紧为感受外邪之象。气虚血痹，肌肤失荣，故外证身体不仁，不仁者，肌肤不觉痛痒；甚则如风痹状，即不仁兼酸痛感。《金匮要略心典》说："黄芪、桂枝五物，和营之滞，助卫之行，亦针引阳气之意。以脉阴阳俱微，故不可针而可药。"此即《灵枢·邪气脏腑病形》所谓"阴阳形气俱不足，勿取以针，而调以甘药也。"

按：本方即桂枝汤去甘草，倍生姜，加黄芪组成。《医宗金鉴·杂病心法要诀》对本方有深刻理解及发挥应用，说"黄芪五物汤治因虚召风，中人经络而半身不遂……此方屡试屡验者，其功力专于补外，所以不用人参补内，甘草补中也。"著名的补阳还五汤即师此方之法。

【选注】

《金匮玉函经二注》　第二条是由上条既痹之后，未能针引以愈，遂令寸口微者；今则阴阳俱微，且寸关俱微矣，且尺中小紧矣。夫小紧既见于尺，则邪之入也愈深，而愈不得出何也？正虚之处，便是容邪之处也。《脉经》内外谓之阴阳，上下亦谓之阴阳，今尺既小紧，则微属内外也明矣。若言证以不仁概之，盖身为我身，则体为我体，而或为疼痛，或为麻木，每与我相阻，其为不仁甚矣，故以风痹象之，非真风痹也。经曰风寒湿三者合而成痹，然何以单言风痹也？邪有兼中，人之受者必有所偏，如多于风者，则其痛流行不常，淫于四末。盖血以养筋，血不通行，则筋节为之阻塞，且血藏于肝，肝为肾子，肾既受邪，则血无不壅滞，于是以黄芪固卫，芍药养荣，桂枝调和荣卫，托实表里，驱邪外出，佐以生姜宣胃，大枣益脾，岂非至当不易者乎。

《**金匮要略心典**》 阴阳俱微，该人迎、趺阳、太溪而言。寸口关上微，尺中小紧，即阳不足而阴为痹之象。不仁者，肌体顽痹，痛痒不觉，如风痹状，而实非风也。黄芪桂枝五物，和营之滞，助卫之行，亦针引阳气之意；以脉阴阳俱微，故不可针而可药，经所谓：阴阳形气俱不足者，勿刺以针而调以甘药也。

《**医宗金鉴**》 第二条承上条互详脉证，以明其治也。上条言六脉微涩，寸口关上小紧，此条言阴阳寸口关上俱微，尺中亦小紧，合而观之，可知血痹之脉浮沉，寸口、关上、尺中俱微、俱涩、俱小紧也。微者虚也，涩者滞也，小紧者邪也，故血痹应有如是之诊也。血痹外证，亦身体顽麻，不知痛痒，故曰如风状，但不以风痹历关节流走疼痛也。主黄芪桂枝五物汤者，调养营卫为本，祛风散邪为末也。

【原文】

夫男子平人[1]，脉大[2]为劳[3]，极虚亦为劳[3]。（三）

【词解】

［1］平人：此“平人”乃《难经》所谓“脉病形不病者”，与《素问·平人气象论》不病之“平人”不同。

［2］脉大：《灵枢·寿夭刚柔》谓：“形充而脉坚大者顺也”，是说强健之人，正气充沛，脉大而有神。《伤寒论》第30条谓“大为虚”，是谓因虚之“大”脉，必大而少力；《素问·平人气象论》谓“大则病进”，是谓因实之“大”脉，必大而有力。而此条说“脉大为劳”，必大而少力。

［3］劳：指虚劳病。首篇第十三条所谓“五劳、七伤、六极”所致也。

【简释】

本条概括了虚劳病的两大纲脉。肾为先天之本，主藏精，精的耗损，是构成虚劳的主因之一，故本篇有些条文多标明“男子”。“平人”是意味着从外形看来好像无病，实则内脏气血已经亏损，这从脉象上可以反映出来。如“脉大为劳”之大脉，为轻取脉大，重按无神无力无根，这种外似有余，内实不足之脉，易给人以假象，阴虚阳浮者多见此脉；“极虚亦为劳”之极虚脉，为轻取、重按皆极其虚弱无力，乃精气内损的本脉。脉大与极虚虽形态不同，但都是虚劳脉象，应认真辨别。

按：以下诸条之脉都可以“大”与“极虚”归类：例如第 4 条之脉“浮”、第 6 条之“浮大”、第 8 条之“芤迟”、第 12 条之“弦而大”，皆大脉之类也；第 7 条之“浮弱而涩”、第 9 条之“虚弱细微”、第 11 条之“沉小迟”，皆极虚脉之类也。由于虚劳病之病机复杂，故临床常见复合之脉。

【选注】

《金匮要略广注》 平人者，形如无病之人，经云：脉病人不病者是也。劳则体疲于外，气耗于中，脉大非气盛也，重按必空濡，乃外有余而内不足之象；脉极虚则精气竭矣。盖大者，劳脉之外暴者也；极虚者，劳脉之内衰者也。

《金匮要略心典》 阳气者，烦劳则张，故脉大，劳则气耗，故脉极虚。李氏（指李彣，清代医家）曰：脉大非气盛也，重按必空濡。大者，劳脉之外暴者也；极虚者，劳脉之内衰者也。

《医宗金鉴》 男子平人，应得四时五脏平脉，今六脉大而极虚，非平人之脉也。然大而无力，劳役伤脾气也；极虚者，内损肾阴精也。此皆欲作虚劳之候，故有如是之诊也。

《金匮要略浅注》 此以大虚二脉提出虚劳之大纲。意在色欲过度，肾精损，则真水不能配火，故脉大；饥饱劳役过度，脾气损，则谷不能内充，故脉虚。二脉俱曰“为”者，言其势之将成也。《难经》云：损其脾者，调其饮食，适其寒温，损其肾者益其精，未雨绸缪，其在斯乎。

按：诸家对大脉与极虚脉之病因病机的理解有所不同，师其大意可也。

【原文】

男子面色薄[1]者，主渴及亡血，卒[2]喘悸，脉浮者，里虚也。(四)

【词解】

［1］面色薄：指面白无华。首篇云：“色白者，亡血也。”可互参。

［2］卒：骤然。

【简释】

本条四诊合参以诊断虚劳病。面白无华，为虚劳之色；气喘心悸，动则加重或突然发作，为虚劳之症；脉浮无力，为虚劳之脉。脉证合参，皆由里虚所致也。里虚成因，或因消渴，或因亡血，应从病史中求之。

【选注】

《金匮要略心典》 渴者，热伤阴气；亡血者，不华于面，故面色薄者，知其渴及亡血也。李氏曰：劳者气血俱耗，气虚则喘，血虚则悸。卒者，猝然见此病也。脉浮为里虚，以劳则真阴失守，孤阳无根，气散于外，而精夺于内也。

《金匮发微》 此节为望色审证及脉而知虚劳之病也。面色之厚薄，视其人之气血为转移，气血充，则颊辅丰腴，无论赭如渥丹为厚，即肤如凝脂亦为厚；气血不充，则枯白不华，无论面如削瓜为薄，即肥白如瓠者亦为薄，为其精亏而血少也。精亏则生内热而饮水自救，故主渴，血少则色夭不泽，故主亡血，此一望而可知者也。肾不纳气则喘，心营虚耗则悸，虽悸与喘皆有虚实之辨，要惟虚劳之喘，坐卧则略定，稍动则肩摇而息粗，是为卒然而喘，与汗出饮水之喘，痰饮之喘，静处不能暂停者，固不同也。虚劳之悸，略无惊恐，则坦坦如平人，若据梧沉思，匆闻对座高声，或凝神坐，忽见灯旁物影，不觉怦然大动，是为卒然而悸，与水气凌心之悸，烦热之悸绝无间断者，又不同也。

【原文】

男子脉虚沉弦[1]，无寒热，短气里急[2]，小便不利，面色白，时目瞑①[3]，兼衄②，少腹满，此为劳使之然。（五）

【校勘】

①时目瞑：据《脉经》卷八第六“时”下叠“时”字。“时时”有经常之意。

②兼衄：《脉经》作“此人喜衄”。

【词解】

［1］脉虚沉弦：谓脉象沉取带弦而少力。

［2］里急：谓腹中拘急，似胀非胀，似痛非痛。

［3］面色白，时目瞑：闭眼为“瞑”，虚劳之人精神不足故也。《灵枢·决气》：“气脱者目不明，……血脱者色白，夭然不泽。”与本条所述的“面色白，时目瞑”证候相类。

【简释】

本条论述阴阳两虚的虚劳脉证。脉虚沉弦，阴阳俱不足之脉象也。劳而伤阳，阳气不足，在面则色白，在肺则呼吸短气，在腹则里急，在肾与膀胱则小便不利、少腹满；劳而伤阴，阴精不能滋养肝目则目瞑；兼衄者，阴虚阳浮或阳虚不固皆可致络破衄血也。凡此脉证，都属于虚劳的范围，所以说：“此为劳使之然。”

【选注】

《金匮要略心典》　脉虚沉弦者，劳而伤阳也，故为短气里急，为小便不利，少腹满，为面色白；而其极则并伤其阴而目瞑兼衄，目瞑，目不明也。

《医宗金鉴》　脉虚沉弦，阴阳俱不足也；无寒热，是阴阳虽不足而不相乘也；短气面白，时瞑兼衄，乃上焦虚而血不荣也；里急小便不利，少腹满，乃下焦虚而气不行也，凡此脉证，皆因劳而病也，故曰“此为劳使之然”。

【原文】

劳之为病①，其脉浮大，手足烦[1]，春夏剧，秋冬差[2]，阴寒[3]精自出，酸削[4]不能行。（六）

【校勘】

①劳之为病：《脉经》卷八第六、《诸病源候论》卷三《虚劳候》“劳之”上并有“男子”二字。

【词解】

［1］手足烦：指手足心烦热。

［2］差：病愈也。“差”与“瘥”为古今字。

［3］阴寒：与以下第八条相参，“阴寒”疑是“阴头寒”之省文。李彣曰：“阴寒者，命门火衰也。”

［4］酸削：即腰腿酸软。《吕氏春秋·观表》高注：“削，弱也。”

【简释】

本条是进一步论述阴阳两虚的虚劳脉证。本条的“脉浮大”与前面第三条的“脉大为劳”病机相同，都是真阴不足，虚阳外浮的现象。因为虚阳外浮，所以脉亦随之浮大；因为阴虚不能藏阳，所以手足烦热。为什么这种病的减轻或增剧每与时令有关？因为春夏木升火炎，不利于阴，故病增剧；秋冬金水相生，阴得时令之助，可以敛藏虚阳，故病势减轻。但这仅是相对而言，不可拘泥。阴与阳本是相互为用的，阳虚阴不内守，故“阴寒精自出”。肾藏精主骨，肾虚则精虚骨弱，故病人腰脚酸软，行动无力。

【选注】

《金匮要略广注》 脉浮大者，里虚而气暴于外也。四肢者，诸阳之本，劳则阳耗，阴虚而生内热，故手足烦。凡劳伤多属阴虚，宜收敛而忌张散，春夏木火盛炎之际，且气浮于外则里愈虚，故剧；秋冬金水相生之候，且气敛于内则外不扰，故瘥也。阴寒者，命门火衰也；精自出者，肾水不藏也；肾主骨，故酸削不能行也。《经》云：强力举重则伤肾。此虚劳之病在肾者也。

《金匮要略心典》 脉浮者，劳而伤阴也，故为手足烦，为酸削不能行，为春夏剧而秋冬瘥；而其极则并伤其阳，而阴寒精自出。此阴阳互根，自然之道也。

《医宗金鉴》 此言浮大为劳，以详其证也。手足烦，即今之虚劳五心烦热，阴虚不能藏阳也。阴虚精自出，即今之虚劳遗精，阴虚不能固守也。酸削不能行，即今之虚劳膝酸、削瘦骨痿不能起于床也。夫春夏阳也，阴虚不胜其阳，故剧；秋冬阴也，阴虚得位自起，故瘥。

《金匮悬解》 脉浮大，手足烦者，阳气内虚而外盛也。春夏阳气浮升，内愈寒而外愈热，故剧；秋冬阳气沉降，故热轻而内寒减，故瘥。缘中气虚败，不能交济水火，火炎上热，水澌下寒。肾者，蛰闭封藏之官也，水冷不能蛰藏阳气，则阴寒精自出；水寒不能生发肝木，则酸削不能行也。

《金匮要略浅注补正》 脉浮大为在表，阳浮于外也。阳外浮则阴孤于内，故阴寒精自出。其外虽见手足烦，而其内阳虚也。旧注多解为阴虚，于脉证不合。

【原文】

男子脉浮弱而涩，为无子，精气清冷。一作冷。（七）

【简释】

本条论述肾虚无子的脉证。真阳不足则脉浮弱无力，精亏血少则脉涩迟滞，阴阳并虚，精气清冷，不能授胎，故无子。此多为先天不足之体质。曹家达曰："此证用当归羊肉汤，冬令服二三剂，屡试而效。用生羊肉三斤，当归四两，生附子一枚，生姜四两。"

按：从以上几条内容来看，每每脉证并举，以求达到辨证的准确性。《金匮要略》言脉，往往两脉或三脉并举，以形容脉象的形态。如第 1 条的脉微涩，是指涩而无力；第 5 条的脉虚沉弦，是指沉取带弦而乏力；第 7 条的脉浮弱而涩，是指浮取沉取皆细软涩滞；第 6 条的脉浮大，是指浮取波幅虽大而按之少力。

【选注】

《诸病源候论·虚劳无子候》 丈夫无子者，其精清如水，冷如冰铁，皆为无子之候。

《金匮要略编注》 此以脉断无子也，男精女血，盛而成胎；然精盛脉亦当盛，若浮弱而涩者，浮乃阴虚，弱为真阳不足，涩为精衰，阴阳精气皆不足，故为精气清冷，则知不能成胎，谓无子也。盖有生而不育者，亦是精气清冷所致，乏嗣者可不知之而守养精气者乎。

《金匮要略心典》 若脉浮弱而涩，则精气交亏而清冷不温，此得之天禀薄弱，故当无子。

【原文】

夫失精家[1]，少腹弦急①，阴头寒，目眩一作目眶痛，发落，脉极虚芤迟，为清谷[2]、亡血、失精②。脉得诸芤动微紧，男子失精[3]，女子梦交[4]，桂枝加③龙骨牡蛎汤主之。（八）

桂枝加龙骨牡蛎汤方：《小品》云：虚弱浮热汗出者，除桂，加白薇、附子各三分，故曰二加龙骨汤。 桂枝 芍药 生姜各三两 甘草二两 大枣十二枚 龙骨 牡蛎各三两 右七味，以水七升，煮取三升，分温三服。

【校勘】

①少腹弦急：《太平圣惠方》卷三十一《治虚劳失精诸方》"少腹"下有"痛""脉"二字，则"少腹弦急"作"少腹痛，脉弦急"。

②失精：《脉经》卷八第六于“失精家”至“失精”为一条，下“脉得诸芤动微紧”另为一条。

③加：《金匮方论衍义》《金匮要略心典》等注本无“加”字。

【词解】

［1］失精家：经常梦遗滑精之人。

［2］清谷：指大便完谷不化。“清”应为“圊（qīng）”。《广韵·十四清》：“圊，厕也。”“圊谷”是说厕中有谷，故知泄泻所遗为完谷。

［3］男子失精：据下文“女子梦交”，知此“失精”当系梦中失精，后世称为“梦遗”。

［4］女子梦交：杨志一曰：“梦交者即女子之遗精病也，惟女子虽有梦与人交之病，却不肯告之于医生，是以知者甚少耳。”（《妇科经验良方》）

【简释】

本条论述失精家所致虚劳病的证治。素有遗精病之人，由于精液耗损太过，阴损及阳，故小腹弦急，外阴部寒冷；精亏血少，则目眩发落。脉极虚谓脉极虚弱无力，芤谓浮大中空，迟谓脉象迟缓，三者皆是虚脉，不止见于失精家，亦见于下利清谷，或亡血的患者。除此之外，虚劳病亦可见芤动微紧之脉。若病情为男子梦遗，或女子梦中性交，此为心肾不交，精关不固的表现，桂枝加龙骨牡蛎汤主之。桂枝汤能补虚调阴阳。加龙骨、牡蛎者，以失精梦交为神精间病，取其既能潜阳人阴以镇心神，又能收敛固涩以保肾精。

【选注】

《金匮要略直解》 肾主闭藏，肝主疏泄，失精则过于疏泄，故少腹弦急也；阴头为宗筋之所聚，真阳日亏，故阴头寒也；目眩则精衰；发落则血竭。是以脉极虚芤迟，而虚主失精，芤主亡血，迟主下利清谷也。脉芤而厥厥动摇转索无常，故曰芤动微紧。此皆虚脉，男子得之则失精；女子梦交，亦失精也。桂枝、生姜之辛以润之，龙骨、牡蛎之涩以固之，甘草、大枣之甘以补之，芍药之酸以收之，则梦交失精可愈。

《金匮要略心典》 脉极虚芤迟者，精失而虚及其气也，故少腹弦急，阴头寒而目眩。脉得诸芤动微紧者，阴阳并乖（不和谐）而伤及其神与精也，故男子失精，女子梦交。沈氏（指沈明宗，清代医家）所谓“劳伤心气，火不敛，则为心肾不交，阳泛于上，精孤于下，火不摄水，不交自泄，故病失精；或精虚心相（指心火、相火）内浮，扰精而出，则梦交”者是也。徐氏曰：桂枝汤外证得之能解肌去邪气，内证得之能补虚调阴阳；加龙骨、牡蛎者，以失精梦交为神精间病，非此不足以收敛其浮越也。

《医宗金鉴》 此条“亡血失精”之下等句，与上文义不属，当另作一条在后。

失精家，谓肾阳不固精者也；少腹弦急，虚而寒也；阴头寒，阳气衰也；目眩，精气亏也；发落，血本竭也。若诊其脉极虚而芤迟者，当知极虚为劳，芤则亡血，迟则为寒，故有清谷、亡血、失精之证也。

脉得诸芤动微紧者，谓概虚劳之诸脉而为言也，非谓芤动微紧仅主男子失精、女子梦交之候也。通举男女失精之病，而用桂枝龙骨牡蛎汤者，调阴阳和营卫，兼固涩精液也。

【原文】

天雄散方：天雄三两（炮） 白术八两 桂枝六两 龙骨三两 右四味，杵为散，酒服半钱匕，日三服，不知，稍增之。

按：本方缺主治证候，据《方药考》云：“此为补阳摄阴之方，治男子失精，腰膝冷痛。”方中天雄为附子或草乌头之形长而细者。目前药房已不专备“天雄”。天雄与附子功用类同，故可以附子代之。临床按照本方用量比例作成蜜丸，治疗男子不育症有一定疗效。

【选注】

《金匮要略心典》 此疑亦后人所附，为补阳摄阴之用也。

【原文】

男子平人，脉虚弱细微者，喜①[1]盗汗也。（九）

【校勘】

①喜：赵刊本、明刊本、俞桥本、吉野本、宽保本、宽政本、享和本并作“善”字。

【词解】

[1] 喜：容易、经常之义。

【简释】

本条凭脉以诊盗汗。盗汗多因阴虚。若脉见虚弱细微，为阴阳气血皆虚之象，阳虚不固，阴虚不守，则易发生盗汗。治之可用上条的桂枝加龙骨牡蛎汤，或二加龙骨汤。如阴虚火旺盗汗，用后世的当归六黄汤。

【选注】

《金匮要略方论本义》　男子平人，为形无病者言也。其形虽不病，而其脉之虚而弱，则阳已损也；细而微，则阴已消也。阳损必驯至于失精，阴耗必驯至于亡血。验其外证，必喜盗汗。阳损斯表不固，阴损而热自发。皆盗汗之由，亦即虚劳之由也。

《金匮要略心典》　平人，不病之人也，脉虚弱细微，则阴阳俱不足矣。阳不足者不能固，阴不足者不能守，是其人必善盗汗。

《金匮发微》　凡人醒时，则阳气外达，寐时则阳气内守，卫所以夜行于阴也。卫气内守，营气当夜行于阴之时不能外泄，故寐者无汗；惟卫气不守，营气从之，乃为盗汗。盗汗者，卫不与营和也。按伤寒之例，卫不与营和，先时以桂枝汤发汗则愈，更加龙骨以镇浮阳，牡蛎以抑上逆之水气，则盗汗当止。师虽不出方治，读者当观其通也。

【原文】

人年五六十[1]，其病①脉大者，痹侠背行[2]，苦②肠鸣③，马刀、侠瘿[3]者，皆为劳得之。（十）

【校勘】

①其病：《脉经》卷八第六无“病”字。

②苦：医统本、宽保本、清初本及尤注本等“苦”并作“若”。

③苦肠鸣：“苦肠鸣”三字，疑原在下节“腹满”文下，后经传抄错简于此。核以《素问·至真要大论》“肠鸣飧泄”，《素问·气交变大论》“肠鸣溏泄”，《灵枢·师传》“肠中寒则肠鸣飧泄”。则“苦肠鸣”与“痹侠背行”及“马刀侠瘿”似不相类，若移还“腹满”下，而“苦肠鸣，甚则溏泄，食不消化”，使文从义顺也。

【词解】

［1］人年五六十：《素问·阴阳应象大论》曰：“年五十体重，耳目不聪明矣；年六十阴痿，气大衰，九窍不利，下虚上实，涕泣俱出矣。”

［2］痹侠背行：“侠”与“夹”同。即夹背左右两侧有麻木感。

［3］马刀、侠瘿："马刀侠瘿"语出《灵枢·经脉》等篇。其生于腋下，形如马刀的名为"马刀"；生于颈旁如贯珠的名为"侠瘿"。古人所谓的"马刀、侠瘿"是颈、腋部淋巴结结核，还是癌瘤所致的颈、腋淋巴结肿大，有待研究。

【简释】

本条举出虚劳病的几种证候。人年五六十，精气衰矣。其病脉大者，即前第 3 条所谓"脉大为劳"之义也。条文所述痹侠背行、马刀、侠瘿等，各是一证，而不是同时出现，从"皆"字可以理解。

【选注】

《金匮补注》　人生五十始衰，六十天癸竭，则已精少肾衰矣；使复有动作，遂令阳虚而邪得以客之，痹太阳经道，盖太阳行于背者也。经谓：阳气者，精以养神，柔以养筋，开合不得，寒气从之，乃生大偻，故病痹侠背行也。又云：中气不足，肠为之苦鸣。至陷脉为瘘，留连肉腠，为马刀侠瘿。瘿者，即瘰疬也。以其形长如蛤，为马刀，或在耳前后，连及颐颔颈下，或下连缺盆以及胸胁，皆谓之马刀，此手足少阳经主之也。总以动作忿怒，忧忿气郁过甚，而为风邪内凑，故其脉则大而举按不实，其因则劳而元气不足。仲景言之，恐后人复疑为有余而误攻其邪耳。

《金匮要略心典》　人年五六十，精气衰矣；而病脉反大者，是其人当有风气也。痹侠背行，痹之侠脊者，由阳气不足而邪气从之也；若肠鸣、马刀侠瘿者，阳气以劳而外张，火热以劳而上逆，阳外张则寒动于中而为肠鸣，火上逆则与痰相搏而为马刀侠瘿。李氏曰：瘿生乳腋下曰马刀，又夹生颈之两旁者为侠瘿。侠者，挟也；马刀，蛎蛤之属，疮形似之，故曰马刀；瘿，一作缨，发于结缨之处。二疮一在头，一在腋下，常相联络，故俗名疬串。

【原文】

脉沉小迟，名脱气[1]，其人疾行则喘喝[2]，手足逆寒，腹满，甚则溏泄，食不消化也。（十一）

【词解】

［1］脱气：指病机，即阳气虚衰证。徐彬曰："沉小迟三脉相并，是阳气全亏，故名'脱气'。"

［2］喘喝（hè）：《灵枢·经脉》："喝而喘"。"喝"谓大声喊叫。故

“喘喝”有二义：①气喘而有声，即后世所谓的“哮喘”；②用尽气力而喘，即张口而喘，喘得换不过气来，与上“脱气”义贯。

【简释】

本条论述阳气虚衰的脉证。脱气，即阳气虚衰证。脉沉小迟，为阳气大虚之脉；其人疾行喘喝，为阳气大虚之症；阳虚则寒，寒盛于外，四末不温，故手足逆寒冷；寒盛于中，故腹满，甚则溏泄，食不消化也。

按：喘证与肺、肾病变密切相关，以肺主出气，而肾主纳气，若肺气不降则喘，肾气不纳亦喘，结合病史，诊断不难。若无肺、肾之病史及刻下症，“其人疾行则喘喝”者，何也？心阳虚衰（西医谓“心力衰竭”）亦可致喘，动则尤甚，并见心悸等症；心衰不能鼓动脉道则脉沉迟细小而无力。

【选注】

《金匮要略广注》 此脾、肺、肾三经俱病也。肺主气，气为阳，沉小迟皆阳气虚衰之脉，故为脱气，此肺病也。疾行则喘喝，以肺主出气，而肾主纳气，为生气之原，呼吸之门，若真元耗损，则虚气上逆而肾不纳气，故喘喝，此肾病也。又脾主四肢，四肢者，诸阳之本，逆寒者，阳虚不温四末也；腹满者，脾经入腹，气虚中满也，溏泄食不化者，此脾虚不能运磨水谷，多见鹜溏飧泄之症。严用和谓饮水不温，不能上蒸脾土，冲和失布，中州不运而然者也。

《金匮要略心典》 脉沉小迟，皆阴象也，三者并见，阴盛而阳乃亡矣，故名脱气。其人疾行则喘喝者，气脱而不固也。由是外无气而手足逆冷，胃无气而腹满，脾无气而溏泄食不化，皆阳微气脱之证也。

《医宗金鉴》 脉沉小迟，则阳大虚，故名脱气。脱气者，谓胸中大气虚少，不充气息所用，故疾行喘喝也。阳虚则寒，寒盛于外，四末不温，故手足逆冷也。寒盛于中，故腹满溏泄，食不消化也。

【原文】

脉弦而大，弦则为减[1]，大则为芤，减则为寒[2]，芤则为虚，虚寒相搏，此名为革。妇人则半产[3]漏下[4]，男子则亡血失精。（十二）

【词解】

［1］减：减弱。

［2］寒：虚寒，指病机。

［3］半产：指妊娠三月以后，胎儿已成形，但未足月而自然殒堕，因流产而阴道下血不止，即后《妇人妊娠病脉证并治》所谓“半产后因续下血都不绝者”。

［4］漏下：指非经期而阴道出血淋漓不断。

【简释】

本条论述精血亏损的脉象。条文弦大两脉并举以释革脉。弦脉状如弓弦，按之不移，而革脉浮取似弦，按之力减，故曰“弦则为减”。大脉波幅洪大，按之有力，而革脉虽大，但外大中空，类似芤脉，故曰“大则为芤”。弦减大芤，如按鼓皮，则为革脉之象。革脉在妇人主半产漏下，在男子主亡血失精。精血亡失，阴损及阳，阳虚则寒，故条文提出“虚寒相搏”。

按：验之临床，芤脉见于急性失血；革脉见于虚劳久病。大失血之后常见寒象，以气随血脱也。

【选注】

《**金匮要略直解**》　人之所以有身者，精与血也。内填骨髓，外溉肌肤，充溢于百骸，流行于脏腑，乃天一所生之水，四大借此以成形，是先天之神气，必恃后天之精血以为运用，有无相成，阴阳相生，毋令戕害。若其人房室过伤，劳倦过度，七情暗损，六淫互侵，后天之真阴已亏，先天之神气并竭，在妇人则半产胞胎，或漏下赤白，在男子则吐衄亡血，或梦交泄精。诊其脉，必弦而大，弦为寒而大为虚，既虚且寒，则脉成革矣。革者如按鼓皮，中空之象，即芤大之脉。《内经》曰：“浑浑革至如涌泉，病进而色弊”。故仲景一言集中，前后三致意焉。

《**金匮要略心典**》　脉弦者阳不足，故为减为寒；脉大者阴不足，故为芤为虚。阴阳并虚，外强中干，此名为革。又变革也，妇人半产漏下，男子亡血失精，是皆失其产乳生育之常矣，故名曰革。

《**金匮发微**》　脉弦为阳气衰，脉大而芤为阴气夺。阳衰则中寒，阴夺则里虚，两脉并见，其名曰革。浮阳不降，则阳不摄阴；阴不抱阳，则精血寒陷。此条见妇人杂病篇，治妇人半产漏下则有旋覆花汤，而男子亡血失精独无方治，而补阳摄阴之法，要以天雄散为最胜。天雄以温下寒，龙骨以镇浮阳，白术、桂枝以扶中气，而坎离交济矣。

【原文】

虚劳里急[1]，悸[2]，衄，腹中痛①，梦失精，四肢酸疼，手足烦热②，咽干口燥，小建中汤[3]主之。（十三）

小建中汤方：桂枝三两（去皮） 甘草二两（炙） 大枣十二枚 芍药六两 生姜三两 胶饴[4]一升 右六味③，以水七升，煮取三升，去滓，内胶饴，更上微火消解，温服一升，日三服。呕家不可用建中汤，以甜故也。《千金》疗男女因积冷气滞，或大病后不复常，苦四肢沉重，骨肉酸疼，吸吸少气，行动喘乏，胸满气急，腰背强痛，心中虚悸，咽干唇燥，面体少色，或饮食无味，胁肋腹胀，头重不举，多卧少起，甚者积年，轻者百日，渐致瘦弱，五脏气竭，则难可复常，六脉俱不足，虚寒乏气，少腹拘急，羸瘠百病，名曰黄芪建中汤，又有人参二两④。

【校勘】

①腹中痛：此三字疑误倒于“悸，衄”二字之下，“里急，腹中痛”，才语义一贯。

②手足烦热：《千金要方》卷十九第八有建中两方，皆云“手足逆冷”。

③右六味：《千金要方》卷十七第二作“右五味，㕮咀”。是，胶饴不在其内。

④《千金》……人参二两：所述内容似附于下条黄芪建中汤方后为妥。

【词解】

［1］里急：腹中拘急不舒。《素问·通评虚实论》王注：“急，如弦张之急。”《诸病源候论》卷三《虚劳里急候》：“劳伤内损，故腹里拘急。”徐彬曰：“虚劳者，元阳之气不能内统精血，则营枯而虚，故里气乃急。”

［2］悸：即心悸，俗话“心慌”或“心跳”。多因心血不足，血不养心所致。

［3］小建中汤：建中汤有大小，其义为何？周岩曰：“小建中所治不一，而其扼要在建中，以云建中，犹建中之小者耳。若大建中则专治中脏虚寒，不兼顾他经之证，‘腹中寒’句是主，余皆腹寒之所波及。温脾无过干姜，补脾无过人参、胶饴，椒能由脾达肾，以消饮而杀虫，亦温脾之要药，此四物大温大补，不出中宫，建中有大于是者乎！”

［4］胶饴：即饴糖。邹澍曰：“如蜜而稀，色如胶，所谓胶饴者是也。”《名医别录》：“饴糖，味甘，微温，主补虚乏。”陶弘景注云：“方家用饴糖，乃云胶饴。”

【简释】

本条论述虚劳病脾虚营弱的证治。《灵枢·本神》言："脾藏营，营舍意，脾气虚则四肢不用，五脏不安。"《灵枢·决气》说："中焦受气取汁，变化而赤，是谓血。"上述表明，脾气虚弱，不能消化水谷，精微不足，营血乏源，五脏失养则病矣。本条所述症状以里急、腹中痛等脾虚证为主。脾气虚乏，不能营养脉络，则脘腹出现拘急空虚感，甚则腹中痛，饥不得食尤易发作。脾虚营弱，心失所养则心悸；脾不统血可致鼻衄等出血证；脾虚及肾，肾关不固则梦失精；脾虚不能营养肢体则四肢酸疼，手足烦热；脾虚阴津不能上承则咽干口燥也。小建中汤为治病求本之方。本方以桂枝汤为主，辛以开胃，甘以健脾，辛与甘合，调和脾胃，增进饮食；倍用芍药滋养脾营，缓急止痛；加入胶饴之甘润以建中。全方辛甘温润，变解表之方为建中之剂，正《难经》所谓"损其脾者，调其饮食，适其寒温"之大法。

按：小建中汤为调补中焦的平和之剂，所治"建中八症"实为脾虚营弱，累及"五脏不安"的证候。古今注家，或曰本条所述"概属阳虚"（《金匮要略论注》），或曰"是寒热错杂，阴阳两虚之证"（《金匮要略讲义》）。倘若如此，小建中汤便应为甘温重剂，那么，何以言"小建中汤"？又如何与"大建中汤"及"理中丸"鉴别？笔者不敢苟同，故有如上释义，愿就正于明哲。

此外，脾虚补之以甘很有临床指导意义，如十二指肠溃疡患者，多在空腹时腹痛或腹痛加重，进食饼干等甘甜食品，腹痛便能减轻或遂止。

【选注】

《金匮要略论注》 上章所论证，概属阳虚。阳虚者气虚也。气虚之人，大概当助脾，故以小建中汤主之。谓虚劳者，元阳之气不能内统精血，则营枯而虚，里气乃急，为悸，为衄，为腹中痛、梦失精；元阳之气不能外充四肢口咽，则阳虚而燥，为四肢酸疼，为手足烦，为咽干口燥。假令胸中之大气一转，则燥热之病气自行，故以桂、芍、甘、姜、枣大和其营卫，而加饴糖一味，以建中气，此后世补中益气之祖也。虽无升柴，而升清降浊之理，具于此方矣。

《金匮要略编注》 此营卫两济之方也，虚劳病非伤先天阴阳，即伤后天营卫。若伤后天中气，则营卫不充于五脏，脏腑无赖，精血渐衰，则脏腑各自为病，显证百出也。因营血不灌于冲脉，则逆气里急；肾阴不能既济，心包火气内动，则悸、衄；肝脾不和则腹中痛；相火妄动，扰于阴中，则梦失精；营气不充于四肢，则四肢酸疼，手足烦热；胃津不输于上，则咽干口燥。此因中气不充，故显以上诸证。所以建中汤之桂枝行阳，芍药收阴，一阴一阳，和调营卫；以甘草，胶饴一阴一阳，补和营卫；姜、枣一阴一阳，宣通营卫，俾营卫冲和，灌溉脏腑，而脏腑受济，则诸虚恢复也。盖营卫阴阳两建之方，欲补其血，则加归、芍之类；欲补其气，则加参、芪、术之类；欲补其阴，则加地黄、知、柏之类；欲补其阳，则加桂、附之类。以此类推，变化无穷矣。

《金匮要略心典》 此和阴阳调营卫之法也。夫人生之道，曰阴曰阳，阴阳和平，百疾不生。若阳病不能与阴和，则阴以其寒独行，为里急，为腹中痛，而实非阴之盛也；阴病不能与阳和，则阳以其热独行，为手足烦热，为咽干口燥，而实非阳之炽也。昧（不明）者以寒攻热，以热攻寒，寒热内贼，其病益甚。惟以甘酸辛药和合成剂，调之使和，则阳就于阴而寒以温，阴就于阳而热以和，医之所以贵识其大要也。岂徒云寒可治热、热可治寒而已哉！或问：和阴阳、调营卫是矣，而必以建中者何也？曰：中者，脾胃也，营卫生成于水谷，而水谷转输于脾胃，故中气立则营卫流行而不失其和。又，中者，四运（指心、肝、肺、肾四脏）之轴而阴阳之机也，故中气立则阴阳相循，如环无端，而不极于偏。是方甘与辛合而生阳，酸得甘助而生阴，阴阳相生，中气自立。是故求阴阳之和者，必求于中气，求中气之立者，必以建中也。

《医宗金鉴》 虚劳云云者，概虚劳之证而言也，非谓虚劳之证，止于此也，故下文有诸不足之说也。均主以小建中汤者，欲小小建立中虚之意，合下六节，皆论虚劳，各有所主之方也。

【原文】

虚劳里急，诸不足[1]，黄芪建中汤[2]主之。于小建中汤内加黄芪一两半，余依上法。气短胸满者加生姜①；腹满者去枣，加茯苓一两半；及疗肺虚损不足，补气加半夏[3]三两。（十四）

【校勘】

①气短胸满者加生姜：《千金要方》作“呕者倍生姜”。

【词解】

［1］诸不足：概指多种虚劳证候，该上条所述之症，而更多更甚也。《灵枢·邪气脏腑病形》所谓“阴阳形气俱不足”者。

［2］黄芪建中汤：绮石曰：“余尝说建中之义，谓人之一身，心上，肾

下，肺右，肝左，惟脾胃独居于中。黄芪之质，中黄表白，白入肺，黄入脾，甘能补中，重能实表。夫劳倦虚劳之症，气血既亏，中外失守，上气不下，左不维右，右不维左，得黄芪益气甘温之品，主宰中州，中央旌帜一建，而五方失位之师，各就其列，此建中之所由名也。”（《理虚元鉴》）

［3］补气加半夏：胡毓秀曰：“半夏补气之理，人多不解。不知人身肠胃外之油膜中，不可留些许水质，有形之水不化，则无形之气不生。水不下行，则气不上达，半夏能降水饮，水下行，气自上达，此半夏补气之义也。”

【简释】

本条承上条，论述脾虚营弱，损及脾气的证治。虚劳里急，乃因劳伤内损而腹中拘急，甚则腹痛；诸不足，是指阴阳形气俱不足，即上条小建中汤证发展成脾气虚衰者，故于小建中汤内加甘温之黄芪，健脾补虚，扶助阳气。《金匮要略心典》言：“急者缓之必以甘，不足者补之必以温，而充虚塞空，则黄芪尤有专长也。”

按：《本经疏证》言：“黄芪，直入中土而行三焦，故能内补中气，则《本经》所谓补虚，《别录》所谓补丈夫虚损、五劳羸瘦，益气也。”《本草求真》载：“黄芪，入肺补气，入表实卫，为补气诸药之最，是以有芪之称。与人参比较，则参气味甘平，阳兼有阴；芪则秉性纯阳，而阴气少。”上述可知，黄芪入脾、肺经，为纯阳之品，善补阳气。脾气虚弱，精微乏源，阳无以生，阴无以长，阴阳并虚“诸不足”者，建中益气，尽善尽美之法也。

【选注】

《金匮要略论注》 小建中汤，本取化脾中之气，而肌肉乃脾之所生也，黄芪能走肌肉而实胃气，故加之以补不足，则桂、芍所以补一身之阴阳，而黄芪、饴糖又所以补脾中之阴阳也。若气短胸满加生姜，谓饮气滞阳，故生姜以宣之。腹满去枣加茯苓，蠲饮而正脾气也。气不顺加半夏，去逆即所以补正也。

《金匮要略编注》 此胃中营卫不济于五脏现证也。虽云诸不足，观其立方之意，诚偏脾肺肾气虚损所致。脾胃气弱，不生于肺，气反上逆，而为里急，故以建中汤加黄芪甘味之药调之，俾脾元健运，营卫灌溉于肺，里气不急，诸虚自复也。若痰气阻遏，短气胸满，加生姜宣润胸中之气；腹满者加茯苓，导湿下行；肺虚痰气壅逆者，加半夏涤痰镇逆。而五脏见证，以此加减出入，则神妙在我。或火气内郁，暂除桂枝可也。

《金匮要略心典》 里急者，里虚脉急，腹中当引痛也。诸不足者，阴阳诸脉并俱不足，而眩、悸、喘喝、失精、亡血等证，相因而至也。急者缓之必以甘，不足者补之必以温，而充虚塞空，则黄芪尤有专长也。

《医宗金鉴》　所谓虚劳里急诸不足者，亦该上条诸不足证之谓也。黄芪建中汤，建立中外两虚，非单谓里急一证之治也。桂枝龙骨牡蛎汤，即桂枝汤加龙骨、牡蛎；小建中汤，即桂枝汤加胶饴；黄芪建中汤，即桂枝汤加胶饴、黄芪也。故尝因是而思仲景以一桂枝汤出入加减，无往不利如此。何后世一见桂枝，即认为伤寒发汗之剂，是但知仲景桂枝汤治伤寒，而不知仲景用桂枝汤治虚劳也。若知桂枝汤治虚劳之义，则得仲景心法矣。盖桂枝汤辛甘而温之品也，若啜粥温覆取汗，则发散营卫以逐外邪，即经曰辛甘发散为阳，是以辛为主也；若加龙骨、牡蛎、胶饴、黄芪，则补固中外以治虚劳，即经曰劳者温之，甘药调之，是以温以甘为主也。由此推之，诸药之性味功能加减出入，其妙无穷也。

【原文】

虚劳腰痛，少腹拘急，小便不利者，八味肾气丸主之。方见脚气中①。（十五）

肾气丸方：干地黄八两　山药　山茱萸各四两　泽泻　丹皮　茯苓各三两　桂枝　附子（炮）各一两　右八味，末之[1]，炼蜜和丸，梧子大，酒下十五丸，加至二十五丸，日再服。

【校勘】

①方见脚气中：医统本作“方见妇人杂病中”。今移载于此。

【词解】

[1] 末之：使之成末，即把药物研成粉末的意思。“末”，名词使动用法。

【简释】

本条论述肾阴阳两虚的证治。腰者，肾之外府，肾虚多表现腰部酸痛，劳累后加重。肾与膀胱相表里，《素问·灵兰秘典论》曰：“膀胱者，州都之官，津液藏焉，气化则能出矣。”膀胱的气化，依赖三焦的通调，特别是肾的气化作用，肾虚而气化失常，故少腹拘急，小便不利。所谓“不利”，或癃闭，或淋沥不畅，或尿崩，皆肾虚使然。肾气丸，补阴之虚以生气，助阳之弱以化水，渗利水湿以护正，“乃补下治下之良剂也”。

按：肾气丸是补肾祖方、主方。凡肾脏之虚，如肾阴虚、肾阴阳两虚及肾虚累及他脏证候，皆应以肾气丸方法为主变通治之。后世医家师本方本法，结合临证经验，衍化出许多补肾良方。详见附文《肾气丸制方本义探讨与历代医家的变通应用》。

【选注】

《金匮要略论注》 腰痛，少腹拘急，小便不利，皆肾家的证，然非失精等现证，此乃肾虚而痹，故以六味丸补其阴，仍须以桂、附壮其元阳也。

《金匮要略直解》 腰者肾之外候，肾虚则腰痛。肾与膀胱为表里，不得三焦之阳气以决渎，则小便不利，而少腹拘急，州都之官亦失其气化之职，水中真阳已亏，肾间动气已损。是方益肾间之气，气强则便溺行而小腹拘急亦愈矣。

《金匮要略心典》 下焦之分，少阴主之。少阴虽为阴脏，而中有元阳，所以温经脏，行阴阳，司开阖者也。虚劳之人，损伤少阴肾气，是以腰痛、小腹拘急、小便不利。程氏所谓“肾间动气已损”者是矣。八味肾气丸补阴之虚，可以生气，助阳之弱，可以化水，乃补下治下之良剂也。

【原文】

虚劳诸不足[1]，风气[2]百疾，薯蓣丸主之。（十六）

薯蓣丸方：薯蓣三十分　当归　桂枝　曲　干地黄　豆黄卷各十分　甘草二十八分　人参七分　芎䓖　芍药　白术　麦门冬　杏仁各六分　柴胡　桔梗　茯苓各五分　阿胶七分　干姜三分　白敛二分　防风六分　大枣百枚为膏　右二十一味，末之，炼蜜和丸，如弹子大，空腹酒服一丸，一百丸为剂。

【词解】

［1］诸不足：涵义与前面黄芪建中汤证的“诸不足”略有不同，范围更广泛，是泛指一切虚损疾患，如五劳七伤等而言。

［2］风气：泛指外邪。

【简释】

本条论述正气不足，感受外邪的证治。所谓“虚劳诸不足”，概指多种虚损证候，如望之面白、神疲、体瘦；闻之喘息、声微；问之心悸、乏力、眩晕、纳呆；切脉虚弱细微或浮大无力等诸不足表现。“风气百疾”泛指感受外邪的证候，如恶寒、发热、咳嗽、肢体酸痛等外邪束表的表现或邪气内犯脏腑的疾患。如此正气不足，邪气留恋，形成正邪相持之势，“正不可独补其虚，亦不可着意去风气。”（《金匮要略心典》）因为补虚则恋邪，攻邪则伤正。此时正确治法，应该是寓祛邪于补正之中，使邪气去而正气不伤，薯蓣丸即为此证而设。方中重用薯蓣专理脾胃为君，白术、人参、茯苓、干姜、豆黄卷、大枣、甘草、曲益气调中，当归、芎䓖、白芍、干地黄、麦门冬、阿胶养血滋阴，柴胡、桂枝、防风祛风散邪，杏仁、桔梗、白敛理气开郁，合用以奏扶正祛邪之功。

按：本条揭示了中医治病的两大原则：一是“虚劳诸不足”而脾胃虚弱者，应以调补脾胃为主，脾胃为后天之本，气血生化之源，诸虚劳损，恢复不易，非药物所能补，但有赖药物调补脾胃，以资化源；二是凡正虚邪恋之病情，皆应以扶正祛邪为大法。此外，后世许多补气、补血、气血双补之方，如四君子汤、四物汤、八珍汤、十全大补汤、人参养荣汤等扶正祛邪之方，皆从此方化出或师此方之法也。

【选注】

《金匮要略论注》　此不专言里急，是内外皆见不足证，非独里急诸不足也。然较黄芪建中证，前但云里急，故主建中，而此多风气百疾，即以薯蓣丸主之，岂非此丸似专为风气乎。不知虚劳证，多有兼风气者，正不可着意治风气，故仲景以四君、四物养其气血，麦冬、阿胶、干姜、大枣补其肺胃，而以桔梗、杏仁开提肺气，桂枝行阳，防风运脾，神曲开郁，黄卷宣肾，柴胡升少阳之气，白敛化入营之风。虽有风气，未尝专治之，谓正气运而风气自去也。然薯蓣最多，且以此为汤名者，取其不寒不热，不燥不滑，脾肾兼宜，故以为君，则诸药皆相助为理耳。

《金匮要略方论本义》　盖人之元气在肺，元阳在肾，既剥削则难于遽复矣，全赖后天之谷气资益其生，是营卫非脾胃不能通宣，而气血非饮食无由平复也。仲景故为虚劳诸不足而带风气百疾立此方，以薯蓣为主，专理脾胃，上损下损，至此可以撑持；以人参、白术、茯苓、干姜、豆黄卷、大枣、神曲、甘草助之，除湿益气，而中土之令得行矣；以当归、芎䓖、芍药、地黄、麦冬、阿胶养血滋阴；以柴胡、桂枝、防风升邪散热；以杏仁、桔梗、白敛下气开郁。惟恐虚而有热之人，滋补之药，上拒不受，故为散其邪热，开其逆郁，而气血平顺，补益得纳，亦至当不易之妙术也。勿以其迂缓而舍之，王道无近功，欲速则不达，圣人言之详矣。

《金匮要略心典》　虚劳证多有挟风气者，正不可独补其虚，亦不可着意去风气。仲景以参、地、芎、归、苓、术补其气血，胶、麦、姜、枣、甘、芍益其营卫，而以桔梗、杏仁、桂枝、防风、柴胡、白敛、黄卷、神曲去风行气，其用薯蓣最多者，以其不寒不热，不燥不滑，兼擅补虚去风之长，故以为君。谓必得正气立而后风气可去耳。

【原文】

虚劳虚烦[1]不得眠，酸枣仁汤主之。（十七）

酸枣仁汤方：酸枣仁二升①　甘草一两　知母二两　茯苓二两　芎䓖二两　《深师》有生姜二两　右五味，以水八升，煮酸枣仁，得六升，内诸药，煮取三升，分温三服。

【校勘】

①二升：明刊本、俞桥本、清初本、吉野本并作“一升”。

【词解】

［1］虚烦：“烦”是心病。“虚烦”谓因虚致烦，心中烦乱，反来复去，躁扰不安。

【简释】

本条论述心肝血虚所致失眠的证治。肝血不足，血不养心，神魂不安，故不得眠；夜不得眠则易致心中烦扰。或心悸，眩晕，口干等。方取酸枣仁味酸以养肝血，川芎味辛以调肝气，茯苓、甘草味甘以健脾宁心，知母性寒以清虚热。本方妙在重用酸枣仁之酸以补肝养血安神。

按：失眠为常见症状，临床辨证，一要分辨虚实，二要分辨标本。因病痛而致失眠者，治其本病，自然安眠；因失眠而致诸症者，治其失眠，诸症自愈。

【选注】

《金匮要略论注》　虚劳虚矣，兼烦是挟火，不得眠是因火而气亦不顺也，其过当责心；然心之火盛，实由肝气郁而魂不安，则木能生火。故以酸枣仁之入肝安神最多为君，川芎以通肝气之郁为臣，知母凉肺胃之气，甘草泻心气之实，茯苓导气归下焦为佐。虽曰虚烦，实未尝补心也。

《金匮要略心典》　人寤则魂寓于目，寐则魂藏于肝。虚劳之人，肝气不荣，则魂不得藏，魂不藏，故不得眠。酸枣仁补肝敛气，宜以为君，而魂既不归容，必有浊痰燥火乘间而袭其舍者，烦之所由作也，故以知母、甘草清热滋燥，茯苓、川芎行气除痰，皆所以求肝之治而宅其魂也。

【原文】

五劳[1]虚极[2]羸瘦[3]，腹满[4]不能饮食，食伤，忧伤，饮伤，房室伤，饥伤，劳伤，经络营卫气伤[5]，内有干血[6]，肌肤甲错[7]，两目黯黑[8]。缓中补虚，大黄䗪虫丸主之。(十八)

大黄䗪虫丸方：大黄十分（蒸）　黄芩二两　甘草三两　桃仁一升　杏仁一升　芍药四两　干地黄十两　干漆一两　虻虫一升　水蛭百枚　蛴螬一升　䗪虫半升　右十二味，末之，炼蜜和丸小豆大，酒饮服五丸，日三服。

【词解】

[1] 五劳：“五劳”古人有三说，见首篇第十三条注解。

[2] 虚极：精、气、神极度虚衰之象。

[3] 羸瘦：《说文解字》：“羸，瘦也。”两个同义字连用，谓身体极度瘦弱之状。

[4] 腹满：因内有干血，血瘀碍气，气滞不行之故。

[5] 食伤，忧伤，饮伤，房室伤，饥伤，劳伤，经络营卫气伤：魏荔彤曰：“仲景追溯致伤五脏之由，曰食、曰忧、曰饮、曰房室、曰饥、曰劳、曰经络荣卫。此乃不慎其起居，不制其嗜欲，不调其喜怒，不省其思虑，不节其饮食，不息其劳役，不戒其房帷，驯至劳而伤，伤而虚，虚而仍劳仍伤，遂病矣。”

[6] 干血：指瘀血之日久者，多是因虚致瘀，与《伤寒论》之“蓄血”证不同。

[7] 肌肤甲错：皮肤粗糙如鳞甲。

[8] 两目黯黑：“黯黑”，同义复词。慧琳《一切经音义》卷四十八“黯，深黑也。”“两目黯黑”指白眼球呈青黯色而言，为瘀血特征之一。

【简释】

本条论述虚劳内有干血的证治。虚极羸瘦，是五劳七伤到了极点的结果。

由于虚劳日久不愈，正气不能推动血脉正常运行，从而产生瘀血，瘀血日久者谓“干血”。瘀血内停，血瘀碍气，脾失健运，则腹满不能饮食。瘀血不去，新血不生，体表失其营养，故肌肤甲错；目睛失其荣养，因虚致瘀，故两目黯黑。治宜缓中补虚的大黄䗪虫丸。方中用大黄、䗪虫、桃仁、虻虫、水蛭、蛴螬、干漆活血化瘀，芍药、地黄养血补虚，杏仁理气，黄芩清热，甘草、白蜜益气和中，为久病阴虚血瘀之方。《兰台轨范》：“血干则结而不散，非草木之品所能下，必用食血之虫以化之。此方专治瘀血成劳之症。瘀不除则正气永无复理，故去病即所以补虚也。”

按：条文所谓“缓中补虚”的治法比较费解，历代注家有不同认识。笔者以为，依据大黄䗪虫丸的方药组成及剂量、用法可知，本方实为峻药缓攻，补益阴血之剂，即以攻瘀通络为主，以甘润补虚为辅，目的在于渐消瘀血，恢复正气。通过攻补兼施，中焦脾胃的功能恢复，自然腹满消除，饮食能进，气血生化有源，则“内有干血”的外部表现如羸瘦、肌肤甲错、两目黯黑等症状会逐渐缓解。

【选注】

《医门法律》 虚劳发热，未有不由瘀血者，而瘀血若无内伤，则营卫运行，不失其次，瘀从何起？是必饮食起居过时失节，营卫凝泣，先成内伤，然后随其气所阻塞之处，血为瘀积，瘀积之久，牢不可拔，新生之血，不得周灌，与日俱积，其人尚有生理乎？仲景施活人手眼，以润剂润其血之干，以蠕动啖血之物行死血，名之曰缓中补虚，岂非以行血去瘀，为安中补虚上着耶！然此特世俗所称干血劳之良治也。血结在内，手足脉相失者宜之。兼入琼玉膏润补之药同用尤妙。昌细参其证，肌肤甲错，两目黯黑，及羸瘦不能饮食，全是荣血瘀积胃中，而发见于肌肤面目，所以五脏失中土之灌溉而虚极也。此与五神脏之本病不同，故可用其方而导去其胃中之血，以纳谷而通流荣卫耳。

《金匮要略直解》 此节单指干血而言。夫人或因七情，或因饮食，或因房劳，皆令正气内伤，血脉凝积，致有干血积于中，而虚羸见于外也。血积则不能濡肌肤，故肌肤甲错，不能外荣于目，则两目黯黑。与大黄䗪虫丸以下干血，干血去，则邪除正旺矣，是以谓之缓中补虚，非大黄䗪虫丸能缓中补虚也。

《金匮要略心典》 虚劳证有挟外邪者，如上所谓风气百疾是也；有挟瘀郁者，则此所谓五劳诸伤，内有干血者是也。夫风气不去，则足以贼正气而生长不荣；干血不去，则足以留新血而渗灌不周，故去之不可不早也。此方润以濡其干，虫以动其瘀，通以去其闭，而仍以地黄、芍药、甘草和养其虚，攻血而不专主于血，一如薯蓣丸之去风而不着意于风也。喻氏曰：“此世俗所称干血劳之良治也。血瘀于内，手足脉相失者宜之。兼入琼玉膏补润之剂尤妙。”

［附方］

《千金翼》炙甘草汤一云复脉汤：治虚劳不足，汗出而闷，脉结悸，行动如常，不出百日，危急者十一日死。

甘草四两（炙） 桂枝 生姜各三两 麦门冬半升 麻仁半升 人参 阿胶各二两 大枣三十枚 生地黄一斤 右九味，以[1]酒七升，水八升，先煮八味，取三升，去滓，内胶消尽，温服一升，日三服[2]。

【校勘】

①以：《伤寒论》第177条“以”后有“清”字。

②日三服：《伤寒论》第177条“日三服”后有“一名复脉汤”五字。

按：《千金翼》炙甘草汤，实为仲景方，首载于《伤寒论》第177条，曰：“伤寒，脉结代，心动悸，炙甘草汤主之。”喻嘉言说：“此仲景伤寒门，治邪少虚多，脉结代之圣方也。”孙思邈用以“治虚劳”，为善师仲景心法，变通用之，扩大用之，真良医也。

【选注】

《金匮要略论注》 此虚劳中润燥复脉之神方也。谓虚劳不足者，使阴阳不至睽隔，荣卫稍能顺序，则元气或可渐复。若汗出由荣强卫弱，乃不因汗而爽，反得闷，是阴不与阳和也。脉者所谓壅遏荣气，令无所避是为脉，言其行之健也。今脉结，是荣气不行，悸则血亏，而心失所养，荣气既滞，而更外汗，岂不立槁乎，故虽内外之脏腑未绝，而行动如常，断云不出百日，知其阴亡而阳自绝也。若危急，则心先绝，故十一日死。谓心悬绝，该九日死，再加火之生数，而水无可继，无不死也。故以桂、甘行其身之阳，姜枣宣其内之阳，而类聚参、胶、麻、麦、生地润养之物，以滋五脏之燥，使阳得复行于荣中，则脉自复。名曰炙甘草汤者，土为万物之母，故既以生地主心，麦冬主肺，阿胶主肝肾，麻仁主肝，人参主元气，而复以炙甘草为和中之总司。后人只喜用胶、麦等，而畏姜、桂，岂知阴凝燥气，非阳不能化耶。

《金匮要略心典》 脉结是营气不行，悸则血亏而心无所养，营滞血亏而更出汗，岂不立槁乎？故虽行动如常，断云不出百日，知其阴亡而阳绝也。

人参、桂枝、甘草、生姜行身之阳；胶、麦、麻、地行身之阴。盖欲使阳得复行阴中而脉自复也。后人只喜用胶、地等而畏姜、桂，岂知阴凝燥气，非阳不能化耶。

《金匮玉函要略述义》 此方，仲景滋阴之正方，而《千金翼》文出于仲景，必有其征，故宋人取附于此也。《医学入门》称一切滋补之剂，皆自此方而变化之者，其言为当。盖此方，炙甘草为君，生姜、大枣为臣，地黄、麻仁、阿胶、麦冬为佐，专以滋阴润燥为务，然惧其黏腻凉湿，不利中土，故人参、桂枝为使，更用清酒，并以扶护元阳，旁宣达诸药之力，与肾气丸之桂、附救肾中之阳，其趣似异而实同。如后世滋阴诸方，徒裒合群队凉润之品，诚非知制方之旨者矣。

［附方］

《肘后》獭肝散：治冷劳，又主瘵疰一门相染。

獭肝一具 炙干末之，水服方寸匕，日三服。

按：獭肝，《名医别录》谓“止久嗽”。冷劳指寒性虚劳证。“又主瘵疰一门相染”，此为传染性疾患，即今之所谓肺结核之类。獭肝性温，温阳化阴，杀瘵虫，故能“治冷劳，又主瘵疰一门相染”。《医学心悟·虚劳》“消风热，杀尸虫”的月华丸即用獭肝。

小结

本篇论述血痹虚劳病脉证并治。篇中论治血痹只有两条，根据病情轻重，分为针引阳气与服用黄芪桂枝五物汤通阳宣痹两种治法，临床时可以针药并用，以提高疗效。

本篇论治虚劳是以五脏气血虚损的病机为立论根据，在治法上特别注重补益脾肾，甘温扶阳。因为，肾为先天之本，是真阴真阳之所寄；脾胃为后天之本，是气血生化之源泉，虚劳病至中、后期，往往以脾肾虚衰证候为主，故补脾补肾是虚劳病的根本治法。在虚劳病过程中，可分为阴虚、阳虚、阴阳两虚，但病至后期或严重时，阴阳两虚的证候比较多见，且阳虚证候比较突出，故本篇所载治疗虚劳的九首方中有六首方子（桂枝龙骨牡蛎汤、小建中汤、黄芪建中汤、八味肾气丸、天雄散、炙甘草汤）为调补阴阳，侧重甘温扶阳之剂。其他如薯蓣丸之扶正祛邪；酸枣仁汤之养肝宁心；大黄䗪虫丸之化瘀生新等，无不是以扶助正气、建立中气为根本治则。

本篇方剂多为后世治疗虚劳病之祖方。如补脾之建中汤、补肾之肾气丸、扶正祛邪之薯蓣丸、化瘀补虚之大黄䗪虫丸、养心止悸之炙甘草汤等，皆为治疗虚劳病的大经大法。

肺痿肺痈咳嗽上气病脉证治第七

论三首　脉证四条　方十六首

本篇论述肺痿、肺痈、咳嗽上气三种疾病的证治。三者的病因、病机、病程有所不同，但皆属于肺部病变，临床表现有相同之处，所以并为一篇讨论。

肺痿为慢性虚衰疾患，是肺叶萎弱的病变。临床有虚热与虚寒两种病情。

肺痈由感受风邪热毒引起，是肺生痈脓的病变，其病程可分为表证期、酿脓期、溃脓期三个阶段。

咳嗽上气为肺系最常见的证候。上气，《周礼·天官·疾医》郑注："上气，逆喘也。"贾疏："向上喘息，谓之逆喘。"故"上气"即喘息也。"咳嗽上气"即咳喘病。若喘息有声者，称之为"哮喘"。本病多因外邪犯肺，失治误治，迁延不愈。肺病不已，正气渐虚，痰饮伏留，久而久之，肺病及心，以致心肺同病，渐成痼疾，甚者发生危候。本篇治法，多为病急治肺治标方药，缓解之后，则当培补脾肾。

本篇共15条原文，第1，5，10条论肺痿证治，第1，2，11，12，15条论肺痈证治，第3，4，6，7，8，9，13，14条论咳嗽上气证治。

肺痿与西医学所述的支气管扩张等病有相似之处；肺痈与肺脓肿非常类似；咳嗽上气病的发病过程与西医学所述的急性气管炎→慢性气管炎→肺气肿→肺心病→心力衰竭等病症的病理变化颇相似，治疗方法亦可以互参。

【原文】

问曰：热在上焦者，因咳为肺痿。肺痿之病，从何[1]得之？师曰：或[2]从汗出，或从呕吐，或从消渴，小便利数，或从便难，又①被快药下利，重[3]亡津液，故得之。

曰：寸口脉数，其人咳，口中反有浊唾涎沫者何②？师曰：为肺痿之病。若口中辟辟燥[4]，咳即胸中隐隐痛，脉反滑数，此为肺痈，咳唾脓血。

脉数虚[3]者为肺痿，数实者为肺痈。(一)

【校勘】

①又：《脉经》卷八第十五、《千金要方》卷十七第六“又”并作“数”。
②何：《脉经》“何”下有“也”字，应据补。
③脉数虚：《千金要方》无“数”字。

【词解】

[1] 从何：《汉书·外戚传上》颜注：“从，因也、由也。”
[2] 或：无定代词，有的。下三个“或”字同。
[3] 重：重复，再。《广雅·释言》：“重，再也。”
[4] 口中辟辟燥：辟辟，口中干燥状。《医门法律》谓肺已结痈，火热之毒出现于口所致。

【简释】

本条论述肺痿的成因及肺痿与肺痈的主症、鉴别诊断。全文可分作三段，首段叙述肺痿的成因，第二段指出肺痿、肺痈的主症，第三段从脉象上对肺痿、肺痈进行鉴别诊断。

肺痿之病，由于热在上焦，熏灼于肺，气逆为咳，咳久伤肺而成。导致本病的原因很多，或汗出太过，或呕吐频作，或消渴，或小便过多，或便秘而攻利过度等等。这些原因，皆能重伤津液，津伤则阴虚，阴虚生内热，内热熏灼肺部，从而形成本病。

肺痿的主症是：寸口脉数，时常咳嗽。这是由于上焦有热，肺被熏灼，肺气上逆之故。阴虚有热，肺脏枯萎，按理应该干咳无痰，现在反而吐出浊唾涎沫，这又怎么解释？因为肺气不振，通调失职，津液为热所灼，随肺气以上逆，故多浊唾涎沫。如果口中感觉辟辟干燥，咳嗽则胸中隐隐作痛，脉象反见滑数，则为肺痈之病，其人必咳唾脓血。

肺痿是阴虚有热，枯萎不荣；肺痈是热聚肺溃，壅塞不通。二者一虚一实，如何鉴别诊断？前者是脉数而虚，后者是脉数而实，以此为辨。

按：对“咳唾脓血”一症古来有两种见解，一种认为属肺痈所独有；一种认为咳唾脓血不仅见于肺痈，并可见于肺痿，如《脉经》即把“咳唾脓血”四字归属下段，《千金要方》同。笔者认为，若结合西医学分析，则肺痿与支气管扩张有类似之处，支气管扩张的主要症状是慢性咳嗽、咳脓痰和反复咯血等。由此可见，肺痿亦可见“咳唾脓血”，唯与肺痈病因病程不同，虚实有别。

【选注】

《医门法律》　两手寸口之脉，原为手太阴肺脉，此云寸口脉数、云滑数、云数虚数实，皆指左右三部统言，非如气口独主右关之上也。其人咳，口中反有浊唾涎沫顷之遍地者，为肺痿，言咳而口中不干燥也；若咳而口中辟辟燥，则是肺已结痈，火热之毒，出现于口，咳声上下，触动其痈，胸中即隐隐而痛，其脉必见滑数有力，正邪气方盛之征也。数虚、数实之脉，以之分别肺痿、肺痈，是则肺痿当补，肺痈当泻，隐然言表。

《金匮要略论注》　此言肺痿、肺痈，一出于热，但肺痿者，气痿而不振，乃无形之气病，其成以渐，与肺痈之邪入血分，致有形血脉壅而不通，其源由风者不同也。故谓胸中为肺之府，热在上焦，则肺为热燥而咳，所谓因热而咳，因咳而为肺痿也。然亦有久咳而不为肺痿者，则知痿非无因，故曰或从汗出，是津脱也；或从呕吐，是液伤也；或从消渴，是心火耗其阴也；或肠枯便秘，强利求快，是津液因下而亡也。总属燥热亡阴之事，乃胃中津液，不输于肺，肺失所养，而肺乃痿矣。唯其因热，所以寸口脉数，寸口虽当以右寸为主，然两手脉皆属肺，则数当不止于右寸而已。数脉为热，热宜口干，乃咳则浊唾涎沫，似乎相反，不知肺唯无病，故能输精于皮毛，毛脉合精，行气于腑，痿则痹而不用，饮食之水气上输者不能收摄而运化，则为浊沫而出诸口矣。故曰此为肺痿之病，因热而失其清肃不用也。若口中辟辟燥，是内有实邪也，咳则隐痛，是专有所伤也。更脉滑，是邪实不虚也，其为肺痈无疑，甚则咳唾脓血矣。唯其皆属于热，故脉皆数，但虚实不同，故曰虚为肺痿，实为肺痈。实者，即上滑字义自见，然后章注肺痈本证又曰脉微而数，非相背也，滑数者已成而邪盛，微数者初起而火伏也。

《金匮要略心典》　此设为问答以辨肺痿、肺痈之异。热在上焦二句，见五脏风寒积聚篇，盖师有是语，而因之以为问也。汗出、呕吐、消渴、二便下多，皆足以亡津液而生燥热，肺虚且热，则为痿矣。口中反有浊唾涎沫者，肺中津液，为热所迫而上行也；或云肺既痿而不用，则饮食游溢之精气，不能分布诸经，而但上溢于口，亦通。口中辟辟燥者，魏氏以为肺痈之痰涎脓血俱蕴结聚于肺脏之内，故口中反干燥，而但辟辟作空响燥咳而已；然按下肺痈条亦云，其人咳，咽燥不渴，多唾浊沫，则肺痿、肺痈二证多同，惟胸中痛，脉滑数，唾脓血，则肺痈所独也。比而论之，痿者萎也，如草木之萎而不荣，为津烁而肺焦也；痈者壅也，如土之壅而不通，为热聚而肺溃也。故其脉有虚实不同，而其数则一也。

【原文】

问曰：病咳逆，脉之①[1]何以知此为肺痈？当有脓血，吐之则死，其脉何类？师曰：寸口脉微②而数，微②则为风，数则为热；微②则汗出，数则恶寒。风中于卫，呼气不入；热过[2]于营，吸而不出。风伤皮毛，热伤血脉。风舍[3]于肺，其人则咳，口干喘满，咽燥不渴，多唾浊沫，时时振寒。热之所过[4]，血为之凝滞，蓄结[5]痈脓，吐如米粥。始萌[6]可救，脓成则死[7]。（二）

【校勘】

①脉之：《千金要方》卷十七第七“脉”上有“师”字。

②微：吴谦曰：“脉微之三‘微’字，当是三‘浮’字，‘微’字文气不属，必是传写之说。”

【词解】

［1］脉之：为他诊脉。“脉”，名词为动用法，这里泛指诊察。因“脉之”后文发问“其脉何类”？“其脉”才是指脉象。

［2］过：作“至”字解，《汉书·陆贾传》颜注：“过，至也。”

［3］舍：作“留”字解。

［4］过：同［2］。

［5］蓄结：为积聚之意。

［6］始萌：指病的初始阶段。

［7］脓成则死：徐大椿：“肺痈之疾成脓，亦有愈者，全在用药变化，汉时治法或未全耳。”（《兰台轨范》）

【简释】

本条论述肺痈的病因及其不同阶段的证候表现。肺痈的主要成因，为风热病毒所侵袭。其病理机转，可以分为三个阶段：先是“风伤皮毛”，为表证期；进一步“风舍于肺”，为酿脓期；最后“热伤血脉”，结成痈脓，为溃脓期。在卫邪浅病轻，易于治疗，预后良好；及脓成则邪深病重，治疗比较困难，预后亦较差。开始“风伤皮毛”阶段，多见恶寒发热、有汗、咽喉干燥发痒、咳嗽等症。这是由于风热侵犯卫分，所以首先出现表证。在卫不解，内舍于肺，则风热内壅，肺气不利，气不布津，痰涎内结，故见振寒、壮热、咳嗽加剧、咳黏液痰或脓痰、口干喘满或胸痛，并伴有神疲、乏力、纳差等症。当此之时，宣散清肺，使邪外达，则病可愈；若未及时治疗，历经数日或十数日，必致病毒蔓延发展。一旦病情发展到条文所谓的“热伤血脉”阶段，不但咳嗽、喘满、痰多等症仍然存在，而且浊痰变为腥臭痰，形如米粥，或痰中带血，甚至完全成为脓血。这些变化，都是由于邪热壅肺，结而不散，血脉凝滞腐溃所致。病情至此，气血耗伤，肺痈已成，治疗就比较困难。

经文“吐之则死”“脓成则死”两个“死”字，并非定论。肺痈虽然成脓，预后亦不尽差，应积极治疗，以免死亡。《兰台轨范》言：“肺痈之疾脓成，亦有愈者。”又，“呼气不入”“吸而不出”二句，大意是说风中于卫，尚易驱邪外出；及至热入于血，则病邪已经深入。在表之邪，治疗得法，不致深入为患；深入之邪，纵然治疗得法，亦不易使病毒排出。

按：上述肺痈的病变过程及临床表现与西医学所述的“肺脓肿”颇类似。肺脓肿是由于各种病因所引起的肺组织化脓性病变。早期为化脓性炎症，继而坏死形成脓肿。其临床特征为高热、咳嗽和咳血等。治疗可应用抗生素、痰液引流，必要时外科处治。临床中西医结合治疗，效果会更好。

从以上两条的叙述可知，肺痿与肺痈的临床表现有类似之处，均表现为咳嗽、咳脓痰及咯血等，但肺痿为慢性病，肺痈为急性病；肺痿为虚证，肺痈为实证，两病成因不同。

【选注】

《医门法律》 肺痈之脉，既云滑数，此复云微数者，非脉之有不同也。滑数者，已成之脉，微数者，初起之因也。

《金匮要略论注》 此言肺痈之始终全由客邪，较肺痿之因热久咳者其证稍一，然其邪之从外而内，从微而极，则亦有渐也。……故曰始萌可救，脓成则死。萌者，谓初有脓而未甚也。

《金匮要略心典》 此原肺痈之由，为风热蓄结不解也。凡言风脉多浮或缓，此云微者，风入营而增热，故脉不浮而反微，且与数俱见也。微则汗出者，气伤于热也；数则恶寒者，阴反在外也。呼气不入者，气得风而浮，利出而艰入也；吸而不出者，血得热而壅，气亦为之不伸也。肺热而壅，故口干而喘满；热在血中，故咽燥而不渴。且肺被热迫，而反从热化，为多唾浊沫；热盛于里，而外反无气，为时时振寒。由是热蓄不解，血凝不通，而痈脓成矣。吐如米粥，未必便是死证，至浸淫不已，肺叶腐败，则不可治矣，故曰始萌可救，脓成则死。

【原文】

上气面浮肿①，肩息②[1]，其脉浮大，不治，又加利尤甚③。（三）

上气喘而躁者，属肺胀，欲作风水，发汗则愈。（四）

【校勘】

①面浮肿：《诸病源候论》卷十三《上气候》《圣济总录》卷六十七《诸气统论》“面”并作“而”。

②肩息：《圣济总录》“肩”作“喘”。

③又加利尤甚：《诸病源候论》《圣济总录》并无此五字。

【词解】

[1] 肩息：谓喘息时抬肩，亦称“息高”。

【简释】

以上二条，论述上气有正虚气脱和邪实气闭的两种病情。上气而面目浮肿，呼吸极度困难以至肩息，脉象浮大无根者，是肾不摄纳，元气离根之象，最为危候。假如再见下利，则气脱于上，液竭于下，阴阳离绝，病情险恶。这种证候，是重病患者临危前的临床表现，抢救不及时，随时可危及生命，故曰“不治”。

假如上气喘逆，烦躁不安，病发急暴，而病因风寒外束，水饮内停，肺失宣肃，邪气内闭者，是为肺胀。肺主通调水道，肺气壅闭，水亦逆行，故肺胀不愈，病类风水。肺胀病情，主要在于邪壅气闭，肺气胀满，若予祛邪开肺，则肃降有权，病情可以迅即解除，故曰“发汗则愈”。

按：以上两条所述，症状相类，虚实不同，若认证不准，治疗失误，必致虚者更危，实者更重，医之过也。

【选注】

《金匮要略方论本义》 仲景因肺病咳嗽，更及于上气证，盖肺病即不成痿与痈，亦必咳嗽上气者多，其间有微有甚，亦不可不辨也。上气而面浮肿，阳衰于中而气散于上也；肩息者，元气已铲其根，而浮游之气，呼吸于胸膈之上，所谓息贲也，又所谓息高也。诊之脉浮大，必浮大而沉微，且欲绝也，俱为上盛下绝，阴阳离绝之兆，其不治也固宜；加以下利，阴又下泄，阳必上越，其死尤速也。此上气之阳虚气脱之重者。

上气喘而躁者，此外感风邪，内积水气也。外风郁于表而气不舒，故喘；内水冲于心而气不下，故躁。肺亦因之胀满，则胸膈可知，是风邪变热，挟水湿上溯之证也，法当发其汗以治表。风邪解散而表不郁，则气舒不喘矣；汗出，湿邪必随风邪俱解，而里不冲矣；且气顺躁止，而肺亦不胀矣，故曰发汗则愈。

《金匮要略心典》 上气面浮肿，肩息，气但升而不降矣。脉复浮大，则阳有上越之机，脉偏盛者偏绝也。又加下利，是阴复从下脱矣。阴阳离决，故当不治。肩息，息摇肩也。

上气喘躁者，水性润下，风性上行，水为风激，气凑于肺，所谓激而行之，可使在山者也，故曰欲作风水。发汗令风去，则水复其润下之性矣，故愈。

《金匮要略浅注补正》 此是较论上气，而非肺痈者也。师意以为肺痈、肺痿无不上气，而亦有非肺痈、肺痿独见上气之证者。总之，上气而浮肿、肩息、脉浮大者，不但肺不制，兼之肾气脱，为不治也；又加下利，脾肾皆脱，为尤甚矣……以明此上气证，又与痈、痿之上气有别也。

【原文】

肺痿吐涎沫而不咳者，其人不渴，必遗尿，小便数，所以然者，以上虚不能制下故也。此为肺中冷，必眩[①]，多涎唾，甘草干姜汤以温之[②]，若[③]服汤已渴者，属消渴。（五）

甘草干姜汤方：甘草四两（炙）　干姜二两（炮）　右㕮咀，以水三升，煮取一升五合，去滓，分温再服。

【校勘】

①必眩：《本草纲目》卷十二“甘草”条引作“头眩”。

②温之：《脉经》卷八、《千金要方》卷十七第六、《外台秘要》卷十《肺痿》并作“温其脏”。

③若：《脉经》无“若”以下九字。

【简释】

本条论述虚寒肺痿的证治。虚热肺痿的成因已如第1条所述。本条明确表述“肺痿吐涎沫而不咳”的成因“为肺中冷”。由于肺中虚冷，阳虚不能化气，气虚不能摄津，故“多涎唾”；又因上虚不能制下，即上焦虚冷，不能制约下焦，故“遗尿，小便数”。阳气不足，清阳不能上升，故见头眩。“其人不渴”更证明属虚寒证，治当温肺复气，用甘草干姜汤。

按：甘草干姜汤辛甘化阳，为温中诸方之祖。其中甘草重用四两，不无精义，《名医别录》谓甘草“主温中”，中者上下之枢也。邹澍云：“此为肺中冷，甘草干姜汤以温之，是由中以益上制下也；一变而为理中汤，治上吐下利，是由中以兼制上下矣；又一变而为四逆汤，治下利清谷，是由中以制下矣；再变而为通脉四逆汤，治下利面赤，内寒外热，是由中及下兼制内外矣，连类反之，可悟甘草居中安土之大凡。”（《本经疏证》）

【选注】

《金匮要略方论本义》 肺痿为虚热之证矣，然又有肺痿而属之虚寒者，则不可不辨也。乃吐涎沫而不咳，其人既不渴，又遗尿，小便数者，以上虚不能制水故也。肺气既虚，而无收摄之力，但趋脱泄之势，膀胱之阳气下脱，而肺金益清冷干燥以成痿也。肺叶如草木之花叶，有热之痿，如日炙之则枯；有冷之痿，如霜杀之则干矣，此肺冷之所以成痿也。

《金匮要略心典》 此举肺痿之属虚冷者，以见病变之不同。盖肺为娇脏，热则气烁，故不用而痿；冷则气沮，故亦不用而痿也。遗尿、小便数者，肺金不用而气化无权，斯膀胱无制而津液不藏也。头眩、多涎唾者，经云上虚则眩，又云上焦有寒，其口多涎也。甘草、干姜，甘辛合用，为温肺复气之剂。服后病不去而加渴者，则属消渴，盖小便数而渴者为消，不渴者，非下虚即肺冷也。

《医宗金鉴》 咳而不吐涎沫者，肺燥咳也；咳而吐涎沫者，肺热痿也。若似肺痿之吐涎沫而不咳者，此为肺中有冷饮，非为肺中成热痿也。肺中冷，则其人必不渴、遗尿、小便数、头眩、多涎唾。所以然者，以上焦阳虚，不能约制下焦阴水，下焦之水泛上而唾涎沫，用甘草干姜汤以温散肺之寒饮也。

《金匮要略浅注补正》 此言肺痿之证，自当吐涎沫，然必见咳，渴，不遗尿，目不眩，乃为肺痿证也。若吐涎沫而不咳、又不渴、必遗尿、小便数，以肺阳虚不能制下，此为肺中冷，不当作肺痿治矣。必眩，多涎唾，宜甘草干姜汤以温肺。若作痿证而用清润，则反误矣。

按：诸家对本条有不同见解：《金匮要略方论本义》《金匮要略心典》等俱认为肺痿有虚热、虚寒两类；《医宗金鉴》《金匮要略浅注补正》则认为肺痿纯属虚热，无虚寒，并谓本条论述为肺中冷；《兰台轨范》说得更为中肯，谓“此乃治肺冷之方，非肺痿通用之方也，不得误用。”临证要以病机及证候为主，有是证即用是药也。

【原文】

咳而上气，喉中水鸡声①[1]，射干麻黄汤主之。(六)

射干麻黄汤方：射干十三枚（一法三两） 麻黄四两 生姜四两 细辛 紫菀 款冬花各三两 五味子半升 大枣七枚 半夏（大者洗）八枚（一法半升） 右九味，以水一斗二升，先煮麻黄两沸，去上沫，内诸药，煮取三升，分温三服。

【校勘】

①喉中水鸡声：《外台秘要》卷十“喉”作“咽”。《诸病源候论》卷十三《上气喉中如水鸡鸣候》《千金要方》卷十八第五“水”上并有“如”字。

【词解】

[1] 喉中水鸡声：“水鸡”，即蛙也，一名田鸡。水鸡声，是形容喉中哮喘的痰鸣声连连不绝。曹家达曰：“呼吸之气引胸膈之水痰出纳喉间，故喉中如水鸡声，格格而不能止。”

【简释】

本条论述寒饮咳喘哮的证治。水饮内发，闭塞肺气，以致咳嗽喘息。喉中水鸡声者，乃痰碍其气，气触其痰，为寒饮咳喘常见之症。治当祛寒化饮，温肺止咳，用射干麻黄汤。此方即小青龙汤之变制（去桂枝、芍药、甘草，加射干、紫菀、款冬、大枣）。方用射干消痰开结，麻黄宣肺平喘，生姜、细辛散寒行水，款冬、紫菀、半夏降气化痰，五味子收敛肺气，与麻、辛、姜、夏诸辛散之品同用，使散中有收，不致耗散正气，更以大枣安中，调和诸药，使邪去而正不伤，为寒饮咳喘常用有效的方剂。

按：射干麻黄汤对寒饮闭塞肺气所致的咳喘哮证，不论是小儿还是成人患者，都有确切疗效。原文“咳而上气，喉中水鸡声”一句，属点睛之笔。用西医学来解释，射干麻黄汤证的病变部位以支气管为主，这与本方君药射干的功效密不可分，《神农本草经》谓射干“主咳逆上气，喉痹咽痛”。中医所谓的“喉痹”病变、“喉中”病位盖指支气管病变。

本方证与小青龙汤证相较：两方都治疗寒饮咳喘，但射干麻黄汤主治

“喉中水鸡声”，以支气管病变为主，病位偏上；小青龙汤主治“心下有水气”，以肺实质病变为主，病位偏下。以此为辨，两方主治分明，应用会更加切实。

【选注】

《医门法律》 上气而作水鸡声，乃是痰碍其气，气触其痰，风寒入肺之一验耳。发表、下气、润燥、开痰，四法萃于一方，用以分解其邪，不使之合，此因证定药之一法也。

《金匮要略心典》 咳而上气，肺有邪，则气不降而反逆也。肺中寒饮，上入喉间，为呼吸之气所激，则作声如水鸡。射干、紫菀、款冬降逆气，麻黄、细辛、生姜发邪气，半夏消饮气，而以大枣安中，五味敛肺，恐劫散之药，并伤及其正气也。

《医宗金鉴》 咳逆上气，谓咳则气上冲逆也。上条发明不咳而吐涎沫者，非为肺痿，是为肺冷也；此条发明咳而不吐涎沫者，亦非肺痿，亦为肺冷也。上条以不渴、小便数、多唾涎沫，为肺中冷，故以干姜佐甘草，是以温中为主也；此条以气上逆，喉中有水鸡声，为肺经寒，故以生姜佐麻黄，是以散外为主也。病同冷饮，而有在外在内之别，方同辛温，而有主温主散之异也。水鸡声者，谓水与气相触之声，在喉中连连不绝也。

《金匮要略浅注》 上气有咳与不咳之分，不咳者，止是风邪上逆；咳者，内有水气，外有风邪也。……此言咳而上气，而出一散邪下水之方也。

【原文】

咳逆上气，时时吐浊[1]，但坐不得眠①，皂荚丸主之。（七）

皂荚丸方：皂荚八两（刮去皮，用酥炙[2]） 右一味，末之，蜜丸②梧子大，以枣膏和汤服三丸，日三夜一服。

【校勘】

①不得眠：《千金要方》卷十八第五“眠”作“卧”。

②蜜丸：《千金要方》卷作“蜜和丸如”四字。

【词解】

［1］时时吐浊：谓不断吐出黏稠浊痰。

［2］刮去皮，用酥炙：《经方实验录》云：“刮去皮用者，刮去其外皮之

黑衣也。酥炙者，用微火炙之，使略呈焦黄即得。勿成黑炭也。”

【简释】

本条论述痰浊壅肺咳喘的证治。痰浊阻肺，肺失宣肃，以致咳嗽气喘，不得平卧，频频吐出浊痰。今痰虽出而咳逆上气不减，则其痰浊有胶固不拔之势，如不迅速扫而去之，则有痰壅气闭之危，故治以除痰之力最猛的皂荚丸。方中专任皂荚以涤痰去垢，佐以蜜为丸、枣膏送服，兼顾脾胃，使痰除而不伤正气。徐大椿说：“稠痰黏肺，不能清涤，非此不可。”(《兰台轨范》)但不可多服久服。

【选注】

《金匮要略心典》 浊，浊痰也。时时吐浊者，肺中之痰随上气而时出也。然痰虽出而满不减，则其本有固而不拔之势，不迅而扫之不去也。皂荚味辛入肺，除痰之力最猛，饮以枣膏，安其正也。

《医宗金鉴》 咳逆上气，喉中有水鸡声者，是寒饮冲肺，射干麻黄汤证也；咳逆上气，咽喉不利者，是火气冲肺，麦门冬汤证也。今咳逆上气，惟时时唾浊，痰涎多也，但坐不得卧，气逆甚也，此痰气为病，非寒饮亦非火气，主之以皂荚丸者，宣导其痰，通达其气也，佐枣膏之甘，以药性慓悍缓其势也。

《金匮发微》 上节云咳而上气，是不咳之时，其气未必上冲也；若夫咳逆上气，则喘息而不可止矣。此证惟背拥迭被六七层，尚能垂头而睡，倘迭被较少，则终夜呛咳，所吐之痰，黄浊胶黏。此证予于宣统二年侍先妣邢太安人病亲见之，先妣平时喜食厚味，又有烟癖，厚味被火气熏灼，因变浊痰，气吸于上，大小便不通，予不得已，自制皂荚丸进之，长女昭华煎枣膏汤如法，昼夜四服，以其不易下咽也，改丸如绿豆大，每服九丸，凡四服，浹晨而大小便通，可以去被安睡矣。

【原文】

咳而脉浮[1]者，厚朴麻黄汤主之①。(八)

厚朴麻黄汤方：厚朴五两　麻黄四两　石膏如鸡子大②　杏仁半升　半夏半升　干姜二两　细辛二两　小麦一升　五味子半升　右九味，以水一斗二升，先煮小麦熟，去滓，内诸药，煮取三升，温服一升，日三服。

【校勘】

①咳而脉浮者，厚朴麻黄汤主之：《千金要方》卷十八第五作“厚朴麻黄汤，治咳而大逆上气，胸满，喉中不利，如水鸡声，其脉浮者”用厚朴麻黄汤，与本篇同。

②如鸡子大：《千金要方》作“三两”。

【词解】

[1] 脉浮：徐大椿：“脉浮，风邪在表。”（《兰台轨范》）

【简释】

本条论述寒饮化热咳喘的证治。本条叙证简略，可能属于以方脉略证的写作手法。“咳而脉浮”病机有二：一是表邪束表，肺气不宣；一是寒饮迫肺，肺失宣降。本条“脉浮”与下条“脉沉”相对比，再结合厚朴麻黄汤功效分析，可知本条所述是肺有伏饮，复感外邪，郁而化热之证。病机与小青龙汤相类，方亦是小青龙汤之变方。方中厚朴、麻黄、杏仁宣肺利气降逆，细辛、干姜、五味、半夏祛寒化饮止咳，石膏清宣肺热，小麦甘平养正。

按：《本经》谓厚朴“治中风，伤寒，头痛，寒热”，故《本经》所载厚朴之功用，赖其辛散之力也。本条联系第十篇第九条所述表里同病（“病腹满，发热十日，脉浮数，饮食如故，厚朴七物汤主之。”）亦用厚朴，可知仲景用厚朴非专取其行气除满。

【原文】

脉沉[1]者，泽漆汤主之①。（九）

泽漆汤方：半夏半升　紫参②五两（一作紫苑）　泽漆[2]三斤（以东流水五斗，煮取一斗五升）　生姜五两　白前五两　甘草　黄芩　人参　桂枝各三两　右九味，㕮咀，内泽漆汁中，煮取五升，温服五合，至夜尽。

【校勘】

①脉沉者，泽漆汤主之：《脉经》卷二作“寸口脉沉，胸中引胁痛，胸中有水气，宜服泽漆汤”。《千金要方》卷十八第五作“夫上气，其脉沉者，泽漆汤方”。

②紫参：《千金要方》作“紫菀”。

【词解】

［1］脉沉：徐大椿：“脉沉，伏饮在里。”

［2］泽漆：即大戟苗。魏荔彤曰：“泽漆较大戟寒性虽减，但破瘀清热，利水降气有同性也，但性缓于大戟，故宜于上部用。”无此药，用大戟亦可。

【简释】

本条论述肺病痼疾正虚邪盛的证治。本条是承接上条，说明咳嗽上气，若“脉沉者”，应用泽漆汤治疗。条文也是以方脉略证，亦应以方脉推测其病机及证候。脉沉主里，亦主有水，见于咳嗽上气等症，知为水饮迫肺。治以泽漆汤，逐水通阳，止咳平喘。方中泽漆逐水；桂枝通阳；半夏、生姜散水降逆；紫菀、白前止咳平喘；水饮泛滥，中土必先损伤，故以人参、甘草扶正培土，土旺即能制水；水饮久留，每挟郁热，故又佐以黄芩清热。与前条相较，病在于里，故不用麻黄之宣表；正虚较甚，故人参、甘草在所必用。

【选注】

《金匮要略论注》　咳而脉浮，则表邪居多，但此非在经之表，乃邪在肺家气分之表也。故于小青龙去桂枝、芍药、甘草三味，而加厚朴以下气，石膏以清热，小麦以戢心火而安胃。若咳而脉沉，则里邪居多，但此非在腹之里，乃邪在肺家荣分之里也，故以泽漆之下水，功类大戟者为君，且邪在荣，泽漆兼能破血也；紫菀能保肺，白前能开结，桂枝能行阳散邪，故以为佐；若余药，即小柴胡去柴胡、大枣，和解其膈气而已。

《金匮要略广注》　咳者，水寒射肺也；肺浮者，停水而又挟风以鼓之也。麻黄去风散肺逆，与半夏、细辛、干姜、五味子、石膏同用，即前小青龙加石膏，为解表行水之剂也。然土能制水，而地道壅塞则水亦不行，故用厚朴疏敦阜之土，使脾气健运而水自下泄矣。杏仁下气去逆，小麦入心经能通火气，以火能生土助脾，而共成决水之功也。

脉沉为水，以泽漆为君者，因其功专于消痰行水也；水性阴寒，桂枝行阳气以导之。然所以停水者，以脾土衰不能制水，肺气逆不能通调水道，故用人参、紫参、白前、甘草补脾顺肺，同为制水利水之方。黄芩苦以泄之，半夏、生姜辛以散之也。

《金匮要略心典》　此不详见证，而但以脉之浮沉为辨而异其治。按：厚朴麻黄汤与小青龙加石膏汤大同，则散邪蠲饮之力居多，而厚朴辛温，亦能助表，小麦甘平，则同五味敛安正气者也。泽漆汤以泽漆为主，而以白前、黄芩、半夏佐之，则下趋之力较猛，虽生姜、桂枝之辛，亦只为下气降逆之用而已，不能发表也。仲景之意，盖以咳皆肺邪，而脉浮者气多居表，故驱之使之外出为易；脉沉者，气多居里，故驱之使从下出为易，亦因势利导之法也。

【原文】

大逆①上气[1]，咽喉不利，止逆下气，麦门冬汤主之。（十）

麦门冬汤方：麦门冬七升　半夏一升　人参三两　甘草二两　粳米三合　大枣十二枚　右六味，以水一斗二升，煮取六升②，温服一升，日三夜一服③。

【校勘】

①大逆：徐彬、尤怡注本均作“火逆”。叶霖曰：“原本作‘火’，或作‘大’，皆误，应作‘咳逆’。”

②煮取六升：莫文泉曰：“温服一升，日三夜一，是四升也，当云‘取四’方合。”

③服：“服”字衍，当据《千金要方》删。

【词解】

［1］大逆上气：气逆上冲较甚之意。“大逆”诸家注本改为“火逆”，惟《金匮要略直解》仍为原文。考仲景书，凡云“火逆”者，皆谓温针、火灸误治之逆，故仍作“大逆”为是。

【简释】

本条论述虚火上炎咳喘的证治。本条的“大逆上气”是言病机，“咽喉不利”是言症状，“止逆下气”是言治法，“麦门冬汤主之”是言处方。本病之病机是津液亏损，津伤则阴虚，阴虚则火旺，火旺必上炎，“热在上焦……重亡津液”，肺气因之上逆则咳喘；咽喉失去津液濡润则干燥不利，及痰稠咯出不爽、口干欲得凉润、舌光无苔、脉来虚数等症。本病见证在肺，而其源实本于胃。治以麦门冬汤，清养肺胃，止逆下气。方中重用麦冬为君，润肺养胃，并清虚火；半夏下气化痰，用量很轻，且与大量清润之药配伍，则不嫌其燥；人参、甘草、大枣、粳米养胃益气，使胃得养而气能生津，即所谓

"培土生金"之法。如此则气阴两长，虚火自敛，咳逆上气等症亦可随之消解。

按：前人多谓本条方证是虚热肺痿的证治，笔者以为不必拘泥，凡肺胃阴虚所致诸症，皆可以本方主之。经方的灵验与否，用量是一个重要环节。《本草新编》说："但世人未知麦冬之妙用，往往少用之而不能成功为可惜也。不知麦冬必须多用，力量始大，盖火伏于肺中，炼干内液，不用麦冬之多，则火不能制矣；热炽于胃中，熬尽真阴，不用麦冬之多，则火不能息矣。"可见麦门冬汤必须重用麦冬，方收良效。

【选注】

《张氏医通》 此胃中津液干枯，虚火上炎之证。凡肺病有胃气则生，无胃气则死。胃气者，肺之母气也，故于竹叶石膏汤中偏除方名二味，而用麦冬数倍为君，兼参、草、粳米以滋肺母，使水谷之精微皆得上注于肺，自然沃泽无虞。当知火逆上气，皆是胃中痰气不清，上溢肺隧，占据津液流行之道而然，是以倍用半夏，更加大枣，通津涤饮为先，奥义全在乎此。若浊饮不除，津液不致，虽日用润肺生津之剂，乌能建止逆下气之绩哉。俗以半夏性燥不用，殊失仲景立方之旨。

《金匮要略编注》 此阴火上逆也。真阴之虚，阴火上逆刑金，为火逆上气，咽喉不利，惟当壮水之主，以镇阳光，曰止逆下气，故用麦冬、人参、甘、米、大枣滋培后天胃气，以生肺金，即生阴水而降火邪，惟以半夏涤痰下逆，余窃拟为肺痿之主方也。

《金匮要略方论本义》 火逆上气，挟热气冲也，咽喉不利，肺燥津干也。主之麦冬生津润燥，佐以半夏开其结聚，人参、甘草、粳米、大枣概施补益于胃土，以资肺金之助，是为肺虚有热津短者立法也，亦所以预救乎肺虚而有热之痿也。

《金匮要略心典》 火热挟饮致逆，为上气，为咽喉不利，与表寒挟饮上逆者悬殊矣，故以麦冬之寒治火逆，半夏之辛治饮气，人参、甘草之甘以补益中气。盖从外来者，其气多实，故以攻发为急；从内生者，其气多虚，则以补养为主也。

【原文】

肺痈，喘不得卧，葶苈大枣泻肺汤主之。（十一）

葶苈大枣泻肺汤方：葶苈熬令黄色，捣丸如弹子大　大枣十二枚　右先以水三升，煮枣取二升，去枣，内葶苈，煮取一升，顿服。

【简释】

本条论述喘不得卧属于实证的治疗。浊唾涎沫壅滞于肺，气机被阻，因而喘咳不能平卧，此为邪实气闭的证候。治当开肺逐邪，用葶苈大枣泻肺汤。葶苈苦寒滑利，能开泄肺气，泻水逐痰，但恐其猛泻而伤正气，故佐以大枣安中而缓和药性。这与皂荚丸以枣膏和汤送服同一含义。

【选注】

《医门法律》　此治肺痈吃紧之方也。肺中生痈，不泻其肺，更欲何待？然日久痈脓已成，泻之无益；日久肺气已索，泻之转伤；惟血结而脓未成，当急以泻肺之法夺之，亦必其人表证尽入于里，因势利导，乃可为功。

《金匮要略编注》　此治标之方也。风中于卫，血气壅逆，呼气不入，则喘不得卧，因循日久，必致肺叶腐败，吐脓而死，故用葶苈急泻肺实之壅，俾气血得利，不致腐溃吐脓；且以大枣先固脾胃之元，其方虽峻，不妨用之耳。

《金匮要略心典》　肺痈喘不得卧，肺气被迫，亦已甚矣，故须峻药顿服，以逐其邪。葶苈苦寒，入肺泄气闭，加大枣甘温以和药力，亦犹皂荚丸之饮以枣膏也。

《医宗金鉴》　肺痈者，谓口中辟辟干燥，胸中隐隐作痛，脉数实也，更加喘不得卧，是邪壅肺甚急，故以葶苈大枣泻肺汤，大苦大寒竣泻肺邪，恐稍迁延，脓成则死矣。

《金匮要略今释》　此治呼吸器病痰多喘盛之方，须阳证实证，乃可用之，其效用为祛痰，与皂荚丸相似，皂荚丸主黏痰，此则主稀痰，其病实非肺痈，说在篇末。

【原文】

肺痈胸满胀①，一身面目浮肿，鼻塞清涕出，不闻香臭酸辛②，咳逆上气，喘鸣迫塞，葶苈大枣泻肺汤主之。方见上，三日一剂，可至三四剂，此先服小青龙汤一剂乃进。小青龙汤方见咳嗽门中（十五）③

【校勘】

①胸满胀：《千金要方》卷十七第七作“胸胁胀”。

②酸辛：《千金要方》无“酸辛”二字。

③据《千金要方》本条应接在本篇第 11 条“葶苈大枣泻肺汤”之下。置篇末，是后人编次之误也，今仍移置于此。

【简释】

本条详述葶苈大枣泻肺汤的临床症状。肺气壅闭，故胸满而胀；肺病则通调失职，水气逆行，故一身面目浮肿；肺窍不利，故鼻塞流清涕，不闻香臭酸辛；肺失肃降，故咳逆上气，喘鸣迫塞。凡此诸症，皆属肺部邪气壅实，当用葶苈大枣泻肺汤开泄肺气。

按：现代研究《金匮要略》的著名医家李今庸对以上两条所述“肺痈”之“痈”字提出质疑，并结合史料详加考证，他说：“本节文后林亿等注谓‘方见上’，即指本篇前文‘肺痈，喘不得卧，葶苈大枣泻肺汤主之。’……据《备急千金要方》卷十七第七所载此文，则本节为紧接前文‘肺痈，喘不得卧，葶苈大枣泻肺汤主之’一节之次，乃承其文进一步论述肺痈病葶苈大枣泻肺汤的证治。然本节现居于本篇之末者，当为后人编次之误也。《金匮要略》注家有据之以为附方者，盖疏于考核耳。本节葶苈大枣泻肺汤主治的所谓‘肺痈’一病，《金匮要略》注家多释为肺部蓄结痈脓的肺痈病，如赵良、尤怡、吴谦、魏念庭、陈念祖等均是。他们谓葶苈大枣泻肺汤是治‘肺痈病’始萌之时血结而脓未成者，似属望文生训，实有商榷的余地。……本篇两节葶苈大枣泻肺汤主治的所谓‘肺痈’，实际都不是指的‘风热壅遏，蓄结痈脓’的‘肺痈’一病，而是指水饮之邪逆于肺中所导致的肺气壅塞。是‘肺痈’者，言‘肺壅’者也。特此文之‘肺痈’兼有寒邪束表之证也。痈，壅也。在古代医学文献里，‘壅塞’之‘壅’，每有写作‘痈’字者……。”(《读古医书随笔》)

笔者赞同李氏上述见解，理由有五：李氏考证充分，顺理成章，此其一；第 11 条所述“喘不得卧”等症并非“肺痈”主症，此其二；第 15 条方后云“先服小青龙汤一剂”，目的在于先解表邪，然后再逐水饮。这与本篇所述肺痈初起表现为风热证候不相符合，此其三；后《痰饮咳嗽病脉证并治》说：“支饮不得息，葶苈大枣泻肺汤主之。”前后互参，可知泻肺汤为泻肺病壅实，此其四；验之临床，古今文献以葶苈大枣泻肺汤治肺痈的案例罕见，此其五。有此五者，葶苈大枣泻肺汤主治“肺痈”的确值得怀疑。详见以下【选注】中《金匮要略今释》之注。

【选注】

《金匮要略论注》 前葶苈大枣汤，治肺痈喘不得卧，其壅气仅攻于内也；此则壅气走于经，而为一身面目浮肿；攻于肺窍，而为鼻塞清涕出，不闻香臭酸辛，则表里均平，故先用小青龙一剂，而后专泻肺家之实，亦拯危之巧思也。

《金匮要略心典》　按，此方原治肺痈喘不得卧，此兼面目浮肿，鼻塞清涕，则肺有表邪宜散，故先服小青龙汤一剂乃进。

又按，肺痈诸方，其于治效，各有专长，如葶苈大枣，用治痈之始萌而未成者，所谓乘其未集而击之也；其苇茎汤，则因其乱（"乱"字指肺痈的病因病机为热结血瘀）而逐之者耳；桔梗汤剿抚兼行，而意在于抚，洵为王者之师；桔梗白散，则捣坚之锐师也。比而观之，审而行之，庶几各当而无误矣。

《医宗金鉴》　此承上条（指十一条）互详其证，以同其治也，肺痈胸胀而满，咳逆上气，喘鸣迫塞，一身面目浮肿，鼻塞清涕出，不闻香臭酸辛，是邪外塞皮毛，内壅肺气，比之喘不得卧，殆尤甚焉。亦以葶苈大枣泻肺汤者，因其脓未成故也。

《金匮要略今释》　本篇泻肺汤证二条，皆冠以肺痈字，然其证无脓血腥臭，其方不用排脓，而用逐水，可知其病非肺脓肿肺坏疽，乃肺炎支气管炎之由于水毒结聚者耳。是以经文不当云肺痈，当云肺胀，乃注家拘于经文肺痈字，以未成脓为说，抑思痰饮咳嗽篇以此汤治支饮，正是葶苈逐水之功，于未成脓之肺痈何与哉！胸满胀，咳逆上气，喘鸣迫塞，皆肺炎支气管炎之证候；身面浮肿，乃肺循环郁滞，引起瘀血性水肿也；鼻塞清涕出，不闻香臭，则是并发鼻黏膜炎也。凡咳嗽气喘而兼鼻黏膜炎者必有外感，外感则当发表，故先服小青龙，后乃攻其水毒也。

【原文】

咳而胸满，振寒脉数①，咽干不渴，时出②浊唾腥臭，久久吐脓如米粥③者，为肺痈④，桔梗汤主之。（十二）

桔梗汤方：亦治血痹⑤。　桔梗一两　甘草二两　右二味，以水三升，煮取一升，分温再服，则⑥吐脓血也。

【校勘】

①脉数：《诸病源候论》卷三十三《肺痈》"脉数"下有"而实"二字。

②时出：《脉经》卷八、《诸病源候论》《千金要方》卷十七第七、《外台秘要》卷十《肺痈》并作"时时出"。

③米粥：《脉经》《诸病源候论》《千金要方》《外台秘要》并作“粳米粥”，《本草纲目》卷十二“桔梗”条引同。

④为肺痈：《诸病源候论》作“难治也”。

⑤亦治血痹：《千金要方》《外台秘要》无此四字。

⑥则：《千金要方》作“必”字。《外台秘要》作“朝暮”，《本草纲目》引同。

【简释】

本条论述肺痈成脓的证治。从本条叙证来看，与第二条所论肺痈已经成脓的症状相似。第二条对肺痈成脓时曾提到“时时振寒”，本条又说“振寒，脉数”，可知这一症状是肺痈成脓的特征之一。由于风热在肺，所以咳嗽胸满而且脉数，病势发展到热伤血脉，所以“咽干不渴，时出浊唾腥臭”，可知肺痈已经溃脓。此时治法，应以排脓解毒为主，可用桔梗汤。方由桔梗、甘草两味组成，具有祛痰排脓、清热解毒的作用。

按：临证时桔梗汤合用［附方］《千金要方》苇茎汤，则疗效更好。又，从条文中“久久吐脓如米粥”的“久久”二字来看，病势可能已逐渐转虚。《外台秘要》就本方加地黄、当归、白术、败酱草、桑白皮、薏苡仁，亦名桔梗汤，治肺痈成脓后，经久不愈，气血衰弱者，可以取法。

现代药理研究表明桔梗有祛痰作用，甘草有解毒作用。这与西医治疗肺脓肿采用抗炎（常用青霉素）和痰液引流（用祛痰药或体位引流）方法不谋而合。

【选注】

《医门法律》 此上提之法也。痈结肺中，乘其新造未固，提而出之，所提之败血，或从唾出，或从便出，即可愈，与滋蔓难图脓成自溃之死证迥殊。脓未成时，多服此种，亦足以杀其毒势，而坚者渐瑕，壅者渐通也。然用药必须有因，此因胸满振寒不渴，病不在里而在表，用此开提其肺气，适为恰当；如其势已入里，又当引之从胃入肠，此法殊不中用矣。

《金匮要略论注》 此乃肺痈已成，所谓热过于荣，吸而不出，邪热结于肺之荣分，故以苦梗下其结热，开提肺气，生甘草以清热解毒，此亦开痹之法，故又注曰：再服则吐脓血也。

《金匮要略心典》 此条见证，具如前第二条所云，乃肺痈之的证也。此病为风热所壅，故以苦梗开之；热聚则成毒，故以甘草解之。而甘倍于苦，其力似乎太缓，意者痈脓已成，正伤毒溃之时，有非峻剂所可排击者，故药不嫌轻耳。后附《外台》桔梗白散，治证与此证同。方中桔梗、贝母同用，而无甘草之甘缓，且有巴豆之毒热，似亦以毒攻毒之意，然非病盛气实，非峻药不能为功者，不可侥幸一试也。是在审其形之肥瘠与病之缓急而善其用焉。

《医宗金鉴》　咳而胸满，振寒脉数，咽干不渴，时出浊唾腥臭，久久吐脓如米粥者，此为肺痈证也。肺痈尚未成脓，实邪也，故以葶苈之剂泻之；今已溃后，虚邪也，故以桔梗之苦，甘草之甘，解肺毒排痈脓也，此治已成肺痈，轻而不死者之法也。

【原文】

咳而上气，此为肺胀，其人喘，目如脱状[1]，脉浮大者，越婢加半夏汤主之。（十三）

越婢加半夏汤方：麻黄六两　石膏半斤　生姜三两　大枣十五枚　甘草二两　半夏半升　右六味，以水六升，先煮麻黄，去上沫，内诸药，煮取三升，分温三服。

【词解】

［1］目如脱状：即两目胀突如欲脱出之状。

【简释】

本条论述饮热并重的咳喘证治。素有内饮痼疾，复感外邪，邪气引动内饮，内外合邪，阻闭肺气，此为肺胀。肺胀者，肺气胀满，胸呈桶状；肺胀必肺失肃降而气机上逆，故咳而上气，其人喘；咳甚喘急，气壅于上，故目如脱状；脉浮大者，浮主表邪，亦主在上，大主邪盛，亦主病进，此“脉浮且大，病属阳热，故利辛寒，不利辛热也。”（《金匮要略心典》）宜急予越婢加半夏汤，宣肺泄热，降逆平喘。方中重用麻黄、石膏，辛凉配伍，宣通肺气，兼清里热；生姜、半夏，散水降逆；甘草、大枣，安中以调和诸药。

按：前第3条与本条均云“脉浮大”，但前者是正气上脱，其脉浮大无根；本条为饮热上壅，其脉浮大有力。对两条所述应详细鉴别。

【选注】

《金匮玉函经二注》　咳而上气，则其气之有冲而不下可知矣，其咳之相连而不已可知矣，此皆属肺之胀使之也。邪入于肺则气壅，肺壅则欲不喘不可得，惟喘极故目如脱，所以状胀与喘之至也。脉浮，邪也，兼大则邪实，而所以遗害于肺，正未有已，故必以辛热发之，亦兼以甘寒佐之，使久合之邪，涣然冰释，岂不快乎。然久蓄之饮，何由得泄，故特加半夏于越婢汤中，一定之法也。

《金匮要略方论本义》 咳逆肺胀，外感风寒，内气郁塞也；喘而目如脱，气上逆之甚也；诊之脉浮大，外有风寒，内且有蓄热也。越婢汤之义，即从青龙汤所化，寓发散之理于柔道也，且以摄孤阳之根，不令随上逆之气飞越也；加半夏者，意在开其闭塞，知郁而气逆如此，肺窍中必有痰涎之结聚，为肺痈之根基也。麻黄、生姜解其郁，石膏清其热，半夏开其瘀，大枣、甘草益其胃，而表里兼治矣。

《金匮要略心典》 外邪内饮，填塞肺中，为胀，为喘，为咳而上气。越婢汤散邪之力多，而蠲饮之力少，故以半夏辅其未逮。不用小青龙者，以脉浮且大，病属于阳热，故利辛寒，不利辛热也。目如脱状者，目睛胀突，如欲脱落之状，壅气使然也。

【原文】

肺胀，咳而上气，烦躁而喘，脉浮者，心下有水①，小青龙加石膏汤主之。（十四）

小青龙加石膏汤方：《千金》证治同，外更加胁下痛引缺盆。麻黄　芍药　桂枝　细辛②　甘草　干姜各三两　五味子　半夏各半升　石膏二两

右九味，以水一斗，先煮麻黄③，去上沫，内诸药，煮取三升。强人服一升，羸者减之，日三服。小儿服四合。

【校勘】

①心下有水：《千金要方》卷十八第五“水”下有“气”字。

②细辛：《千金要方》作“细辛二两”。

③先煮麻黄：“黄”下《千金要方》有“减二升”三字。

【简释】

本条论述寒饮挟热的咳喘证治。肺胀咳喘之证，原因甚多，本条突出“烦躁而喘，脉浮者，心下有水”三句，说明本证的病机系肺有伏饮，又外感风寒，内饮外邪郁而化热。这里的“脉浮”，是有表证；“心下有水”，是肺有伏饮。外寒内饮，相互搏结于肺，所以肺胀喘咳；饮邪郁久化热，所以烦

躁。小青龙汤本为化饮解表之剂，治表有风寒内挟水饮之证。本条具有小青龙汤证，而又兼有郁热所致的烦躁，故加石膏。

按：本条与前条病机相同，俱属内外合邪，肺气胀满之证。所不同的，前条是饮热互结，热甚于饮，故重用石膏（半斤）清热，配麻黄以宣通肺气；本条则饮甚于热，故用麻黄配桂枝宣散表寒，配细辛、干姜以散水气，佐少量之石膏（二两）以清郁热。

又，本条与前第八条厚朴麻黄汤证亦相近，不同的是，前者表寒较轻，胸满烦躁较甚，故不用桂枝配麻黄而用厚朴、杏仁；本条则表寒较重，胸满不甚，故以桂枝配麻黄。

【选注】

《**金匮要略论注**》 此较前条，同是咳喘上气，肺胀脉浮，然前条目如脱状，则喘多矣，喘多责寒，故以麻黄、甘草为主，而加石膏以清寒变之热；此独加烦躁，《伤寒论》中寒得风脉而烦躁者，主以青龙汤，故亦主小青龙，然壅则气必热，故仍加石膏耳。

《**金匮要略心典**》 此亦外邪内饮相搏之证，而兼烦躁，则挟有热邪。麻、桂药中必用石膏，如大青龙之例也。又此条见证与上条颇同，而心下寒饮，则非温药不能开而去之，故不用越婢加半夏，而用小青龙加石膏，温寒并进，水热俱捐（乃“除”的意思），于法尤为密矣。

《**金匮要略浅注**》 心下有水，咳而上气，以小青龙为的对之剂，然烦躁则挟有热邪，故加石膏，参用大青龙之例，寒温并进，两不相碍。石膏宜生用，研末，加倍用之方效。

［附方］

《外台》炙甘草汤：治肺痿涎唾多，心中温温液液者。方见虚劳中。

按：《外台秘要》卷十七肺痿门载炙甘草汤，其方药组成、煮法与《伤寒论》及前《血痹虚劳病脉证并治》之附方《千金翼方》炙甘草汤均相同，但用量稍有出入。

【选注】

《**金匮要略论注**》 肺痿证，概属津枯热燥，此方乃桂枝汤去芍，加参、地、阿胶、麻仁、麦冬也，不急于去热，而但以生津润燥为主。盖虚回而津生，津生而热自化也。至桂枝乃热剂，而不嫌峻者，桂枝得甘草正所以行其热也。

［附方］

《千金》甘草汤：甘草　右一味，以水三升，煮减半，分温三服。

按：此方缺主治证候及药量，方出《千金要方》第十七卷肺痿门，主治证候与《外台秘要》炙甘草汤同，唯唾多下有“出血”二字，甘草用二两。

［附方］

《千金》生姜甘草汤：治肺痿咳唾，涎沫不止，咽燥而渴。

生姜五两　人参三两　甘草四两　大枣十五枚　右四味，以水七升，煮取三升，分温三服。

【选注】

《金匮要略论注》　此汤即甘草一味方广其法也。谓胸咽之中，虚热干枯，故参甘以生津化热，姜枣以宣上焦之气，使胸中之阳不滞而阴火自熄也；然亦非一二剂可以期效。

［附方］

《千金》桂枝去芍药加皂荚汤：治肺痿吐涎沫。

桂枝　生姜各三两　甘草二两　大枣十枚　皂荚一枚（去皮子，炙焦）　右五味，以水七升，微微火煮，取三升，分温三服。

【选注】

《金匮要略心典》　以上诸方，俱用辛甘温药，以肺既枯萎，非湿剂可滋者，必生气行气以致其津。盖津生于气，气至则津亦至也。又方下俱云：吐涎沫多不止，则非无津液也，乃有津液而不能收摄分布也。故非辛甘温药不可。加皂荚者，兼有浊痰也。

［附方］

《外台》桔梗白散：治咳而胸满，振寒脉数，咽干不渴，时出浊唾腥臭，久久吐脓如米粥者，为肺痈。

桔梗　贝母各三分　巴豆一分（去皮，熬，研如脂）　右三味，为散，强人饮服半钱匕，羸者减之。病在膈上者吐脓血，在膈下者泻出。若下多不止，饮冷水一杯则定。

按：《兰台轨范》："肺痿全属内症，肺痈乃系外科，轻者煎药可愈，重者脓血已聚，必得清火消毒、提脓、保肺等药，方能挽回，否则不治。所以《金匮》云：'始萌可救，脓成则死'也。"桔梗白散即《伤寒论》主治"寒实结胸，无热证"的三物小白散。肺痈成脓与寒实结胸处方相同者，异病同治之法也。从继承与发展而论，此为《外台秘要》丰富了该方的临床应用。

【选注】

《金匮要略论注》 此即前桔梗汤证也。然此以贝母、巴豆易去甘草，则迅利极矣。盖此等证，危在呼吸，以悠忽遗祸不可胜数，故确见人强，或证危，正当以此急救之。不得嫌其峻，坐以待毙也。

［附方］

《千金》苇茎汤：治咳有微热，烦满，胸中甲错，是为肺痈。

苇茎二升　薏苡仁半升　桃仁五十枚　瓜瓣（一般用冬瓜子）半升　右四味，以水一斗，先煮苇茎，得五升，去滓，内诸药，煮取二升，服一升，再服，当吐如脓。

按：此方适宜于肺痈邪盛而正气偏虚的患者，酿脓期、溃脓期及善后调理都可用。芦根为芦苇之根茎；苇茎为芦苇之嫩茎。"苇茎与芦根同性"（《金匮要略方论本义》），皆性味甘寒无毒，清热利水，生津解渴，止呕除烦。《本经逢原》载："苇茎中空，专于利窍，善治肺痈吐脓血臭痰。《千金》苇茎汤以之为君，服之热毒从小便泄去最捷。"

【选注】

《金匮要略论注》 此治肺痈之阳剂也。盖咳而有微热，是邪在阳分也；烦满则挟湿矣；至胸中甲错，是内之形体为病，故甲错独见于胸中，乃胸上之气血两病也。故以苇茎之轻浮而甘寒者，解阳分之气热；桃仁泻血分之结热；薏苡下肺中之湿；瓜瓣清结热而吐其败浊。所谓在上者越之耳。

《金匮要略方论本义》 肺痈欲成未成之际，图治当早者也。苇小芦大，一物也。苇茎，与芦根同性，清热利水，解渴除烦；佐以薏苡仁，下气宽中；桃仁润肺滑肠；瓜瓣亦润燥清热之品。一服再服，注云当吐如脓，可见为痈虽结而脓未成，所以可治也。……较之葶苈大枣汤、皂荚丸，皆得预治之治，仲景所谓始萌可救者。

《金匮要略心典》 此方具下热、散结、通瘀之力，而重不伤峻，缓不伤懈，可以补桔梗汤、桔梗白散二方之偏，亦良法也。

小结

本篇论述了肺痿、肺痈、咳嗽上气三种疾病的脉证并治。所述肺痿有虚热与虚寒两种证型，虚热者，治宜润肺养胃，并清虚火，可用麦门冬汤；虚寒者，治宜温肺复气，用甘草干姜汤。

肺痈可分为三期：表证期可用后世《温病条辨》之银翘散以清热解毒祛邪；溃脓期邪深毒重，用桔梗汤以排脓解毒。附方《千金要方》苇茎汤功能清肺化痰，对未成脓与已成脓者均可配合应用，疗效较好。《外台秘要》桔梗白散功效峻猛，用之得当，疗效称奇。此外，葶苈大枣泻肺汤主治肺气壅实之证，如《痰饮咳嗽病脉证并治》所述“支饮不得息”等，非肺痈也。

咳嗽上气病有邪实与正虚之分。上气属虚者，如肺虚津伤，治用麦门冬汤；第3条所述为肾不摄纳，元气欲脱之证，治用后世的独参汤、参附汤之类。上气属实者，又有痰与饮之别。属于痰浊壅肺者，治宜涤痰去垢，用皂荚丸。属于饮者，由于外邪内饮，闭塞肺气，成为肺胀，又可分为内外皆寒与饮邪化热两类。内外皆寒者，治以辛温，如射干麻黄汤；饮邪化热者，治以辛温与辛凉并用，如厚朴麻黄汤、越婢加半夏汤、小青龙加石膏汤，上述3方又有饮与热偏轻偏重之分。至于水饮内停，正气虚甚而为咳嗽上气者，治当逐水与扶正兼顾，泽漆汤一方即为此而设。需要明确的是，上述方证，多为肺病咳喘日久急性发作时急者治标的有效方剂，标证减缓，则当侧重治本。

奔豚气病脉证治第八

论二首　方三首

本篇论述奔豚气病的病因和证治。奔豚气病是一种发作性的病症。病发时患者自觉有气从少腹起，向上冲逆，至胸或达咽，俟冲气下降，发作停止，发时痛苦至极，缓解后却如常人。因病发突然，气冲如豚之奔，故命名为奔豚气病。本篇所述奔豚气病与《素问·骨空论》之“冲疝”；《难经·五十六难》之“肾积奔豚”有类似之处，应注意鉴别。

本篇只有4条原文，第1条论述奔豚气病的病因与主症，第2，3，4条提出了具体治疗方法。

分析条文所述，奔豚气病与西医学所述的神经官能症、癔病等功能性疾患相似。

【原文】

师曰：病有奔豚[1]，有吐脓[2]，有惊怖[3]，有火邪[4]，此四部病，皆从惊发[5]得之。

师曰：奔豚病，从少腹起①，上冲咽喉，发作②欲死，复还止[6]，皆从惊恐得之。（一）

【校勘】

①从少腹起：《外台秘要》卷十二“从”上有“气”字。吉野本、享和本“少”并作“小”字。

②发作：《脉经》卷八第十“发作”下有“时”字。

【词解】

［1］奔豚：豚为小猪，有谓系江豚。奔豚即指奔豚气病，是形容症状如豚之奔窜，故名。

［2］吐脓：指吐脓血。

［3］惊怖：病状如惊如恐。

［4］火邪：谓误用温针、艾灸、火熏等疗法所引起的病变。

［5］惊发："发"，犹言"始"也。

［6］复还（xuán）止：还通旋，时间副词，相当于"便""立即"。《词诠》："还，时间副词，表疾速。读与'旋'同。今言'随即'。""复还止"，即上冲发作的症状不久便停止，恢复如常。

【简释】

本条论述奔豚气病的病因和症状。奔豚、吐脓、惊怖、火邪等"四部病，皆从惊发得之"。"奔豚"确与"惊恐"密切相关，如《诸病源候论》认为奔豚病"起于惊恐忧思所生"；"惊怖"乃指不良情志因素所致的精神症状；"火邪"据《伤寒论》太阳病篇的记载，多因火邪而发生惊证，不是因惊而得火邪；至于"吐脓"，可能为原有蓄脓，因惊而吐之。

奔豚气病的症状，发作时先从少腹起，继而自觉有气从少腹上冲至心胸或咽喉，此时病人极端痛苦，难以忍受，随即停止，恢复如常。

按：验之临床，奔豚气病之病因多由情志因素引起，病机多与肝肾有关，而其上冲则与冲脉（冲脉起于下焦，上循咽喉）有联系。奔豚从肝病得者，证治如下条。从肾病得者，笔者有治验。如治疗 70 岁女性患者，得奔豚气病，气从少腹起，上冲至咽，已数月。舌红少苔，脉细无力，皆为肾阴亏虚之象。处方：肾气丸去附子以肉桂易桂枝，加少量砂仁、沉香、乌药等，以标本兼治。4 剂，日 1 剂。一个月后又因胃病来求医，诉说上次服药 4 剂，奔豚气病至今未发。

【选注】

《诸病源候论》 夫奔豚气者，肾之积气，起于惊恐忧思所生。若惊恐则伤神，心藏神也；忧思则伤志，肾藏志也。神志伤，动气积于肾，而气下上游走，如豚之奔，故曰奔豚。其气乘心，若心中踊踊，如事所惊，如人所恐，五脏不定，饮食辄呕，气满胸中，狂痴不定，妄言妄见，此惊恐奔豚之状也。若气满支心，心下闷乱，不欲闻人声，休作有时，乍瘥乍极，吸吸短气，手足厥逆，内烦结痛，温温欲呕，此忧思奔豚之状，诊其脉来触祝触祝者，病奔豚也。

《金匮要略论注》 治病者，不问内伤外感，忽增一病，正当深究致此之由，如外邪既伤，复有因惊而入心者，甚则有因惊而动肾气者，其现证虽殊，当知受病之源，则孰浅孰深，分而治之不难矣，故谓奔豚之与吐脓、惊悸、火邪为四部病。奔豚，肾家病也，其吐脓、惊悸、火邪，皆上焦心分病，仲景各有治法，于吐脓，则曰呕吐脓血，不可治呕，脓尽自愈；于心悸，用半夏麻黄丸；于火邪，用桂枝去芍药加龙骨牡蛎汤。何知究其原，则同是惊发得之，谓本病之外，此复因惊而发也。先合四部为言，见惊之能为诸病若此。然此章单论奔豚，故后只言奔豚证治耳。

此述奔豚之主证，有物浑沦，其状如豚。豚为水畜，自下闯上，则名为奔也。其起少腹，因肾邪动也；上冲咽喉，中上二焦不复有拦阻也；邪发于脏，与在经在腑不同，故发作欲死；肾水畏土，故脾气稍复还止。究其因，外邪不能直入若此，乃由惊气伤心，恐气伤肾，心肾之气本自交通，今乃因邪作使，无复限制，故曰从惊恐得之。

《金匮要略心典》 奔豚具如下文，吐脓有咳与呕之别，其从惊得之旨未详。惊怖即惊恐，盖病从惊得，而惊气即为病气也。火邪见后惊悸部，乃伤寒太阳篇云：太阳病，以火熏之，不得汗，其人必躁，到经不解，必圊血（指便血），名为火邪，然未尝云从惊发也。惊悸篇云：火邪者，桂枝去芍药加蜀漆龙骨牡蛎救逆汤主之，此亦是因火邪而发惊，非因惊而发火邪也。即后奔豚证治三条，亦不必定从惊恐而得。盖是证有杂病、伤寒之异，从惊恐得者杂病也，从发汗及烧针被寒者，伤寒也。其吐脓、火邪二病，仲景必别有谓，姑缺之以俟知者。或云，东方肝木，其病发惊骇，四部病皆以肝为主。奔豚、惊怖皆肝自病，奔豚因惊而发病，惊怖即惊以为病也。吐脓者，肝移热于胃，胃受热而生痈脓也。火邪者，木中有火，因惊而发，发则不特自燔，且及他脏也，亦通。

前云惊发，此兼言恐者，肾伤于恐，而奔豚为肾病也。豚，水畜也；肾，水脏也。肾气内动，上冲胸喉，如豕之奔，故名奔豚。亦有从肝病得者，以肾肝同处下焦，而其气并善上逆也。

【原文】

奔豚气上冲胸，腹痛，往来寒热，奔豚汤主之。（二）

奔豚汤方：甘草　芎䓖　当归各二两　半夏四两　黄芩二两　生葛五两　芍药二两　生姜四两　甘李根白皮一升　右九味，以水二斗，煮取五升，温服一升，日三夜一服。

【简释】

本条论述肝郁奔豚的证治。病由惊恐恼怒，肝气郁结化热，随冲气上逆所致。肝郁则气滞，气滞则血行不畅，故腹中疼痛；肝与胆互相表里，肝郁则少阳之气不和，所以往来寒热。但此往来寒热是奔豚气发于肝的特征，并非所有奔豚必具之症。治用奔豚汤养血平肝，和胃降逆。方中甘李根白皮专治奔豚气，葛根、黄芩清火平肝，芍药、甘草缓急止痛，半夏、生姜和胃降逆，当归、川芎养血调肝。通过两调肝脾，则气冲腹痛、往来寒热等症，均可消失。

按：奔豚汤中之甘李根白皮，目前少用。本品为蔷薇科植物李树根皮的韧皮部。《名医别录》记载：李根白皮"大寒，主消渴，止心烦，逆奔气。"《长沙药解》谓其"下肝气之奔冲，清风木之郁热。"在《外台秘要》治奔豚之13个方中，首用李根白皮者有8方。可见李根白皮为奔豚汤中的主要药物，缺之则会影响疗效。临床有用川楝子代之者。

《本经逢原》指出："仲景言甘，是言李之甘；《药性论》言苦，是言根之苦，但宜用紫李根皮则入厥阴血分。"

【选注】

《金匮要略心典》 此奔豚气之发于肝邪者。往来寒热，肝脏有邪，而气通于少阳也。肝欲散，以姜、夏、生葛散之；肝苦急，以甘草缓之；芎、归、芍药理其血；黄芩、李根下其气。桂、苓为奔豚主药而不用者，病不由肾发也。

《金匮要略浅注》 此言奔豚之由肝邪而发者，当以奔豚汤畅肝气而去客邪也，第此为客邪立法。若肝脏本病发作，以乌梅丸为神剂，此即《金匮》之正面处寻出底面也。

【原文】

发汗后①，烧针令其汗，针处被寒，核起而赤者，必发奔豚，气从小腹上至心②，灸其核上各一壮，与桂枝加桂汤[1]主之③。（三）

桂枝加桂汤方：桂枝五两　芍药三两　甘草二两（炙）　生姜三两　大枣十二枚　右五味，以水七升，微火④煮取三升，去滓，温服一升⑤。

【校勘】

①发汗后：《伤寒论》第117条无"发汗后"三字。

②小腹上至心：《伤寒论》第117条作"小腹上冲心者"六字。

③主之：《伤寒论》第117条作"更加桂二两也"六字。

④微火：《伤寒论》第117条无“微火”二字。

⑤升：“升”后有“本云：桂枝汤，今加桂满五两，所以加桂者，以能泄奔豚气也”二十三字。

【词解】

［1］桂枝加桂汤：加桂，是加桂枝还是加肉桂，向有争论。《外台秘要》卷十二所载疗奔豚气十三方，其中十一方用桂心，无一方用桂枝者。邹澍曰：“仲景书用桂而不云桂枝者二处，一桂枝加桂汤，一理中丸去术加桂，一主脐下悸，一主脐下筑，皆在下之病。”如上说，则加桂拟以加肉桂为宜。而名医医案，既有用桂枝者，又有用肉桂者，临证应变通选用。

【简释】

本条论述误汗而致奔豚的证治。本条所述的证治，与《伤寒论》第117条略同。因发汗后，复加烧针，外邪从针处侵入，邪热壅聚，故核起而赤，局部红肿；汗出阳气受伤，引动冲气，从少腹上冲心胸，则发为奔豚之病。治疗方法是外灸核上以消肿散邪，内服桂枝加桂汤助阳气以止冲逆。

【选注】

《金匮要略论注》　此言太阳余邪未尽，而加奔豚，兼又核起者，立内外两治之法也。谓太阳病发汗矣，又复烧针令汗，以太阳之邪未服故也。奈烧针则惊发，其奔豚之气，所以气从少腹上至心。于是治其余邪，攻其冲气，治之甚易；乃又针处被寒，核起而赤，则兼治为难，故以桂枝汤主太阳之邪，加桂以伐奔豚之气，而赤核则另灸，以从外治之法，庶为两得耳。所以若此者，以无腹痛及往来寒热，则病当在太阳故也。

《金匮要略方论本义》　灸后以桂枝加桂汤主之，意取升阳散邪，固卫补中，所以为汗后感寒，阳衰阴乘之奔豚立法也，与前条心动气弛，气结热聚之奔豚，源流大别也。

《金匮要略心典》　此肾气乘外寒而动，发为奔豚者。发汗后，烧针复汗，阳气重伤，于是外寒从针孔而入通于肾，肾气乘外寒而上冲于心，故须灸其核上，以杜再入之邪，而以桂枝汤外解寒邪，加桂内泄肾气也。

【原文】

发汗后，脐下悸①者，欲作奔豚，茯苓桂枝甘草大枣汤主之。（四）

茯苓桂枝甘草大枣汤方：茯苓半斤　甘草二两（炙）　大枣十五枚

桂枝四两　右四味，以甘澜水一斗，先煮茯苓，减二升，内诸药，煮取三升，去滓，温服一升，日三服。甘澜水法[②]：取水二斗，置大盆内，以杓扬之，水上有珠子五六千颗相逐，取用之。

【校勘】

①脐下悸：《伤寒论》第65条“脐”上有“其人”二字。
②甘澜水法：《伤寒论》第65条“甘”上有“作”字。

【简释】

本条论述发汗后欲作奔豚的证治。本条与《伤寒论》第65条略同。病者下焦素有水饮内停，气化不利，加之发汗过多，心阳受伤，因而水饮内动，以致脐下筑筑动悸，有发生奔豚之势，所以说：“欲作奔豚”。治以茯苓桂枝甘草大枣汤通阳降逆，培土制水。方中重用茯苓以利水，先煮则其力更专；桂枝通阳化气行水；甘草、大枣培土制水从中焦论治，全方意在防止其逆气上冲。

按：以上两条，均属误治之变证，但病机上有所不同，其区别要点，主要在于有无水饮。本条是汗后阳气受伤，水饮内动，欲作奔豚，所以重用茯苓；上条是因汗后阳气受伤，引发奔豚，所以不用茯苓而重用桂枝。

【选注】

《**金匮要略心典**》　此发汗后心气不足，而后肾气乘之，发为奔豚者。脐下先悸，此其兆也。桂枝能伐肾邪，茯苓能泄水气；然欲治其水，必益其土，故又以甘草、大枣补其脾气。甘澜水者扬之令轻，使不益肾邪也。

《**医宗金鉴**》　发汗后，心下悸者，心阳虚，本经自病也；脐下悸者，肾邪乘虚上干心病也。奔豚者，脐下气动而上冲也；欲作奔豚者，有似奔豚之状而将作未作也。茯苓桂枝甘草大枣汤所以补火土而伐水邪也。上条发明外感寒邪，能病奔豚；此条更申明内有水气，亦能病奔豚也。

小结

本篇论述奔豚气病的脉证并治。奔豚气病的主症为气从少腹上冲心胸或至咽喉。在治疗方面，如为肝郁气冲的，用奔豚汤疏肝解郁，降其冲逆；如因阳虚外寒误治引起冲逆的，宜外灸以除邪，内服桂枝加桂汤助阳降逆；如因误汗阳气受伤，水饮有上冲之势的，治用茯苓桂枝甘草大枣汤培土制水，以防冲逆。

胸痹心痛短气病脉证治第九

论一首　证一首　方十首

本篇论述胸痹、心痛、短气病的脉证和治疗。所论胸痹，痹者，闭也，不通之义，指胸部痞塞甚至胸背痛，影响及肺，肺气不利则喘息咳唾；心痛与胸痹密切相关，以心痛彻背为主症；短气，为呼吸短促，常为胸痹兼见的症状。由于胸痹、心痛及短气都是心胸部位的病变，三者在症状上又互相联系，所以合为一篇论述。

胸痹、心痛、短气，《黄帝内经》早有记载。《灵枢·本脏》："肺大则多饮，善病胸痹。"《灵枢·邪气脏腑病形》云心脉："微急，为心痛引背"。《灵枢·杂病》："心痛，但短气不足以息，刺手太阴。"《诸病源候论》及历代医家对胸痹、心痛、短气等病候，亦有详细的记载。

本篇共有9条，第1条是合论胸痹、心痛的发病机理，第2条论短气，第3条指出胸痹的主症和主方，第4～8条为胸痹与心痛或短气并发的证治，最后第9条则是专论心痛证治。

从病位来说，本篇所述，以心脏病变为主，有的方证为心肺同病。究竟属于心、肺何脏病变，结合病史、病因、病位及证候特点，不难鉴别。

【原文】

师曰：夫脉①当取太过②不及[1]，阳微阴弦[2]，即胸痹[3]而痛，所以然者，责其极虚也[4]。今阳虚知在上焦，所以胸痹心痛者，以其③阴弦故也。(一)

【校勘】

①夫脉："夫脉"前似应有胸痹病因。《太平圣惠方》卷四十二《治胸痹短气诸方》作"脏腑虚弱，阴阳不和，风冷邪气，攻注胸中，其脉太过与不及"，似应据补。

②太过：《脉经》卷八第十、《千金要方》卷十三第七"过"下并有"与"字。

③以其："以其"下《脉经》《外台秘要》卷十二并有"脉"字似应据补。

【词解】

［1］太过不及：指脉象改变，盛于正常的为太过，弱于正常的为不及。太过主邪盛，不及主正虚。

［2］阳微阴弦：关前为阳，关后为阴。阳微，指寸脉微；阴弦，指尺脉弦。

［3］胸痹：周扬俊曰："痹者，痞闭而不通也。"

［4］责其极虚也："责其"，即归因于之义。徐彬曰："最虚之处，即客邪之处，胸痹心痛，乃阴中之寒乘上焦之虚，则为痹为痛。"

【简释】

本条是从脉象上论述胸痹、心痛的病机。诊脉应当辨别其太过与不及，此诊脉之要诀。这是因为，一切疾病的发生都离不开邪盛与正虚两个方面。下文举出胸痹、心痛之"阳微阴弦"脉象，也是太过与不及的反映。"阳微"，是上焦阳气不足，胸阳不振之象；"阴弦"，是阴寒邪盛，痰饮内停之征，"阳微"与"阴弦"同时并见，说明胸痹、心痛的病机是上焦阳虚，阴邪上乘，邪正相搏而成。正虚之处，是容邪之所，故原文说："所以然者，责其极虚也。"

原文"今阳虚知在上焦，所以胸痹心痛者，以其阴弦故也"。进一步指出"阳微"与"阴弦"是胸痹、心痛病机不可缺一的两个方面，仅有胸阳之虚，而无阴邪之盛，或仅有阴邪之盛，而无胸阳之虚，都不致发生本病，必须是心胸阳虚，阴邪上乘阳位，二者相互搏结，才能成为胸痹、心痛之病。

按：关于阳微阴弦之"阴阳"的认识，注家意见不一。归纳起来，不外三种见解；一种认为是脉浮为阳，脉沉为阴；一种认为是右脉为阳，左脉为阴；一种认为是寸脉为阳，尺脉为阴。根据本篇第3条即分寸口、关上，则本条应以第三种意见为妥。

【选注】

《金匮要略心典》　阳微，阳不足也；阴弦，阴太过也。阳主开，阴主闭，阳虚而阴干之，即胸痹而痛。痹者，闭也。夫上焦为阳之位，而微脉为虚之甚，故曰责其极虚。以虚阳而受阴邪之击，故为心痛。

《医宗金鉴》　脉太过则病，不及亦病，故脉当取太过不及而候病也。阳微，寸口脉微也，阳得阴脉为阳不及，上焦阳虚也；阴弦，尺中脉弦也，阴得阴脉为阴太过，下焦阴实也。凡阴实之邪，皆得以上乘阳虚之胸，所以胸痹、心痛。胸痹之病，轻者，即今之胸满；重者，即今之胸痛也。

【原文】

平人无寒热，短气[1]不足以息者，实也。（二）

【词解】

［1］短气：成无己曰：“短气者，呼吸虽微而不能相续，似喘不摇肩，似呻吟而无痛者是也。”（《伤寒明理论》）“短气”有虚有实，此指实言。

【简释】

本条论述邪实为主的短气证。“平人”谓平常貌似无病之人，忽然发生胸膈痞塞而呼吸短促，甚至呼吸困难，既无恶寒发热之表证，又不见“阳微”之虚象，那么很可能是痰饮、瘀血、宿食等有形实邪，阻碍了心胸气机之升降，故曰“实也”。

需要明确，人体若五脏功能正常，阴阳协调，气血流畅，则水液代谢正常，不会产生痰饮瘀血等有害物质，其产生必因脏腑气血阴阳失调所致。客观地说，本条所述亦是本虚标实，只是虚象不明显而邪实占了主导地位。

【选注】

《金匮要略心典》 平人，素无疾之人也；无寒热，无新邪也；而乃短气不足以息，当是里气暴实，或痰或食或饮碍其升降之气而然。盖短气有以素虚宿疾而来者，有以新邪暴遏而得者，二端并否，其为里实无疑。此审因察病之法也。

《金匮要略今释》 短气为胸痹之一证，于此言其属实者，以下文胸痹诸方，多用瓜蒌、枳实、厚朴等攻破之药故也。

【原文】

胸痹之病，喘息咳唾，胸背痛，短气，寸口脉①沉而迟，关上小紧数②[1]，瓜蒌薤白白酒汤主之。（三）

瓜蒌薤白白酒汤方：瓜蒌实一枚（捣）　薤白半升　白酒七升　右三味，同煮，取二升③，分温再服。

【校勘】

①寸口脉：《外台秘要》卷十二、《千金要方》卷十三第七“寸”下并无

“口”字。

②小紧数：《张氏医通》卷五引释此条，不及“数”字。《金匮要略直解》亦认为“数”字是衍文。

③二升：《外台秘要》“升”下有“去滓”二字。

【词解】

［1］关上小紧数：《腹满寒疝宿食病脉证治》指出：“其脉数而紧乃弦”，所以关上小紧数似指关脉稍弦，为第1条阴弦的互辞。

【简释】

本条指出胸痹病的主要脉症和治疗主方。本条冠以“胸痹之病”一句，可知条文所述即胸痹病的主要脉症。寸口脉沉而迟，寸候上焦，脉沉而迟为胸阳不振，与本篇第一条“阳微”同义；关上小紧数，关候中焦，后《痰饮咳嗽病脉证并治》第十二条指出“脉双弦者寒也”“脉偏弦者饮也”，关脉稍弦即为寒饮偏盛之征。由于胸阳不振，寒饮上乘，肺失肃降，故喘息咳唾，短气；痰浊阻滞，胸阳不宣，心脉痹阻，故胸背痛。治疗应通阳宣痹，用瓜蒌薤白白酒汤治疗。方中瓜蒌苦寒滑利，豁痰下气，宽畅胸膈；薤白辛温，通阳散结以止痹痛，《灵枢·五味》有“心病宜食薤”之说；白酒功可通阳，并宣行药势。诸药同伍，使痹阻得通，胸阳得宣，则诸证可解。

按：本条所述为心肺同病。应结合病史，进一步明确是心病为本，肺病为标；还是肺病为本，心病为标。

关于方中白酒，邹澍曰：“白酒，酒之新笃（chōu）者也，其色白，其味甘辛，其气轻扬，故为用在上焦之肺，而治胸痹。”《金匮要略语译》谓：“米酒初熟的称为白酒。”临床运用时，可不必拘于米酒，可用高粱酒，或用绍兴酒，皆有温通阳气的功用。

【选注】

《金匮要略论注》 此段实指胸痹之证脉，后凡言胸痹，皆当以此概之，但微有参差不同，故首揭以为胸痹之主证、主脉、主方耳。

《金匮要略直解》 《内经》曰：肺痹者，烦满喘而呕；心痹者，脉不通，烦则心下鼓，暴上气而喘。胸中者，心肺之分，故作喘息咳唾也。诸阳受气于胸，而转行于背，气痹不行，则胸背为痛而气为短也。寸脉沉迟，关脉小紧，皆寒客上焦之脉。数字误。

《金匮要略编注》 迟下当有一若字。此寒邪痹胸而偏于肺，以脉迟紧分虚实也。盖胸中阳气，犹如旭日当空，万里无云，阳和通利。倏忽地气上为云，则太虚昏昧，日月晦明，而胸痹犹是者矣。但阴盛挟邪上逆胸中，痹偏于肺，则喘息咳唾，胸背痛而短气。然阳虚，则肺气亦虚，痹郁胸中，故寸口脉沉而迟，乃言正气虚寒之痹脉也。若中上二焦阳气未至，虚极，寒邪挟阴上逆，邪正相搏，而为有余，则关上脉现小紧而数，即是寒实之证，法当行阳散邪，则胸痹得开，非是沉迟虚寒而用附子回阳，故用瓜蒌苦寒，润肺消痰而下逆气；薤白辛温，行阳散邪；以白酒宣通营卫，使肺通调，则痹自开矣。盖此论当以寸口脉沉而迟为虚寒之证；关上小紧数，瓜蒌薤白白酒汤为寒实之证，另作一节解，否则岂有迟数二脉同见之理哉。

《金匮要略心典》 胸中阳也，而反痹则阳不用矣。阳不用，则气之上下不相顺接，前后不能贯通，而喘息、咳唾、胸背痛、短气等证见矣。更审其脉，寸口亦阳也，而沉迟，则等于微矣；关上小紧，亦阴弦之意，而反数者，阳气失位，阴反得而主之。《易》（《周易》的简称，通称《易经》）所谓阴凝于阳，《书》（《尚书》的简称，通称《书经》）所谓牝鸡之晨也。是当以通胸中之阳为主。薤白、白酒辛以开痹，温以行阳；瓜蒌实者，以阳痹之处，必有痰浊阻其间耳。

按：本条所述之脉象颇费解，古今注家提出许多不同见解，如《金匮要略直解》认为“数字误”；《金匮要略编注》更认为是两种病情。笔者认为可能是心律失常之脉象，详见附文《〈金匮要略·胸痹心痛短气病〉第3条脉象辨疑》。

【原文】

胸痹，不得卧，心痛彻背[1]者，瓜蒌薤白半夏汤主之。（四）

瓜蒌薤白半夏汤方：瓜蒌实一枚（捣）　薤白三两　半夏半斤①　白酒一斗　右四味，同煮，取四升，温服一升，日三服。

【校勘】

①半斤：赵刊本、宽政本及《金匮要略论注》《金匮要略心典》并作“半升”。

【词解】

［1］彻背：“彻”，通也、透也、达也。《小尔雅·广诂》：“彻，达也。”张璐曰：“心痛彻背者，胸中痰垢积满，循脉而溢于背，背者胸之府。”

【简释】

本条是承上条论述胸痹痰饮较盛的证治。胸痹的主症是喘息咳唾、胸背痛、短气。本条言胸痹而不得平卧，较上条“喘息咳唾”重；心痛彻背，较上条“胸背痛”剧，其痹尤甚。究其致病之因，是痰饮（浊）壅塞较盛，故于上条处方中加半夏以逐痰饮。

按：本条所述胸痹之病情特点颇似卧位性心绞痛。

【选注】

《**金匮要略论注**》　此冠以胸痹，是喘息等证或亦有之也。加以不得卧，此支饮之兼证。又心痛彻背，支饮原不痛，饮由胸痹而痛，气应背。故即前方加半夏，以去饮下逆。

《**金匮要略心典**》　胸痹不得卧，是肺气上而不下也；心痛彻背，是心气塞而不和也，其痹为尤甚矣。所以然者，有痰饮以为之援也，故于胸痹药中加半夏以逐痰饮。

【原文】

胸痹，心中①痞[1]，留气结在胸②，胸满，胁下逆抢心[2]，枳实薤白桂枝汤主之；人参汤亦主之。（五）

枳实薤白桂枝汤方：枳实四枚　厚朴四两　薤白半斤　桂枝一两　瓜蒌一枚（捣）　右五味，以水五升，先煮枳实、厚朴，取二升，去滓，内诸药，煮数沸，分温三服。

人参汤方：人参　甘草　干姜　白术各三两　右四味，以水八升，煮取三升，温服一升，日三服。

【校勘】

①心中：《金匮玉函经》作“心下”。

②留气结在胸：《千金要方》卷十三第七作“结在胸”《外台秘要》引《范汪》作“留气结于胸中”。

【词解】

[1] 心中痞：有两种解释，一指“胸中”；二指“心下”。据前后文及前后条分析，是指胸中痞塞不通之感。若指心下，《痰饮咳嗽病脉证并治》有

"心下痞"之说。

［2］胁下逆抢（qiāng）心："抢"，即冲、撞、触、逆。此句指胁下气逆上冲心胸。魏荔彤曰："心中痞气，气结在胸，正胸痹之症状，再连胁下之气俱逆而抢心，则痰饮水气，俱乘阴寒之邪，动而上逆，胸膈之阳气，全难支拒矣。"

【简释】

本条论述胸痹正虚邪实须分先后缓急的治疗方法。从本条的叙证上看，其病机为"气结在胸"；主症为经常性的"胸满"，阵发性的"心中痞"，"胁下逆抢心"等。治疗应分辨其本虚标实孰轻孰重之不同，采取先后缓急的治疗方法。偏实者，是阳虚不甚而阴寒痰浊偏盛，由于阴寒痰浊上乘，凝聚其间，其脉必以阴弦为著；偏于虚者，是心胸阳气大伤，由于阳气虚馁，阴霾不散，蕴结心胸，因而除上述见证外，其脉必以阳微为著。若偏实者宜以祛邪为先，当通阳散结，降逆除满，方用枳实薤白桂枝汤。方中枳实、厚朴行气散结，消痞除满；瓜蒌豁痰下气，宽畅胸膈；薤白、桂枝通阳散结，平降逆气。诸药同用可祛邪以安正。若偏虚者当以扶羸为急，治以补气助阳，方用人参汤。方中人参、甘草补气以助运行；白术健脾以消痰浊；干姜温阳散结以消痞满。诸药同伍使阳气振奋，阴霾自消，此属"塞因塞用"之法。本条同是胸痹气逆痞结之证，因其有偏虚、偏实之异，故立通、补两法，是属"同病异治"之例。

按：以上3条所论胸痹偏实者，均以通阳散结，豁痰下气为法，用瓜蒌薤白白酒汤为主方。前条因痰浊较盛而喘息、疼痛较重，故加半夏化痰降逆；本条因气结在胸而胸满，心中痞，胁下逆抢心，故加枳实、厚朴、桂枝除满消痞降逆。

又，人参汤与理中汤药味及用量相同，唯彼用炙甘草，此为生甘草。苏颂曰："此方晋宋以后至唐名医，治心腹病者，无不用之，或作汤、或蜜丸、或加减，皆奇效。"曹家达说："人参汤一方，乃服汤后调摄之方，而非胸痹正治，明者辨之。"

【选注】

《金匮要略论注》 胸痹而加以心中痞、胸满，似痞与结胸之象，乃上焦阳微，而客气动膈也。注云："留气结在胸"，即客气也，更胁下逆抢心，是不独上焦虚而中焦亦虚，阴邪得以据之，为逆为抢。故于薤白瓜蒌，又加枳、朴以开其结，桂枝行阳以疏其肝。人参汤亦主之者，病由中虚，去其太甚，即可补正以化邪也。胸痹之虚本阳气微，非荣气虚也，阳无取乎补，宣而通之，即阳气畅，畅即阳盛矣，故薤白以行阳为主，不取补也。此曰人参汤亦主之，因胁下逆，由中气虚故兼补中耳。

《金匮玉函经二注》 同一病也，一用通痞去满之药，一用辛散补中之味，全不相谋，谓治一证，岂仲景自为矛盾耶？不知证有久暂，病有虚实也。假如气果有滞，上焦痞满，下气亦上逆，不得不于通痹药中加降气消满，调和荣卫之药也。若夫病久而中气大虚，宗气不利，时时胸满，或从胁下抢心，不用甘温，必不足以益中州之气；不用辛散，且不足以破凝滞之阴。气足而清者自升，浊者自降，将结去而抢消矣，又何痹之有焉。

《金匮要略心典》 心中痞气，气痹而成痞也；胁下逆抢心，气逆不降，将为中（指脾胃）之害也。是宜急通其痞结之气，否则速复其不振之阳。盖去邪之实，即以安正；养阳之虚，即以逐阴。是在审其病之久暂，与气之虚实而决之。

《金匮要略浅注补正》 用药之法，全凭乎证，添一证则添一药，易一证亦易一药，观仲景此节用药，更知义例严密，不得含糊也。……故但解胸痛，则用瓜蒌薤白白酒；下节添出不得卧，是添出水饮上冲也，则添用半夏一味以降水饮；再下一节又添出胸痞满，则加枳实以泄胸中之气；胁下之气亦逆抢心，则加厚朴以泄胁下之气。……读者细心考求，则仲景用药之通例，乃可识矣。

【原文】

胸痹，胸中气塞，短气，茯苓杏仁甘草汤主之；橘枳姜汤亦主之。（六）

茯苓杏仁甘草汤方：茯苓三两　杏仁五十个　甘草一两　右三味，以水一斗，煮取五升，温服一升，日三服。不差，更服。

橘枳姜汤方：橘皮一斤　枳实三两　生姜半斤　右三味，以水五升，煮取二升，分温再服。《肘后》《千金》云："治胸痹，胸中愊愊如满，噎塞，习习如痒，喉中涩燥，唾沫。"

【简释】

本条论述胸痹轻证的证治。胸痹原有胸痛、短气症，而本条冠以"胸痹"，复言"短气"，不言"胸痛"，但言"气塞"，可知此证胸中不痛，而以胸中堵闷而短气为特点。气塞、短气虽同由饮阻气滞所致，但在病情上有偏于饮邪与偏于气滞的差异，治疗时亦应遵“同病异治”原则，分别施以不同方药。如饮邪偏盛者，治宜宣肺化饮，方用茯苓杏仁甘草汤。如气滞偏重者，治宜行气散结，方用橘枳姜汤。

按：胸痹病情有轻重，病机有虚实，病势有缓急，临证当明辨轻重、虚实、缓急以治之。本条与上条相比，上条有阴盛邪实的，有阳衰正虚的，病情均较重，故用药也重；本条虽有偏于饮阻和偏于气滞的不同，但正虚不著，邪气亦轻，故用药亦轻。

【选注】

《金匮补注》 胸痹既有虚实，又有轻重，故痹之重者，必彻背彻心者也，轻者不然。然而何以亦言痹，以其气塞而不舒，短而弗畅也。

《金匮要略心典》 此亦气逆气闭之证，视前条为稍缓矣。二方皆下气散结之剂，而有甘淡苦辛之异，亦在酌其强弱而用之。

《医宗金鉴》 胸痹胸中急痛，胸痹之重者也；胸中气塞，胸痹之轻者也。胸为气海，一有其隙……若阴邪干之则化水，水性气阖，故令胸中气塞，短气不足以息，而为胸痹也。水盛气者则息促，主以茯苓杏仁甘草汤以利其水，水利则气顺矣；气盛水者则痞塞，主以橘皮枳实生姜汤以开其气，气开则痹通矣。

《金匮要略正义》 同是胸痹气塞短气，何以分两法主治……果其上焦不开，则宜用茯苓杏仁以宣泄之；果其中焦痰滞，则宜橘枳姜以降泄之。

【原文】

胸痹，缓急者，薏苡附子散主之。（七）

薏苡附子散方：薏苡仁十五两　大附子十枚（炮）　右二味，杵为散，服方寸匕，日三服。

【简释】

本条论述胸痹急性发作的治疗。“缓急”二字是一个偏义复词，应着眼于“急”字。故“胸痹，缓急”是说胸背痛等症突然发作，且痛势急剧，此因阴寒凝聚而不散，阳气痹阻而不通。治当温阳通痹止痛，用薏苡附子散。方中薏苡仁“主筋急拘挛”（《神农本草经》），炮附子温通阳气，为散剂，则其效更速。本方为胸痹心痛急症而设，杵为散剂服用，应提前制备，仓猝之时便于急用。

按：本条所述“缓急”，历来注家有不同见解，有认为是指胸痹疼痛时发时止、时缓时急的；有认为是指四肢筋脉拘急的；有认为其中“缓”字为“缓解”，是指治法的。根据临床，推究词义，则第一种见解较切实。盖“缓急”二字是由意义相反的两个词素组成的复音词，而其中缓字已无意义，只不过是起陪衬作用，而急字则成为这个复音词的词义，两者构成了一个偏义复词。佐证如《史记·扁鹊仓公列传》：“文帝四年中，人上书言意，以刑罪当传西之长安。意有五女，随而泣。意怒，骂曰：‘生子不生男，缓急（此亦为偏义复词，指遇紧急之事件）无可使者！’……”再比如《伤寒论》252条：“伤寒六七日，目中不了了，睛不和，无表里证（“表里”二字亦为偏义复词，词义为无表证而有里实证），大便难，身微热者，此为实也，急下之，宜大承气汤。”从《金匮要略》之姊妹篇《伤寒论》所述，与其相近时代著作的惯用修辞手法，可以断定本条“缓急”二字为一偏义复词。再结合临床，胸痹心痛（冠心病心绞痛）之发病特点为具有时发时止的发作性。故“缓急”二字是胸痹病发病特点的“点睛”之笔。

又，《诸病源候论·心病诸候·心病候》指出：“心痛者，风冷邪气乘于心也。其痛发，有死者，有不死者，有久成疹（通“疢”，犹言病）者。心为诸脏主而藏神，其正经不可伤，伤之而痛为真心痛，朝发夕死，夕发朝死。心有支别之络脉，其为风冷所乘，不伤于正经者，亦令心痛，则乍间乍甚，故成疹不死。”下文《久心痛候》进一步说：“……成疹不死，发作有时，经久不瘥也。”所述心痛“乍间乍甚”，“发作有时”，十分明确地阐述了“胸痹，缓急”之词义与发病特点。

【选注】

《金匮补注》 胸痹缓急者，痹之急证也。寒饮上聚心膈，使阳气不达，危急为何如乎？故取薏苡逐水为君，附子之辛热为佐，驱除寒结，席卷而下，又乌能不胜任而愉快耶。

《金匮要略心典》 阳气者，精则养神，柔则养筋。阳痹不用，则筋失养而或缓或急，所谓大筋软短，小筋弛长者是也。故以薏苡仁舒筋脉，附子通阳痹。

《医宗金鉴》 缓急者，谓胸痹痛而时缓时急也。当审其缓急而施治。若缓而不急者，以瓜蒌薤白白酒汤主之。今时缓时急，故以薏苡附子散，急通痹气，以迅扫阴邪也。

《金匮玉函要略述义》 苡仁之用，能托郁结，况附子之雄烈，相合为散，比之前款诸方，其力最峻，足以奏功于燃眉之际焉。盖此缓急，主在急字，非或缓或急之谓。

【原文】

心中痞，诸逆[1]心悬痛[2]，桂枝生姜枳实汤主之。(八)

桂枝生姜枳实汤方：桂枝　生姜各三两　枳实五枚　右三味，以水六升，煮取三升，分温三服。

【词解】

［1］诸逆：泛指阴寒、痰饮向上冲逆。

［2］心悬痛：心如牵引悬空似的难受或疼痛。《诸病源候论·心悬急懊痛候》解释说："心如悬而急，烦懊痛也。"吴谦："心悬而空痛，如空中悬物动摇而痛也。"

【简释】

本条论述寒饮上逆心痛的证治。本条所述诸证的发生，系因寒饮停聚，阳气不运，所以心中痞；寒饮冲逆，则心悬痛。治疗当温阳化饮，下气降逆，用桂枝生姜枳实汤。方中桂枝温阳化饮，平降冲逆；生姜散寒化饮，开结除痞；枳实开结下气，消痞除满。当寒去饮除，则心中痞与悬痛自止。

按：本条与前第5条同有心中痞，气逆等症状，但前者为胸痹而心中痞，故条文首先突出"胸痹"二字，在治法上既用桂枝、枳实、厚朴下气除痞，又用瓜蒌、薤白豁痰宽胸；本条是以心中痞和心悬痛为主，故不用瓜蒌、薤白，而只用桂枝、生姜、枳实。由此可知，本条之证较前者为轻。

本方与橘枳姜汤亦仅一味之差，前方橘皮配生姜、枳实，专于理气散结；本方以桂枝易橘皮，是加强通阳降逆之力，从此也可以悟出，前条是以胸中气塞为甚；本条是以气逆心悬痛为著。

【选注】

《金匮要略论注》　此已下，不言胸痹，是不必有胸痹的证矣。但心中痞，是阴邪凝结之象也，非因初时气逆不至此，然至心痛如悬，是前因逆而邪痞心中，后乃邪结心中而下反如空矣，故以桂枝去邪，生姜枳实宣散而下其气也。

《金匮要略直解》　心中痞，即胸痹也；诸逆，如胁下逆抢心之类；邪气独留于上则心悬痛。枳实以泄痞，桂枝以下逆，生姜以散气。

《金匮要略心典》 诸逆，该痰饮、客气而言；心悬痛，谓如悬物动摇而痛，逆气使然也。桂枝、枳实、生姜辛以散逆，苦以泄痞，温以祛寒也。

按：《金匮要略论注》谓“不必有胸痹的证”，是说本条所述不一定具备第3条胸痹主症特点。《金匮要略直解》谓“心中痞，即胸痹也”，是说“心中痞”之病位是在胸中而不是胃脘。《痰饮咳嗽病脉证并治》所谓“心下痞”是指胃脘也。释“诸逆”，《金匮要略直解》谓“如胁下逆抢心之类”，是从气逆症状而言；《金匮要略心典》谓“该痰饮、客气”，是从病因而言。两家之注并不矛盾。

【原文】

心痛彻背，背痛彻心[1]，乌头赤石脂丸主之①。（九）

乌头赤石脂丸方：蜀椒一两（一法二分） 乌头一分（炮） 附子半两（炮）（一法一分） 干姜一两（一法一分） 赤石脂一两（一法二分） 右五味，末之，蜜丸如桐子大②，先食服一丸③，日三服④。不知，稍[2]加服⑤。

【校勘】

①乌头赤石脂丸主之：《千金要方》卷十三第六作“乌头丸方”。

②如梧子大：《千金要方》《外台秘要》卷七并无此四字。

③一丸：《千金要方》作“如麻子三丸”；《外台秘要》作“如麻子大，一服三丸”。

④日三服：《证类本草》中《图经》引张仲景无此三字。

⑤稍加服：《千金要方》作“稍增之”；《外台秘要》作“少少加之”。

【词解】

[1] 心痛彻背，背痛彻心：“心痛彻背”是说痛发于前心，而达于后背；“背痛彻心”是说痛又从后背而达到前心，前后两面俱痛。尤怡曰：“心背彻痛，阴寒之气，遍满阳位，故前后牵引作痛。”

[2] 稍：渐渐、逐渐的意思。

【简释】

本条论述阴寒痼结心痛证治。本条所述“心痛彻背，背痛彻心”之特点：即心胸部疼痛牵引到背，背部疼痛又牵引到心胸，形成心背互相牵引的疼痛症状。其痛势急剧而无休止，甚者伴发四肢厥冷，冷汗出，面色白，舌淡胖紫暗苔白腻，脉沉紧甚至微细欲绝等阳气衰微，阴寒极盛之证候。治宜温阳逐寒，止痛救逆，方用乌头赤石脂丸。方中乌、附、椒、姜一派大辛大热之品，协同配伍，逐寒止痛之力极强，复佐赤石脂，取其固涩之性，收敛阳气，以防辛热之品温散太过。又以蜜为丸缓之，且首次服小量，“不知，稍加服。”可谓慎之又慎也。

本方为大辛大热，辛通燥散之品，过用容易耗伤气阴，因此不可久服。当疼痛缓解之后，应改用温阳益气之剂治疗。

按：本方证与瓜蒌薤白半夏汤证相类，但二者有很大区别。瓜蒌薤白半夏汤证心痛彻背，痛有休止，证较缓；本方证心痛彻背，背痛彻心，痛无休止，证较重。从病机上说，前者为胸阳不振，痰浊阻塞；本条为阳气衰微，阴寒痼结。由于证候轻重不同，病机有异，故在治疗上前者用瓜蒌、薤白、半夏等通阳散结，豁痰下气；本方用乌头、附子、川椒、干姜等大辛大热之品，逐寒止痛。

本条方证，很类似《灵枢·厥病》所述的“真心痛，手足青至节，心痛甚，旦发夕死，夕发旦死”之证候。与现代医学所述的心肌梗塞先兆或心肌梗塞相类似。

【选注】

《金匮要略心典》 心背彻痛，阴寒之气，遍满阳位，故前后牵引作痛。沈氏云，邪感心包，气应外俞，则心痛彻背；邪袭背俞，气从内走，则背痛彻心；俞脏相通，内外之气相引，则心痛彻背，背痛彻心，即经所谓寒气客于背俞之脉，其俞注于心，故相引而痛是也。乌、附、椒、姜，同力协济，以振阳气而逐阴邪，取赤石脂者，所以安心气也。

《医宗金鉴》 心痛彻背，背痛彻心，是连连痛而不休，则为阴寒邪甚，浸浸乎阳光欲息，非薤白白酒之所能治也，故以乌头赤石脂丸主之。方中乌、附、椒、姜，一派大辛大热，别无他顾，峻逐阴邪而已。

［附方］

九痛丸①：治九种心痛[1]。

附子三两（炮）　生狼牙一两（炙香）　巴豆一两（去皮心，熬，研如脂）　人参　干姜　吴茱萸各一两

上六味，末之，炼蜜丸如桐子大，酒下。强人初服三丸，日三

服；弱者二丸。兼治卒中恶[2]，腹胀痛，口不能言；又治连年积冷，流注心胸痛[3]，并冷冲上气，落马坠车血疾等，皆主之。忌口如常法。

【校勘】

①九痛丸：《千金要方》卷十三心腹痛门亦载有九痛丸，治九种心痛，其方用生狼毒四两，无生狼牙，附子、干姜各二两，余与本方同。

【词解】

[1] 九种心痛：孙思邈说："九痛丸，治九种心痛，一虫心痛、二注心痛、三风心痛、四悸心痛、五食心痛、六饮心痛、七冷心痛、八热心痛、九去来心痛，此方悉主之。"程林说："九痛者，……虽分九种，不外积聚痰饮结血，虫注寒冷而成。"

[2] 卒中恶：指卒然感受秽浊之气，结聚胃肠，心腹胀痛难忍，大便不通，闷乱不知的病证。

[3] 流注心胸痛：指心胸疼痛，部位不定。

【简释】

九痛丸用附子、干姜祛沉寒痼冷；吴茱萸开郁杀虫，散寒降浊；巴豆温通破积；狼牙（《千金要方》作"狼毒"似较恰当）杀虫，破积聚结气；人参补脾益气，助正以祛邪。因此本方能温通补虚，杀虫止痛，可用于多种阴寒、血气、虫食停聚之心腹疼痛。又因其能温通行血，故对于落马坠车等血液瘀滞之疼痛亦有效。

【选注】

《金匮要略心典》 九痛者，一虫、二注、三风、四悸、五食、六饮、七冷、八热、九去来痛是也。而并以一药治之者，岂痛虽有九，其因于积冷结气所致者多耶。

结语

本篇讨论了胸痹、心痛、短气三种病的脉证并治。古人有"九种心痛"之说，而本篇只是论述了与胸痹密切相关的心痛；所述短气亦是胸痹的并发症；因此，全篇主要是讨论胸痹。

由于胸痹、心痛的主要病机是"阳微阴弦"，本虚标实，故治疗应以扶正祛邪为原则，祛邪以通阳宣痹为主，扶正以温阳益气为要。胸痹的主症是喘息咳唾，胸背痛，短气，治疗主方是瓜蒌薤白白酒汤。若胸痹痰浊较盛，不能平卧，心痛彻背者，用瓜蒌薤白半夏汤；若胸痹而心中痞，胸满，胁下逆抢心者，病机或偏于邪实或偏于正虚，祛邪用枳实薤白桂枝汤，扶正用人参汤；若胸痹较轻，饮阻气滞，胸中气塞，短气，偏于气滞者，用橘枳姜汤，偏于饮停者，用茯苓杏仁甘草汤；若胸痹急性发作，救急用薏苡附子散；若寒饮停留而肆逆，心中痞，心悬痛者，用桂枝生姜枳实汤；若阳微阴盛，心痛彻背，背痛彻心，痛无休止者，急用乌头赤石脂丸。

全篇共 9 条原文，首条阐述胸痹心痛之病机，强调以正虚为主；第 2 条论短气属于标实为著者；第 3 条论胸痹主症主方；第 4 条论胸痹痰饮较盛的治疗；第 5 条论胸痹正虚邪实须分先后缓急的治疗；第 6 条论胸痹轻证的治疗；第 7 条论胸痹急性发作救治法；第 8 条论某些心病的特点及治疗；最后第 9 条论心痛重证危候及处方。前后共 9 条，从病机到治疗，从主症到兼症，从重证到轻证，从一般到特殊，面面俱到，一波三折，言简意赅，详略有度，其中真谛需细细体味也。

分析本篇用药规律，主方是瓜蒌薤白白酒汤。主药是瓜蒌、薤白，随证加味，如痰盛加半夏；气逆加桂枝；痞重加枳实、厚朴；其他如橘皮、茯苓、杏仁、生姜等理气化痰药，都可用为辅助药随证加入，或用以组方治疗胸痹之轻证。若胸痹因心脾虚衰者，当用人参汤；阳虚寒盛重证，非乌头、附子之类不可，方如薏苡附子散、乌头赤石脂丸。

文献资料表明，本篇所述方药治疗心、肺、胃疾患，只要方证相对，就可收到疗效。特别是对于冠心病心绞痛的治疗，本篇方法为经典大法，后世不但继承下来，而且有所发展、创新。目前对冠心病心绞痛的治疗大致分为治标和治本两个方面：治标主要在发作期应用，以通为主，具体方法有宣痹通阳、芳香温通、活血化瘀，以及清热化痰等。治本即扶正培本，具体方法有益气、温阳、滋阴、养血等，本篇以人参汤为治本的代表方剂。治本一般在缓解期应用，但发作时虚象明显者，亦当着重补虚或虚实兼顾。总之，上述治标与治本法既可单独应用，亦可结合应用，以切中病情为宜。

腹满寒疝宿食病脉证治第十

论一首　脉证十六条　方十四首

本篇论述腹满、寒疝、宿食三种病证的证治。由于三病皆以腹部胀满或疼痛为主症，故合为一篇讨论。

腹满是指腹部胀满，它是疾病发展过程中的一种症状。《素问·异法方宜论》云："脏寒生满病。"《素问·至真要大论》云："诸胀腹大，皆属于热。"可知腹满病机有因寒、因热之不同。根据"阳道实，阴道虚"的理论，可将腹满概括为两类，即属于实证的，多责之胃；属于虚证的，多责之脾。

寒疝是指阴寒性的腹痛。《诸病源候论》云："疝者痛也，此由阴气积于内，寒气结搏而不散，脏腑虚弱，风冷邪气相击，则腹痛里急，故云寒疝腹痛也。"可见古人是将寒气攻冲的腹痛称为寒疝。

宿食即伤食，以脘腹胀痛、呕吐或下利为主症。《素问·痹论》言："饮食自倍，肠胃乃伤。"本书第一篇第13条指出："音饪之邪，从口入者，宿食也。"可见饮食不节是引起宿食病的主要原因。《诸病源候论》卷二十一《宿食不消候》："宿谷未消，新谷又入，脾气既弱，故不能磨之，则经宿而不消，令人腹胀气急，噫气醋臭，时复憎寒壮热是也。"这就进一步说明了宿食病的病因与证候。

本篇共26条原文，其中第1～8，20条主要论述腹满、寒疝的脉证，第9，11，12，13条论述实证腹满的四种方证，第10，14～19条论述寒疝的七种方证，第21～26条论述宿食病证治。

所论三病，多属于消化系统疾病，与西医学所述的急性肠梗阻、胰腺炎、胆囊炎等急腹症相类似，有的则属于功能性疾患。应中西医结合治疗，以提高诊治水平。

【原文】

趺阳脉微弦，法当腹满，不满者必便难①，两胠②疼痛，此虚寒从下上也②，当与温药服之。（一）

【校勘】

①必便难：《脉经》卷八第十一、《千金要方》卷十六第七“必”下并有“下部闭塞，大”五字。

②胠（qū）：《说文解字》“腋下也”，《广雅》“胁也”，《素问》王冰注“谓胁上也”。即胸胁两旁当臂之处。

③此虚寒从下上也：《千金要方》“虚寒”下有“气”字，“从下”下有“向”字。即“此虚寒气从下向上也”。

【简释】

本条论述虚寒性腹满、寒疝的病机及治法。趺阳脉候脾胃，“微”主中阳不足，“弦”主寒主痛。故“趺阳脉微弦”概括了虚寒性腹满、寒疝的病机，总的治法“当与温药服之”。脾胃虚寒，阴气不行，可以发生腹满。假使腹部不胀满，而见大便难和两胠疼痛的，则是由于阴凝寒聚，结于胃肠，故大便难；寒气随肝经上逆，故两胠疼痛。“此虚寒从下上也”，是总结本条所述证候的成因，即皆为中阳不足、肝气上逆所致。

按：前人对寒疝的认识，凡腹部攻冲作痛，病情属寒者，皆属寒疝范围的疾患。寒疝亦可有“大便难”和“两胠疼痛”的症状。

【选注】

《医门法律》　趺阳脾胃之脉而见微弦，为厥阴肝木所侵侮，其阴气横聚于腹，法当胀满有加，设其不满，阴邪必转攻而上，决无轻散之理。盖阴邪既聚，不温必不散，阴邪不散，其阴窍必不通，故知其便必难，势必逆攻两胠，而致疼痛，较腹满更进一步也。虚寒之气，从下而上，由腹而胠，才见一斑，亟以温药服之，俾阴气仍从阴窍走散，而不至上攻，则善矣。仲景所谓此虚寒自下上也，当以温药服之，包举阴病证治，了无剩义。盖虚寒从下上，正地气上天之始，用温则上者下、聚者散。

《金匮要略心典》　趺阳，胃脉也；微弦，阴象也。以阴加阳，脾胃受之，则为腹满；设不满，则阴邪必旁攻胠胁而下闭谷道，为便难，为两胠疼痛。然其寒不从外入而从下上，则病自内生，所谓肾虚则寒动于中也，故不当散而当温。

按：对本条文字与文义注家有不同见解，难以定论。读者师其大义可也。

【原文】

病者腹满，按之不痛为虚，痛者为实，可下之。舌黄未下者，下之黄自去①。（二）

【校勘】

①去：《金匮玉函经》“去”下有“宜大承气汤”五字。

【简释】

本条论述腹满虚实的辨证和实热腹满的治法。实证腹满多由宿食停滞于胃或燥屎积于肠道所引起，其腹部按之有痛感。“按之不痛为虚”一句是插笔，目的在于虚实并举，更有利于辨证。舌黄指苔黄，是实热积滞的反应，内有实热，故舌苔转黄。腹满按之痛而又舌苔黄，可下之证已俱，下之实热除，则苔黄自去。

按：仲景诊断疾病，详于脉诊而略于舌诊。本条望舌以辨别虚实、决定治法，诚为可贵。后世医家，特别是温病学家总结了舌诊经验，补仲景之不足。还需要明确，本条是把腹诊与舌诊综合分析以诊断病情，这也是必须吸取的宝贵经验。遗憾的是，仲景的腹诊学说在我国没有得到足够的重视和应有的发展，而日本汉方医之经方派对仲景腹诊学说有深入研究，这是值得我们学习的。总之，诊断疾病应效法仲景，四诊合参，全面分析，方不致误。

【选注】

《金匮要略心典》 腹满按之不痛者，无形之气，散而不收，其满为虚；按之而痛者，有形之邪，结而不行，其满为实。实者可下，虚者不可下也。舌黄者热之征，下之实去，则黄亦去。

《医宗金鉴》 腹满按之不痛为虚，虚者脾虚也，可温之，则当与厚朴生姜甘草半夏人参汤也；按而痛者为实，实者胃实也，可下之，当与大承气汤。胃实者舌苔必黄，若未下者，下之黄苔自去也。

【原文】

腹满时减，复如故，此为寒，当与温药。（三）

【简释】

本条论述虚寒腹满的治法。本条的腹满是由脾胃虚寒，运化功能减退所致。《素问·异法方宜论》说“脏寒生满病”，即指此而言。由于寒气或聚或散，故腹满时而减轻，复如故，当用温热药治疗。

【选注】

《**金匮要略编注**》　此虚寒腹满之辨也，阳气或运如常，满则时减，而阳虚终无恒期胜阴，阴复胜阳，则满复如故，不似实热常满，减不足言之比，是属虚寒，当以温药，补阳散寒乃为定法。

《**金匮要略心典**》　腹满不减者，实也；时减复如故者，腹中寒气得阳而暂开，得阴而复合也。此亦寒从内生，故曰当与温药。

【原文】

病者痿黄[1]，躁而不渴[2]，胸中寒实①，而利不止者②，死。（四）

【校勘】

①胸中寒实：《脉经》卷八第十四作“胃中寒实”。吴谦曰：“……‘胸中寒实’当是‘胃中寒实’，若是胸中寒实，如何曰‘下利不止者死’？皆是传写之讹。”

②而利不止者：《脉经》“而”下有“下”字。

【词解】

［1］痿黄：“痿”疑为“萎”之音误。萎黄，谓面色枯黄。慧琳《一切经音义》卷三十一引《文字典说》“萎，枯槁也”。

［2］躁而不渴：“躁”与“不渴”不能成义。“躁”应作“燥”。《金匮要略心典》《医宗金鉴》“躁”并作“燥”。《说文解字·火部》“燥，干也”。

【简释】

本条论述寒实内结，脏气下脱之候。脾气衰败，故面色萎黄。口不渴是里无热。若寒实内结，阳气衰微，而不利不止，此为病危之候，随时可危及生命，故曰“死”。曹家达曰：“若用大剂术附以回阳，用去湿之赤石脂、禹余粮以止涩下焦，或亦当挽救一二。”

【选注】

《**金匮方论衍义**》　此论寒证亦有实者。实者何？邪实也。

盖惟正虚而邪实也，虚属真阳虚，本肾；实属胃家实，因寒。夫惟无火，不能消腐，故多滞多泄也。言其形则痿黄，证则躁而不渴，何也？躁为阴躁，不渴则正阴凝之象也。嗟乎！阳不生则寒不去，寒不去则利又何能止耶？

《**金匮要略论注**》 若下虚寒应腹满，而肾更虚极不能自固，以致寒壅脾气而为痿黄。痿者，黄之暗淡者也。以致肾寒上入，不渴而躁，以致胃中实有寒邪，下焦自利不止。此非脾强而不满，乃元气太泄欲满而不能，故曰利不止者死。

《**金匮要略心典**》 痿黄，脾虚而色败也。气不至，故燥；中无阳，故不渴。气竭阳衰，中土已败，而复寒结于上，脏脱于下，何恃而可以通之止之乎，故死。

《**医宗金鉴**》 病者面色痿黄，若口燥而渴者，热实也；今痿黄口燥不渴，寒实也。寒实者当不下利，若下利是寒虚也。今下利不止，乃寒虚胃气下脱，故死也。

按：本条的“躁”字，有按字义释为“阴躁”的；有改作“燥”字，释“燥而不渴”是阳气不至的。从本条总的精神来看，二者均有道理，并存可也。

【原文】

寸口脉弦者，即胁下拘急而痛，其人啬啬[1]恶寒也。（五）

【词解】

［1］啬啬：即怕冷貌。

【简释】

本条论述表里皆寒证。寸口脉弦主寒主痛。阳虚气馁而寒邪袭表，故啬啬恶寒。胁下是肝的部位，肝经受寒为病，故胁下拘急而痛。

【选注】

《**金匮要略直解**》 弦，肝脉阴也；肝脉循胁里，寒主收引，故胁下拘急而痛；以寒胜于内，阳气不行于外，故外亦啬啬而寒也。

《**金匮要略心典**》 寸口脉弦，亦阴邪加阳之象，故胁下拘急而痛；而寒从外得，与趺阳脉弦之两胠痛有别，故彼兼便难，而此有恶寒也。

按：注家对本条的见解颇不一致，大体上有内寒和外寒两种说法。从本条内容体会，应以内外皆寒为主，既有外寒，脉象为什么不浮而反弦？因为内外皆寒，阳为阴遏之故。

【原文】

夫中寒家①，喜欠[1]，其人清涕出，发热色和者，善嚏[2]。（六）

中寒②，其人下利，以里虚③也，欲嚏不能[3]，此人肚中寒④[4]。一云痛。（七）

【校勘】

①夫中（zhòng）寒家：《千金要方》卷十六第八“夫”作“凡人”；“家”作“者”字。即“凡人中寒者”。

②中寒：《千金要方》“中寒”上有“此人”二字。

③里虚：《千金要方》“虚”下有“故”字。

④肚中寒：《千金要方》“肚中寒”作“腹中痛”。

【词解】

[1] 喜欠：容易打呵欠。

[2] 善嚏：“嚏”，喷嚏。《广韵·十二霁》云：“嚏，鼻气也。”

[3] 欲嚏不能：张璐曰：“其人内有陈寒，无阳气以发越其邪，故欲嚏不能。”

[4] 肚中寒：“肚”指腹言。慧琳《一切经音义》卷十五“肚，腹也”。

【简释】

以上两条论述表虚中寒与里虚中寒的不同表现。由于体质及受邪深浅的不同，因而临床表现有别。第6条“中寒”与《伤寒论》太阳中风同理，“中寒家”即指经常容易感受寒邪之人。由于寒邪束表，肺窍不利，则见患者鼻流清涕、发热色和等表证。喜欠、善嚏，皆阳气伸展之机，驱邪外出之势。第7条是说若里虚阳弱，寒邪内犯脾胃则下利；阳气不得伸展则欲嚏不能。“此人肚中寒”言其素体里气虚寒也。

按：以上两条的主要精神，在于说明无论内寒、外寒，其预后如何，关键在于里阳的盛衰。因寒邪最易伤阳，阳衰则不足以御邪，所以感邪虽同，病变则不一。如第六条是里阳不虚，犹能抗邪于外，故发热、善嚏；第七条是里阳已虚，不能抵抗外寒，故寒邪入里而为下利，未必有发热症状，欲嚏不能。总之，同一病因，由于体质不同，而有外寒、里虚之分。外寒是以发热来说明，里虚是以下利来说明。

【选注】

《金匮要略心典》　阳欲上而阴引之则欠；阴欲入而阳拒之则嚏。中寒者，阳气被抑，故喜欠；清涕出，发热色和，则邪不能留故善嚏。

中寒而下利者，里气素虚，无为捍蔽，邪得直侵中脏也；欲嚏不能者，正为邪逼，既不能却，又不甘受，于是阳欲动而复止，邪欲去而仍留也。

《医宗金鉴》　中寒家，谓素有中寒病之人也。前以时减辨腹满之中寒，又以恶寒辨胁痛之中寒，此以喜欠、清涕出而辨心胸之中寒也。欠者，呵欠也。夫人欲睡喜欠者，阴引阳入也；睡觉喜欠者，阳引阴出也。今中寒喜欠者，是阴盛引阳也。年老之人清涕出者，是阳虚也；遇寒之人清涕出者，是寒盛也。今中寒而清涕出者，是阳气虚寒也。若发热色和者，非为中寒也，乃为外寒所搏，虽有清涕出，亦因善嚏而出也。

上条以喜欠、清涕自出，辨心胸之中寒；此条以下利、欲嚏不能嚏，而辨腹中寒也。其人下利，里气素虚也。欲嚏不能嚏，何以知此人腹中寒也？盖喷嚏者，雷气之义也，其人内阳外阴，阳气奋发而为嚏也；今欲嚏不能嚏，是阳欲出而复留，阴气盛也，故知腹中寒也。

【原文】

夫①瘦人[1]绕脐痛[2]，必有风冷，谷气不行[3]，而反下之[4]，其气必冲；不冲者，心下则痞[5]。（八）

【校勘】

①夫：《千金要方》卷十六第八作“凡”字。

【词解】

［1］瘦人：指瘦弱人，在这里不能作瘦人阴虚多火去理解。联系下文“必有风冷”自明。

［2］绕脐痛：大承气汤证与大乌头煎证均有“绕脐痛”，此条方证病因，正如徐彬曰：“绕脐痛，风冷稽留之也。”

［3］谷气不行：即大便不通。

［4］而反下之：是谓医者不知用温药助脾，反用苦寒攻下之剂，则误矣。

［5］其气必冲；不冲者，心下则痞：李彣曰：“虚其里气，虚而气逆则上冲，虚而气结则作痞。”

【简释】

本条论述里虚寒证误下后的变证。体质瘦弱之人，由于正气不足，感受风冷邪气，直中于里，寒气凝滞，则绕脐腹痛；水谷之气不得运行，则大便不通，此为冷秘。结合腹痛喜温喜按，脉弦迟，苔白滑，当与温药以助脾运。如诊断失误，妄用苦寒攻下，必更伤阳气，其气上冲者，则风冷尚有外出之机；如不上冲者，则正气不能驱邪外出，虚而气结则心下痞满。

【选注】

《金匮要略论注》　绕脐痛，风冷稽留之也。瘦人，则更无痰之可疑；设或便难，乃是胃寒，谷气不行而反下之，则下焦以本虚而邪袭，又误下以动肾气，则必气冲；设或不冲，是肾中之阳尚足以御之，故脐中风冷，并滞于心下而为痞。

《金匮要略心典》　瘦人脏虚气弱，风冷易入，入则谷气留滞不行，绕脐疼痛，有似里实，而实为虚冷，是宜温药以助脾之行者也。乃反下之，谷出而风冷不与俱出，正乃益虚，邪乃无制，势必犯上无等，否亦窃据中原也。

按：以上8条，首条诊趺阳脉以阐明虚寒性腹满和寒疝之病机；2，3两条论实热腹满与虚寒腹满的辨证及治法；4～8条反复论述不同体质之人，表寒、里寒、表里皆寒证的证候及误治后的变证。由此可以推断，古代天气寒冷，贫苦百姓饥寒交迫，里虚者多，感寒者多，故仲景重视虚证、寒证的诊治。这种求是精神，是本书的基础。

【原文】

病腹满，发热十日，脉浮而数，饮食如故，厚朴七物汤主之。（九）

厚朴七物汤方：厚朴半斤　甘草　大黄各三两　大枣十枚　枳实五枚　桂枝二两　生姜五两　右七味，以水一斗，煮取四升，温服八合，日三服。呕者加半夏五合；下利去大黄；寒多者加生姜至半斤。

【简释】

本条论述表里同病的证治。脉浮而数，饮食如故，为病邪在表，有化热之势；发热十日，病腹满，为外邪入里化热成实。厚朴七物汤乃表里两解之剂，可知本条所述是表证未解，里证已成。厚朴七物汤即桂枝汤去芍药合厚朴三物汤而成，方取桂枝汤解表而和营卫；因其腹满不痛，故去芍药，而合厚朴三物汤以除实满。如下利是脾胃已伤，故去大黄；呕乃气逆于上，故加半夏以降逆；寒盛则重用生姜以散寒。

按：表里同病者，根据表里证先后、缓急、轻重的不同，或先解表，或先救里，或表里兼治，皆论治之大法，如何采用，全在临证变通，以愈病为善。

【选注】

《张氏医通》 故用小承气合桂枝去芍药汤，两解表里之法，较之桂枝加大黄汤多枳、朴而少芍药，以枳、朴专泄壅滞之气，故用之；芍药专收耗散之阴，此腹但满而不痛，与阴血无预，故去之。

《金匮要略论注》 若寒多加生姜至半斤，谓表寒多也；若呕则停饮上逆矣，故加半夏；若下利则表里气本虚，去大黄。

《金匮要略直解》 腹满者，内有实热也；十日脉尚浮而数，浮为在表，表热邪未已，故发热；数为在里，里热能消谷，故饮食如故。与此方荡腹满而除表热。夫表里俱实，当先解表，乃可攻里；今表邪微而里邪盛，故用承气桂枝二汤相合，以和表里，如伤寒之用大柴胡汤，此其义也。

《金匮要略心典》 腹满，里有实也；发热脉浮数，表有邪也；而饮食如故，则当乘其胃气未病而攻之。枳、朴、大黄，所以攻里；桂枝、生姜，所以攻表；甘草、大枣，则以其内外并攻，故以之安脏气，抑以和药气也。

【原文】

腹中寒气，雷鸣①切痛[1]，胸胁逆满，呕吐，附子粳米汤主之。（十）

附子粳米汤方：附子一枚（炮） 半夏 粳米各半升 甘草一两 大枣十枚 右五味，以水八升，煮米熟，汤成，去滓，温服一升，日三服。

【校勘】

①雷鸣：《千金要方》卷十六第七“雷鸣”作“胀满肠鸣”。

【词解】

［1］雷鸣切痛："雷鸣"即肠鸣音活跃，"切痛"谓腹痛之甚。

【简释】

本条论述脾胃虚寒，水湿内停的腹满痛证治。腹中寒气是言病机，雷鸣切痛为本条主症。《灵枢·五邪》说："邪在脾胃……阳气不足，阴气有余，则寒中肠鸣腹痛。"其痛必喜按，脉应弦迟。寒气攻其两胁并上逆，则胸胁胀满，及呕吐。治用附子粳米汤，附子温阳气，以治寒气之本；半夏降胃气，以止呕吐之标；甘草、大枣、粳米缓中补虚，以扶助胃气。如中寒甚者，宜加干姜以温中。

【选注】

《金匮要略论注》　鸣而且痛，腹中有寒气也；乃满不在腹而在胸胁，是邪高痛下，寒实从下上，所谓肾虚则寒动于中也，故兼呕逆而不发热。以附子温肾散寒，半夏去呕逆，只用粳米合甘、枣调胃，建立中气，不用术，恐壅气也。

《金匮要略心典》　下焦浊阴之气，不特肆于阴部，而且逆于阳位，中土虚而提防撤矣，故以附子辅阳驱阴，半夏降逆止呕，而尤赖粳米、甘、枣，培令土厚，而使敛阴气也。

《医宗金鉴》　腹中切痛寒也，腹中雷鸣气也，腹中寒气，故雷鸣切痛。而胸胁逆满者，肠胃之外，寒气为之也；腹痛雷鸣呕吐者，肠胃之中，寒气为之也。主之以附子粳米汤，胜寒气、和内外，此治腹中寒之法也。

【原文】

痛而闭①者，厚朴三物汤主之。（十一）

厚朴三物汤方：厚朴八两　大黄四两　枳实五枚　右三味，以水一斗二升，先煮二味，取五升，内大黄，煮取三升，温服一升。以利为度。

【校勘】

①痛而闭：《脉经》卷八第十一作"病腹满"。

【简释】

本条论述阳明里实而气滞为重的证治。痛而闭者，即腹部胀痛而大便不通，其人必舌红苔黄，脉滑实有力，腹部拒按等。此为里实气滞，腑气不通所致。厚朴三物汤与小承气汤药味相同，唯小承气汤意在荡积，故君以大黄；厚朴三物汤意在行气，故君以厚朴。本方厚朴用量独重，故适用于里实而气滞为重之证。

【选注】

《金匮要略心典》 痛而闭，六腑之气不行矣。厚朴三物汤与小承气同。但承气意在荡实，故君大黄，三物意在行气，故君厚朴。

《金匮要略浅注》 以上厚朴七物汤，以其发热，尚有表邪也；今腹痛而不发热，止是大便闭者，为内实气滞之证也。通则不痛，以厚朴三物汤主之。

【原文】

按之心下满痛[1]者，此为实也，当下之，宜大柴胡汤。（十二）

大柴胡汤方：柴胡半斤　黄芩三两　芍药三两　半夏半升（洗）　枳实四枚（炙）　大黄二两　大枣十二枚　生姜五两　右八味，以水一斗二升，煮取六升，去滓，再煎，温服一升，日三服。

【词解】

[1] 心下满痛：李彣曰：“要看‘心下’二字，凡痛在腹中者，邪已入腑，故宜大下；此满痛在心下，未全入腑，邪热未深，故不用大承气，而用大柴胡，于攻里之中仍兼和解之法，此心下与腹中有上下深浅之别也。”

【简释】

本条论述实证心下满痛的证治。按之即腹部触诊，心下指上腹部，满痛为既满且痛，按之加重；此为实也乃判断病机，如前第3条所说：“按之不痛为虚，痛者为实”；当下之，宜大柴胡汤。大柴胡汤即小柴胡汤去人参、甘草之甘补，加芍药、枳实、大黄而成。关于本方功用，陈修园说：“与大柴胡汤下之，下其邪气，而不攻其大便而愈。”尤在泾说：“与大柴胡以下里热则愈。”《本经》谓柴胡“主心腹肠胃中结气，饮食积聚，寒热邪气，推陈致新”。总之，大柴胡为和解少阳，清泄里热之方，使在经之邪假道太阳汗之可也，使在腑之热假道阳明下之可也。

按：本条所述既然为大柴胡汤证，则“按之心下满痛”一句只是“点睛”之笔，应与《伤寒论》有关条文互参，如其第103条说：“太阳病，过经十余日，反二三下之，后四五日，柴胡证仍在者，先与小柴胡汤；呕不止，心下急，郁郁微烦者，为未解也，与大柴胡汤下之则愈。”136条并说：“伤寒十余日，热结在里，复往来寒热者，与大柴胡汤……”

笔者曾撰写《大柴胡汤证是少阳腑证辨》一文，见附文。

【选注】

《金匮要略心典》 按之而满痛者，为有形之实邪。实则可下，而心下满痛，则结处尚高，与腹中满痛不同，故不宜大承气而宜大柴胡。承气独主里实，柴胡兼通阳痹也。

【原文】

腹满不减，减不足言[1]，当须下之，宜大承气汤。（十三）

大承气汤方：见前痉病中。

【词解】

［1］减不足言：“不足言”是否定词，与前一句“不减”之肯定词对举。吴谦曰：“减不足言，虽减不过稍减，不足言减也。”

【简释】

本条论述阳明腑实重证的治疗。本条应与前第2，3两条综合研究。腹满疼痛，固然是大承气汤证根据之一，但应与虚证对勘。虚证里无积滞，故腹满时减；实证里有宿食或燥粪，故腹满不减。“减不足言”一句是插笔，目的在于加强辨证，其意仍是强调腹满不减为实证，当下之，宜大承气汤。需要明确，腹诊固然重要，应联系全身症状，四诊合参，方不致误。

按：以上所述第9，11，12，13条，皆论治腹满实证，但适应证有所不同。如腹满兼有表证的，用厚朴七物汤；满痛侧重心下两胁的，用大柴胡汤；腹满在大腹，胀重积轻的，用厚朴三物汤；腹满亦在大腹，胀和积并重的，用大承气汤。

以上四方，皆用大黄，由于配伍、剂量不同，则功用有所差异。总之，大黄既入气分，亦入血分，善治一切里实热证。“除邪气而不伤正气”（《本草正义》）为其特点。大黄之功至大至广，真是神奇之药也。

【选注】

《金匮要略论注》 前有腹满时减当温之一条，故此以减不足言者别之。见稍减而实不减，是当从实治，而用大承气，此比三物汤多芒硝，热多故耳。

《金匮要略心典》 减不足言，谓虽减而不足云减，所以形其满之至也，故宜大下。以上三方，虽缓急不同，而攻泄则一，所谓中满者，泻之于内也。

《医宗金鉴》 腹满时减时满，虚满也，腹满常常而满，实满也。腹满不减，减不足言，谓腹满不减，虽减不过稍减，不足言减也。虚满当温，实满当下，故宜大承气汤下之，此治实满之法也。

【原文】

心胸中大寒痛①，呕不能饮食，腹中寒②，上冲皮起，出见有头足[1]，上下痛而不可触近③，大建中汤主之。（十四）

大建中汤方：蜀椒二合（炒去汗） 干姜四两 人参二两 右三味，以水四升，煮取二升，去滓，内胶饴一升，微火煎④取一升半，分温再服。如一炊顷[2]，可饮粥二升，后更服，当一日食糜粥，温覆之。

【校勘】

①大寒痛：《千金要方》卷十六第八作“大寒大痛”。《广韵·十四泰》：“大，古作‘太’，太，甚也。”

②腹中寒：《千金要方》“腹”上有“若”字；“寒”下有“气”字。即“若腹中寒气”。

③不可触近：《千金要方》“不可”上有“其头”二字。

④煎：“煎”应作“煮”。以上“煮取二升”句律之可证。

【词解】

［1］上冲皮起，出见有头足：即腹部突起如头足样的块状物。

［2］一炊顷：约烧一顿饭的时间。

【简释】

本条论述阳虚寒盛，蛔虫扰动的证治。本条当作两节看："心胸中大寒痛，呕不能饮食"为一节，是说蛔虫动膈的证候；"腹中寒……不可触近"为一节，是说蛔虫扰肠的证候。所述"心胸中"是言病位；"大"是言病势；"寒"是言病性；"痛，呕不能饮食"是言主症。所述"腹中寒"是言阳虚肠寒，不适合蛔虫寄生；"上冲皮起，出见有头足，上下痛而不可触近"是言蛔虫阻聚于肠腹，上下扰动攻冲之证候。病由脾胃阳衰，中焦寒甚所引起，故用大建中汤主之。方中蜀椒、干姜温中散寒，《名医别录》谓蜀椒"主除五脏六腑寒冷……杀虫"；人参、饴糖补益脾胃。本方四味药物合用大建中气，温阳治蛔，诸症悉愈。

按：本条病机为脾阳衰微，中焦寒盛，这历代注家认识一致。具体"上冲皮起，出见有头足"一句则有不同见解，有的注家解释为寒气冲逆所致。笔者赞成《金匮要略心典》虫动之说，理由有四：①古今以大建中汤治疗蛔虫病脏气虚寒者，多有效验；②既然大建中汤证为脏气虚寒，必腹中喜按，却"上下痛而不可触近"者，以腹中虫物因触扰而动甚也；③西医学所谓的"蛔虫性肠梗阻"与本条表述类似，其临床表现为脐周围阵发性腹痛和呕吐，腹部常可扪及可以变形、变位的条索状团块；④笔者曾听一位"蛔虫性肠梗阻"患者病愈后口述，其发病时腹内阵阵剧痛，腹部触摸如有头足，服驱虫药后排下蛔虫数十条。据上述四点，把本条所述诊断为虫证不无道理。当然，只要是中焦阳微寒盛证，大建中汤便可选用。

条文所述"心胸中大寒痛，呕不能饮食"证候，颇似胆道蛔虫病的主症特点。

【选注】

《金匮要略心典》 心腹寒痛，呕不能食者，阴寒气盛而中土无权也；上冲皮起，出见有头足，上下痛而不可触近者，阴凝成象，腹中虫物乘之而动也。是宜大建中脏之阳，以胜上逆之阴。故以蜀椒、干姜温胃下虫，人参、饴糖安中益气也。

《医宗金鉴》 心胸大寒痛，谓腹中上连心胸大痛也。而名大寒痛者，以有厥逆、脉伏者大寒证之意也。呕逆不能饮食者，是寒甚格拒于中也。上冲皮起，出见有头足者，是寒甚聚坚于外也。上下痛不可触近，是内而脏腑、外而经络，痛之甚亦由寒之甚也。主之以大建中汤，蜀椒、干姜大散寒邪，人参、饴糖大建中虚，服后温覆，令有微汗，则寒去而痛止。此治心胸中之寒法也。

《金匮要略浅注补正》 上节方言腹满者当下，此节便举腹满者当温，一是大热，一是大寒，对举以为衡，而后能于同中辨异也。谨按此篇，节节皆是对勘之文，故必有风冷一节方言不可下，而厚朴七物汤一节，即以当下者较之；才用七物汤下之，旋即出附子粳米汤之证又以为当温。盖同是腹满，而饮食如故则当下，饮食呕吐则又当温；痛而雷鸣呕吐则当温，痛而闭实则又当下。故下文又出三物、大柴胡、大承气证以比较之。数方主下者，皆以其腹满；然而腹满又有大寒之证，其满更甚，似乎可下，而痛呕不食，与闭实能食者有别，又当大温，宜用大建中。节节对勘，层层驳辨，学者如此，乃可以读仲景之书。

【原文】

胁下偏痛①，发热②，其脉紧弦，此寒也，以③温药下之，宜大黄附子汤。（十五）

大黄附子汤方：大黄三两 附子三枚（炮） 细辛二两④ 右三味，以水五升，煮取二升，分温三服；若强人煮取二升半，分温三服。服后如人行四五里，进一服⑤。

【校勘】

①偏痛：吴谦、叶霖并谓“偏”当是“满”字。

②发热：《脉经》卷八第十一无“发热”二字。

③以：《千金要方》卷十六第八“以”上有“当”字。

④细辛二两：清初本作“三两”，《千金要方》亦作“三两”。

⑤若强人……进一服：《千金要方》无此二十三字。

【简释】

本条论述寒实内结的证治。条文所谓“胁下偏痛”，是指一侧胁腹满痛而言；发热只是或然症；紧弦之脉，主寒主痛。胁腹疼痛而脉紧弦，是寒实内结之征。“是以非温不能已其寒，非下不能去其结，故曰：宜以温药下之。”（《金匮要略心典》）宜大黄附子汤。

按：本条应与本篇首条“不满者必便难，两胠疼痛”互参。以方测证，本方证必见大便不通，舌淡苔腻或畏寒肢冷等症。《普济本事方》中有温脾汤一方，即本方去细辛，加干姜、甘草、桂心、厚朴而成。在药物组成方面，较本方更为周到，可以采用。

【选注】

《金匮要略广注》 实者下以大黄，加附子温中，细辛散寒，是谓以温药下之也。仲景治伤寒少阴证反发热者，有麻黄附子细辛汤，此用大黄附子汤，或以温药发表，或以温药攻里，二方并立，皆用附子、细辛，而一配以麻黄，一配以大黄，寒热并用表里互施，真神方也。

《金匮要略编注》 此邪入肝经，为偏胁痛也。胁下，乃肝胆经络所过之地。寒客厥阴经之一边，营血不利，则胁下偏痛。然肝气逆而胆气亦逆，则痛而发热。脉紧为寒，弦属厥阴寒实，故用附子、细辛，正阳而散风寒，盖肝胆乃无出入。此用大黄，乃使厥阴之邪，借从胃腑而出，则偏痛立止，虽以寒热并行，是不相悖也。

《金匮要略心典》 胁下偏痛而脉紧弦，阴寒成聚，偏着一处，虽有发热，亦是阳气被郁所致。是以非温不能已其寒，非下不能去其结，故曰：宜以温药下之。程氏曰：大黄苦寒，走而不守，得附子、细辛之大热，则寒性散而走泄之性存是也。

《医宗金鉴》 腹满而痛，脾实邪也；胁下满痛，肝实邪也；发热若脉数大，胃热实邪也。今脉紧弦，脾寒实邪也，当以温药下之，故以大黄附子汤下其寒实，方中佐细辛者，以散其肝邪，此下肝脾寒实之法也。

《金匮要略浅注补正》 当温者不可下，当下者不可温，上数方一寒一热，反观互证，所以明其有别也。然又有当温复当下，当下复当温者，是又宜温下并行，不可执着，故特出大黄附子细辛汤之证治，以见温之与下，或分或合，总随证为转移，而不可拘泥也。此是总结上文，皆论腹满之证，自是以下，乃单论寒疝，须知仲景书，皆是比较法，腹满、寒疝、宿食，其腹皆能为痛，恐人误认，故合为一篇，使人比较而辨其毫厘也。至三证之中，又各有别，节节互较，又各分三段，使人区别而知其门类也。

【原文】

寒气厥逆[1]，赤丸主之。（十六）

赤丸方：茯苓四两　半夏四两（洗。一方用桂）　乌头二两（炮）　细辛一两（《千金》作人参①）　右四味，末之，内真朱[2]为色，炼蜜②丸如麻子大，先食酒饮下三丸③，日再夜一服；不知，稍增之④，以知为度。

【校勘】

①《千金要方》作人参：检今本《千金要方》无“人参”，仍用细辛为宜。

②炼蜜：“炼蜜”下《金匮悬解》有“为”字。

③先食酒饮下三丸：《千金要方》卷十六第八作“空腹酒服一丸”。

④稍增之：《千金要方》作“加至二丸”。

【词解】

[1] 厥逆：有两种涵义，指病机和症状。

[2] 真朱：《证类本草》卷三引陶隐居曰：“真朱，即今朱砂。”

【简释】

本条论述寒气厥逆证治。本条叙证简略，以药测证，其病机是脾肾虚寒，水饮上逆所致。方中乌头与细辛相伍，可以散寒止痛；半夏与茯苓相伍，可以化饮止呕；辅以朱砂，取其镇逆之效。可知本方功用是散寒止痛，化饮降逆。症状可见手足厥冷，腹中痛，呕吐，心悸，头眩等“厥证”和“逆证”的表现。

按：赤丸的应用，有三点需要探讨：①方中乌头与半夏属于用药禁忌“十八反”之一。是否仲景用药不当甚至失误呢？不是。须知汉代尚无十八反之说，此说始于唐代之后。虽有十八反之禁忌，但古代医家犯“禁忌”者并不少，现代亦有不少学者撰文对十八反提出质疑，有的亲尝十八反之药，有的对十八反进行了实验研究。总起来说，对十八反不能一概而论，反与不反，与剂型、用量、配伍、服法等诸多方面均有关系。用得巧妙，有相反相成之功；用之不当，轻者致误，重者害命！②方中用到细辛，素有“细辛不过钱”之说。所谓不过钱，指的是“若单用末，不可过一钱，多则气闭塞不通者死”（《本草纲目》引《本草别说》语）。赤丸虽非单用细辛，但用末为丸，故剂量较小。若汤剂复方，仲景尝用三两细辛，大大超过一钱之戒。③方中乌头辛热有大毒，虽经炮制，剂量亦当慎用。

【选注】

《金匮要略心典》 寒气厥逆，下焦阴寒之气厥而上逆也。茯苓、半夏降其逆，乌头、细辛散其寒，真朱体重色正，内之以破阴去逆也。

【原文】

腹痛①，脉弦而紧，弦则卫气不行，即恶寒，紧则不欲食②，邪正相搏③，即为寒疝[1]。

寒疝绕脐痛④，若发则⑤白汗⑥[2]出，手足厥冷，其脉沉弦者，大乌头煎⑦主之。（十七）

大乌头煎方：乌头大者五枚（熬，去皮，不㕮咀）　右以水三升，煮取一升，去滓，内蜜二升，煎令水气尽，取二升，强人服七合，弱人服五合。不瘥⑧，明日更服，不可一日再服⑨。

【校勘】

①腹痛：《脉经》卷八第十一、《千金要方》卷十六第八并作“寸口”，并连下读。

②不欲食：《千金要方》“不欲”下有“饮”字。

③邪正相搏：《脉经》《千金要方》“邪正”并作“弦紧”。“搏”吉野本、享和本及《脉经》作“抟”。

④脐痛：《千金要方》《外台秘要》卷七《寒疝腹痛方》“脐”下并有“苦”字。

⑤若发则：《太平圣惠方》卷四十八《治寒疝诸方》引无“若发则”三字。

⑥白汗：宽政本、新刻本及《诸病源候论》卷二十《寒疝候》并作“自汗”。

⑦大乌头煎：《脉经》《千金要方》“煎”并作“汤”。

⑧不瘥：《千金要方》作“一服不瘥”。

⑨不可一日再服：《千金要方》作“日止一服，不可再也”八字。

【词解】

［1］寒疝：王冰注《素问·大奇论》曰：“疝者，寒气结聚之所为也。”《说文解字》：“疝，腹痛也。”陈念祖曰：“寒结腹中，因病又叠聚如山，犯寒即发，谓之寒疝。”

［2］白汗：指因剧痛而出的冷汗。有的注本作“白津”。

【简释】

本条论述寒疝的病机、典型脉症和治疗。腹痛而脉象弦紧，是正气与寒邪相搏的表现。阳气不能卫外，故恶寒；中阳衰弱，故不欲饮食。寒疝发作时，主要是绕脐疼痛，由于痛重，因而汗出肢冷，此时脉象已由弦紧而转为沉弦，说明疝痛已至相当剧烈的程度。以破积散寒止痛的大乌头煎治之。乌头大辛大热，可温散沉寒痼冷，故宜于发作性的寒疝证。乌头有大毒，故明示“不㕮咀”。以蜜煎即能制乌头毒性，且能延长药效。方后云“强人服七合，弱人服五合。不差，明日更服，不可一日再服”，可知药性峻烈，服用宜慎之又慎，谨防过量中毒。

【选注】

《金匮要略论注》 此寒疝之总脉证也。其初亦止腹满，而脉独弦紧，弦则表中之卫气不行而恶寒，紧则寒气痹胃而不欲食，因而风冷注脐，邪正相搏而绕脐痛，是卫外之阳、胃中之阳、下焦之阳皆为寒所痹，因寒脐痛故曰疝。至发而白津出，寒重故冷涎也；手足厥冷，厥逆也；其脉沉紧，是寒已直入于内也。故以乌头一味，合蜜顿服之，此攻寒峻烈之剂，即后人所谓霹雳散也。

《金匮要略心典》 弦紧脉皆阴也，而弦之阴从内生，紧之阴从外得。弦则卫气不行而恶寒者，阴出而痹其外之阳也；紧则不欲食者，阴入而痹其胃之阳也。卫阳与胃阳并衰，而外寒与内寒交盛，由是阴反无畏而上冲，阳反不治而下伏，所谓邪正相搏，即为寒疝者也。绕脐痛，发则白津出，手足厥冷，其脉沉紧，皆寒疝之的证。白津，汗之淡而不咸者，为虚汗也，一作自汗亦通。大乌头煎大辛大热，为复阳散阴之峻剂，故云不可一日更服。

《医宗金鉴》 疝病犯寒即发，故谓寒疝也。其病发则绕脐少腹急痛，恶寒汗出，手足厥冷，不欲饮食，脉弦而紧，主急主痛，此寒疝应有之脉证也。主之乌头煎者，是专以破邪治标为急，虚实在所不论，故曰强人服七合，弱人服五合也。

【原文】

寒疝腹中痛，及胁痛里急者①，当归生姜羊肉汤主之。（十八）

当归生姜羊肉汤方：当归三两　生姜五两　羊肉一斤　右三味，以水八升，煮取三升，温服七合，日三服②。若寒多者，加生姜③成一斤；痛多而呕者，加橘皮二两，白术一两。加生姜者亦加水五升，煮取三升二合，服之。

【校勘】

①及胁痛里急者：《外台秘要》卷七《寒疝腹痛方》作“引胁痛及腹里急者”。

②日三服：《外台秘要》作“日三，痛即当止”。

③加生姜：《外台秘要》“生姜”下有“足前”二字。

【简释】

本条论述血虚寒疝的证治。寒疝多因阴寒内盛所致，而本条证候则由血虚引起。血虚及气，寒自内生，血行滞涩，经脉不通则痛，不荣亦痛，故发生腹中痛。其特点为腹痛不甚，喜温喜按，舌淡苔白而润，脉弦虚而涩。或连及胁痛里急者，以肝脉失养所致。治用当归生姜羊肉汤。方中当归、生姜温血散寒，羊肉温补益血。徐彬曰：“不用参而用羊肉，所谓‘精不足者，补之以味也’。”

按：《医宗金鉴》说：“此治寒疝之和剂也。服乌头煎病势退者，亦当与之。”本方在《妇人产后病脉证治》中用治“产后腹中痛”，应互参。

【选注】

《金匮要略心典》 此治寒多而血虚者之法。血虚则脉不荣，寒多则脉绌急，故腹胁痛而里急也。当归、生姜温血散寒，羊肉补虚益血也。

《医宗金鉴》 寒疝，腹中痛及胁痛里急，脉见沉紧，较之绕脐苦痛轻矣。且无恶寒汗出，手足厥冷，故不用乌头煎之大温大散，而用当归生姜羊肉汤养正为本，散寒为次。此治寒疝之和剂也，服乌头煎病势退者，亦当与之。

【原文】

寒疝腹中痛，逆冷，手足不仁，若[1]身疼痛①，灸刺诸药不能治，抵当②乌头桂枝汤主之。（十九）

乌头桂枝汤方：乌头③　右一味，以蜜二斤④，煎减半，去滓，以桂枝汤五合解之[2]，令得一升[3]后，初服二合；不知，即⑤服三合；又不知，复加至五合。其知者如醉状，得吐者为中病[4]。

桂枝汤方：桂枝三两（去皮）　芍药三两　甘草二两（炙）　生姜三两　大枣十二枚　右五味，锉，以水七升，微火煮取三升，去滓。

【校勘】

①若身疼痛：《千金要方》卷十六第八、《外台秘要》卷七《寒疝腹痛方》作“若一身尽痛”。

②抵当：《千金要方》《医心方》引《小品方》并无此“抵当”二字。吴谦曰：“‘抵当’二字，衍文也。”

③乌头：此下脱枚数。《千金要方》作“秋干乌头，实中者五枚，除去角”。《外台秘要》卷七作“秋乌头，实中大者十枚，去皮生用，一方五枚”。《医心方》亦作“五枚”。

④以蜜二斤：“二斤”为“二升”之误。理由是，《金匮要略》处方如治历节病之乌头汤及前条大乌头煎，均是以蜜“二升”。

⑤即：《千金要方》《外台秘要》作“更”字。

【词解】

[1] 若：连词，表选择，相当于“或”“或者”。

[2] 解之：将所煎乌头蜜汁与桂枝汤溶化。解，稀释之意。

[3] 令得一升：吴谦曰：“谓以乌头所煎之蜜加桂枝汤五合，令得一升也。”

[4] 不知……其知者……中病：“不知”为药不及病，即因药量轻而疗效不明显；“其知者”是药已“中病”，即药量已用到“火候”的反应。

【简释】

本条论述寒疝兼表证的证治。腹中痛为寒疝主症，痛重可致手足逆冷甚至不仁，若身疼痛为兼有外邪束表之征。故以乌头桂枝汤表里兼治。方用乌头主治里寒而止腹痛，桂枝汤主治表邪而调营卫。

按：服药后“其知者如醉状，得吐者为中病。”药后如醉状或呕吐，以及唇舌肢体麻木，是药已“中病”的“瞑眩”反应，实为乌头中毒的表现，不可一日再服。如服药后出现呼吸急促、头痛、心动过速、脉象歇止等，则为乌头中毒的严重表现。应中西医结合抢救，中药可速服绿豆汤或黑豆甘草汤，可以缓解。

【选注】

《金匮要略论注》 起于寒疝腹痛，而至逆冷、手足不仁，则阳气大痹，加以身疼痛，营卫俱不和，更灸刺诸药不能治，是或攻其内或攻其外，邪气牵制不服，故以乌头攻寒为主，而合桂枝全汤以和营卫。所谓七分治里，三分治表也。如醉状则营卫得温而气胜，故曰知；得吐则阴邪不为阳所容，故上出而为中病。

《金匮要略直解》 寒淫于内，则腹中痛；寒胜于外，则手足厥冷，甚则至于不仁，而身疼痛。此内外有寒也。又乌头煎，热药也，能散腹中寒痛；桂枝汤表药也，能解外证身疼痛。二方相合，则能达脏腑而和营卫，和气血而播阴阳，其药势翕翕行于肌肉之间，恍如醉状。如此，则外之凝寒以行，得吐则内之冷将去，故为中病。

《金匮要略心典》 腹中痛，逆冷，阳绝于里也；手足不仁，或身疼痛，阳痹于外也。此为寒邪兼伤表里，故当表里并治，乌头温里，桂枝解外也。徐氏曰：灸刺诸药不能治者，是或攻其内，或攻其外，邪气牵制不服也。如醉状则营卫得温而气胜，故曰知，得吐则阴邪不为阳所容而上出，故为中病。

【原文】

其脉数而紧乃弦，状如弓弦，按之不移。脉数弦者，当下其寒；脉紧大而迟[①]者，必心下坚；脉大而紧者，阳中有阴，可下之。（二十）

【校勘】

①脉紧大而迟：《伤寒论·辨可下病脉证并治法》《脉经》卷八第十一、《千金要方》卷十六第八“紧大”并作“双弦”。成注引《金匮要略》亦作“双弦”，并云“脉双弦而迟，阴中伏阳，必心下硬。”

【简释】

本条论述寒实可下证的脉象与治法。主要说明一种脉象可以出现于多种不同性质的疾病，故必须结合证候和兼见脉象，才能得出疾病的真象。“紧”脉是一种有力的脉象。紧数相合，则为弦脉，其状如弓弦，按之不移，可知这种弦脉也是有力的，不是虚弦。一般说来，脉数、大为阳，弦、紧、迟为阴，脉数而弦，或脉紧大而迟，或脉大而紧，而证见心下坚的，则数与大为邪盛，弦、紧、迟为内寒，这是“阳中有阴”寒实证的脉象，当用温下法治疗。

【选注】

《金匮要略论注》 此言弦紧为寒疝主脉，然有数而紧与大而紧，俱是阳中有阴，皆当下其寒，故以此总结寒疝之脉之变。谓紧本寒脉，数而紧，紧不离于弦，但如弓弦，按之不移，因其紧而有绷急之状也。如弓弦七字，注紧脉甚切，故下即言数弦，不复言紧，谓弦即紧也。然虽数，阴在阳中，故曰当下其寒。若紧大而迟，大为阳脉，挟紧且迟，则中寒为甚而痞结，故曰必心下坚，即所谓心下坚大如盘之类。若单大而紧，此明系阳包阴，故曰阳中有阴，可下之，即前大黄附子细辛汤下之是也。

《金匮要略心典》 脉数为阳，紧弦为阴，阴阳参见，是寒热交至也。然就寒疝言，则数反从弦，故其数为阴凝于阳之数，非阳气生热之数矣。如就风疟言，则弦反从数，故其弦为风从热发之弦，而非阴气生寒之弦者，与此适相发明也。故曰脉数弦者，当下其寒。紧而迟，大而紧亦然。大虽阳脉，不得为热，正以形其阴之实也。故曰阳中有阴，可下之。

［附方］

《外台》乌头汤：治寒疝腹中绞痛，贼风入攻五脏，拘急不得转侧，发作有时，使人阴缩[1]，手足厥逆。方见上。

【词解】

［1］阴缩：生殖器因受寒而上缩。

按：《外台秘要》乌头汤与前第十九条乌头桂枝汤药味相同，而药量则有出入：《外台秘要》原方为乌头十五枚，桂心六两，芍药四两，甘草二两，生姜一斤，大枣十枚。须注意此方乌头与生姜用量比例，以生姜能解乌头之毒，故临床加大乌头用量时，相应也要加大生姜用量。

徐彬、沈明宗等诸家俱以为《外台秘要》乌头汤即前第十七条之大乌头煎。

【选注】

《金匮要略论注》 此即前大乌头煎方也。外台亦用之，取其多验耳。但治证相仿，而注云贼风入攻五脏，则知此为外邪内犯至急。

《金匮要略编注》 风寒内入肝肾，乘侮于脾，腹中绞痛；而贼风伤于五脏，皆可致病，故谓入攻五脏。……故用乌头，驱散脏腑风寒；恐其过燥急烈，以蜜和中而润之。

［附方］

《外台》柴胡桂枝汤方：治心腹卒中痛①者。

柴胡四两　黄芩　人参　芍药　桂枝　生姜各一两半　甘草一两　半夏二合半　大枣六枚　右九味，以水六升，煮取三升，温服一升，日三服。

【校勘】

①治心腹卒中痛：《外台秘要》作“疗寒疝腹中痛”。

按：上方与《伤寒论》柴胡桂枝汤之药味、剂量完全相同。原文第146条说：“伤寒六七日，发热，微恶寒，支节烦疼，微呕，心下支结，外证未去者，柴胡桂枝汤主之。”本方是小柴胡汤与桂枝汤两方各半合剂而成，以解太阳、少阳之邪。文献资料表明，柴胡桂枝汤对外感与杂病均有广泛的用途。

【选注】

《金匮要略编注》　心腹卒中痛者，由风邪乘侮脾胃者多，而风气通于肝，故用柴胡、桂枝，提肝木之气，驱邪外出；白芍以疏土中之木，甘草、人参调养脾胃之气，以半夏消痰，黄芩能清风化之热，姜、枣宣通营卫，俾微汗出而病即愈。予以此方每于四时加减，治胃脘心腹疼痛，功效如神。

《金匮要略方论本义》　有表邪而挟内寒者，乌头桂枝汤证也；有表邪而挟内热者，柴胡桂枝汤证也。以柴胡、桂枝、生姜升阳透表，人参、半夏、甘草、大枣和中开郁，黄芩、芍药治寒中有热杂合。此表里两解，寒热兼除之法也。

［附方］

《外台》走马汤[1]：治①中恶[2]心痛腹胀，大便不通。

巴豆二枚（去皮心，熬）　杏仁二枚　右二味，以绵缠，捶令碎，热汤二合，捻取白汁，饮之，当下。老小量之。通治飞尸[3]鬼击鬼击：指不正之气突然袭击人体，症状是胸胁腹内绞急切痛，或兼见吐血、衄血、下血。病。

【校勘】

①治：“治”，《千金要方》作“主一切卒”四字。《外台秘要》卒疝门及

飞尸门与此方所列主治不同。此方《外台秘要》应作《千金要方》为是。

【词解】

［1］走马汤：形容药效迅速如奔马之势。

［2］中恶：《金匮要略编注》云："俗谓绞肠乌痧。"

［3］飞尸：其病突然发作，迅速如飞，症状是心腹刺痛，气息喘急，胀满上冲心胸。

【选注】

《金匮要略论注》 中恶心痛，此客忤也；腹胀不大便，是正气不复能运。此时缓治，皆不暇及，故须以巴豆峻攻，杏仁兼利肺与大肠之气，一通则无不通，故亦主飞尸鬼击，总是阴邪不能留也。

《金匮要略编注》 中恶之证，俗谓绞肠乌痧，即臭秽恶毒之气，直从口鼻入于心胸，肠胃脏腑壅塞，正气不行，故心痛腹胀，大便不通，是为实证。非似六淫侵入，而有表里虚实清浊之分。故用巴豆极热大毒峻猛之剂，急攻其邪；佐杏仁以利肺与大肠之气，使邪从后阴一扫尽除，则病得愈。若缓须臾，正气不通，营卫阴阳机息则死，是取通则不痛之义也。

【原文】

问曰：人病有宿食，何以别之？师曰：寸口脉浮而大[1]，按之反涩[2]，尺中亦微而涩[1]，故知有宿食，大承气汤主之①。（二十一）

脉数而滑②[4]者，实也，此有宿食，下之愈③，宜大承气汤。（二十二）

下利不欲食者，有宿食也，当下之，宜大承气汤。（二十三）

【校勘】

①大承气汤主之：《脉经》卷八第十一无此六字。

②脉数而滑：《千金要方》卷十五第七"脉"上有"下利"二字。"数而滑"于《脉经》《千金要方》并作"滑而数"。《伤寒论》第256条同。

③下之愈：《脉经》《千金要方》《伤寒论》第256条并作"当下之"。

【词解】

［1］寸口脉浮而大：徐彬曰："浮大，阳脉也。非必主宿食，然谷气壅而

盛，亦能为浮大。”

［2］按之反涩：尤怡曰：“按之脉反涩者，脾伤而滞，血气为之不利也。”

［3］尺中亦微而涩：成无己曰：“按之反涩，尺中亦微而涩者，胃有宿食，里气不和也。”

［4］脉数而滑：成无己注：“《脉经》曰：‘脉滑者为病食’，又曰：‘滑数则胃气实’。今脉谓滑而数，知胃有宿食。”

【简释】

以上三条论述宿食证治。上面第21，22条，是从脉象上辨别宿食可下证，第23条是从症状上辨别宿食可下证。同是宿食，各有不同病情。

第21条是“寸口”与“尺中”对举，这里“寸口”当指寸脉。本条是宿食停滞较久的证候。因为积滞较久，胃肠气滞不通，所以见到涩脉，这种涩脉是涩而有力的。又因为宿食内积，气壅于上，所以在寸口部分出现浮大的脉象，这种大脉也是有力的。宿食病见到寸口脉浮大有力，重按反涩，尺脉重按亦微带涩而有力，这是宿食当下的脉象，宜大承气汤。

第22条是宿食新停的证候。滑主宿食，数主里热，因为宿食新停，胃肠气机壅滞不甚，故脉象数而滑利，但皆为实脉，故可攻下。

细译原意，第21条说“大气汤主之”是肯定之语，因积滞已久，不与攻下，则虑其正虑。第22条是宿食初停，病情又较前条为轻，虽然可下，但不一定需要重剂攻下而用大承气汤，故加一“宜”字，即表示有斟酌余地。

第23条是从症状上辨别宿食可下证。宿食见到下利，照理来说，宿食应该排除，胃纳应该恢复，现在虽然下利，而仍然不欲食，可知宿食尚留而未去，即所谓伤食恶食。但也没有虚证出现，所以宜用大承气汤攻下宿食。

按：一般来说，宿食初起，多见胃脘痞闷，嗳腐吞酸，或振寒发热，此时病尚在胃，绝不能使用下剂。如有泛泛欲吐之势，是宿食在上脘，可用吐法以排除宿食；如无吐欲之势，可用消导法以消化宿食；必须是宿食在肠，表现化燥成实的脉症，才可用攻下法。

【选注】

《金匮要略编注》　此以脉辨宿食有虚实也。经云：五脏六腑之气味，皆出于胃，变见于气口。此寸口脉浮而大，乃胃气充溢之象。按之反涩，尺中亦微而涩，即知胃中阳气过盛，营虚所致。恐津精血液转盼涸竭，愈难开解，故当大承气汤下之矣。数为阳盛，滑为阴气有余，乃血实气壅，水谷为病。然数滑为实，当以味厚荡涤，则宿食能去，谓下之愈。

此伤食而致下利也。骤伤宿食，停滞胃中，壅遏升降之机不转，肠中水谷不分而下奔则利。宿食在胃，故不欲食，必攻去宿食，利得止而即欲食，故宜大承气汤。若脉见浮洪无力，或胃家虚热，禁口不欲食者，又不可拘用此法矣。

《金匮要略心典》　寸口脉浮大者，谷气多也。谷多不能益脾而反伤脾，按之脉反涩者，脾伤而滞，血气为之不利也。尺中亦微而涩者，中气阻滞，而水谷之精气不能逮下也，是因宿食为病，宜大承气下其宿食。

脉数而滑与浮大同，盖皆有余之象，为谷气之实也。实则可下，故亦宜大承气。

谷多则伤脾，而水谷不分，谷停则伤胃，而恶闻食臭，故下利不欲食者，知其有宿食当下也。夫脾胃者，所以化水谷而行津气，不可或止者也。谷止则化绝，气止则机息；化绝机息，人事不其顿乎？故必大承气速去其停谷，谷去则气行，气行则化续而生以全矣。若徒事消克，将宿食未去而生气已消，岂徒无益而已哉。

《医宗金鉴》　宿食病，即今之伤食病也，谓食隔宿不化也。人病腹满而痛，何以别之为宿食也？寸口脉浮而大，按之反涩，谓按之且大且涩且有力也，关上尺中亦然。大涩有力为实而不利，故知有宿食也。当下之，宜大承气汤。

腹满而痛，脉数而滑者，实也，此有宿食，故当下之。

初下利不欲食者是伤食，恶食不欲食也；久下利不欲食者，是伤脾不能食也。今初下利即不欲食，以有宿食故也。当下之，宜大承气汤无疑矣。

【原文】

宿食在上脘，当吐之，宜瓜蒂散。（二十四）

瓜蒂散方：瓜蒂一分（熬黄）　赤小豆一分（煮）　右二味，杵为散，以香豉七合煮取汁，和散一钱匕，温服之。不吐者，少加之，以快吐为度而止。亡血及虚者不可与之。

【简释】

本条论述宿食在胃的治疗方法。宿食病泛泛欲吐，与第23条的下利，同样是正气抗病的反应，故可用吐法以因势利导，即“其高者因而越之”之法，宜瓜蒂散。瓜蒂味苦，赤豆味酸，能除胸胃实邪；佐香豉煮汁服，借谷气以保胃气；服之不吐，稍加服；得快吐即止者，恐伤胃中元气也。吴谦说：“此方奏功之捷，胜于汗下，所谓汗、吐、下三大法也。今人不知仲景、子和之精义，置之不用，可胜惜哉！”（《医宗金鉴·订正仲景全书·伤寒论注》）

按：凡痰涎、宿食、毒物等居于咽喉、胸脘，当以吐为快。可采用瓜蒂散吐之。如吐不止，可口含生姜片或服姜汁少许，或服冷粥，或服冷开水等均有止吐作用。既吐之后，体质较虚，要注意避风，且胃口较弱，应糜粥自养。

【选注】

《金匮要略编注》 此骤食停滞胃之上脘也。食壅上脘胸膈之间，脾气不得转输，当遵《内经》高而越之之法，用瓜蒂香豉赤小豆煎汤，涌吐，其邪立解矣。

《金匮要略心典》 食在下脘者，当下；食在上脘者，则不当下而当吐。经云：其高者，因而越之也。

《医宗金鉴》 胃有三脘，宿食在上脘者，隔间痛而吐，可吐不可下也；在中脘者，心中痛而吐，或痛不吐，可吐可下也；在下脘者，脐上痛而不吐，不可吐可下也。今食在上脘，故当以瓜蒂散吐之也。

【原文】

脉紧①如转索无常者，有宿食也。（二十五）

脉紧①头痛②，风寒③，腹中④有宿食不化也。一云寸口脉紧。（二十六）

【校勘】

①脉紧：《脉经》卷八第十一、《千金要方》卷十五第二“脉”上并有“寸口”二字。

②头痛：《脉经》《千金要方》“头”上并有“即”字。

③风寒：宽保本曰：“‘风’字疑‘恶’字误。”

④腹中：《脉经》《千金要方》“腹”上并有“或”字。

【简释】

以上两条从脉象及症状上对宿食与外感风寒进行鉴别。第 25 条所谓“脉紧如转索无常者”，为乍紧乍滑，如以指转索之状，故曰无常，主有宿食。

第 26 条是说脉紧头痛如有表证，是外感风寒；无表证而头痛，可能是宿食。《脉经》“腹中”上有“或”字，文意始通。

按：以上两条原文叙证简单，宿食与风寒之辨，结合病史及四诊表现并不难鉴别。如宿食病必有伤食病史，初起先见胃脘痞闷，嗳腐吞酸，头昏头痛（为宿食不化，郁滞之气上熏于头之症），全身不适，甚至振寒，脉乍紧乍滑。此时病尚在胃，如病人有欲吐之势，应因势利导，使用吐法以排除宿食，或用消导法以消食健胃。若宿食较久，积滞在肠，化燥成实，表现腹部胀痛拒按，大便不通或反"下利"等症状，应因势利导，用下法引而竭之。

【选注】

《**金匮要略心典**》　脉紧如转索无常者，紧中兼有滑象，不似风寒外感之紧，为紧而带弦也。故寒气所束者，紧而不移；食气所发者，乍紧乍滑，如以指转索之状，故曰无常。

脉紧头痛风寒者，非既有宿食，而又感风寒也。谓宿食不化，郁滞之气，上为头痛，有如风寒之状，而实为食积类伤寒也。仲景恐人误以为外感而发其汗，故举以示人曰"腹中有宿食不化也"，意亦远矣。

《**医宗金鉴**》　转索无常，紧脉之状也。若浮紧，伤寒；沉紧，冷痛。冷犯胃脘，谷气不行，故曰有宿食也。

脉紧头痛，是外伤风寒病也；脉紧腹痛，是内伤宿食病也。

小结

本篇论述了腹满、寒疝、宿食三种病证的脉证并治。三者的临床表现或以脘腹胀满为主，或以脘腹疼痛为主，或胀满与疼痛并见。其病位多属于胃肠病变，或涉及脾、肾、肝。病机有实热证与虚寒证之不同。在诊法方面提出了以脉辨证、腹部触诊辨证及四诊合参的诊断方法。

原文对于腹满为主属于实热者，治用寒下，由于发病机理和病变部位不同，而有厚朴七物汤证、厚朴三物汤证、大柴胡汤证、大承气汤证等。上述方证，治法得当，疗效显著。腹满属于虚寒者，"当与温药"。

寒疝是指阳虚寒盛所致的以腹痛为主症的病证，"当与温药"为主，方如附子粳米汤、大建中汤、赤丸、大乌头煎、乌头桂枝汤、当归生姜羊肉汤等，上述6方，应结合具体病机区别选用。而寒实内结，虚实错杂所致的腹满、寒疝，治疗当虚实兼顾，如大黄附子汤证。

对于宿食的证治，本篇指出宿食在上（胃）当用吐法，在下（肠）当用下法。后世医家对宿食轻证，提出消导一法，常用方为保和丸。

本篇所述部分方药，目前用于治疗急腹症效果显著。此外，附方柴胡桂枝汤临床用途广泛。

五脏风寒积聚病脉证并治第十一

论二首　脉证十七条　方三首

本篇论述五脏风寒、五脏死脉、三焦各部病证、脏腑积聚脉证，以及肝着、肾着、脾约的证治。需要明确，本篇所论中风、中寒，既不同于《伤寒论》里的中风、中寒，也不同于前第五篇所论的中风。本篇所谓中风、中寒，意指五脏受到自然界风寒邪气的影响而发病。还应当认识到，本篇内容汇为一篇，并非杂乱而堆积，若认真琢磨，全面分析，便可领会其蕴含的深刻思想。从第 8 ~ 11 条来看，大抵是脏中风、中寒──→脏伤──→脏死。这是在“内所因”的条件下，风寒侵入五脏的急性演变情况。倘脏气尚可，与邪相持，则其演变情况将是脏中风、中寒的某种中间状态，如肝着、脾约、肾着等，久则形成积聚。所以，本篇将五脏风寒（脏伤、死脏）积聚病并为一篇者，意在阐明在内所因的条件下，风寒伤脏可能有急性和慢性两种病理转归。

全篇共 20 条原文，其中第 1，4，8，13 条论肺、肝、心、脾中风，第 2，5，9 条论肺、肝、心之中寒，无肾中风及脾肾中寒，可见五脏风寒部分疑有脱简。第 3，6，11，14，17 条论五脏死脉，此与《素问・平人气象论》所述五脏死脉相类。第 10，12 条论心伤、血气少的脉证。第 18，19 条论三焦脏腑的病证，但较简略。第 20 条论述积、聚、谷气三者的证候及鉴别。第 7，15，16 条论述了肝着、脾约、肾着三种病证的具体治疗。

古人在诊脉上积累了丰富的经验。本篇所述“五脏死脉”是指临危病人，奄奄一息时的脉象。其他五脏风寒积聚之病情相当复杂，很难用几种病类比。

【原文】

肺中风者，口燥而喘，身运而重[1]，冒[2]而肿胀。（一）

肺中寒，吐浊涕[3]。（二）

肺死脏[4]，浮之虚[5]，按之弱如葱叶，下无根者，死。（三）

【词解】

［1］身运而重：谓身体活动有沉重感。

［2］冒：尤怡曰："冒者，清肃失降，独气反上，为蒙冒也。"

［3］吐浊涕：《医宗金鉴》："吐浊涎如涕也。"

［4］肺死脏：指真脏脉。下文四脏死脉皆指真脏脉。《素问·玉机真脏论》云"真脏曰死"。故真脏脉者，无胃气之脉也。

［5］浮之虚："浮之"即轻按。《素问·玉机真脏论》云："真肺脉至，大而虚，如以毛羽中（中者，着也）人肤。"是即"浮之虚"之脉象。

【简释】

以上三条，论述肺中风、中寒证候及死脏脉象。肺主气，气化津。肺中于风邪则气上逆，不能布津，故口燥而喘。肺主一身之治节，治节失司，故身运而重。肺主清肃，清肃之令不行，浊气上逆，故时作昏冒。肺气不能通调水道，下输膀胱，以致气滞水停，故肿胀。

肺中于寒邪，肺窍不利，则鼻塞不通，故浊涕从口中吐出。肺脏死脉是浮取虚，按之如葱叶之中空，此为无根之脉，肺气已绝，故称为肺死脏。

【选注】

《金匮要略心典》　肺中风者，津结而气壅。津结则不上潮而口燥；气壅则不下行而喘也。身运而重者，肺居上焦，治节一身，肺受风邪，大气则伤，故身欲动而弥觉其重也。冒者，清肃失降，浊气反上，为蒙冒也。肿胀者，输化无权，水聚而气停也。

肺中寒，吐浊涕者，五液在肺为涕，寒气闭肺窍而蓄脏热，则浊涕从口出也。

肺死脏者，肺将死而真脏之脉见也。浮之虚，按之弱如葱叶者，沈氏所谓有浮上之气，而无下翕（和顺的意思）之阴是也。《内经》云：真肺脉至，大而虚，如以毛羽中人肤。亦浮虚中空，而下复无根之象尔。

《医宗金鉴》　肺主气，外合皮毛，肺中风邪，风伤气则津结不行，故口燥；风伤肺则气逆上壅，故喘咳。头运而身重者，气伤之力乏也。冒风而肿胀者，皮伤风水也。

肺中寒邪，胸中之阳气不治，则津液聚而不行，故吐浊涎如涕也。

肺中风寒之邪，脉若见浮之极虚，按之弱如葱叶之空下无根者，乃肺脏之死脉也。以下五脏俱言浮者，是明外中之邪，应得之脉也。

【原文】

肝中风者，头目瞤[1]，两胁痛，行常伛[2]，令人嗜甘。（四）

肝中寒者，两臂不举[3]，舌本燥[4]，喜太息[5]，胸中痛，不得转侧[6]，食则吐而汗出也。（五）

肝死脏，浮之弱[7]，按之如索不来[8]，或曲如蛇行者，死[9]。（六）

【词解】

［1］头目瞤（shùn）：《说文解字》："瞤，目动也。"魏荔彤曰："风阳邪上炎，合肝木，内风动则头目瞤，瞤者，合眩晕而言也。"

［2］行常伛（yǔ）：曲背也。《广韵·九麌》："伛，不伸也。"魏荔彤曰："筋骨属肝，风邪入肝，而筋骨拘急不能伸抒也。"

［3］两臂不举：魏荔彤曰："两臂不举，筋骨得寒邪，必拘缩不伸也。"

［4］舌本燥：李彣曰："肝脉循喉咙之后，上入颃颡，寒则津液闭而不流，《灵枢》云'肝病嗌干'是也。"

［5］喜太息：李彣曰："喜太息者，肝气郁而不伸也。"

［6］胸中痛，不得转侧：李彣曰："肝经上贯膈，布胁肋，寒邪凝敛，经气不利，故胸中痛，不得转侧也。"

［7］浮之弱：李彣曰："肝脉宜沉，若浮之弱，谓举之无力也。"

［8］按之如索不来：李彣曰："按之如解索，是绝脉也。不来者，即代脉往而不能自还，精气脱也。"

［9］曲如蛇行者，死：《素问·平人气象论》："死肝脉来，急益劲，如新张弓弦，曰肝死。"《素问·玉机真脏论》："真肝脉至，中外急，如循刀刃责责然，如按琴瑟弦。"上述《黄帝内经》所论肝脏死脉与本条所述有所不同，而皆为胃气已败之真脏死脉则相同。

【简释】

以上三条论述肝中风、中寒证候及死脏脉象。肝为风木之脏，其脉布胁肋，连目系，上出额，与督脉会于巅。肝中风邪，风胜则动，故头目瞤动。肝主筋、肝脉布两胁，风胜则筋脉拘急，故两胁痛，行常伛。肝苦急，故喜食甘以缓之。

肝主筋，肝中寒邪，则筋脉收引而为两臂不举。肝脉循喉咙之后，络于舌本，寒郁化热，故舌本干燥。肝气郁结，失其条达之性，故善太息，胸中痛，不得转侧。肝病传胃，胃不受食，故食后作吐，吐甚伤阳而汗出。

肝脉当微弦为平脉，今轻取无力，重按不能复来，或曲如蛇行，此为肝之真气已绝，故主死。

【选注】

《金匮要略心典》　肝为木脏而风复扰之，以风从风，动而上行，为头目瞤也。肝脉布胁肋，风胜则脉急，为两胁痛而行常伛也。嗜甘者，肝苦急，甘能缓之，抑木胜而土负，乃求助于其味也。

肝中寒两臂不举者，肝受寒而筋拘急也。徐氏曰“四肢虽属脾，然两臂如枝木之体也。中寒则木气困，故不举”，亦通。肝脉循喉咙之后，中寒者逼热于上，故舌本燥。肝喜疏泄，中寒则气被郁，故喜太息。太息，长息也。肝脉上行者，挟胃贯膈，故胸痛不能转侧，食则吐而汗出也。

浮之弱，不荣于上也；按之如索不来，有伏而不起，劲而不柔之象；曲如蛇行，谓虽左右奔引，而不能夭矫上行，亦伏而劲之意。按《内经》云：“真肝脉至，中外急如循刀刃，责责然如按琴瑟弦。”与此稍异，而其劲直则一也。

《医宗金鉴》　肝主风，外合于筋，肝中风邪，风胜则动，故头目瞤动也。两胁肝之部，肝受病故两胁痛也。风伤筋，故行常伛偻也。肝苦急，欲甘缓之，故令人嗜甘也。

肝性条达，气行于胸侧，肝中寒邪，故有气抑不伸，喜太息。气滞不行，痛不得转侧也。食则吐，亦寒邪上逆也。

肝中风寒之邪，若脉见浮之极弱，按之不弦，是失其肝之本脉也。今按之如索不来，曲如蛇行而去。夫索曲蛇行，去而不来，非皆肝之死脉乎。

【原文】

肝着①，其人常欲蹈[1]其胸上，先未苦时，但欲饮热[2]，旋覆花汤主之。臣亿等校诸本旋覆花汤，皆同②。（七）

旋覆花汤方③：旋覆花三两　葱十四茎　新绛少许　右三味，以水三升，煮取一升，顿服之。

【校勘】

①肝着：“着”，元刊本作“著”。

②皆同：陆渊雷引丹波氏说，“同”字似“阙”字之误。

③旋覆花汤：本方药物及服法，乃据赵刻本《妇人杂病脉证并治》所载增补。

【词解】

［1］蹈其胸上：本义为足踏，可引申为按揉、捶打。
［2］先未苦时，但欲饮热：此句可能为追问病史之述。

【简释】

本条论述肝着的证治。肝着，是肝经气血郁滞，着而不行所致。其证胸胁痞闷不舒，甚或胀痛，故“其人常欲蹈其胸上”，以促进气血畅行。病起之前或病初之时“但欲饮热”，得热饮则能使气机通畅。病久经脉凝瘀，饮热已无效果。治以旋覆花汤，肃肺散结，通络舒肝。

按：本条方证有难解之处。周衡教授的见解很有见地。他说：关于“蹈其胸上”，诸注历来未通。蹈之固虑骨折，而以按为蹈则违本义。我认为应当把注意力放在“欲”字上，即按之、捶之尚不能止痛，“欲”——恨不得用足踏几下才好。这是病人极言其痛的一种情绪、一种心理表达，并非真用足蹈。这在生活中多可见到，如“烦死了”，难道真的死了吗？再一个问题是肝着为何痛在“胸上”？肝病在胁，固不待言，省文可也，而强调“胸上”，尤注谓“肝虽着，而气反注肺，所谓‘横’之病也。”极是。“横之病”出自伤寒论“肝乘脾，名曰纵；肝乘肺，名曰横”。尤据以引之。既然如是，则旋覆花为君药治疗，就应释为旋覆花肃肺散结，通络舒肝。

历代医家对方中“新绛”是何物考证不一。《本经》未载，有的医家认为是绯帛，即用药物（有谓以茜草染或以猩猩血、藏红花汁、苏木染成者）染成大赤色丝织品的大红帽帏，而陶弘景则称绛为茜草，新绛则为新刈之茜草。临证之时，本方新绛可用茜草、红花、苏木、郁金等活血止痛药代之。叶天士医案常以旋覆花汤随证加归须、桃仁、泽兰、郁金之类，治胸胁胀痛，收效良好。可见此方治络瘀肝着的病证，确有疗效。还有，本书《妇人杂脉证并治》用此方治“半产漏下”，应互参。

【选注】

《金匮要略心典》 肝脏气血郁滞，着而不行，故名肝着。然肝虽着，而气反注于肺，所谓“横”之病也，故其人常欲蹈其胸上。胸者，肺之位，蹈之欲使气内鼓而出肝邪，以肺犹橐籥，抑之则气反出也。先未苦时，但欲饮热者，欲着之气，得热则行，迨既着则亦无益矣。旋覆花咸温下气散结，新绛和其血，葱叶通其阳，结散阳通，气血以和，而肝着愈，肝愈而肺亦和矣。

《医宗金鉴》 肝着者，为肝气着而不行，致胸痞塞不快也。故其人常欲按摩其胸，以疏通其气也。其先未曾痞塞苦时，但欲热饮者，乃寒气为病也。

【原文】

心中风者，翕翕发热[1]，不能起[2]，心中饥①[3]，食即呕吐。（八）

心中寒者，其人苦病②心如啖蒜状③，剧者心痛彻背，背痛彻心，譬如蛊注[4]。其脉浮者，自吐乃愈。（九）

心伤者，其人劳倦[5]，即头面赤④[6]而下重，心中痛而自烦，发热，当脐跳[7]，其脉弦[8]，此为心脏伤所致也。（十）

心死脏，浮之实如麻豆⑤[9]，按之益躁疾者，死。（十一）

【校勘】

①心中饥：《脉经》卷六第三、《千金要方》卷十三第一“饥”下并有“而欲食”三字。

②其人苦病：《脉经》《千金要方》“其人”下并无“苦”字。

③如啖蒜状：《千金要方》“蒜”下有“齑”字。

④即头面赤：《千金要方》“头面”上无“即”字。

⑤浮之实如麻豆：赵刊本“麻”作“丸”。《脉经》《千金要方》“如麻豆”（有的注本“麻”作“丸”）并作“如豆麻击手”。该文应读如“浮之实，如豆麻击手”方合。“击”有“动”义。

【词解】

[1] 翕翕（xī）发热：指热邪炽盛。尤怡曰：“心为阳脏，风入而益其热也。”“翕翕”，炽盛的样子。《方言·卷二十》：“翕，炽也。”《广韵·缉韵》：“翕，盛也。”《广韵·二十六辑》：“翕，火炙也。”

[2] 不能起：魏荔彤曰：“壮火食气，气耗神疲而力亦倦，不能起之本也。”

[3] 心中饥：此条“心中饥”似应从胃病认识，才较妥当。

[4] 臂如蛊注：“蛊注”，是病名。如《诸病源候论》卷二十四《蛊注候》。蛊是一种毒虫（古人把许多毒虫放在器皿里，使之互相吞食，最后剩下不死的毒虫叫“蛊”），蛊注是形容心背彻痛之甚也。

［5］劳倦：高学山曰：“劳倦，因劳而倦，凡外而劳形，内而劳神者，皆是。”

［6］头面赤：高学山曰：“劳则生热，心血虚而不足以胜之，故浮其热于头面也。”

［7］当脐跳：尤怡曰：“当脐跳者，心虚于上，而肾动于下也。”

［8］其脉弦：尤怡曰：“心之平脉累累如贯珠，如循琅玕，又，胃多微曲曰心平，今脉弦是变温润圆利之常，而为长直劲强之形矣，故曰‘此为心脏伤所致也’。”

［9］浮之实如麻豆：《素问·玉机真脏论》云“真心脉至，坚而搏，如循薏苡子（形如珠子而稍长）累累然”。

【简释】

以上四条论述心中风、中寒、心伤证候及死脏脉象。心属火脏，风为阳邪，心中于风，故翕翕发热；壮火食气，故不能起；心中饥，疑指心中空虚如饥饿感，热扰于胃，故食即呕吐。

心中寒，寒为阴邪，心阳被郁，故其人心中烦闷难受，像食蒜后的辛辣感觉；甚至心痛通彻后背，背痛通彻前心，似蛊注的病证。治法可参考《胸痹心痛短气病脉证治》。若脉浮者，为病邪有上越外达之机，故自吐乃愈。

心为阳脏，心气损伤则不耐作劳；稍有劳倦，即阳越于上而为头面赤色，下身沉重无力；心虚失养，热动于中，故心中痛而自烦、发热；心气虚于上而肾气动于下，则当脐跳动；心之平脉，累累如贯珠，今脉弦，是变圆润滑利之常而为强直劲强之形，故曰“此为心脏伤所致也”。

心的真脏脉是脉来坚硬躁疾，像弹丸、豆粒样的转动，重按益见躁疾，为心血枯竭的现象，故主死。

按：五脏中风、中寒，非风寒之邪直中五脏，而是风寒之邪影响五脏所发生的病变。例如第9条所述心中寒者，即素有心脏疾病的患者，受到自然界寒邪的影响诱发心痛复发。此条所述证候，与西医学讲的心绞痛甚至心肌梗死颇类似。统计资料表明，心脏病证在冬寒季节的发病率、死亡率明显多于其他三个季节。因此，对冠心病患者，冬季应防寒保暖，防病复发。

【选注】

《金匮要略心典》 翕翕发热者，心为阳脏，风入而益其热也。不能起者，君主病而百骸皆废也。心中饥，食则呕者，火乱于中，而热格于上也。心中如啖蒜者，寒束于外，火郁于内，似痛非痛，似热非热，懊侬无奈，甚者心背彻痛也。如蛊注者，言其自心而背，自背而心，如虫之往来交注也。若其脉浮，则寒有外出之机；设得吐，则邪去而愈，然此亦气机自动而然，非可以药强吐之也。故曰其脉浮者，自吐乃愈。

心伤者，其人劳倦即头面赤而下重。盖血虚者，其阳易浮，上盛者，下必无气也。心中痛而自烦发热者，心虚失养，而热动于中也。当脐跳动者，心虚于上而肾动于下也。心之平脉，累累如贯珠，如循琅玕（形似珍珠的美玉）；又，胃（指脉有胃气，即脉搏和缓均匀）多微曲曰心平。今脉弦，是变温润圆利之常，而为长直劲强之形矣，故曰此为心脏伤所致也。

经云：真心脉至，坚而搏，如循薏苡子，累累然，与此浮之实如麻豆，按之益躁疾者，均为上下坚紧，而往来无情也，故死。

《医宗金鉴》 翕翕发热，中风之本证也。不能起，心中饥，食即呕吐，文义不属，必是错简不释。

其人苦病心如啖蒜状，谓辛辣刺心之状也。剧者心痛彻背，背痛彻心，谓心背相应而痛也。譬如蛊注，谓似虫之往来不已而痛也。此皆心中寒邪之证。若其脉浮，是心得本脉，为寒邪上越之候，故自吐则邪去乃愈也。

心伤者，谓心伤病之人也。因其人劳倦则扰其心，心之阳盛于上，故头面赤也。上盛则下虚，故下重而无力也。心中痛，自烦发热，当脐跳，其脉沉，肾乘心伤之所致也。

心中风寒之邪，若脉见浮之极实如丸豆之状，按之益劲躁疾乱动者，乃心脏之死脉也。

【原文】

邪哭使魂魄不安者[1]，血气少也；血气少者属于心[2]，心气虚者，其人则畏[3]，合目欲眠，梦远行而精神离散，魂魄妄行[4]。阴气衰者为癫，阳气衰者为狂[5]。（十二）

【词解】

［1］邪哭使魂魄不安者：“邪哭”，为无故悲伤哭泣。莫文泉曰：“邪哭者，谓得邪病而哭，《诸病源候论》所谓‘邪之为状，悲喜无度’是也。”唐宗海曰：“盖魂，阳也，藏于肝，而以血为归；魄，阴也，藏于肺，而以气为主。是以魂不安者，血少之故；魄不安者，气少之故。”故下文自注“血气少也”。

［2］血气少者属于心：唐宗海曰：“血虽属肝，气虽属肺，而气血之化源，则皆在心。心为火脏，心火下交于肾水，水中之阳，乃得化为气；津液

上输于心经，心火化赤，乃得变为血。”

［3］心气虚者，其人则畏：唐宗海曰：“心主神，神强则足以御魂魄。心气虚，则血与气之化源竭，而神不强，其人遂多畏葸（xǐ）。”

［4］精神离散，魂魄妄行：唐宗海曰：“心神不与肾精交合，精离神散，不能御魂魄，以致魂魄妄行，不安其宅。”

［5］阴气衰者为癫，阳气衰者为狂：唐宗海曰：“魂附于阴血之中，阴气衰者，则阳魂浮而为癫；魄寓于阳气之内，阳气衰者，则阴魄扰而为狂。然则癫狂邪哭，皆系于魂魄，而魂魄系于血气，血气又总属于心神。”

【简释】

本条论述血气虚少，发生精神错乱的病证。邪哭谓心伤之人无故而悲伤哭泣，邪哭则使人魂魄不安。究其原因，是由于血气虚少，心神无所依附，因而出现一系列精神不安、心生恐怖的征象；如进一步发展，心虚神乱，就会成为癫狂证。

按：本条所述“阴气衰者为癫，阳气衰者为狂”一句，历代注家有不同见解。现代对《金匮要略》有深入研究的医家李今庸说：此文如用现在一般字义理解，把“衰”字当作“虚少”解释是不能把它读通的，必须根据《说文·衣部》所谓“衰，草雨衣”之义，作“重叠”讲，始与《难经·二十难》“重阳者狂，重阴者癫”之义相符合。（《读古医书随笔》）

【选注】

《金匮要略心典》　邪哭者，悲伤哭泣，如邪所凭，此其标有稠痰浊火之殊，而其本则皆心虚而血气少也。于是寤寐恐怖，精神不守，魂魄不居，为癫为狂，势有必至者矣。经云：邪入于阳则狂，邪入于阴则癫。此云阴气衰者为癫，阳气衰者为狂，盖必正气虚而后邪气入。经言其为病之故，此言其致病之原也。

《医宗金鉴》　邪哭，谓心伤之人无故而哭也。邪哭则使人魂魄不安，心之血气少也。血气少而心虚，则令人畏，合目欲眠则梦远行，此是精神离散，魂魄妄行也。心之血阴也，阴过衰则阳盛，阳盛则为病狂也；心之气阳也，阳过衰则阴盛，阴盛则病癫也。

【原文】

脾中风者，翕翕发热，形如醉人[1]，腹中烦重，皮目①𥆧𥆧[2]而短气。（十三）

脾死脏，浮之②大坚，按之如覆杯洁洁[3]，状如摇者，死。臣亿等详③，五脏各有中风、中寒，今脾只载中风，肾中风、中寒俱不载者，以古文简乱极多，去古既远，无它可以补缀也。（十四）

【校勘】

①皮目：《脉经》卷六第五、《千金要方》卷十五上第一并作“皮肉”。

②浮之：《脉经》“之”下并有“脉”字。

③详：明刊本、俞桥本、清初本、吉野本并作“计”，《金匮要略方论本义》同。《金匮要略正义》作“校”字。

【词解】

[1] 形如醉人：李彣曰：“言其面赤而四肢软也。”

[2] 瞤瞤：动貌。

[3] 浮之大坚，按之如覆杯洁洁：形容脉象外实中空，按之空豁。《素问·玉机真脏论》云“真脾脉至，弱而乍数乍疏”。

【简释】

以上两条，论述脾中风证候及死脏脉象。风为阳邪，故中风可见翕翕发热及面赤如醉；脾主大腹，气滞不运，故腹中烦重；眼胞属脾，风胜则动，故皮目瞤动；气机不畅，呼吸不利，故短气。

脾脉当缓，今轻按大坚，重按中空，或脉来摇荡不定，突然中断，为脾之真脏脉现，故主死。

【选注】

《金匮要略心典》 风气中脾，外淫肌肉，为翕翕发热，内乱心意，为形如醉人也。脾脉入腹而其合肉，腹中烦重，邪胜而正不用也。皮目瞤瞤而短气，风淫于外而气阻于中也。李氏曰：风属阳邪，而气疏泄，形如醉人，言其面赤而四肢软也。皮目，上下眼胞也。又曰：脉弱以滑，是有胃气。

浮之大坚，则胃气绝，真脏见矣。按之如覆杯，言其外实而中空无有也。徐氏曰：洁洁状如摇，是不能成（指脉的至数）至而欲倾圮（pǐ 匹。倒塌）之象，故其动非活动，转非圆转，非脏气将绝而何，故死。

《医宗金鉴》 脾中风邪，翕翕发热，中风之本证也。形如醉人，亦风热扰乱于中应有之证也。腹中不快而烦，身体懈惰而重，皮目瞤瞤，动而气短，皆脾经证也。

脾中风寒之邪，若脉见浮之大坚，失其和缓，按之状如覆杯，高章明洁，有力如摇，乃脾脏之死脉也。

《金匮发微》　脾脉之绝，内经言但代无胃，而不举其形状。此言浮之坚，按之如覆杯洁洁，即但代无胃之的解也。浮取似实，重按绝无，或如杯中酒空，覆之绝无涓滴，或忽然上出鱼际，忽然下入尺部，初如摇荡不宁，继乃卒然中绝，后人所谓雀啄脉也。

【原文】

趺阳脉浮而涩[1]，浮则胃气强，涩则小便数，浮涩相搏①，大便则坚②，其脾为约[2]，麻子仁丸主之。（十五）

麻子仁丸方：麻子仁二升　芍药半斤　枳实一斤③　大黄一斤　厚朴一尺　杏仁一升④　右六味，末之，炼蜜和丸梧子大，饮服十丸，日三服⑤，以知[3]为度。

【校勘】

①相搏：吉野本、享和本并作“相抟”。

②坚：《伤寒论》第247条“坚”作“硬”。

③一斤：《伤寒论》第247条“一斤”作“半斤”。

④一升：《伤寒论》第247条“一升”下有“去皮尖，熬，别作脂”七字。

⑤日三服：《伤寒论》第247条“日三服”下有“渐加”二字。

【词解】

［1］趺阳脉浮而涩：朱光被曰：“趺阳脉主脾胃，‘浮’为阳盛有余，‘涩’为阴耗不足。”

［2］其脾为约：尤怡曰：“约，约束也，犹弱者受强之约束而气馁也。”徐彬曰：“要知人至脾约，皆因元气不充，津液不到所致耳。”

［3］知：指病愈，或服药已见效。《方言·卷三》：“知，愈也。南楚病愈者谓之差，或谓之间，或谓之知。知，通语也。”《素问·刺疟》云：“一刺则衰，二刺则知，三刺则已。”

【简释】

本条从趺阳脉象论述脾约的证治。趺阳脉以候脾胃，今脉浮而涩，浮是举之有余，为阳脉，主胃气强盛；涩是按之滞涩而不流利，为阴脉，主脾脏津液不足。由于胃中燥热，损及脾阴，脾不能为胃行其津液，而偏渗膀胱，所以出现小便短数，大便秘结，这就是脾约证。治以麻子仁丸。方中麻子仁、杏仁、白芍养脾阴，大黄、枳实、厚朴泄胃实，共奏润燥通便之效。大便已通，小便随之而利。

【选注】

《金匮要略心典》 浮者阳气多，涩者阴气少，而趺阳见之，是为胃强而脾弱。约，约束也，犹弱者受强之约束而气馁也。又约，小也，胃不输精于脾，脾乃干涩而小也。大黄、枳实、厚朴所以下令胃弱；麻仁、杏仁、芍药所以滋令脾厚。用蜜丸者，恐速下而并伤及脾也。

《医宗金鉴》 趺阳胃脉也，若脉涩而不浮，脾阴虚也，则胃气亦不强，不堪下矣。今脉浮而涩，胃阳实也，则为胃气强，脾阴亦虚也。脾阴虚不能为胃上输精气，水独下行，故小便数也。胃气强，约束其脾，不化津液，故大便难也。以麻仁丸主之，养液润燥，清热通幽。不敢恣行承气者，盖因脉涩终是虚邪也。

【原文】

肾着①[1]之病，其人身体重，腰中冷，如坐水中，形如水状②，反不渴，小便自利，饮食如故，病属下焦③，身劳汗出，衣一作表。里冷湿，久久得之，腰以下冷痛，腹重如带五千钱④，甘姜苓术汤⑤主之。（十六）

甘草干姜茯苓白术汤方⑤：甘草⑥　白术⑦各二两　干姜⑧　茯苓各四两　右四味，以水四升，煮取三升，分温三服，腰中即温。

【校勘】

①肾着：“着”，元刊本作“著”。

②如坐水中，形如水状：此八字，《千金要方》卷十九第七作“如水洗状”。

③病属下焦：《千金要方》无此四字。

④腰以下冷痛，腹重如带五千钱：“腹重”宽政本、享和本、新刻本及《脉经》卷六第九、《千金要方》卷十九第一并作“腰重”。《千金翼方》卷十五第四本句作“腰以下冷痛而重，如带五千钱”。

⑤甘姜苓术汤：《千金要方》作“肾著汤”。尤注本作“一名肾着汤”。
⑥甘草：《千金翼方》作“甘草一两”。
⑦白术：《千金要方》《千金翼方》并作“白术四两”。
⑧干姜：《千金要方》为“三两”，《千金翼方》为“二两”。

【词解】

［1］肾着：病名。是腰部寒湿痹着所致。以下焦属肾，腰部受病，故曰“肾着”。

【简释】

本条论述肾着的成因与证治。条文明确指出肾着的成因为“身劳汗出，衣里冷湿，久久得之”。即汗出后寒湿侵袭，留着腰部。由于寒湿留着，阳气不行，故患者自觉“身体重，腰中冷，如坐水中，形如水状”，甚至“腰以下冷痛，腹重如带五千钱”。以上所述都是形容腰部及下肢既重且冷或痛的表现。反不渴，小便自利，饮食如故，是说明虽“形如水状”，但并非水气病，肾之本脏与脾胃均无病，病位在肾之外府——腰部，名曰肾着。治以甘姜苓术汤。本方的作用，《金匮要略心典》解释为“不在温肾以散寒，而在燠土以胜水”。即温中健脾以除腰部寒湿。故本方又名“肾着汤”。

按：古今医家多认为肾着病与肾之本脏无关，其实必是脾肾阳气相对不足，若阳气充实，则不会感受风寒湿邪，即使偶感外邪，亦可驱之于外，岂能留着不去。

【选注】

《金匮要略心典》 肾受冷湿，着而不去，则为肾着。身重，腰中冷，如坐水中，腰下冷痛，腹重如带五千钱，皆冷湿着肾，而阳气不化之征也。不渴，上无热也；小便自利，寒在下也；饮食如故，胃无病也；故曰病属下焦，身劳汗出，衣里冷湿，久久得之。盖所谓清（作“冷”解）湿袭虚，病起于下者也。然其病不在肾之中脏，而在肾之外腑。故其治法，不在温肾以散寒，而在燠（yù）土（指温暖脾胃）以胜水。甘、姜、苓、术辛温甘淡，本非肾药，名肾着者，原其病也。

【原文】

肾死脏，浮之坚[1]，按之乱如转丸[2]，益下入尺中者[3]，死。（十七）

【词解】

[1] 浮之坚：徐彬曰："肾脉主石，浮之坚，则不沉而外鼓，阳已离于阴位。"

[2] 按之乱如转丸：重按脉搏躁动，如弹丸之乱动。《素问·玉机真脏论》："真肾脉至，搏而绝，如指弹石辟辟然。"

[3] 益下入尺中者：益者，更也。意为尺脉躁动更甚。

【简释】

本条论述肾死脏的脉象。肾脉当沉，今反躁动，轻按之坚实，重按之乱如转丸，尺部更为明显，此为肾之真脏脉象，乃真元不固，势将外脱，故主死。

【选注】

《金匮要略心典》 肾脉本石，浮之坚，则不石而外鼓；按之乱如转丸，是变石之体而为躁动，真阳将搏跃而出矣；益下入尺，言按之至尺泽（手太阴肺经穴，在肘窝偏桡侧处），而脉犹大动也。尺下脉宜伏，今反动，真气不固而将外越，反其封蛰之常，故死。

《金匮发微》 肾脉之绝，内经云但石无胃，此云浮之坚，坚者，实也。曰按之乱如转丸，益下入尺中，是躁疾坚硬，动至尺后，而无柔和之象也。

【原文】

问曰：三焦竭部[1]，上焦竭善噫[2]，何谓也？师曰：上焦受中焦气未和①，不能消谷，故能噫②耳。下焦竭，即遗溺失便，其气不和，不能自禁制[3]，不须治，久则愈[4]。（十八）

【校勘】

①上焦受中焦气未和：此句据《伤寒论·平脉法》成无己注引本条条文，作"上焦受中焦气，中焦未和"。

②能噫："能"《伤寒论·平脉法》成注引作"令"。

【词解】

[1] 三焦竭部：指三焦各部分脏腑机能衰弱。徐彬曰："竭者，气竭

也。”“部”即部分、门类或类别的意思。《素问·阴阳类论》：“一阳为游部。”王冰注：“部，谓身形部分也。”

［2］噫：即嗳气，乃“中焦未和”之病变。由此可以推想，条文“上焦竭”可能是“中焦竭”之误。

［3］制：《广韵·十三祭》：“制，止也。”

［4］不须治，久则愈：吴谦曰：“不须治，久则愈，在善噫可也。若遗溺失便，未有不治能愈者，恐是错简。”

【简释】

本条论述三焦各部脏腑机能衰弱，就会互相影响或直接发生病变。例如：上焦受气于中焦，如中焦脾胃机能衰退，不能消化水谷，则上焦所受的是胃中陈腐之气，以致经常嗳出食气，是上焦受到中焦的影响所发生的病变。又如，下焦肾、膀胱、小肠、大肠等脏腑的机能衰退，不能制约二便，出现遗溺或大便失禁等现象，这是下焦本部直接发生的病变。然既云：“下焦竭”，又云：“不须治，久则愈”，于理难通，当存疑。本条疑有脱简。

【选注】

《金匮要略心典》　上焦在胃上口，其治在膻中而受气于中焦。今胃未和，不能消谷，则上焦所受者，非精微之气，而为陈滞之气矣，故为噫。噫，嗳食气也。下焦在膀胱上口，其治在脐下，故其气乏竭，即遗溺失便。然上焦气未和，不能约束禁制，亦令遗溺失便，所谓上虚不能制下者也。云不须治者，谓不须治下焦，俟上焦气和，久当自愈。夫上焦受气于中焦，而下焦复受气于上焦。推而言之，肾中之元阳不正，则脾胃之转运不速，是中焦又复受气于下焦也。盖虽各有分部，而实相助为理如此，此造化自然之妙也。

《医宗金鉴》　三焦竭部者，谓三焦因虚竭而不各归其部，不相为用也。上焦受气于中焦，下焦生气于中焦，互相为用则为和也。若中焦虚竭，不能消化水谷，谷气不受，则上焦不相为用而失和也，失和则谷气郁而不宣，故善噫也。下焦虚竭，不能供升生之气于中焦，则失和也。失和则肾气独沉，自不能禁，故前遗溺而后失便也。不须治，久则愈，在善噫可也；若遗溺失便，未有不治能愈者，恐是错简。

【原文】

师曰：热在上焦者，因咳为肺痿；热在中焦者，则为坚[1]；热在下焦者，则尿血，亦令淋秘①[2]不通。大肠[3]有寒者，多鹜溏[4]；

有热者，便肠垢。小肠[3]有寒者，其人下重便血；有热者，必痔。（十九）

【校勘】

①淋秘：《金匮方论衍义》及李彣注本"秘"并作"闭"。

【词解】

［1］则为坚："坚"谓大便硬，本书"硬"皆作"坚"。魏荔彤曰："热在中焦，阳明内实，故为坚。"

［2］淋秘：淋指小便淋漓涩痛；秘指小便癃闭不通。

［3］大肠、小肠：丹波元坚曰："小肠受胃中水谷，而分利清浊，大肠居小肠之下，主出糟粕，而其下口为肛门。因疑此条大肠小肠，系于传写互错。盖言小肠有寒，故泌别失职而水粪杂下；其有热者，肠垢被迫而下出也。大肠有寒，则阳气下坠，故下重便血；其有热者，毒结肛门，故为痔也。注家顺文解释，竟不免强凑，今大小易置，其义始瞭。"

［4］鹜（wù）溏："鹜"，鸭子。"鹜溏"，谓如鸭便之水粪杂下也。张杲曰："野鸭谓之鹜，其生于水中，屎常稀散故也。"

【简释】

本条论述热在三焦的病证和大、小肠有寒、有热之病变。肺居上焦，热在上焦者，肺受影响而为咳，咳久则肺伤而成痿。脾胃居中焦，热在中焦者，阳明内实，大便则燥实坚硬。肾与膀胱同居下焦，热在下焦者，肾与膀胱受到影响，就会出现尿血，或小溲淋秘不通之症。下文大肠寒热与小肠寒热之症状，文意可参考丹波元坚《金匮玉函要略述义》。

【选注】

《金匮要略心典》 热在上焦者，肺受之，肺喜清肃而恶烦热，肺热则咳，咳久则肺伤而痿也。热在中焦者，脾胃受之，脾胃者，所以化水谷而行阴阳者也。胃热则实而硬，脾热则燥而秘，皆为坚也。下焦有热者，大小肠膀胱受之，小肠为心之腑，热则尿血；膀胱为肾之腑，热则癃闭不通也。鹜溏如鹜之后（指粪便），水粪杂下。大肠有寒，故泌别不职；其有热者，则肠中之垢，被迫而下也。下重，谓腹中重而下坠。小肠有寒者，能腐而不能化，故下重；阳不化则阴下溜，故便血；其有热者，则下注广肠（即直肠）而为痔。痔，热疾也。

【原文】

问曰：病有积[1]、有聚[2]、有穀气[3]，何谓也？师曰：积者，脏病也，终不移；聚者，腑病也，发作有时，展转痛移，为可治。穀气者，胁下痛，按之则愈，复发为穀气。

诸积[4]大法：脉来细而附骨[5]者，乃积也。寸口，积在胸中；微出寸口[6]，积在喉中；关上[7]，积在脐旁；上关上[8]，积在心下；微下关[9]，积在少腹；尺中，积在气冲[10]。脉出左，积在左；脉出右，积在右；脉两出，积在中央[11]。各以其部处之。（二十）

【词解】

［1］积：积属脏，属阴。积是按之不移，痛有定处。

［2］聚：聚属腑，属阳。聚是时聚时散，痛无定处。

［3］穀气："穀"通"谷"' 谷是粮食作物的总称。"穀气"，指宿食积滞，阻遏肝气所致，故下文曰"胁下痛"。

［4］诸积：包括《难经·五十六难》所称五脏之积，即心积曰伏粱；肝积曰肥气；脾积曰痞气；肺积曰息贲；肾积曰奔豚。其病因皆由气、血、食、痰、虫等的积滞所引起。

［5］脉来细而附骨：徐彬曰："脉来细者，营气结，结则为积。附骨者，状其沉之甚，非谓病主骨也。"

［4］微出寸口：徐彬曰："微者，稍也。稍出寸口，则胸之上为喉，故曰积在喉中，如喉痹之类也。"

［7］关上：徐彬曰："关主中焦，中焦之治在脐旁，故曰'积在脐旁'。"

［8］上关上：徐彬曰："上关上，为上焦之下，中焦之上，故曰'积在心下'。"

［9］微下关：徐彬曰："微下关，则为下焦，少腹主之，故曰'积在少腹'。"

［10］积在气冲："气冲"为足阳明胃经穴。徐彬曰："气冲近毛际，在两股之阴，其气与下焦通，故曰'尺中，积在气冲'。"

［11］脉两出，积在中央：尤怡曰："中央有积，其气不能分布左右，故脉之见于两手者，俱沉细而不起也。"

【简释】

本条论述积、聚、穀气三病的证候及区别，并说明诸积之脉诊。积和聚，都是体内的肿块，但积病在脏，阴凝所结，推之不移，痛有定处；聚病在腑，发作有时，推之能移，痛无定处，其根不深，较积为易治；穀气即食积之病，由于消化不良，脾胃壅实，阻遏肝气，故出现胁下痛，按之后气机流动而症状可以缓和，但气复结而病再作。

积乃脏病，病根深固，故脉来细而附骨。文中列举脉出之处，以定积的部位之脉理，详见上文“词解”。但临床上不尽符合，只可作为参考。

【选注】

《金匮要略心典》　积者，迹（指有形迹可见）也，病气之属阴者也。脏属阴，两阴相得，故不移。不移者，有专痛之处而无迁改也。聚则如市中之物，偶聚而已，病气之属阳者也。腑属阳，两阳相得，则非如阴之凝，故寒气感则发，否则已，所谓有时也。既无定着，则痛无常处，故展转痛移，其根不深，故比积为可治。谷气者，食气也，食积太阴，敦阜之气（指脾因食积而形成实证）抑遏肝气，故痛在胁下，按之则气行而愈。复发者，饮食不节，则其气仍聚也。（徐氏）

诸积，该气、血、痰、食而言。脉来细而附骨，谓细而沉之至，诸积皆阴故也。又积而不移之处，其气血营卫不复上行而外达，则其脉为之沉细而不起，故历举其脉出之所，以决其受积之处，而复益之曰：脉两出，积在中央。以中央有积，其气不能分布左右，故脉之见于两手者，俱沉细而不起也。各以其部处之，谓各随其积所在之处而分治之耳。

《医宗金鉴》　病有积、有聚、有谷气，当别之也。积者脏病，无时不有，不移其处也。聚者腑病，发作有时，展转痛移也，为可治，谓腑病易治也。谷气者，饮积胁下痛也，按之则止，不按复痛，以水气得按暂散，故痛暂止也，此即其证而言之。然诸积大法，尤当以诊候之也。脉来沉伏附骨而细者，乃诸积之诊也。若见两寸，积在胸中也；微出近鱼际，积在喉中也；两关，积在脐傍也；上关近寸，积在心下也；微下近尺，积在少腹也；尺中，积在气冲也。脉出左，积在左；脉出右，积在右；脉两出，谓左右俱见，积在中央也。各以其部之处，而诊积之所在也。

小结

本篇论述了五脏风寒积聚病脉证并治。原文首先论述五脏风寒的病证和真脏脉，其次论及肝着、脾约、肾着证治，最后论述三焦各部病证及脏腑积、聚、穀气三者的证候。关于具体治疗，本篇提出肝着病用旋覆花汤疏肝通络；脾约病用麻子仁丸润燥缓导；肾着病用甘姜苓术汤健脾除湿，都是临床常用的有效方剂。

痰饮咳嗽病脉证并治第十二

论一首　脉证二十一条　方十八首

本篇论述痰饮与咳嗽病证治，但重点是对痰饮病进行系统地辨证论治。与咳嗽并提，在于提示本篇重点是支饮中的咳嗽证。自第 16 条至 41 条共 26 条分别论述四饮各证，支饮占 17 条，近四饮的 70%，而支饮中又以咳嗽证最多最杂，从小青龙汤证→苓甘五味姜辛汤类→木防己汤证→十枣汤证……表里寒热虚实无所不包。所以，篇名把“咳嗽”与“痰饮”并列，是提示全面中有重点之意。

痰饮是根据病因和症状而命名，有广义和狭义之分：本篇标题所指的痰饮是广义的，是四饮——痰饮、悬饮、溢饮、支饮的总称；四饮中的痰饮，则是狭义的，是广义痰饮中的一种证候。四饮之外，尚有“留饮”和“伏饮”之名。所谓留饮，即水饮久留而不行者；伏饮，即水饮潜伏而反复发作者。“留”与“伏”是指病程较长，病情深痼的一些痰饮病，其实仍属于四饮范围。此外，还有“微饮”，指饮邪之轻微者。

四饮的成因总以阳气不足，肺、脾、肾等脏腑水液代谢失常，以致水饮内停，随虚处停留而为患。如流走于肠，则为痰饮；入于胸胁，则为悬饮；上迫于肺，则为支饮；外溢肌表，则为溢饮。痰饮病的治疗，“以温药和之”为治本之法，以发汗、利小便、逐水为治标之法。临证之时，结合具体病情，可采取标本兼治法。

本篇共 41 条原文，20 余种方证。对痰饮病的诊治，可谓理、法、方、药俱全，内容相当丰富。大体归纳如下：原文第 1 ~ 15，19，20 条为痰饮病总论，第 16，17 条为微饮证治，第 18，29 条为狭义痰饮证治，第 21，22 条为悬饮证治，第 23 条为溢饮证治，第 24 ~ 41 条（29 条除外）为支饮证治。从上述排列来看：①微饮是饮邪不多（初起或四饮病人的恢复期），相当于现称的不典型证。它是独立的，不得归属于四饮中。②四饮是指饮邪较多时呈现的典型证。故治疗用汗、下、分消诸法为主，而不归于“温药和之”。但恢复期可以温药和之善后。③痰、悬、溢、支的排列井然有序，仅 29 条有错简。

那么，归属分歧的问题出在哪里，在于对支饮的理解。支，为支撑逆于

“膈上”，凡饮自胃中逆于膈上者，皆得谓之支饮，咳嗽只是其最常见的症，而见于膈上之喘息、胸满、心悸、目眩、呕吐等，皆属于支饮。需要说明的是，四饮的病因、病机、病位、症状是相对的，常相互关联，难以明确划分，故处方可以互用。

本篇内容包括了西医学所述的慢性胸肺病变、心力衰竭及胃肠疾患等。

【原文】

问曰：夫饮有四，何谓也？师曰：有痰饮[1]，有悬饮[2]，有溢饮[3]，有支饮[4]。（一）

问曰：四饮①何以为异？师曰：其人素盛今瘦[5]，水走肠间，沥沥②有声，谓之痰饮；饮后水流在胁下③，咳唾引痛，谓之悬饮；饮水流行，归于四肢，当汗出而不汗出，身体疼重，谓之溢饮；咳逆倚④息[6]，短气不得卧，其形⑤如肿，谓之支饮。（二）

【校勘】

①四饮：《千金要方》卷十八第六、《外台秘要》卷八《痰饮论》“饮”下并有“之证”二字。

②沥沥：《诸病源候论》卷二十《痰饮候》《太平圣惠方》卷五十一《痰饮论》“沥沥”并作“漉漉”。“漉漉”为象声词。

③水流在胁下：《诸病源候论》卷二十《悬饮候》“流在”作“留注”。

④倚息：《诸病源候论》卷二十《支饮候》“倚”作“喘”。

⑤其形：《诸病源候论》卷二十《支饮候》“其形”作“身体”。

【词解】

[1] 痰饮：徐彬曰：“饮非痰，乃实有形之水也……痰饮者，亦即饮与涎相杂，久留不去者。其间或凝或不凝，凝者为痰，不凝者为饮也。”

[2] 悬饮：徐彬曰：“悬者，如物空悬，悬于膈上而不下也。”

[3] 溢饮：徐彬曰：“溢者，如水旁渍，满盈而遍溢肢体也。”吴谦曰：“溢饮者……即今之风水、水肿病也。”

[4] 支饮：徐彬曰：“支者，如果在枝，偏旁而不正中也。”

[5] 素盛今瘦：谓未病之前身体丰腴，近来日渐消瘦。

[6] 咳逆倚息：本条谓咳嗽气逆喘息，只能靠着床被取坐位或半卧位。

【简释】

以上二条论述痰饮病的分类及其主症，为全篇之提纲。广义的痰饮病，根据其停留的部位和临床表现不同，可以区分为痰饮、悬饮、溢饮、支饮四种不同的类型。

四饮如何分别？痰饮因脾虚饮停，不思饮食，精微乏源，故身体日渐消瘦；由于水饮在胃肠流动，故发出漉漉的肠鸣音。悬饮为饮后水液偏流于胁下，以致肝失疏泄，故咳嗽时牵引胁肋作痛。溢饮为饮入之水不循常道，反泛溢四肢肌表，又因失于汗散，故身体疼重。支饮是由于水饮阻肺，肺失宣肃，故咳嗽喘逆，甚至不能平卧，面目如肿。

按：《素问·经脉别论》云：“饮入于胃，游溢精气，上输于脾，脾气散精，上归于肺，通调水道，下输膀胱，水精四布，五经并行。”这是人体水液正常输布情况。若脾胃运化失常，或肺失宣肃，或肝失疏泄，或肾失气化，以致水停为饮，随虚处停留，因部位不同而分为“四饮”。

【选注】

《**金匮要略直解**》　《圣济总录》曰：三焦者水谷之道路，气之所终始也。三焦调适，气脉平匀，则能宣通水液，行入于经，化而为血，灌溉周身；若三焦气塞，脉道壅闭，则水饮停滞，不得宣行，聚成痰饮，为病多端。又因脾土不能宣达，致水饮流溢于中，布散于外，甚则五脏受病也。痰饮者何？以平人水谷之气入于胃，变化精微以充肌肉则形盛，今不能变化精微，但化而为痰饮，此其人所以素盛今瘦，故水走肠间沥沥作声也。悬饮者，以饮水后，水偏流于胁下，悬于肝经部分，肝脉入肺中，故一咳一唾，必相引而痛也。溢饮者，以饮入于胃，当上输于脾，脾当散精，上归于肺，则能通调水道；今脾失宣化之令，水竟流溢于四肢，在四肢可汗而泄，以其当汗不汗，则水饮留于肌肤脉络之中，故身体疼重也。支饮者，支散于上焦心肺之间，寒饮之气薄于肺，则咳逆倚息；薄于心，则短气不得卧；其形若肿，则水饮又支散于外，故谓之支饮也。

《**金匮要略心典**》　谷入而胃不能散其精，则化而为痰；水入而脾不能输其气，则凝而为饮；其平素饮食所化之精津，凝结而不布，则为痰饮。痰饮者，痰积于中，而饮附于外也。素盛今瘦，知其精津尽为痰饮，故不复外充形体而反下走肠间也。饮水流溢者，水多气逆，徐氏所谓水为气吸不下者是也。其流于胁下者，则为悬饮。其归于四肢者，则为溢饮。悬者悬于一处；溢者，溢于四旁；其偏结而上附心肺者，则为支饮。支饮者，如水之有派，木之有枝，附近于脏而不正中也。咳逆倚息不得卧者，上迫肺也。

【原文】

水[1]在[2]心，心下坚筑[3]，短气，恶水不欲饮。（三）

水在肺，吐涎沫，欲饮水。（四）

水在脾，少气身重。（五）

水在肝，胁下支满[4]，嚏而痛。（六）

水在肾，心下悸①（七）

【校勘】

①心下悸：吴谦曰：“‘心’当是‘脐’之误字”。《金匮玉函要略述义》引《医碥》同。

【词解】

［1］水：本条及以下四条之“水”，指水饮。本篇对“水”与“饮”二字，往往互用，“水”即“饮”。

［2］在：本条及以下四条之“在”，谓影响之意。《金匮要略论注》云：“脏中非真能蓄有形之水，不过饮气侵之，不可泥。”

［3］坚筑：谓心下痞坚，而又筑筑悸动。

［4］支满：谓支撑胀满。

【简释】

以上五条论述水饮影响五脏的症状。此五条是由四饮而推及五脏，意谓水饮为害，不仅停留于肠间、胁下、胸膈、肢体，还可波及五脏。但这里所谓五脏之水，均非五脏本身有水，不过受水饮的影响，出现与各脏有关的外候而已。

水饮凌心，停留心下，故心下痞坚或筑筑悸动；心阳被水饮所遏，故短气；水饮不化，故恶水不欲饮。

水饮射肺，肺气上逆，故咳吐涎沫；咳吐伤津，故欲饮水。

水饮困脾，脾虚湿盛，故少气、身倦困重。

水饮侵肝，肝络不和，故胁下支撑胀满，嚏时牵引作痛。

水饮犯肾，肾气不化，故脐下蓄水冲逆而悸动。

上述可知，五脏水饮与四饮之间有着密切关系，不能机械地划分，应联系起来学习。

【选注】

《金匮要略论注》 前辨四饮，现证既已划然，但人之五脏，或有偏虚，虚则病邪乘之，故皆曰在，自当随证分别为治，不得胶柱也。心主火，水逼之，故气收而筑，如相攻然；坚者，凝阴之象；短气，心气抑而宗气弱，则呼气自短也；恶水不欲饮，水本为火仇，水多则恶益增矣。肺体清肃，行营卫，布津液，水邪遏之，则气郁而涎聚，有如肺痿所吐涎沫；然气郁而热，重亡津液，故仍引水自救。脾主肌肉，且恶湿，得水气则濡滞而重；脾精不运，则中气不足而倦怠少气。肝与少阳胆为表里，所以主半表里者，其经脉并行于胁，水气乘之，阴寒内束，故胁下支满；而少阳气上出，故冲击而嚏，如伤风然；然相攻吊动则痛矣。支满者，胸不全满而偏满也。肾本水脏，加水则重强，故凌心不安而为悸也。悸亦有心虚者，然支饮者兼见此证，则当泻水。

《金匮要略心典》 水即饮也。坚筑，悸动有力，筑筑然也。短气者，心属火而畏水，水气上逼，则火气不伸也。吐涎沫者，气水相激而水从气泛也；欲饮水者，水独聚肺，而诸经失溉也。脾为水困，故少气；水淫肌肉，故身重。土本制水，而水盛反能制土也。肝脉布胁肋，水在肝，故胁下支满，支满犹偏满也；嚏出于肺，而肝脉上注肺，故嚏则相引而痛也。心下悸者，肾水盛而上凌心火也。

【原文】

夫心下有留饮[1]，其人背寒冷如手大①。（八）

留饮者，胁下痛引缺盆[2]，咳嗽则辄已②[3]。一作转甚。（九）

胸中有留饮，其人短气而渴；四肢历节痛。脉沉者，有留饮。（十）

【校勘】

①如手大：赵以德、喻昌、魏荔彤、徐彬、尤怡、陈念祖诸注本“手”改作“掌”。慧琳《一切经音义》卷十二“指端为爪，指下为掌。”

②辄已：《脉经》卷八第十五、《千金要方》卷十八第六并作“转甚”。

【词解】

［1］心下有留饮：“心下”谓胃脘部。尤怡曰：“‘留饮’即痰饮之留而

不去者也。”

［2］胁下痛引缺盆：“缺盆”穴名，在左右锁骨上窝中央。“痛引缺盆”，是胁下痛，咳嗽就会牵引缺盆部位亦作痛。

［3］辄已：特甚的意思。“辄”，独，特。“已”，《诗·蟋蟀》“无已太康”孔疏“已为甚也”故“辄已”与“转甚”意近。“辄”作连词时，可解释为“即”“就”，但这里是作副词。其前的“则”是连词“即”“就”的意思。

【简释】

以上3条论述留饮的各种见症。凡饮邪留积之处，阳气被阻遏而不能伸展布达。饮留心下而背寒冷如掌大者，以饮留之处，阳气不达之故。

饮留胁下，则肝络不和，气机不利，所以胁下痛引缺盆，咳嗽则疼痛更甚。

饮留胸中，则肺气不利，气不布津，所以短气而渴；留饮溢于四肢，痹着关节，阳气不通，所以四肢历节痛。以上种种留饮的脉多为沉脉。

按：此3条应与前第1，2条互参。如心下留饮即痰饮；胁下留饮即悬饮；胸中留饮即支饮；四肢留饮即溢饮。由此可见，留饮即水饮之久留而不去者，并不是四饮之外另有所谓留饮。

【选注】

《金匮要略心典》 留饮，即痰饮之留而不去者也。背寒冷如掌大者，留饮之处，阳气所不入也。魏氏曰：背为太阳，在易为艮止（艮，八卦之一，代表山。“艮止”乃静止不动）之象，一身皆动，背独常静，静处阴邪常客之，所以风寒自外入，多中于背；而阴寒自内生，亦多踞于背也。胁下痛引缺盆者，饮留于肝而气连于肺也；咳嗽则辄已者，饮被气击而欲移，故辄已。一作咳嗽则转甚，亦通，盖即水流胁下，咳唾引痛之谓。气为饮滞，故短；饮结者津液不周，故渴。四肢历节痛，为风寒湿在关节。若脉不浮而沉，而又短气而渴，则知是留饮为病，而非外入之邪矣。

【原文】

膈上病痰，满喘咳吐，发则寒热，背痛腰疼，目泣[1]自出，其人振振身瞤剧[2]，必有伏饮。（十一）

【词解】

［1］泣：眼泪。《广雅·释言》：“泣，淚也。”

[2] 振振身瞤剧："瞤"，慧琳《一切经音义》卷三十六引《考声》云："无故目自动曰瞤。""瞤"即眼跳，此乃引申为身动。此句谓因咳甚引起上身耸动振颤，阵阵加剧。

【简释】

本条论述膈上伏饮发作时的证候。痰饮久伏于膈上，阻碍肺气，故经常可见胸满喘息，咳吐痰涎等症，但病情较轻。一旦气候骤变，或外感风寒，引动伏饮，内外合邪，病情加重，不但满喘咳吐等伏饮症状加剧，而且伴见恶寒发热，背痛腰疼等表证，由于喘咳殊甚以致患者眼泪自出，身躯随喘咳而耸动。这种病情，可以诊断为伏饮复发之证。

按：本条所述伏饮，为痰饮伏留于胸肺，难于攻除，反复发作之证。《金匮要略浅注》云此证"俗谓哮喘"。盖即西医学所谓的慢性气管炎，支气管哮喘之类的痼疾。感受外邪则外寒引动内饮，饮邪射肺，可用小青龙汤表里兼治，待病情缓解后，再着重补益脾肾以固本。

【选注】

《金匮要略心典》 伏饮亦即痰饮之伏而不觉者，发则始见也。身热背痛腰疼，有似外感，而兼见喘满咳唾，则是《活人》（是《伤寒类证活人书》的简称，宋·朱肱著）所谓痰之为病，能令人憎寒发热，状类伤寒者也。目泣自出，振振身瞤动者，饮发而上逼液道，外攻经隧也。

《医宗金鉴》 伤饮之病，留而不去，谓之留饮；伏而难攻，谓之伏饮。伏饮者，乃饮留膈上伏而不出，发作有时者也。即今之或值秋寒，或感春风，发则必喘满咳吐痰盛，寒热背痛腰疼，咳剧则目泣自出，咳甚则振振身动，世俗所谓吼喘病也。

《金匮要略浅注》 此言饮之伏而骤发也，俗谓哮喘，即是此证。当表里并治，如小青龙汤及木防己去石膏加芒硝茯苓汤为主治。

【原文】

夫病人①饮水多，必暴喘满。凡食少饮多，水停心下，甚者则悸，微者短气[1]。脉双弦者寒也[2]，皆大下后喜②虚[3]。脉偏弦者饮也[4]。（十二）

【校勘】

①病人：《千金要方》卷十八第六、《外台秘要》卷八"病人"下并有

“卒”字。

②喜：魏注本、《医宗金鉴》“喜”并作“里”。

【词解】

[1] 甚者则悸，微者短气：尤怡曰：“水停心下者，甚则水气凌心而悸，微则气被饮抑而短也。”

[2] 脉双弦者寒也：朱光被曰：“如两手皆见弦脉，夫弦则为减，当以正气虚寒论治。”

[3] 皆大下后喜虚：本句为“双弦”所下注语，恐后人与饮之弦脉相混也。

[4] 脉偏弦者饮也：尤怡曰：“偏弦者，一手独弦，饮气偏注也。”

【简释】

本条论述痰饮的病因及常见脉证。上条是说明水饮伏于膈上，因外邪引起急性发作的症状；本条是讲述水停心下，因饮水多引起急性发作的症状。由于中阳运化不足，水停心下，饮邪上迫，轻者，肺气不利则短气；重者，水饮凌心则悸动不安。再加之饮水过多，引起急性发作，故突然发生气喘胸满等症。

饮病脉弦，虚寒证亦见弦脉，因此，不可一见弦脉便认定为饮病，应注意鉴别。引起虚寒的原因很多，条文所谓“皆大下后喜虚”，不过是举例而已。“脉偏弦者饮也”，亦非确定之辞，应脉证合参，以确定诊断。

按：条文“夫病人饮水多，必暴喘满”一句应当深究。一般病人饮水多，未必暴发喘满，必病入膏肓之人，方患此证。如西医学所述的“左心衰竭”在发生“急性肺水肿”时，便表现为喘满等症。

【选注】

《**金匮要略心典**》 饮水过多，水溢入肺者，则为喘满。水停心下者，甚则水气凌心而悸，微则气被饮抑而短也。双弦者，两手皆弦，寒气周体也；偏弦者，一手独弦，饮气偏注也。

【原文】

肺饮不弦[1]，但苦①喘短气[2]。（十三）

支饮亦喘而不能卧，加短气②，其脉平也。（十四）

【校勘】

①苦：《脉经》卷八第十五、《千金要方》卷十八第六“苦”并作“喜”字。

②加短气：叶霖曰：“‘加’字疑衍。”

【词解】

［1］肺饮不弦：朱光被曰：“上言肺饮皆弦，一而此则举饮脉亦有不弦者以别之，如饮在肺，肺主卫，卫行脉外，脉自不弦也。”

［2］苦喘短气：朱光被曰：“喘与短气，以肺为主气之脏，得饮则气自壅滞也。”

【简释】

以上两条论述肺饮、支饮的症状及变脉。肺饮，即水饮之在肺者。肺主气司呼吸，苦喘短气为肺病已著，脉虽不弦，亦可知为饮邪迫肺。

支饮迫肺，即肺饮，故亦喘而短气，甚则不能平卧，其脉平而不必弦也。

饮病之脉多弦，以上两条论水饮之脉平而不弦，乃示人以知常达变之法。

【选注】

《金匮要略心典》　肺饮，饮之在肺中者。五脏独有肺饮，以其虚而能受也。肺主气而司呼吸，苦喘短气，肺病已著，脉虽不弦，可以知其有饮矣。支饮上附于肺，即同肺饮，故亦喘而短气，其脉亦平而不必弦也。按，后第十四条（实为第三十二条）云“咳家其脉弦，为有水”，夫咳为肺病，而水即是饮，而其脉弦。此云“肺饮不弦，支饮脉平”，未详何谓。

【原文】

病痰饮者，当以温药和之[1]。（十五）

【词解】

［1］温药和之：徐大椿曰：“温药和之，治饮总诀。”

【简释】

本条指出广义痰饮病的治疗大法。痰饮为阴邪，非阳不运，非温不化，故治疗当以“温药”振奋阳气为治疗大法。所谓“和之”，意谓用“温药”

不能过于刚燥，因刚燥亦能耗伤正气；而痰饮毕竟为本虚标实之病，又不能一味温补，当以温药为主，并根据具体病情，配合应用行、消、宣、导之品为宜，所以条文不曰补之，而曰和之。

按：温药和之是治疗痰饮病总的原则。治本的代表方：治脾以苓桂术甘汤为主方；治肾以肾气丸为主方。治标方面，有行、消、宣、导四者：行者，行其气也；消者，消其痰也；宣者，开其肺也；导者，导饮邪从大、小便出也。此即《金匮要略方论本义》所谓“言和之，则不专事温补，即有行消之品”之意。

【选注】

《金匮方论衍义》 痰饮者，由水停也，得寒则聚，得温则行，况水行从乎气，温药能发越阳气，开腠理，通水道也。

《金匮要略编注》 此言痰饮属阴，当用温药也。脾失健运，水湿酿成痰饮，其性属湿，而为阴邪，故当温药和之，即助阳而胜脾湿，俾阳运化，湿自除也。

《金匮要略方论本义》 痰生于胃寒，饮存于脾湿。温药者，补胃阳，燥脾土，兼擅其长之剂也。言和之，则不专事温补，即有行消之品，亦概其例义于温药之中，方谓之和之而不可谓之补之益之也。盖痰饮之邪，因虚而成，而痰亦实物，必少有开导，总不出温药和之四字，其法尽矣。言攻下者固非，专言温补者，亦不达和之二字之理也。

按：从全篇精神来看，以上 15 条可作为一个大的段落。这 15 条对痰饮病作了总的叙述，讨论了以下四个问题：①痰饮病的分类，以“四饮”为主，并论及“水在五脏”；②由于饮停部位不同，所关脏腑亦异，因此主症亦各有特点；③痰饮病之病机，为中阳不运，三焦气化失常，以致水停为饮；④痰饮病的脉象，一般多见偏弦；⑤痰饮病的治疗大法，“当以温药和之”。

【原文】

心下有痰饮，胸胁支满[1]，目眩[2]，苓桂术甘汤主之。（十六）

茯苓桂枝白术甘草汤方：茯苓四两 桂枝 白术各三两 甘草二两

右四味，以水六升，煮取三升，分温三服，小便则利。

【词解】

［1］胸胁支满：李彣曰：“胸胁支满，痰饮停滞于中也。”

［2］目眩：李彣曰："痰饮浊气薰蒸于上也。"

【简释】

本条论述狭义痰饮病的证治。心下即胃之所在，胃中有停饮，中焦痞塞，波及胸胁，故胸胁支撑胀满；饮阻于中，清阳不升，故头目眩晕。治以苓桂术甘汤，温阳蠲饮，健脾利水。方中茯苓淡渗利水，桂枝辛温通阳，两药相协，可以温阳化水；白术健脾燥湿，甘草和中益气，两药合用，又能补土制水。本方为治疗痰饮病的基础方剂，亦是"温药和之"法则的具体运用。

按：《伤寒论》亦论及苓桂术甘汤证，如第67条："伤寒，若吐若下后，心下逆满，气上冲胸，起则头眩，脉沉紧，发汗则动经，身为振振摇者，茯苓桂枝白术甘草汤主之。"此条所述，为汗吐下损伤中阳，表现为阳虚水逆证。王子接曰："崇土之法，非但治水寒上逆，并治饮邪留结，头身动摇。"《金匮要略》与《伤寒论》互参，则苓桂术甘汤之应用范围更加广泛。

又，方后"小便则利"句宜注意，本病为停饮上逆，气化不利，或有小便不利，方中重用茯苓化气利小便，使饮有去路，则上逆之势亦平。

【选注】

《金匮要略论注》 若心下有痰饮，心下非即胃也，乃胃之上，心之下，上焦所主，唯其气挟寒湿阴邪冲胸及胁而为支满。支者，撑定不去，如痞状也。阴邪抑遏上升之阳而目见玄色，故眩。……苓桂术甘汤，正所谓温药也。桂甘之温化气；术之温健脾；苓之平而走下，以消饮气；茯苓独多，任以为君也。

《金匮要略方论本义》 此痰饮之在胃，而痞塞阻碍及于胸胁，甚至支系亦苦满，而上下气行愈不能利，清阳之气不通，眩晕随之矣。此虽痰饮之邪未尝离胃，而病气所侵，已如斯矣。主之以苓桂术甘汤，燥土升阳、导水补胃、化痰驱饮之第一法也。胃寒痰生，胃暖则痰消也。脾湿饮留，胃燥则饮祛也。可以得此方之大义，用之诸饮，亦无不行矣。

《金匮要略心典》 痰饮，阴邪也，为有形，以形碍虚则满，以阴冒阳则眩。苓桂术甘温中去湿，治痰饮之良剂，是即所谓温药也。盖痰饮为结邪，温则易散，内属脾胃，温则能运耳。（《金匮要略心典》将第15，16条合注）

【原文】

夫短气有微饮[1]，当从小便去之，苓桂术甘汤主之；方见上。肾气丸亦主之。方见虚劳中。（十七）

【词解】

[1] 微饮：饮邪之轻者。

【简释】

本条论述微饮的证治。前第12条说“水停心下，甚者则悸，微者短气”。痰饮停留，妨碍气之升降，所以短气。当从小便去之，即利水通阳之意。而痰饮之由，有因中阳不运，水停为饮者，其本在脾，必见脾虚证候；亦有下焦阳虚，不能化水，以致水泛心下者，其本在肾，必见肾虚证候。临床宜分别处理，前者用苓桂术甘汤健脾利水，后者用肾气丸温肾化水。本条一证二方，虽皆属“温药和之”之意，然治脾治肾，又各有所主，应善于分析。二方临床用途广泛，应注重应用。

【选注】

《金匮方论衍义》 微饮而短气，中由饮水停蓄，致三焦之气升降呼吸不前而然也。以愚观之，二方各有所主：苓桂术甘汤主饮在阳，呼气之短；肾气丸主饮在阴，吸气之短。盖呼者出于心肺，吸者出于肾肝。茯苓入手太阴，桂枝入手少阴，皆轻清之剂，治其阳也；地黄入足少阴，山萸入足厥阴，皆重浊之剂，治其阴也。一证出二方，岂无故哉？

《金匮要略心典》 气为饮抑则短，欲引其气，必蠲其饮。饮，水类也。治水必自小便去之，苓桂术甘益土气以行水，肾气丸养阳气以化阴，虽所主不同，而利小便则一也。

《金匮要略浅注补正》 有饮者，必短气，诚以水化则为气，水不化则气不生，故呼出之气短也；水停则阻气，水不化则气不降，故吸气短也。水饮重者，则兼有咳满等证；若但短气而不兼咳满等证者，为饮未甚，但有微饮而已。凡水饮皆当利小便，此短气，尤属水停不化，亟当从小便而利去之也。

《金匮玉函要略辑义》 盖苓桂术甘治胃阳不足，不能行水，而微饮停于心下以短气；肾气丸治肾虚而不能摄水，水泛于心下以短气。必察其人之形体脉状而为施治，一证二方，各有所主，其别盖在于斯耶。

【原文】

病者脉伏[1]，其人欲自利[2]，利反快[3]，虽利，心下续坚满，

此为留饮欲去故也，甘遂半夏汤主之[4]。（十八）

甘遂半夏汤方：甘遂大者三枚　半夏十二枚（以水一升，煮取半升，去滓）　芍药五枚　甘草如指大一枚（炙）　右四味，以水二升，煮取半升，去滓，以蜜半升，和药汁煎取八合，顿服之。

【词解】

［1］脉伏：伏脉，《素问》中不见。《脉经》卷一第一《脉形状》谓“沉与伏相类”。《难经·十八难》谓“伏者，脉行筋下也”。可知伏脉比沉脉更沉。《濒湖脉学》所谓“伏脉推筋着骨寻”是也。

［2］其人欲自利：利者，下利也。此指大便次数增多。徐彬曰：“欲自利者，不由外感与内伤，亦非药误。”为正气驱除留饮之势也。

［3］利反快：《脉经》卷八第十五、《千金要方》卷十八第六“利”下并有“者”字。尤怡曰：“反快者，所留之饮，从利而减也。”

［4］甘遂半夏汤主之：魏之琇《续名医类案》卷十六“吴孚先治西商王某气体甚厚，病留饮，得利反快，心下积坚满，鼻色鲜明，脉沉”即以此方服之获愈。

【简释】

本条论述留饮的证治。水饮久留而不去者，谓之留饮。由于水饮停留，阳气不通，所以病人脉伏。假如留饮未经攻下，其人自欲下利者，此为留饮有欲去之势。饮邪得去，所以利后觉得舒快。但病深日久，正气虚衰，虽然下利，但病根并未得除。因此，去者虽去，而新饮又聚，故其人心下继续痞坚胀满。饮邪既有欲去之势，留饮亦非攻不除，当此之时，宜攻破利导之剂，下而去之，治以甘遂半夏汤。方中甘遂攻逐水饮，半夏散结除痰，芍药在《本经》记载有“破坚积”“利小便”之功，炙甘草、白蜜甘缓安中，既缓和甘遂峻下之性，又解药毒。

按：本条文法，既有倒装句，又有省笔法。“此为留饮欲去故也”一句，应移至“利反快”之下，此倒装句也。既曰“心下续坚满”，就可以判断，在“病者脉伏”句下，应有“心下坚满”四字，此省笔法也。如此再读，则通顺明了，文义鲜明。

本方的煮药法，《千金要方》卷十八痰饮第六记载为：“甘遂大者三枚，半夏十二枚，水一升，煮取半升；芍药三枚，甘草一枚如指大，水一升，煮取半升。右四味，以蜜半升，内二药汁，合得一升半，煎取八合，顿服之。”即甘遂与半夏同煮，芍药与甘草同煎，最后将二汁加蜜合煮，顿饮，较为安全。

方中甘遂与甘草并用，为“十八反”之一。汉代尚无十八反之说，是否相反，全在制方之妙。现代动物实验表明，甘遂与甘草配伍，如甘草的用量与甘遂相等或少于甘遂，则无相反作用，还能减轻甘遂的副作用；但如甘草的用量大于甘遂，则有相反作用，且配伍的甘草愈多，毒性越大（江苏新医学院编《中药大辞典》）。其中奥妙，可能是甘草的甘缓作用（大量用甘草可造成水钠潴留）缓和了甘遂的峻下之性，同时也使甘遂的毒性不能随泻下排出体外而潴留于体内，故发生中毒反应。原方甘遂与甘草用量之比，显然是甘遂大于甘草。古人经验，诚可贵也！

【选注】

《金匮要略论注》 仲景谓脉得诸沉，当责有水。又曰脉沉者为留饮。又曰脉沉弦者为悬饮。伏者，亦即沉之意。然有饮而痛者为胸痹，彼云寸口脉沉而迟，则知此脉字指寸口矣。欲自利者不由外感内伤，亦非药误也；利反快，饮减人爽也。然病根未拔，外饮加之，仍复坚满，故曰续坚满。虽坚满，而去者自去、续者自续，其势已动，故曰欲去。甘遂能达水所而去水，半夏燥水，兼下逆气，故以为君，乘其欲去而攻之也；甘草反甘遂而加之，取其战克之力也；蜜能通三焦，调脾胃，又制其不和之毒，故加之；利则伤脾，故以芍药协甘草以补脾阴，固其本气也。

《张氏医通》 留饮堵塞窍隧，胃气不得转输，故脉伏不显；若留饮既下，胃气受伤，必欲自利，自利而反快者，中焦所塞暂通也。通而复积，故续坚满，必更用药尽逐之。然欲直达其积饮，莫若甘遂快利，用之为君，欲和脾胃除心下坚，又必以半夏佐之。然芍药停湿，何留饮用之？甘草与甘遂相反，何一方并用？盖甘草缓甘遂之性，使不急速，徘徊逐其所留；芍药治木郁土中而成坚满，又佐半夏以和胃消坚也。

《金匮要略方论本义》 如病者脉伏，为水邪所压混，气血不能通，故脉反伏而不见也。其人欲自利，利反快，水流湿而就下，以下为暂泄其势，故暂安适也。然旋利而心下续坚满，此水邪有根蒂以维系之，不可以顺其下利之势而为削减也，故曰此为留饮欲去故也。盖阴寒之气立其基，水饮之邪成其穴，非开破导利之不可也。主之以甘遂半夏汤，甘遂以驱邪为义，半夏以开破为功，而俱兼燥土益阳之治；佐以芍药收阴，甘草益胃，更用蜜半升和药汁，引入阴分，阴邪留伏之处而经理之，八合顿服，求其一泄无余也。

《金匮要略心典》 脉伏者，有留饮也。其人欲自利，利反快者，所留之饮，从利而减也。虽利心下续坚满者，未尽之饮，复注心下也。然虽未尽而有欲去之势，故以甘遂半夏因其势而导之。甘草与甘遂相反，而同用之者，盖欲其一战而留饮尽去，因相激而相成也。芍药、白蜜不特安中，抑缓药毒耳。

【原文】

脉浮而细滑[1]，伤饮[2]。（十九）

【词解】

［1］脉浮而细滑：吴谦曰："凡饮病得脉浮而细滑者，为痰饮初病，水邪未深之诊。"

［2］伤饮：饮水过多，故曰伤。

【简释】

本条指出骤伤水饮的脉象。

【选注】

《金匮要略论注》　细脉不专属饮，合滑则为水之象矣。浮者，客水自表入，故脉未沉也。浮而细滑，谓浮本非饮，浮而细滑，则为饮耳。不曰有饮而曰伤饮，见为外饮所骤伤，而非停积之水也。

《金匮要略心典》　伤饮，饮过多也。气资于饮，而饮多反伤气，故脉浮而细滑，饮之征也。

【原文】

脉弦数[1]，有寒饮，冬夏难治。（二十）

【词解】

［1］脉弦数：张寿颐曰："此弦数之脉，亦以搏指促急为义，乃寒饮实邪，壅塞不通之应，亦非脉数为热之数，盖与《伤寒论·平脉》篇支饮急弦同义。皆为群阴凝结，不易宣通之证，所以申言之曰'冬夏难治'。"

【简释】

本条大意是说痰饮病脉证不符者，预后不佳。文义见上"注解"与下"选注"。

【选注】

《金匮要略论注》　仲景尝谓脉数弦者，当下其寒，可知弦数之脉，为阳中有阴，故曰有寒饮。病既阳中有阴，值大寒大热，病气复因时令而变，东垣所谓复病也。复病深而易惑，故曰冬夏难治。

《金匮要略心典》　脉弦数而有寒饮，则病与脉相左（不协调、不一致，指脉证不符），魏氏所谓饮自寒而挟自热是也。夫相左者，必相持。冬则时寒助饮，欲以热攻，则脉数必甚；夏则时热助脉，欲以寒治，则寒饮为碍。故曰难治。

【原文】

脉沉而弦[1]者，悬饮内痛[2]。(二十一)

病悬饮者，十枣汤①主之。(二十二)

十枣汤方：芫花（熬）　甘遂　大戟各等分　右三味，捣筛②，以水一升五合，先煮肥大枣十枚，取八合，去滓，内药末。强人服一钱匕，羸人服半钱，平旦温服之，不下者③，明日更加半钱，得快下后，糜粥自养。

【校勘】

①十枣汤：《外台秘要》卷八《澼饮方》深师朱雀汤与十枣汤同。所列证治，较本条为详。

②捣筛：《千金要方》卷十八第五"筛"作"为末"二字。

③不下者：《伤寒论》第152条"不下者"作"若下少病不除者"。此外，煎服法其他文字亦稍有出入，但意思略同。

【词解】

[1] 脉沉而弦：徐彬曰："脉沉为有水，故曰悬饮。弦则气结内痛。"

[2] 内痛：即本篇第2条"咳唾引痛"之症。陆渊雷曰："内痛，亦谓胸胁内引痛耳。"

【简释】

以上二条论述悬饮的证治。悬饮之病，是水流胁下，肝络不和，阴阳升降之气被阻，所以胸胁痛。脉见沉弦，是水饮已经内结，须破积逐饮，故用十枣汤主之。方中甘遂、芫花、大戟味苦峻下，能直达水饮结聚之处而攻之；但峻下之剂，损伤正气，故佐以大枣十枚安中调和诸药。王子接曰："每以大枣缓甘遂大戟之性，欲其循行经隧，不欲其竟走肠胃也，故不名其方而名法，曰十枣汤。芫花之辛，轻清入肺，直从至高之分去菀陈莝；以甘遂、大戟之苦，佐大枣之甘而泄者缓攻之，则从心及胁之饮，皆从二便出矣。"

按：本方现代用法，以诸药为末，每服 1.5 克 ~4.5 克，装入空心胶囊，1 日 1 次，清晨空腹枣汤调服。如此服法，大大减轻伤胃、呕吐、腹痛等副作用的发生。同时宜从小量逐渐增加，以中病（服药后大便日泻 5 ~6 次）为度，不可连续使用。

十枣汤证在《伤寒论》叙述甚详，原文第 152 条说："太阳中风，下利呕逆，表解者，乃可攻之。其人漐漐汗出，发作有时，头痛，心下痞硬满，引胁下痛，干呕，短气，汗出，不恶寒者，此表解里未和也，十枣汤主之。"

上述悬饮病十枣汤证与西医学所述的胸膜炎颇类似。其病因复杂，以结核性胸膜炎最多见，病初表现为干性结核性胸膜炎，进一步发展则为渗出性结核性胸膜炎。十枣汤对渗出性胸膜炎有良效。

【选注】

《金匮要略论注》 脉沉为有水，故曰悬饮。弦则气结，故痛。主十枣汤者，甘遂性苦寒，能泻经隧水湿，而性更迅速直达；大戟性苦辛寒，能泻脏腑之水湿，而为控涎之主；芫花性苦温，能破水饮窠囊，故曰破癖须用芫花。合大枣用者，大戟得枣，即不损脾也。盖悬饮原为骤得之证，故攻之不嫌峻而骤，若稍缓而为水气喘急浮肿。《三因方》以十枣汤药为末，枣肉和丸以治之，可谓善于变通者也。

《金匮要略方论本义》 沉取既弦，则邪之深伏胁下……自成一巢穴，如孤军独立，非单刀直入之将入虎穴而求虎子，不足以破其险阻也。芫花、甘遂、大戟，专主逐水祛湿，直达水饮窠囊之处，取效甚捷；和以枣肉，令不伤胃。治水之专剂，正所以攻胁下屈曲之邪，至当不易也。服法斟酌强羸人，快后养以糜粥，皆全胃气也。

《金匮要略心典》 脉沉而弦，饮气内聚也。饮内聚而气击之则痛。十枣汤蠲饮破癖，其力颇猛。《三因方》以三味为末，枣肉和丸，名十枣丸，亦良。

【原文】

病溢饮[1]者，当发其汗[2]，大青龙汤主之；小青龙汤亦主之。

(二十三)

大青龙汤方：麻黄六两（去节）　桂枝二两（去皮）　甘草二两（炙）　杏仁四十个（去皮尖）　生姜三两　大枣十二枚　石膏如鸡子大（碎）　右七味，以水九升，先煮麻黄，减二升，去上沫，纳诸药，煮取三升，去滓，温服一升，取微似汗，汗多者，温粉粉之[3]。

小青龙汤方：麻黄三两（去节）　芍药三两　五味子半升　干姜三两　甘草三两（炙）　细辛三两　桂枝三两（去皮）　半夏半升（洗）　右八味，以水一斗，先煮麻黄，减二升，去上沫，内诸药，煮取三升，去滓，温服一升。

【词解】

[1] 溢饮：曹家达曰："溢饮一证，以水气旁溢四肢而作。"

[2] 当发其汗：徐大椿曰："水在中，当利小便。水在四肢，当发汗，此亦总诀。"张璐曰："水饮溢出于表，营卫尽为不利……故必发汗以散水，而后营卫经脉始行，四肢之水亦得消矣。"朱光被曰："饮邪溢于表分，毛窍为之闭塞……当发汗以散邪。"

[3] 温粉粉之：第二个"粉"字是名词用作动词，即涂抹、敷之义。《千金要方》有温粉方，用煅龙骨、煅牡蛎、生黄芪各三钱，粳米粉一两，共研细末，和匀，以稀疏绢包，缓缓扑于肌肤，用以止汗。

【简释】

本条论述溢饮的证治。溢饮是水饮溢于四肢肌表，当汗出而不得汗出，而见身体疼重等症。饮既外溢于休表，治法当从汗解，即《素问·阴阳应象大论》所谓"其在皮者，汗而发之"的具体运用。但具体分析，溢饮有兼郁热于内者，亦有兼肺中"伏饮"者。治疗方法，前者宜大青龙汤，发汗兼清里热；后者宜小青龙汤，发汗兼温化里饮。柯韵伯云："两青龙俱治有表里证，皆用两解法。大青龙是里热，小青龙是里寒，故发表之药相同，而治里之药则殊也。"

按：大青龙汤证并见《伤寒论》第38，39条。本方可以看作是麻黄汤与越婢汤合方。两方相合，既能发汗解表邪，又能清宣治里热。根据其功效，可以广泛用于治疗热病及杂病。小青龙汤证详见后第35条。

【选注】

《金匮要略论注》　溢饮者，水已流行归四肢，以不汗而致身体疼重，盖表为寒气所侵而疼，肌体着湿而重，全乎是表。但水寒相杂，犹之风寒两伤，内有水气，故以大青龙、小青龙主之。然大青龙合桂麻而去芍加石膏，则水气不甚而挟热者宜之；倘咳多而寒伏，则必小青龙为当，盖麻黄去杏仁，桂枝去生姜，而加五味、干姜、半夏、细辛，虽表散而实欲其寒饮之下出也。

《金匮要略心典》　水气流行，归于四肢，当汗出而不汗出，身体重痛，谓之溢饮。夫四肢阳也，水在阴者宜利，在阳者宜汗，故以大青龙发汗去水，小青龙则兼内饮而治之者耳。徐氏曰：大青龙合桂、麻而去芍药，加石膏，则水气不甚而挟热者宜之。倘饮多而寒伏，则必小青龙为当也。

《医宗金鉴》　溢饮病属经表，虽当发汗，然不无寒热之别也。热者以辛凉发其汗，大青龙汤；寒者以辛温发其汗，小青龙汤。故曰大青龙汤主之，小青龙汤亦主之也。

【原文】

膈间支饮[1]，其人喘满[2]，心下痞坚[3]，面色黧黑[4]，其脉沉紧，得之数十日，医吐下之不愈，木防己汤主之。虚者即愈[5]，实者三日复发[6]，复与不愈者，宜木防己汤去石膏加茯苓芒硝汤主之。（二十四）

木防己汤方：木防己三两　石膏十二枚，鸡子大①　桂枝二两　人参四两　右四味，以水六升，煮取二升，分温再服。

木防己去石膏加茯苓芒硝汤方：木防己　桂枝各二两　人参四两　芒硝三合　茯苓四两　右五味，以水六升，煮取二升，去滓，内芒硝，再微煎，分温再服，微利则愈。

【校勘】

①石膏十二枚，鸡子大：如此用量太多太重。《外台秘要》卷八作“石膏鸡子大十二枚”，亦较多较重。叶霖曰：“十二枚”三字衍文。本书大青龙汤、厚朴麻黄汤两方之石膏，并云“如鸡子大”，并未言枚数，可佐证叶说。

【词解】

［1］膈间支饮：谓饮邪支撑于胸膈。

［2］喘满：谓喘息胸满，为胸肺之病变也。

［3］心下痞坚：“痞”为无形之聚，“坚”为有形之积，“心下痞坚”谓不仅自觉心下痞闷，并且按之坚实。

［4］黧黑：即面色晦暗而无光泽。

［5］虚者即愈："虚者"意指服了木防己汤之后，原来的"心下痞坚"变为虚软，故曰"即愈"。

［6］实者三日复发：意为数日之后，"心下痞坚"又复加重。

【简释】

本条论述支饮的证治。膈间有支饮，其人上为喘满，心下痞坚，这是水停心下，上迫于肺所致。寒饮伏留于里，结聚不散，所以其脉沉紧。正虚饮盛，气血不能上荣，故面色黧黑。"得之数十日"，并非病史只"数十日"，而是病程日久。近"数十日"又复加重，"医吐下之"，为失治、误治，故"不愈"，此为虚实夹杂的支饮重证，治用木防己汤。方中防己、桂枝一苦一辛，行水饮而散结气，可使心下痞坚消散；石膏辛凉以清郁热；人参扶正补虚，全方邪正兼顾。服药之后，痞坚虚软，这是水去气行，结聚已散的表现，故曰"虚者即愈"；若数日之后，仍为心下痞闷坚实，是水停气阻，病情又复加重，且病机有了变化，故于原方中去石膏之辛凉，加茯苓以利小便，芒硝以通大便，使饮邪从二便而去，故方后曰"微利则愈"。

按：中西医结合分析原文，本文所述可能是心脏病导致心力衰竭的表现。"心下痞坚"为心衰所致的肝大。笔者曾治疗一例50多岁的风心病心衰患者，其临床表现即如原文所述，用木防己汤治疗而获效，但易复发。

【选注】

《金匮要略心典》 支饮上为喘满而下为痞坚，则不特碍其肺，抑且滞其胃矣。面色黧黑者，胃中成聚，营卫不行也。脉浮紧者为外寒，沉紧者为里实。里实可下，而饮气之实，非常法可下；痰饮可吐，而饮之在心下者，非吐可去，宜其得之数十日，医吐下之而不愈也。木防己、桂枝一苦一辛，并能行水气而散结气，而痞坚之处，必有伏阳，吐下之余，定无完气，书不尽言，而意可会也。故又以石膏治热，人参益虚，于法可谓密矣。其虚者外虽痞坚，而中无结聚，即水去气行而愈；其实者中实有物，气暂行而复聚，故三日复发也。魏氏曰：后方去石膏加芒硝者，以其既散复聚，则有坚定之物留作包囊，故以坚投坚而不破者，即以软投坚而即破也；加茯苓者，亦引饮下行之用耳。

【原文】

心下有支饮，其人苦冒眩[1]，泽泻汤主之。（二十五）

泽泻汤方：泽泻五两　白术二两　右二味，以水二升，煮取一升，分温再服。

【词解】

［1］苦冒眩：此为被动句，即病人被冒眩所苦。《素问·玉机真脏论》云“忽忽眩冒而巅疾”。王注：“眩，谓目眩视如转也；冒，谓冒闷也。”

【简释】

本条论述支饮冒眩的证治。痰饮之为病，如水之有派，木之有枝，若邻于心下，名曰“心下有支饮”。支饮之邪上犯头目，故出现冒眩症状。冒，指头晕而不清爽；眩，指目眩而眼花瞭乱。《类聚方广义》形象地解释说：“支饮冒眩证，其剧者，昏昏摇摇，如居暗室，如坐舟中，如步雾里，如升空中，居室床褥，回转如走，虽瞑目敛神，复然，是非此方则不治。”治以泽泻汤，重用泽泻利水除饮，少用白术健脾制水。《高注金匮要略》说：“泽泻利水而决之于沟渠，白术培土而防之于堤岸，则水饮下注而浮鼓之气自平矣，故主之。”古有泽泻“利水不伤阴”之说，实乃“令邪水去，则真阴得养”（《药品化义》）。

按：本条所述支饮冒眩证与西医学所述的梅尼埃病相似，以泽泻汤治之有良效。

【选注】

《金匮要略直解》　《内经》曰“清阳出上窍”，支饮留于心膈，则上焦之气浊而不清，清阳不能走于头目，故其人苦冒眩也。

《金匮要略心典》　水饮之邪，上乘清阳之位，则为冒眩。冒者，昏冒而神不清，如有物冒蔽之也；眩者，目眩转而乍见玄黑也。泽泻泻水气，白术补土气以胜水也。高鼓峰（清代医家）云“心下有水饮，格其心火不能下行，而但上冲头目也”，亦通。

【原文】

支饮胸满者，厚朴大黄汤主之。（二十六）

厚朴大黄汤方：厚朴一尺　大黄六两　枳实四枚　右三味，以水五升，煮取二升，分温再服。

【简释】

本条论述支饮胸满的证治。支饮胸满者，由饮停胸中，肺气壅实所致。若脏病及腑，累及大肠，可致腑气不通而腹满。治用厚朴大黄汤行气通腑。

按：条文所述“胸满”，注家有两种看法：一种仍按原文解释，如《金匮要略浅注》；一种认为应改“腹满”，如《金匮要略心典》《医宗金鉴》等。周衡教授认为，当是“胸满”而非“腹满”。因为，腹满在膈下，岂能谓之“支”？但可理解为胸及上腹部胀满。丹溪谓多见于嗜酒之徒，临床确实如此。

【选注】

《金匮要略心典》 胸满疑作腹满。支饮多胸满，此何以独用下法？厚朴大黄与小承气同，设非腹中痛而闭者，未可以此轻试也。

《医宗金鉴》 支饮胸满者，邪在肺也，宜用木防己汤、葶苈大枣汤；支饮腹满，邪在胃也，故用厚朴大黄汤，即小承气汤也。

《金匮要略浅注》 上节言心下支饮，用补土镇水法，不使水气凌心，则眩冒自平。此节指支饮在胸，进一层立论。云胸满者，胸为阳位，饮停于下，下焦不通，逆行渐高，充满于胸故也。主以厚朴大黄汤者，是调其气分，开其下口，使上焦之饮，顺流而下。……二味（指厚朴、枳实）皆气分之药，能调上焦之气，使气行而水亦行也；继以大黄之推荡，直通地道，领支饮以下行，有何胸满之足患哉。此方药品与小承气同，其分两、主治不同，学者宜潜心体认，方知古人用药之妙。

【原文】

支饮不得息[1]，葶苈大枣泻肺汤主之。方见肺痈中。（二十七）

【词解】

[1] 支饮不得息：《素问·平人气象论》“呼吸定息”，即一呼一吸为一息。“不得息”，谓呼吸困难。“支饮不得息者，乃饮邪壅肺，填塞气路矣”（《金匮方歌括》）。

【简释】

本条论述痰饮阻于胸肺的证治。支饮痰涎壅塞胸肺，肺气不利，故胸满喘咳、呼吸困难。治宜葶苈大枣泻肺汤，泻肺气之闭以逐痰饮。

【选注】

《金匮要略编注》　此支饮偏溢于肺也。支饮贮于胸膈，上干于肺，气逆则呼吸难以通彻，故不得息。然急则治标，所以佐大枣之甘养胃和中以保脾，葶苈之苦以泻肺，俾肺气通调，脾得转输，为峻攻支饮在肺之主方也。

《金匮要略心典》　不得息，肺满而气闭也。葶苈入肺，通闭泻满；用大枣者，不使伤正也。

【原文】

呕家本渴，渴者为欲解，今反不渴，心下有支饮故也，小半夏汤主之。《千金》云小半夏加茯苓汤。（二十八）

小半夏汤方：半夏一升　生姜半斤　右二味，以水七升，煮取一升半，分温再服。

【简释】

本条论述支饮呕吐的证治。呕吐伤津液，故呕家本渴。饮病呕吐而亦作渴者，是饮随呕去，且伤津而渴，故曰“渴者为欲解”；若吐后反不渴者，以“心下有支饮故也”，即呕吐虽可排除部分水饮，而支饮并未尽除，故不渴，小半夏汤主之。对于支饮呕吐，本方既能化饮以治本，又能止呕以治标，且生姜能解半夏之毒，古人制方至精至妙如此。

按：小半夏汤为“呕家圣剂”。本方在《金匮要略》中有3篇论及，本条之外，《黄疸病脉证并治》曰：“黄疸病……哕者，小半夏汤主之。”《呕吐哕下利病脉证治》曰：“诸呕吐，谷不得下者，小半夏汤主之。”古代许多方书，凡治呕吐，多以小半夏汤为主方，以半夏、生姜为止呕之要药。诸病呕哕，可用小半夏汤治标，或结合辨证，标本兼治。

【选注】

《金匮要略心典》　此为饮多而呕者言。渴者饮从呕去，故欲解；若不渴，则知其支饮仍在，而呕亦未止。半夏味辛性燥，辛可散结，燥能蠲饮，生姜制半夏之悍，且以散逆止呕也。

【原文】

腹满，口舌干燥，此肠间有水气[1]，己椒苈黄丸主之。（二

十九）

防己椒目葶苈大黄丸方：防己　椒目　葶苈（熬）　大黄各一两

右四味，末之，蜜丸如梧子大，先食饮服一丸[2]，日三服①，稍增，口中有津液。渴者加芒硝[3]半两。

【校勘】

①日三服：疑“三服”下，似脱“不知”二字。由于疗效不显，始“稍增”也。

【词解】

［1］水气：“水即饮也，饮之未聚为水，水之既聚为饮。”（《金匮要略浅注》）

［2］先食饮服一丸：“先食饮”为饭前服药，则药力能尽快到达病所。

［3］渴者加芒硝：“渴者”甚于口舌干燥，因饮阻气结更甚也。故“加芒硝”辅助大黄通腑逐饮。

【简释】

本条论述痰饮水走肠间的证治。水走肠间，饮邪内结，所以腹满；水气不化，津不上承，故口舌干燥。治以己椒苈黄丸，方中防己、椒目辛宣苦泄，导水从小便而出；葶苈、大黄攻坚决壅，逐水从大便而去。四药合用，前后分消水饮，导邪下行，则腹满、口舌干燥自愈。若脾气转输，津液自生，故方后云“口中有津液”，这是饮去病解之征。若服药后反加口渴，则为饮阻气结更甚，故加芒硝辅助大黄以通腑逐饮。

【选注】

《金匮要略直解》　痰饮留于中，则腹满；水谷入于胃，但为痰饮而不为津液，故口舌干燥也。上证曰：水走肠间沥沥有声，故谓之痰饮；此肠间有水气，亦与痰饮不殊，故用此汤以分消水饮。此水气在小肠也，防己、椒目导饮于前，清者得从小便而出；大黄、葶苈，推饮于后，浊者得从大便而下也。此前后分消，则腹满减而水饮行，脾气转而津液生矣。若渴，则甚于口舌干燥，加芒硝佐诸药，以下腹满而救脾土。

《金匮要略心典》　水既聚于下，则无复润于上，是以肠间有水气而口舌反干燥也。后虽有水饮之入，只足以益下趋之势，口燥不除而腹满益甚矣。

防己疗水湿，利大小便；椒目治腹满，去十二种水气；葶苈、大黄，泄以去其闭也。渴者知胃热甚，故加芒硝。经云“热淫于内，治以咸寒”也。

【原文】

卒呕吐[1]，心下痞[2]，膈间有水[3]，眩悸①[4]者，小半夏加茯苓汤主之。（三十）

小半夏加茯苓汤方：半夏一升　生姜半斤　茯苓三两（一法四两）

右三味，以水七升，煮取一升五合，分温再服。

【校勘】

①眩悸：《千金要方》卷十八第六、《外台秘要》卷八《支饮方》“眩”上并有“目”字。《圣济总录》卷五十四《三焦门》“眩悸”作“目眩悸动”。

【词解】

［1］卒呕吐：“卒”同“猝”（cù）。《广韵·十一没》：“猝，仓猝暴疾也。”故“卒呕吐”者，卒然而（《呕吐也。

［2］心下痞：“水停心下成痞”（《金匮要略广注》）。

［3］膈间有水：本句为自注病机语。示人勿以为是泻心汤证之痞。

［4］眩悸：即目眩心悸。《释名·释疾病》：“眩，悬也。目视动乱，如悬物摇摇然不定也。”

【简释】

本条论述停饮上逆呕吐的证治。饮停于胃，胃失和降，反而上逆，故每每突然发作呕吐。由于水饮停积，故心下痞满；清阳不升，则头目昏眩；水气凌心，则心悸。凡此诸症，皆属膈间有水之故。治以小半夏加茯苓汤，和胃止呕，引水下行。本条与第28条之证类似，因眩悸，故加茯苓。另外，这里说的膈间有水，其实是水停于胃，亦即第28条所谓的“心下有支饮”。

按：古人善用本方治妊娠恶阻及诸病呕逆。如《医事小言》说：“治恶阻不能受药者，可用小半夏加茯苓汤，若仍不受可用伏龙肝一两，置器中，用水二盏搅之，后静置使澄，取一盏，用此水煎服小半夏加茯苓汤，无不受者，不但治恶阻呕吐，用于诸病呕逆，诸医所束手者，皆得奇验。”

【选注】

《**金匮要略论注**》　无物曰呕，有物曰吐。……是呕吐而痞，外不因表邪，内不因胃伤，乃膈间有水，故为水逆也。至于眩悸，阴邪不能下注而上冒，故侵于目为眩，凌于心为悸，水在膈间益明矣。故治之，不若误下之痞，而但以小半夏加茯苓，去饮下逆为主。

《**金匮要略心典**》　饮气逆于胃则呕吐，滞于气则心下痞，凌于心则悸，蔽于阳则眩。半夏、生姜止呕降逆，加茯苓去其水也。

【原文】

假令瘦人[1]脐下有悸①，吐涎沫而癫眩[2]，此水也，五苓散主之。(三十一)

五苓散方：泽泻一两一分　猪苓三分（去皮）　茯苓三分　白术三分　桂枝二分（去皮）　右五味，为末，白饮服方寸匕，日三服，多饮暖水，汗出愈。

【校勘】

①有悸："有"字是衍文，应据《脉经》卷八第十五删。

【词解】

［1］瘦人：即第2条所谓"其人素盛今瘦"之人。

［2］癫眩："癫"应作"颠"。《说文解字》："颠，顶也。""顶，头上也。""颠眩"，即头目眩晕。

【简释】

本条论述下焦水逆的证治。饮邪积于下焦，膀胱气化不利，水无去路，反逆而上行，以致变生诸症。水动于下，则脐下悸动；水逆于上，则吐涎沫而头眩。饮在下焦，当从小便去之，宜五苓散化气行水。"曰多服暖水汗出者，盖欲使表里分消其水，非挟有表邪而欲两解之谓。"(《金匮要略心典》)

按：五苓散证在《消渴小便不利淋病脉证并治》与《伤寒论》第71～74，141，156，244条等诸条均有论及，本方主要为治疗蓄水证、水逆证而设。古今医家扩大了五苓散的应用范围，用于治疗内、妇、儿、五官等各科病证与水液代谢失常者。其失常可表现为全身性的肾炎水肿，局限性的视网膜水肿，以及代谢紊乱所致的泄泻等。五苓散之所以能够治疗水液代谢失常所致的诸病，主要在于本方具有良好的利水作用。现代实验研究已证实，五苓散的利尿作用缓和而持久，并有整体调节作用，此为西药“速尿”等化学利尿剂所不及。其次，五苓散能振奋膀胱的收缩功能，即“通阳化气行水”作用，所以可以治疗太阳膀胱气化不行的“蓄水证”及“水逆”病变。

【选注】

《金匮要略论注》 瘦人则腹中原少湿也。然而脐下有悸，悸者微动也。此唯伤寒发汗后，欲作奔豚者有脐下悸，或心气伤者，劳倦则发热当脐跳。今内无积湿，外无表陷，又非心气素伤，而忽脐下悸，论理上焦有水，不宜证见于脐，乃上仍吐涎沫，甚且颠眩，明是有水在中间，故能上为涎沫、为颠眩，下为脐下悸。盖心为水逼，肾乘心之虚而作相凌之势，故曰此水也。因以桂、苓伐肾邪，猪苓、泽泻、白术泻水而健胃，比痰饮之苓桂术甘汤，去甘草加猪、泽。彼重温药和胃，此则急于去水耳。且云饮暖水汗出愈，内外分消其水也。

《金匮要略心典》 瘦人不应有水，而脐下悸，则水动于下矣；吐涎沫，则水逆于中矣；甚则颠眩，则水且犯于上矣。形体虽瘦而病实为水，乃病机之变也。颠眩即头眩。苓、术、猪、泽甘淡渗泄，使肠间之水从小便出；用桂者，下焦水气，非阳不化也。曰多服暖水汗出者，盖欲使表里分消其水，非挟有表邪而欲两解之谓。

《医宗金鉴》 悸者，筑筑然跳动病也。上条心下有悸，是水停心下为病也；此条脐下有悸，是水停脐下为病也。若欲作奔豚，则为阳虚，当以茯苓桂枝甘草大枣汤主之；今吐涎沫，水逆胃也，巅眩，水阻阳也，则为水盛，故以五苓散主之。

［附方］

《外台》茯苓饮：治心胸中有停痰宿水，自吐出水后，心胸间虚，气满，不能食，消痰气，令能食。

茯苓　人参　白术各三两　枳实二两　橘皮二两半　生姜四两　右六味，水六升，煮取一升八合，分温三服，如人行八九里进之。

按：《外台秘要》卷八《痰饮不消及呕逆不食门》，载有延年茯苓饮，主治及药味均与此方同，唯用量及个别文字有出入。方后细注云“仲景《伤寒论》同”。据此，可知此系仲景方，具有消痰气，健脾气功效，为痰饮病调理之剂。

【选注】

《金匮要略论注》　此为治痰饮善后最妥当之方。心胸之间，因大吐而虚，故加参；设非大吐，无参，减枳实亦可。俗医谓用陈皮即减参之力，此不惟用陈皮，且加枳实二两，补泻并行，何其妙也。

《金匮要略编注》　脾虚不与胃行津液，水蓄为饮，贮于胸膈之间，满而上溢，故自吐出水后，邪去正虚，虚气上逆，满而不能食也。所以参、术大健脾气，使新饮不聚；姜、橘、枳实以驱胃家未尽之饮，曰消痰气，令能食耳。

【原文】

咳家其脉弦，为有水，十枣汤主之。方见上。（三十二）

夫有支饮家，咳烦胸中痛者，不卒死，至一百日或一岁，宜十枣汤。方见上。（三十三）

【简释】

以上二条是论述痰饮所致久咳的证治。咳家、支饮家均是指痰饮咳嗽久病之人。水饮射肺，发为咳嗽者，其脉以弦为主。水饮停积于肺，由咳嗽而并发心烦、胸中痛，这是肺病饮邪累及于心，心肺俱病，病情加重的表现。如果不发生巨变，延至一百日，甚至一年，正气尚未甚虚者，可用十枣汤逐其水饮，则咳嗽可望缓解。

【选注】

《金匮要略心典》　脉弦为水，咳而脉弦，知为水饮渍入肺也。十枣汤逐水气自大小便去，水去则肺宁而咳愈。按，许仁则（唐代医家）论饮气咳者，由所饮之物，停滞在胸，水气上冲，肺得此气，便成咳嗽，经久不已，渐成水病。其状不限四时昼夜，遇诸动嗽物即剧。乃至双眼突出，气如欲断，汗出，大小便不利，吐痰饮涎沫无限，上气喘急肩息，每旦眼肿，不得平眠，此即咳家有水之证也。著有干枣三味丸方见《外台秘要》亦佳。大枣六十枚，葶苈一升，杏仁一升，合捣作丸，桑白皮饮下七八丸。日再，稍稍加之，以大便通利为度。

胸中支饮，扰乱清道（指呼吸道），赵氏（指赵以德）所谓动肺则咳，动心则烦，搏击阳气则痛者是也。其甚者，营卫遏绝，神气乃亡，为卒死矣；否则延久不愈，至一百日或一岁，则犹有可治，为其邪差缓而正得持也。然以经久不去之病，而仍与十枣攻击之药者，岂非以支饮不去，则其咳烦胸痛，必无止期。与其事敌以苟安，不如悉力一决之，犹或可图耶？然亦危矣！

【原文】

久咳数岁，其脉弱者可治；实大数者死；其脉虚者必苦冒。其人本有支饮在胸中故也，治属饮家。（三十四）

【简释】

本条论述支饮久咳的脉症和预后。痰饮所致久咳数岁，正气已虚，脉弱则与证相应，故为可治；若见实大而数，则邪盛正衰，预后不良；其脉虚者，必正气不足，可见头目昏眩。但因其人本有支饮停留，故仍当以治饮为法。

【选注】

《金匮方论衍义》　《内经》曰：久病脉弱者生，实大者死。又曰：脉大则病进。盖是弱脉，乃邪气衰；实大，乃邪气盛。其久病者，正气已虚，邪气亦衰，虽重可治。若邪盛加之脉数，火复刑金，岂不死乎？其脉虚苦冒者，盖胸中乃发越阳气之地，今支饮停之，阻其阳气，不得升于上，又不得充于下与阴接，惟从支饮浮泛，眩乱头目清道，故苦冒也。治其饮，则阳气行而可愈矣。

《金匮要略方论本义》　又有久咳数岁，饮之留伏也久矣，证之成患也深矣。诊之脉弱者，久病正虚，是其常也；久病而邪亦衰，是其幸也，可以于补正气中寓逐水饮之法治之，徐徐可收功也，故曰可治。若夫诊其脉而实而大而数，则正虚而邪方盛，欲补其正，有妨于邪，欲攻其邪，有害于正，可决其死也。

《金匮要略心典》　久咳数岁不已者，支饮渍肺而咳，饮久不已，则咳久不愈也。咳久者其气必虚，而脉反实大数，则其邪犹盛。以犹盛之邪而临已虚之气，其能久持乎？故死。若脉虚者，正气固虚，而饮气亦衰，故可治。然饮虽衰而正不能御，亦足以上蔽清阳之气，故其人必苦冒也。此病为支饮所致，去其饮则病自愈，故曰治属饮家。

【原文】

咳逆倚息不得卧，小青龙汤主之。方见上。（三十五）

【简释】

本条论述支饮咳喘的证治。本条即第2条所述的支饮证。此证多由外寒引动内饮而病情加重，由于发病则内外合邪，故用小青龙汤解外寒而除内饮。

【选注】

《金匮要略论注》 咳逆倚息不得卧，即前支饮的证也。不用十枣汤而用小青龙汤，必以其挟表也。然此必病发未久而不得卧，则势亦恐亟，故暂以麻、桂治表，姜、夏治饮耳。

《张氏医通》 《金匮》治咳，叙之痰饮之下，以咳必因之痰饮。而五饮之中，独膈上支饮，最为咳嗽根底，外邪入而合之因嗽，即无外邪，而支饮渍入肺中，自足令人咳嗽不已，况支饮久蓄膈上，其下焦之气，逆冲而上，尤易上下合邪也。夫以支饮之故，而令外邪可内，下邪可上，不去支饮，则咳终无宁日矣。其曰咳逆倚息不得卧，小青龙汤主之，明外内合邪之证，唯小青龙汤为的对耳。然用小青龙汤，其中颇有精义，须防冲气自下而上，重增浊乱，其咳不能堪矣。《伤寒》用小青龙汤，无少阴证者可服，杂证用小青龙汤，亦恐少阴肾气素虚，冲任之火易于逆上，冲任火上，无咳且增烦咳，况久咳不已，顾可动其冲气耶。盖冲任二脉，与肾络同出胞中，肾虚不能固守于下，则二脉相挟从少腹逆冲而上也。盖肾气本虚之人，即素无痰饮，才感外邪，则冲任之火便乘势上凌膈上，迫协津液而为痰饮，支塞清道，必至咳逆倚息不得卧也。倚息者，倚伏而喘息，阴火内应外邪，为证最急，不得不以小青龙汤为务也。只缘真元素亏，纵有合剂，不能遑迅扫之力，所以余邪得以久持，致有如下变证也。

《金匮要略心典》 倚息，倚几而息，能俯而不能仰也。肺居上焦而司呼吸，外寒内饮，壅闭肺气，则咳逆上气，甚则但坐不得卧也。麻黄、桂枝散外入之寒，半夏消内积之饮，细辛、干姜治其咳满，芍药、五味监麻、桂之性，使入饮去邪也。

《医宗金鉴》 咳逆，古咳嗽名也；倚息，今呼吸促也。咳嗽呼吸气促不得卧，久病多属痰饮，新病每兼形寒，故宜以小青龙汤汗之，以散内饮外寒也。

按：小青龙汤证并见于本篇前第23条、后《妇人杂病脉证并治》第7条，以及《伤寒论》第40，41条。本方证是肺有伏饮（支饮），又外感风寒（或气候骤变，天时阴寒之气影响人体），外寒引动肺饮，肺气更加不利而咳喘加重，或哮喘复发。小青龙汤是治疗寒饮咳喘的主方，临床应用甚广，用之得当，恒奏良效。若病属上实下虚的支饮证，则小青龙汤中辛散之药不宜使用。用之不当，便会出现如下误治之变。

【原文】

青龙汤下已[1]，多唾口燥[2]，寸脉沉，尺脉微①，手足厥逆②，气从少腹上冲胸咽[3]，手足痹[4]，其面翕热如醉状[5]，因复下流阴股[6]，小便难，时复冒者，与③茯苓桂枝五味甘草汤，治其气冲。（三十六）

桂苓五味甘草汤方：茯苓四两　桂枝四两（去皮）　甘草三两（炙）　五味子半升　右四味，以水八升，煮取三升，去滓，分温三服。

【校勘】

①尺脉微：《外台秘要》卷九《十咳》“尺”上有“而”字。

②手足厥逆：《千金要方》卷十八第五“逆”作“冷”。

③与：《外台秘要》“与”上有“可”字。

【词解】

［1］青龙汤下已：本条及以下五条，是服小青龙汤后之变证变方。

［2］多唾口燥：“小青龙汤发其阳气太甚，则口多浊唾而燥”（《金匮发微》）。

［3］气从少腹上冲胸咽：阳虚不能制阴，寒水之气循冲脉上冲胸咽。

［4］手足痹：慧琳《一切经音义》卷七十二引《苍颉篇》云：“痹，手足不仁也。”

［5］面翕（xī）热如醉状：面部炽热如喝酒醉了一样。

［6］因复下流阴股：从“上冲”至“下流”乃虚阳之气，或升或降，上下无主之症状。“下流”是说气又从上向下移动。“阴股”是两大腿内侧。

【简释】

本条至第40条详述虚体服小青龙汤以后的变化，并随机应变，出其治疗方法。咳逆倚息不得卧症，服小青龙汤以后，痰唾多而口干燥者，此为寒饮将去之征，与第28条所谓呕家“渴者为欲解”同一机转。但由于其人下焦真阳素虚，支饮上盛，这种下虚上实证，所以寸脉见沉，尺脉微弱，而且手足厥逆。这种病情，虽然寒饮在上焦，但不能仅用温散之剂，因温散易于发越阳气，影响冲脉，滋生变端，必须兼顾下焦，始为虚实两全之图。服小青龙汤后，固然寒饮得以暂解，但虚阳亦随之上越，冲气反因而上逆，出现种种变证，如气从少腹上冲，直至胸咽，手足不仁，其面翕热如醉等。由于冲脉为病是时发时平的，所以冲气有时又能还于下焦，但气冲逆则一身之气皆逆，所以下则小便困难，上则时作昏冒，当此之时，宜治以敛气平冲，用桂苓五味甘草汤，使上冲之气平，然后再议他法。方中桂枝、甘草，辛甘化阳，以平冲气；配以茯苓，甘淡渗水；又用五味收敛耗散之气，使虚阳不致上浮。《兰台轨范》："此方五味子不与干姜同服，因服小青龙汤之后，发泄已甚，而气冲，故专于敛肺也"。

【选注】

《金匮要略论注》 前咳逆倚息，明知是饮邪侵肺，但使其人下实不虚，则饮去病除。设虚多，正气不足以御邪，得药上饮未能去，而下先不堪发散，动其冲气，以致肺燥如痿而多唾。唾者，其痰薄如唾也。又口燥，燥者，觉口干，非渴也。寸脉沉，水未去也，尺脉微，下元骤虚也。虚则寒气下并，手足厥逆。于是肾邪乘心而气从小腹上冲胸咽，自腹及胸，自胸及咽，高之至也。手足痹者，不止于厥，而直不用也。面翕热如醉状，所谓面若妆朱，真阳上浮也。然未至于脱，则阳复下流阴股，谓浮于面之阳，旋复在两股之阴作热气也。阳复归于下，似较浮出时稍可，然不归于肾，而或上熏于面，或下征于股，是狂阳无主，故小便得其燥气而难，又复随经犯上而为冒为眩，总是肾邪动而龙雷之火无归，如电光之闪烁无主。故以桂苓伐肾邪；加五味敛其肺气，恐咳甚而火愈不能辑，则冲气愈不能下也；甘草调其中土，以制水也。肾邪去而气自不冲，故曰治其冲气。见初时以去饮止咳为主，既冲气发，其病大，即不得旁图以分其药力也。

《金匮要略方论本义》 咳逆倚息不得卧，用小青龙汤后，多唾口燥者，辛热之药能散发阳气，飞越于外，内不和则口燥，口燥则多唾也。诊之寸脉沉者，支饮有窠囊，欲去之而不能尽去也。上以候之，上乃阳分，而阴寒之邪踞之如此牢固，上阳不振明矣。尺脉微者，正阳虚于下，而阴寒之气斯厥逆而上奔也，下阳不振又明矣。于是手足厥逆，气从小腹上冲胸咽，阴寒之潜越上下，全无阳令更甚明矣。于是手足痹而不仁，其面翕热如醉状，下有阴寒逼越，上有假热浮游，竟与少阴下真寒上假热证无异也。其气既上冲胸咽，复下流阴股，任其奔驱，如入无人之境，周身之阳，俱不充也又明矣。阳不充则气不化，又有阴寒之邪痞塞于下，小便必难；清阳之气不能升举，必时复冒，皆阳亡阴盛，肆往来上下为患也。既服小青龙所以得此者，阳散于外，正气不足以胜邪也。正气不能胜邪，遂与之固冱（hù）于躯壳之内，其邪抗拒不服，反欲逐灭其阳，渐至不返，见此急宜固阳。专以扶阳逐水，补气收阴为法，足以匡小青龙之不逮矣。茯苓渗水，桂枝扶阳，甘草补中，五味收阴，盖防其上冲外散，类于亡阳奔豚等证，故治法亦归于扶阳抑阴为用也。

《金匮要略心典》　服青龙汤已，设其人下实不虚，则邪解而病除；若虚，则麻黄、细辛辛甘温散之品，虽能发越外邪，亦易动人冲气。冲气，冲脉之气也。冲脉起于下焦，挟肾脉上行至喉咙，多唾口燥，气冲胸咽，面热如醉，皆冲气上入之候也。寸沉尺微，手足厥而痹者，厥气上行，而阳气不治也。下流阴股，小便难，时复冒者，冲气不归而仍上逆也。茯苓、桂枝能抑冲气使之下行；然逆气非敛不降，故以五味之酸敛其气；土厚则阴火自伏，故以甘草之甘补其中也。

【原文】

冲气即低[1]，而反更咳，胸满者[2]，用①桂苓五味甘草汤去桂加干姜、细辛，以治其咳满。(三十七)

苓甘五味姜辛汤方：茯苓四两　甘草　干姜　细辛各三两　五味子半升　右五味，以水八升，煮取三升，去滓，温服半升，日三。

【校勘】

①用：《外台秘要》卷九《十咳》“用”作“与。”

【词解】

［1］冲气即低：“即”应作“既”。《广韵·八未》：“既，已也。”

［2］而反更咳，胸满者：咳满乃由寒饮未除，其邪蓄于肺中则咳，留滞胸中则满。

【简释】

服前方以后，冲气已见下降，但咳嗽胸满之证又复发作，这是冲逆虽平，而支饮又发，宜再除饮治咳，用苓甘五味姜辛汤。因冲逆已平，故不须桂枝；但咳满又加，故用干姜、细辛以散寒泄满，全方蠲饮止咳。

【选注】

《金匮要略心典》　服前汤已，冲气即低，而反更咳胸满者，下焦冲逆之气即伏，而肺中伏匿之寒饮续出也。故去桂枝之辛而导气，加干姜、细辛之辛而入肺者，合茯苓、五味、甘草消饮驱寒，以泄满止咳也。

《金匮玉函要略辑义》 案成无己云：桂枝泄奔豚，故桂枝加桂汤，用五两，以主奔豚气从小腹上至心者。今冲气即低，乃桂之功著矣，故去之。沈氏、《金鉴》并云桂走表，故去之。非。

【原文】

咳满即止，而更复渴，冲气复发者，以细辛、干姜为热药也。服之当遂渴，而渴反止者，为支饮也。支饮者法当冒[1]，冒者必呕，呕者复内半夏以去其水。（三十八）

桂苓五味甘草去桂加干姜细辛半夏汤方：茯苓四两 甘草 细辛 干姜各二两 五味子 半夏各半升 右六味，以水八升，煮取三升，去滓，温服半升，日三服。

【词解】

［1］法当冒：曹家达曰："支饮在胸膈间，中脘阳气被遏，必见郁冒。"

【简释】

本条承上条论述冲气上冲与饮气上逆的鉴别，以及饮气上逆的治疗。服前方后而咳满即止者，是干姜、细辛的功效已著，病情缓解，为好转现象。但亦有服药后见口渴，冲气复发者，是因干姜、细辛温热，转从燥化，动其冲气所致，此种变化自当酌用桂苓味甘汤以治之。另一种变化为口渴不久反止，咳满又发，此为支饮复盛之故。支饮内盛上逆，出现眩晕而并见呕吐者，应用苓甘五味姜辛汤加半夏以治水止呕。

【选注】

《金匮要略方论本义》 咳满得即止矣，而更复渴，冲气又复发者何也？仲景自明其理，谓以细辛、干姜之热药用以治饮，热行于上焦，所以法当渴也。此无妨于事，饮去则津生，津生则渴止，不须周章多事也，故法当遂渴。而渴乃不久反止，此又何故？盖饮故也。饮去何以复谓之饮也？饮必由胸膈入胃注肠下于小便宣泄也，此暂渴所以谓之饮去也。或者支饮一证，较他饮证独深，有不能尽祛之邪，所以渴止。验之于法当冒，冒者且必呕，呕者支饮不尽降泄，又必逆冲作呕致冒也。主治者见此余邪复升而上冲，亦不必更张其治法也，宜复加半夏之辛苦以开以散，可以收全功矣。

《金匮要略心典》　冲脉之火得表药以发之则动，得热药以逼之亦动。而辛热气味，既能劫夺胃中之阴，亦能布散积饮之气。仲景以为渴而冲气动者，自当治其冲气；不渴而冒与呕者，则当治其水饮，故内半夏以去其水。而所以治渴而冲气动者，惜未之及也。约而言之，冲气为麻黄所发者，治之如桂、苓、五味、甘草，从其气而导之矣；其为姜、辛所发者，则宜甘淡咸寒益其阴以引之，亦自然之道也。若更用桂枝，必捍格不下，即下亦必复冲。所以然者，伤其阴故也。

《金匮要略浅注补正》　此言咳满止而作渴者，为冲气非饮也，不得仍用姜、辛；若不作渴而咳满不止者，为支饮非冲气也，仍当用姜、辛矣。细玩而渴反止者下，当有咳满不止意在，故断以为支饮。通观支饮皆言咳满，则知此处有咳满不止之意在。仲景文如旋螺，此承上咳满而言，故不再重其词，而咳满之意已见。古人文法简奥，皆如是也。旧注未能体会，不知支饮仍当用姜辛原方，不得误作冲气治之。惟冲气有时复冒证，而支饮者法亦当冒，此不可以不辨。冲气之冒不呕，支饮之冒，是饮犯胃，必兼呕证，宜仍用姜辛原方加半夏以去胃中之水则愈，勿误认为冲气也。

【原文】

水去呕止①，其人形肿[1]者，加杏仁[2]主之。其证应内[3]麻黄，以其人遂痹[4]，故不内之。若逆而内之者②[5]，必厥[6]，所以然者，以其人血虚，麻黄发其阳故也。（三十九）

苓甘五味加姜辛半夏杏仁汤方：茯苓四两　甘草三两　五味半升　干姜三两　细辛三两　半夏半升　杏仁半升（去皮尖）　右七味，以水一斗，煮取三升，去滓，温服半升，日三服。

【校勘】

①水去呕止：《外台秘要》卷九《十咳》“呕”下有“则”字。

②若逆而内之者：此句下“二十四字”，《千金要方》卷十八载在服法内，与《金匮要略》异。

【词解】

[1] 形肿：是肺气壅滞所致之气肿。须与水肿相鉴别：气肿按之即起，水肿按之没指。

［2］加杏仁：邹澍曰："气乘血络之虚，袭而入之为肿，得杏仁化肿气为生气，除壅遏而得节宣，肿遂愈。"

［3］内："内"与"纳"同。纳，入也。《荀子·富国》杨注："内读曰纳。"《广韵·二十七合》："纳，内也。"

［4］遂痹：指前"手足痹"言，非谓现有新证。

［5］若逆而内之者：谓不应纳麻黄，而反纳之。慧琳《一切经音义》卷七引《考声》云："逆者，反常道也，不顺也。"

［6］必厥：若"逆"而纳麻黄，汗出多伤阳气，必手足厥冷。

【简释】

本条承上条，论述水去反形肿的治疗。服上药以后，水饮去，呕吐止，是里气转和，而其人又见形肿，为表气尚未调也。可于前方中加入杏仁一味，宣肺利气，全方肃清余邪，巩固疗效。从饮逆形肿一证而论，用麻黄最好，如前面所述溢饮之治，用大、小青龙汤；但因患者有尺脉微、手足痹等虚阳上逆证，不能轻用发越之剂，以免再引动冲气，故不用麻黄而改用杏仁。假如不注意到这一点，贸然使用麻黄，则必然引起厥逆。因为其人下虚，麻黄能发越阳气之故。下虚之体，而发越阳气，又能产生如36条之变，应注意。

【选注】

《金匮要略论注》 形肿，谓身肿也。肺气已虚，不能遍布，则滞而肿，故以杏仁利之，气不滞则肿自消也。其证应内麻黄者，《水肿》篇云：无水虚肿者谓之气，水发其汗则自已，发汗宜麻黄也。以其人遂痹，即前手足痹也。咳不应痹而痹，故曰逆，逆而内之，谓误用麻黄，则阴阳俱虚而厥。然必厥之意尚未明，故曰所以必厥者，以其人因血虚不能附气，故气行涩而痹，更以麻黄阳药发泄其阳气，则亡血复汗，温气去而寒气多，焉得不厥，正如新产亡血复汗，血虚而厥也。

《金匮要略方论本义》 形肿者，气浮也，即支饮中如肿之证也。阳浮弱于外，而阴盛凝于里也。前方加杏仁降气为主治，气降而饮自行，肿自消矣。如肿之证，似四肢之溢饮，而非四肢之溢饮，乃支饮也。溢饮之水在皮肤，支饮如肿之水在分肉之中、经络之内也，所以皮肤之水可发汗，而经络分肉之水不可发汗也。况如肿之证，阳已外浮，阴已内盛，何可重汗之以亡其阳？若逆而治之，其阳愈衰，必成厥逆之证，见阴盛之不宜更弱其阳也。其人血虚者，即经络分肉之间隧道空虚也，虽是血虚，究为气弱，既为气弱，即为阳浮，麻黄发越阳气，愈无内固之守，此所以以杏仁降气行水于内，而具温中理脾，不同于麻黄之治溢饮也。此仲景为正阳顾虑者深切也。

《金匮要略心典》　水在胃者，为冒为呕；水在肺者，为喘为肿。呕止而形肿者，胃气和而肺壅未通也，是惟麻黄可以通之。而血虚之人，阳气无偶，发之最易厥脱，麻黄不可用矣。杏仁味辛能散，味苦能发，力虽不及，与证适宜也。

【原文】

若面热如醉①，此为胃热②上冲熏其面，加大黄以利之。(四十)

苓甘五味加姜辛半杏大黄汤方：茯苓四两　甘草三两　五味子半升　干姜三两　细辛三两　半夏半升　杏仁半升　大黄三两　右八味，以水一斗，煮取三升，去滓，温服半升，日三服。

【校勘】

①如醉：《外台秘要》卷九《十咳》“醉”下有“状者”二字。

②胃热：《外台秘要》“胃”下有“中”字。

【简释】

本条承上文论述水饮挟胃热的证治。“若”字是承上文而言，谓前证悉具，又兼有面热如醉的症状。“此为胃热上冲熏其面”一句，意有双关，一方面是解释面热一证由于胃热上冲，亦即水饮挟热之证；另一方面是与前第36条“其面翕热如醉状”之属于浮阳冲气者，加以区别。病既属于胃热上冲，饮邪挟热，故于温化蠲饮方中，加大黄一味，苦寒泄热。

【选注】

《金匮要略论注》　面属阳明，胃气盛，则面热如醉，是胃气之热上熏之也。既不因酒而如醉，其热势不可当，故加大黄以利之。虽有姜辛之热，各自为功，而无妨矣。前既云：以干姜、细辛为热药故也，本方只加半夏，不去姜、辛；及形肿，又不去姜、辛；及面热，又不去姜、辛，何也？盖支饮久咳之人，胸中之宗气久为水寒所蚀，故易咳满。逮咳满而借姜、辛以泄满止咳，则姜、辛自未可少，谓饮气未即去，则肺之寒侵，刻刻须防之也。至面热如醉，与首条翕然如醉不同，前因冲气，病发在下，此不过肺气不利，乃滞外而形肿，滞内而胃热，故但以杏仁利其胸中之气，复以大黄利其胃中之热耳。

《张氏医通》 若面热如醉，此为胃热上冲熏其面，加大黄以利之，前四变，随证加减施治，犹未离本来绳墨；至第五变，其证颇似戴阳，而能独断阳明胃热，乃加大黄以利之。

《金匮要略心典》 水饮有挟阴之寒者，亦有挟阳之热者。若面热如醉，则为胃热随经上冲之证，胃之脉上行于面故也。即于消饮药中加大黄以下其热，与冲气上逆，其面翕热如醉者不同。冲气不行者，病属下焦阴中之阳，故以酸温止之；此属中焦阳明之阳，故以苦寒下之。

按：《兰台轨范》："以上五方，因证加减，精义当细参。"上述第35～40条，实为一份上盛下虚支饮咳嗽的诊治病历，详细记述了服小青龙汤以后可能发生的各种变化，具体反映了辨证论治的原则性与灵活性。由此可以更加明确小青龙汤的适应证及禁忌证，以及随证加减用药的规律。如平冲气用桂枝；化水止呕用半夏；虚人形肿不宜麻黄而用杏仁；支饮挟胃热者用大黄等。如此药随证变，虚实标本兼顾的治疗方法，为我中医之大经大法，临证之纲要。

【原文】

先渴后呕[1]，为水停心下，此属饮家[2]，小半夏加茯苓汤主之。方见上。（四十一）

【词解】

［1］先渴后呕：渴必饮水，饮入之水不能布散，停留心下而上逆，故呕也。

［2］此属饮家：意谓"先渴"之时并非平人，而是素有痰饮之"饮家"。由于饮结气阻，气不化津，津不上承，则如前第29条之"渴"。渴而饮水，新水与旧饮相并，上逆而"呕"。故此条"先渴后呕"为主症；"水停心下"为病机；"此属饮家"为病史也。陈念祖曰："此于咳嗽后又言及水饮，以水饮为咳嗽之根，故言之不厌其复。"

【简释】

本条再论痰饮致呕的证治。本条应与前第28条和30条互参。口渴饮水多，不能化生津液而水停心下，水饮上逆则发生呕吐，此属饮家。治以小半夏加茯苓汤，行水止呕。

【选注】

《金匮要略论注》 饮有久暂不同，此云先渴后呕，渴必多饮，从无呕证，而忽于渴后见之，其为水饮无疑矣，故曰此属饮家。暂时伤饮也，小半夏止呕专方，加茯苓则水从小便出矣。不用止渴健脾药，水去即无病，倘凉之则伤阳，燥之则伤胃也。

《金匮要略方论本义》 先渴后呕，则水逆也，水停心下，阴隔正气不升，则正津不上于胸咽，故渴也。渴必饮水，水得水而愈滋其冲逆，所以先渴而后必呕也。此属饮家，当治其饮，不可治其渴也。治饮则用辛燥，治渴必用寒润，可不明其属于何家而妄理乎？主之以小半夏加茯苓汤，无非渗水开格，温中散寒为治也。

《金匮要略心典》 先渴后呕者，本无呕病，因渴饮水，水多不下而反上逆也，故曰此属饮家。小半夏止呕降逆，加茯苓去其停水，盖始虽渴而终为饮，但当治饮，而不必治其渴也。

小结

本篇论述了痰饮咳嗽病脉证并治，但主要是论痰饮病，至于咳嗽并提，在于提示本篇重点是支饮中的咳嗽证。

痰饮的成因，有由于脾不散精者，有由于肺失通调者，亦有由于肾虚不能化水者，而共同的病机为阳气不足，痰饮之邪乘虚停于局部。所以治本大法“当以温药和之”，以苓桂术甘汤、肾气丸为主方。并依据痰饮病上下内外的不同病位，采用发汗、逐水、利小便等具体治标方法。如饮溢于表，用大小青龙汤发汗；留伏于里，用甘遂半夏汤、十枣汤、己椒苈黄丸等逐水攻下；饮迫于上，用小青龙汤、葶苈大枣泻肺汤宣降；饮阻于下，用五苓散利小便；心下有支饮，酌情用泽泻汤利水止眩，或用小半夏汤、小半夏加茯苓汤化饮止呕。此外，痰饮久留，每有虚实错杂证，宜用木防己汤、木防己去石膏加茯苓芒硝汤；并有上盛下虚证，宜用桂苓五味甘草汤随证加减；且有脏病治腑法，如厚朴大黄汤证。

本篇系统论述了痰饮病的辨证论治，凡 41 条原文，文如旋螺，其文简，其意隐，倒装与省略，分承与错综。不下一番功夫，难以明了理法之精，方药之妙。只要辨证准确，论治精当，大方、中方、小方，皆获良效。

《兰台轨范》云：“全部《内经》无一痰字，然世间痰饮之病最多，惟仲景大创厥论，而后万世治痰之法始备。”

消渴小便不利淋病脉证并治第十三

脉证九条　方六首

本篇论述消渴、小便不利和淋病的证治。由于这些疾病都涉及口渴和小便的变化，而且病变的主要病位在肾与膀胱，所以合为一篇讨论（原本标题作“小便利”，兹从各家注本改作“小便不利”，与内容较符合）。

本篇所论消渴，包括了内科杂病中的消渴病（以多饮、多食、多尿及身体消瘦为特点）与热性病引起的消渴证。

小便不利，即排尿异常，可出现于许多疾病过程中，发病原因比较复杂，本篇所述内容涉及外感与内伤两面。

淋病以小便淋漓涩痛为主，多伴有尿频、尿急、小腹不适或腰酸痛等症状，后世多分为五淋，即石淋、血淋、膏淋、气淋、劳淋。

本篇共13条原文，第1，2，3，5，6，8，12条论消渴病与消渴症之证治，第4，10，11，13条论小便不利证治，第7，9条论淋病症状及治禁。其中部分条文是渴与小便不利并见。

本篇虽论及三病，但内容不多，而且有的条文是有论无方或有方无论，所以前人疑有脱简。读者须掌握主要精神，以冀从中得到启发。

西医学所述的糖尿病、尿路感染可参考本篇内容辨证论治。

【原文】

厥阴之为病[1]，消渴，气上冲心①，心中疼热，饥而不欲食，食即吐蛔②，下之不肯[2]止③。（一）

【校勘】

①冲心：《伤寒论》第326条“冲”作“撞”。

②食即吐蛔：《脉经》卷八第七“吐”下无“蛔”字。《伤寒论》第326条“即”作“则”。

③不肯止：《伤寒论》第326条作“利不止”。

【词解】

［1］厥阴之为病：吴谦曰："此条是《伤寒论》厥阴经正病，与杂病消渴之义不同。"

［2］肯：能够。

【简释】

本条是厥阴病上热下寒证。上热则症见消渴、气上撞心、心中疼热；下寒，则症见饥而不欲食、食则吐蛔。若误认为实证而以苦寒攻下，则上热未必即去，而下寒反更加甚，因而下利不止。

按：本条见于《伤寒论·厥阴病》首条，只是个别文字有出入。其中消渴一症（渴而消水），是厥阴病上热或厥热胜复之热胜时的一个症状，与杂病中的消渴病之病机不同，临证时要加以鉴别。

【选注】

《医门法律》　消渴之患……《内经》有其论无其治，《金匮要略》有论有治矣。而集书者，采《伤寒论》厥阴经消渴之文凑入。后人不能抉择，斯亦不适于用也。盖伤寒传经热邪至厥阴而尽，热势入深，故渴而消水。及热解则不渴，且不消矣，岂杂证积渐为患之比乎？

《金匮要略心典》　此邪热入厥阴而成消渴，成氏所谓邪愈深者热愈甚也。气上冲心，心中疼热者，火生于木，肝气通心也；饥而不欲食者，木喜攻土，胃虚求食，而客热复不能消谷也；食即吐蛔者，蛔无食而动，闻食臭而出也；下之利不止者，胃气重伤，而邪热下注也。夫厥阴风木之气，能生阳火而烁阴津，津虚火实，脏燥无液，求救于水，则为消渴，水入不足以制火，而反为火所消也。

【原文】

寸口脉①浮而迟，浮即为虚，迟即为劳；虚则卫气不足，劳则营气竭。

趺阳脉[1]浮而数，浮即为气[2]，数即消谷而大坚②[3]一作紧；气盛[4]则溲数[5]，溲数即坚，坚数相搏，即为消渴。（二）

【校勘】

①寸口脉：《医宗金鉴》："寸口脉以下二十五字，当在《虚劳》篇中，

错简在此。”丹波元坚曰：“《巢源》以此条收之《虚劳候》中，可以确《金鉴》说矣。”

②大坚：《医宗金鉴》：“‘大’下当有‘便’字。”

【词解】

［1］趺阳脉：趺阳脉为胃脉，在足背高骨上（冲阳穴），动脉应手者。

［2］浮即为气：李彣曰：“所谓气有余便是火也。”

［3］数即消谷而大坚：李彣曰：“胃中有实热也。”

［4］气盛：尤怡曰：“气盛，非胃气盛，胃中之火盛也。”

［5］溲数：“溲”指小便。“数”即频繁。程林曰：“谷消热盛，则水偏渗于膀胱，故小便数而大便坚。”

【简释】

本条论述了消渴病的病机及中消证。消渴病的病因病机复杂，这里仅从营卫虚竭和胃热气盛两个方面探讨。寸口脉候心肺，心主血属营，肺主气属卫。今浮迟并见，浮为阳虚气浮，卫气不足之象；迟为血脉不充，营气虚少之征。本段文意未完，疑有脱简，大意是说明消渴病发展到晚期可演变成虚劳。

趺阳脉以候胃，今脉浮而数，为胃热气盛；热能消谷，又能耗津，故消谷而大便坚硬；气有余便是火，水为火迫，故小便频致；溲数则津液偏渗，肠道失濡，则大便坚硬；胃热便坚，气盛溲数，故病消渴。本段所述，后世称之为中消证。

按：本条两见浮脉，但前者为浮虚之脉，即浮而无力，且见迟象；后者为浮数之脉，即浮而有力，且见数象。前者为气不足，后者为气有余。一虚一实，应加分别。

【选注】

《金匮要略论注》　此段论消渴之脉，当从寸口趺阳合而证之也。病消渴者，虽非形病，然中气不纯，运化促急，元气不厚，营卫自虚，故寸口脉浮而迟。浮不因表，是属气不敛矣，故曰浮即为虚；迟不因寒，是属营不充盛矣，故曰迟即为劳。劳者，犹言罢（此同疲）劳也。气既不敛，则不能并力内入，而循运度之常，故曰虚则卫气不足；营不充盛，则不能辅气健运，而见迟慢之状，故曰劳则营气竭。盖消渴证本属热也，而寸口脉但见虚状，不见数脉，可知消渴为结热在下，不必见之寸口脉也。若趺阳则专主二阳之脉，乃浮而数，浮则为气鼓不下，故曰浮则为气；数则脾强而约，谷易消而热愈坚，故曰数即为消谷而大坚。溲者，溺也。气有余即是火，火性急速，故溲数，溲数而阴气耗，阳亢无制故坚。坚者，热结甚也。热不为溲解，阳亢阴亡，故曰相搏，阴亡而阳愈亢，故曰即为消渴。此言消渴之病，结在二阳，脉当全责趺阳也。然前云饥不欲食，此言消渴，则似与邪结厥阴者微有虚实之不同矣。

《金匮要略心典》 诊寸口而知营卫之虚，诊趺阳而知胃气之独盛，合而观之，知为虚劳内热而成消渴也。夫所谓气盛者，非胃气盛也，胃中之火盛也。火盛则水谷去而胃乃坚，如土被火烧而坚硬如石也，故曰数即消谷而大坚。胃既坚，水入不能浸润，但从旁下转，而又为火气所迫而不留，故曰气盛则溲数，溲数则坚。愈数愈坚，愈坚愈数，是以饮水多而渴不解也。

《金匮要略浅注》 此以寸口诊营卫，而上消之证含于其中；趺阳诊阳明，而中消之证详而不漏，然二证实相因而起也。师未出方，今补拟其略。大抵上消证，心火亢盛，移热于肺为膈消者，用竹叶石膏汤去半夏加瓜蒌根之类，或不去半夏，喻家言最得其秘。心火不足，移寒于肺，为肺消者，用炙甘草汤，或柴胡桂姜汤加人参、五味子、麦门冬之类。中消证责在二阳，以人参白虎汤送下脾约丸颇妙。然亦须随证变通，不可胶柱也。

《金匮发微》 今之议病者，皆以寸口脉浮为上消，趺阳脉浮为中消，男子消渴节为下消，此不知本之言也。惟黄坤载以阳明为消渴之源，最得主要，《素问·阴阳别论》云：二阳结，谓之消。黄氏引而申之曰：二阳者，阳明也，手阳明主燥化，燥在大肠，则消水而便坚；足阳明亦从燥化，燥在胃则消谷而溲数。太阴行气于三阴，脉候于寸口；阳明行气于三阳，脉候于趺阳。太阴主升，阴中之阳，升于脉络，则经气盛；阳明主降，阳中之阴，降于肠胃，则腑气和。太阴虚而经气衰，故寸口浮而迟；阳明盛而腑气旺，故趺阳浮而数。虚劳伤其营卫，为发热作渴之原；燥热耗其津液，为消谷引饮之渐；胃热渗于大肠，故大便坚；水饮并入三焦，故小便多；经气虚而腑气实，所谓壮火食气是也。此黄坤载本《内经》以释仲师之旨，精义不可磨灭者也。

按：本条含义，注家解释不尽一致，有谓是统言消渴病机的，如《医门法律》《金匮要略心典》《金匮发微》等，亦有谓分言上消和中消的，如《金匮要略浅注》，更有谓前半段文字是虚劳篇错乱在此的，如《医宗金鉴》。诸家各有发挥，都能启发读者思路。

【原文】

男子消渴[1]，小便反多[2]，以饮一斗，小便一斗[3]，肾气丸主之。方见虚劳病中。（三）

【词解】

［1］男子消渴：此标明“男子”，意在说明房劳伤肾，肾精亏损是导致消渴的一大主因。实际消渴病不仅见于男子，也可见于女子，男女发病比例大略相等。

［2］小便反多：热性病阳明热盛伤津，必口渴而小便不多；本方证饮水多，小便亦多，故云“反”也。

［3］以饮一斗，小便一斗：肾为水火之脏，肾气亏虚，“火不化水，故饮一斗，水亦一斗”（《金匮要略心典》）。

【简释】

本条论述肾虚下消的证治。消渴而小便反多，是因肾虚阳气衰微，既不能蒸腾津液以上润，又不能化气以摄水，所以饮一斗，小便亦一斗，是为下消。治宜补肾阴之虚，温养颓堕之阳，恢复其蒸津化气之功，则消渴自可缓解。

【选注】

《金匮要略直解》　小便多则消渴，《内经》曰：饮一溲二者不治。今饮一溲一，故与肾气丸治之。肾中之气，犹水中之火，地中之阳，蒸其精微之气，达于上焦，则云升而雨降，上焦得以如雾露之溉，肺金滋润，得以水精四布，五经并行，斯无消渴之患。今其人也摄养失宜，肾水衰竭，龙雷之火不安于下，但炎于上而刑肺金，肺热叶焦，则消渴引饮，其饮入于胃，下无火化，直入膀胱，则饮一斗溺亦一斗也，故用桂、附辛热，引真火以归原；地黄纯阴，壮真水以滋肾，则阳光行于地下，而雾露自降于中天，何消渴之有，此属下消。

《金匮要略心典》　男子以肾为事，肾中有气，所以主气化、行津液、而润心肺者也。此气既虚，则不能上至，气不至则水亦不至，而心肺失其润矣。盖水液属阴，非气不至，气虽属阳，中实含水，水之与气，未尝相离也。肾气丸中有桂、附，所以斡旋肾中颓堕之气，而使上行心肺之分，故名曰肾气。不然，则滋阴润燥之品，同于饮水无济，但益下趋之势而已。驯至阳气全消，有降无升，饮一溲二而死不治。夫岂知饮入于胃，非得肾中真阳，焉能游溢精气而上输脾肺耶。

按：消渴证有太阴、厥阴、阳明、少阴之异。系太阴者，心热移肺也；系厥阴者，风胜则干，抑火从木出也；系阳明者，火燔而土燥也；系少阴者，水虚不能制火也。然此不言水虚不能制火，而言火虚不能化水，则法之变而论之精也。唯火不化水，故饮一斗，水亦一斗。不然，未有不为火所消者矣。推而言之，厥阴内热之渴，水为热所消，其小便必不多；阳明内坚之渴，水入不能内润而从旁转，其小便虽数而出亦必少也。

《医宗金鉴》 饮水多而小便少者，水消于上，故名上消也；食谷多而大便坚者，食消于中，故名中消也；饮水多而小便反多者，水消于下，故名下消也。上、中二消属热，惟下消寒热兼之，以肾为水火之脏也。饮一溲一，其中无热消耗可知矣。故与肾气丸从阴中温养其阳，使肾阴摄水则不直趋下源，肾气上蒸则能化生津液，何消渴之有耶？

【原文】

脉浮①，小便不利，微热[1]消渴者，宜利小便发汗②，五苓散主之。方见痰饮病中。（四）

渴欲饮水③，水入则吐[2]者，名曰水逆[3]，五苓散主之。（五）

【校勘】

①脉浮：《伤寒论》第71条“脉浮”前有“太阳病，发汗后，大汗出，胃中干，烦躁不得眠，欲得饮水者，少少与饮之，令胃气和则愈；若”三十四字。

②宜利小便发汗：《伤寒论》第71条无此六字。

③渴欲饮水：《伤寒论》第74条“渴欲饮水”前有“中风发热，六七日不解而烦，有表里证”十五字。

【词解】

[1] 脉浮……微热：徐彬曰：“脉浮微热，表未清也。”

[2] 水入则吐：曹家达曰：“入口即吐，是水停心下，津液不生，而渴饮初非燥热，为下流之壅塞，此与宿食未消不能纳谷者同。”

[3] 名曰水逆：此仲景自为本证作解，以示与消渴有别。

【简释】

以上两条论述蓄水证与水逆证的证治。两条虽均由水停引起，但在证候表现上略有不同，前者是表邪未解，膀胱气化受阻，水停于下，津不输布，以致口渴饮水，小便不利，名曰蓄水。后者是因“热渴饮水，热已消而水不行”（《金匮要略心典》），水停于中，上逆而吐，“名曰水逆”。由于两者的病机都是由于水停为患，故皆用五苓散化气行水利小便，水去则诸症自解。方中二苓、泽泻淡渗利水，白术健脾行水，桂枝通阳解表，此亦属表里同治之法。

按：以上二条论述蓄水证与水逆证，与《伤寒论》第71条、74条所述部分文字相同。外感热性病过程中表现的消渴症、小便不利与杂病之消渴病、小便不利有所不同，应注意鉴别。

【选注】

《金匮要略方论本义》 水气上逆，饮水即吐者，此非消渴之证，与消渴正相反；一水入即渴，一水入即吐也。此名之曰水逆，其人小便亦必不利，亦宜五苓散主之。

《金匮要略心典》 热渴饮水，水入不能已其热，而热亦不能消其水，于是水与热结而热浮水外，故小便不利，而微热消渴也。五苓散利其与热俱结之水，兼多饮暖水取汗，以去其水外浮溢之热。热渴饮水，热已消而水不行，则逆而成呕，乃消渴之变证。曰水逆者，明非消渴而为水逆也，故亦宜五苓散去热停水。热除水去，渴当自止。

《医宗金鉴》 脉浮，病生于外也。脉浮微热，热在表也。小便不利，水停中也，水停则不化津液，故消渴也。发表利水，止渴生津之剂，惟五苓散能之。

【原文】

渴欲饮水不止者，文蛤散主之。（六）

文蛤散方：文蛤五两　右一味，杵为散，以沸汤五合，和服方寸匕。

【简释】

本条指出渴欲饮水不止的治疗方法。渴欲饮水，然水入不能消其热，而反被热所消，所以渴饮不止，但没有停水呕逆与小便不利的证候。故用文蛤散以咸凉润下，生津止渴。

按：本条文蛤散亦见于《伤寒论》第141条，曰：“病在阳，应以汗解之，反以冷水潠（xùn）之（用水喷淋），若灌之（用水浇洒），其热被劫不得去，弥更益烦，肉上粟起，意欲饮水，反不渴者，服文蛤散；若不差者，与五苓散。”文蛤一味为散，仅有生津止渴之功，无解表作用，用于《伤寒论》141条证候，不切合。似应以《金匮要略》第十七篇第19条之文蛤汤为是。

【选注】

《金匮方论衍义》 尝考本草，文蛤、海蛤治浮肿，利膀胱，下小便，则知内外之水，皆可用之。其味咸冷，咸冷本于水，则可益水；其性润下，润下则可行水。合咸冷润下则可退火，治热证之渴饮不止，由肾水衰少，不能制盛火之炎燥而渴。今益水治火，一味两得之。《内经》曰：心移热于肺，传为膈消者，尤宜以咸味切于入心也。

《金匮要略心典》 热渴饮水，水入不能消其热，而反为热所消，故渴不止。文蛤味咸性寒，寒能除热，咸能润下，用以折炎上之势，而除热渴之疾也。

《医宗金鉴》 渴欲饮水而不吐水，非水邪盛也；不口干舌燥，非热邪盛也。惟引饮不止，故以文蛤一味，不寒不温，不清不利，专意于生津止渴也。

【原文】

淋之为病，小便如粟状[1]，小腹弦急[2]，痛引脐中[3]。（七）

【词解】

［1］小便如粟状：指随尿排出粟状物。

［2］弦急：即拘急。

［3］痛引脐中：《诸病源候论》卷十四《石淋候》：“其病之状，小便则茎里痛，尿不能卒出，痛引少腹，膀胱里急，沙石从小便道出，甚则塞痛令闷绝。”所言更为明晰。

【简释】

本条论述石淋的症状。淋病，后世有石淋、血淋、膏淋、气淋、劳淋等五淋之分。本条言小便如粟状，为石淋之特点。由于肾虚有热，尿液为热煎熬，结成固体物质，形如粟状，蓄留于肾或膀胱。一旦砂石随尿排出，损伤尿道，则小便时涩痛难忍，且痛引脐腹，小腹拘急等。

【选注】

《金匮要略心典》　淋病有数证，云小便如粟状者，即后世所谓石淋是也。乃膀胱为火热燔灼，水液结为滓质，犹海水煎熬而成盐碱也。小腹弦急，痛引脐中者，病在肾与膀胱也。按巢氏云：淋之为病，由肾虚而膀胱热也。肾气通于阴，阴，水液下流之道也。膀胱为津液之府，肾虚则小便数，膀胱热则水下涩，数而且涩，淋沥不宣，故谓之淋。其状，小便出少起多（尿频），小腹弦急，痛引于脐。又有石淋、劳淋、血淋、气淋、膏淋之异，详见本论。其言颇为明晰，可补仲景之未备。

《医宗金鉴》　小便不利及淋病，皆或有少腹弦急，痛引脐中之证。然小便不利者，水道涩少而不痛；淋则溲数水道涩少而痛，有不同也。小便溺出状如粟米者，即今之所谓石淋也。

【原文】

趺阳脉数，胃中有热，即消谷引食①，大便必坚，小便即数。（八）

【校勘】

①引食：徐彬、尤怡等注本“引食”并作“引饮”。

【简释】

本条承接第二条，继续论述中消的证候。趺阳候胃，数则为热，故曰“胃中有热”。症见消谷多食，或并见渴欲饮水，由于津液不润肠道而偏渗膀胱，故大便坚硬，小便频数。本条与第二条皆是胃热气盛使然，亦即后世所说之中消证。

【选注】

《金匮要略心典》　胃中有热，消谷引饮，即后世所谓消谷善饥，为中消者是也。胃热则液干，故大便坚；便坚则水液独走前阴，故小便数；亦即前条消渴便坚之症，而列于淋病之下，疑错简也。

【原文】

淋家不可发汗，发汗则必便血。（九）

【简释】

本条指出淋家禁用发汗法。久患淋病之人，多下焦阴虚，膀胱蓄热，若再用辛温发汗，必动血伤阴，迫血妄行，引起尿血。

【选注】

《金匮要略论注》　淋家一段，谓淋为下焦内症，故以汗为戒，误汗则便血，发其阳则动血也。不出方者，淋病下焦主之，而胃热则近消渴，肾热则类小便不利，前后方可相通酌用耳。

《金匮要略心典》　淋家热结在下，而反发其汗，热气乘心之虚而内扰其阴，则必便血。

《医宗金鉴》　淋家，湿热蓄于膀胱之病也。若发其汗，湿从汗去，热则独留，水腑告匮，热迫阴血从小便出，即今之所谓血淋也。

【原文】

小便不利者，有水气，其人若渴①，瓜蒌瞿麦丸主之。（十）

瓜蒌瞿麦丸方：瓜蒌根二两　茯苓　薯蓣各三两　附子一枚（炮）　瞿麦一两　右五味，末之，炼蜜丸梧子大，饮服三丸，日三服；不知，增至七八丸，以小便利，腹中温为知。

【校勘】

①若渴：医统本及周扬俊、李彣、吴谦注本作“苦渴”。

【简释】

本条论述小便不利，下寒上燥的证治。肾主水而司气化，若肾的气化失司，则小便不利而水气内停；气不化津，则津不上承而其人渴。治宜化气、利水、润燥兼顾，可用瓜蒌瞿麦丸。方中瓜蒌、薯蓣生津润燥，以治其渴；瞿麦、茯苓渗湿行水，以利小便；炮附子一味，温阳化气，使津液上蒸，水气下行。本方实为肾气丸之变制。

方后云“腹中温为知”，这是里阳不足的反证，可知服药前必腹中冷。还有，小便不利，水湿内停，外溢肌肤，必见水肿。

【选注】

《金匮方论衍义》　《内经》云，肺者通调水道，下输膀胱。又谓膀胱藏津液，气化出之。盖肺气通于膀胱，上通则下行，下塞则上闭，若塞若闭，或有其一，即气不化；气不化，则水不行而积矣；水积，则津液不生而胃中燥，故其人苦渴。

《金匮要略心典》 此下焦阳弱气冷，而水气不行之证。故以附子益阳气，茯苓、瞿麦行水气。观方后云："腹中温为知"可以推矣。其人若渴，则是水寒偏结于下，而燥火独聚于上，故更以薯蓣、瓜蒌根除热生津液也。夫上浮之焰，非滋不熄；下积之阴，非暖不消。而寒润辛温并行不悖，此方为良法矣。欲求变通者，须于此三复焉。

《医宗金鉴》 小便不利，水蓄于膀胱也。其人苦渴，水不化生津液也。以薯蓣、花粉之润燥生津，而苦渴自止；以茯苓、瞿麦之渗泄利水，而小便自利；更加炮附宣通阳气。上蒸津液，下行水气，亦肾气丸之变制也，然其人必脉沉无热，始合法也。

《金匮要略浅注》 此言小便不利，求之膀胱。然膀胱之所以能出者，气化也；气之所以化者，不在膀胱而在肾。故清上焦之热，补中焦之虚，行下焦之水，各药中加附子一味，振作肾气，以为诸药之先锋。方后自注腹中温三字，为大眼目，即肾气丸之变方也。

《伤寒论新义》 诸家于本条，均谓为水气为病，故用附子、薯蓣温补阳气，茯苓、瞿麦通利水气，与石淋之病，漠然无关也。盖本条与前条，中间相间两条。不知此条实紧接前条者，故均误解。试观水气及饮病诸篇，行气利水之方，无一用瞿麦者，须知瞿麦为治砂淋、石淋及血淋之要药，后世之八正散，亦用瞿麦以治淋，实师仲景此方之意也。

按：《金匮方论衍义》谓小便不利有水气与肺有关；《金匮要略浅注》谓："不在膀胱而在肾。"其实，水气停留不化，与肺脾肾三脏都有关系。若肺病不能通调水道，下输膀胱；脾病不能为胃行其津液，上输于肺；肾虚不能化气利水，能导致水气停留。

【原文】

小便不利，蒲灰①散主之；滑石白鱼[1]散、茯苓戎盐[2]汤并主之。(十一)

蒲灰散方：蒲灰七分　滑石三分　右二味，杵为散，饮服方寸匕，日三服。

滑石白鱼散方：滑石二分　乱发二分（烧）　白鱼二分　右三味，杵为散，饮服方寸匕，日三服。

茯苓戎盐汤方：茯苓半斤　白术二两　戎盐弹丸大一枚　右三味，先将茯苓、白术煎成，入戎盐再煎，分温三服。

【校勘】

①蒲灰：《千金要方》卷二十一“治小便不利，茎中疼痛，小腹急痛方。蒲黄、滑石等分。”又，治尿血十三方中有二方用蒲黄。邹澍《本经疏证》说：“蒲灰即蒲黄”，为是。

【词解】

［1］白鱼：白鱼为纸中或衣帛中之蠹虫，又名衣鱼。
［2］戎盐：即青盐。

【简释】

本条论述小便不利的三种方治。小便不利成因很多，见证各异。上述三方，主证相同，但兼证不同。据古代本草学分析，所处三方，蒲灰散功能化瘀利窍泄热，主治小便不利，茎中疼痛，小腹急痛者；滑石白鱼散与上方同法，主治口渴，小便不利，小腹胀痛，或有血尿者；茯苓戎盐汤益肾健脾渗湿，主治腹部胀满，小便不利，尿后余沥不尽者。三方应结合辨证选用。

【选注】

《金匮方论衍义》　小便不利，为膀胱气不化也，气不化，由阴阳不和。阴阳有上下，下焦之阴阳，肝为阳，肾为阴。肾亦有阴阳，左为阳，右为阴。膀胱亦有阴阳，气为阳，血为阴。凡有一之不和，气即不化，自三方观之，悉为膀胱血病涩滞，致气不化而小便不利也。蒲灰、滑石者，《本草》谓其利小便，消瘀血。蒲灰治瘀血为君，滑石利窍为佐。乱发、滑石、白鱼者，发乃血之余，能消瘀血，通关利小便，《本草》治妇人小便不利，又治妇人无故溺血；白鱼去水气，理血脉，可见皆血剂也。茯苓戎盐汤的戎盐，即北海盐。膀胱乃水之海，以气相从，故盐味润下，佐茯苓利小便，然盐亦能走血，白术亦利腰脐间血，故亦治血也。三方亦有轻重，乱发为重，蒲灰次之，戎盐又次之。

《金匮要略心典》　蒲，香蒲也。宁原云，香蒲去湿热，利小便，合滑石为清利小便之正法也。《别录》云，白鱼开胃下气，去水气；血余疗转胞，小便不通，合滑石为滋阴益气以利其小便者也。《纲目》戎盐即青盐，咸寒入肾，以润下之性而就渗利之职，为驱除阴分水湿之法也。仲景不详见证，而并出三方，以听人之随证审用，殆所谓引而不发者欤？

《医宗金鉴》　无表里他证，小便不利而渴者，消渴水邪病也；小便不利不渴者，小便癃闭病也。主蒲灰散、滑石白鱼散者，蒲灰、乱发血分药也；滑石、白鱼利水药也。然必是水郁于血分，故并主是方也。观东垣以通关丸治热郁血分之小便不利，则可知在血分多不渴也。主茯苓戎盐汤者，茯苓淡渗，白术燥湿，戎盐润下，亦必是水湿郁于下也。盐为渴者大戒，观用戎盐则不渴可知也。

【原文】

渴欲饮水，口干舌燥者，白虎加人参汤主之。方见中暍中。（十二）

【简释】

本条论述肺胃热盛的消渴证治。消渴病人渴欲饮水，饮水后仍然口干舌燥，是肺胃热盛，津气两伤之候，后世称为“上消”。治以白虎加人参汤，白虎汤为清气分热之主方，加人参益气生津。

按：本条所述是《伤寒论》第222条之部分原文。白虎加人参汤既治疗热性病气分热盛伤津之消渴症，又治疗杂病肺胃热盛伤阴之消渴病，用之得当，均有良效。此乃异病同治之大法。

【选注】

《医门法律》　此治火热伤其肺胃，清热救渴之良剂也。故消渴病之在上焦者，必取用之。东垣以治膈消，洁古以治能食而渴者。

《金匮要略心典》　此肺胃热甚伤津，故以白虎清热，人参生津止渴；盖即所谓上消膈消之证，疑亦错简于此也。

【原文】

脉浮发热，渴欲饮水，小便不利者，猪苓汤主之。（十三）

猪苓汤方：猪苓（去皮）　茯苓　阿胶　滑石　泽泻各一两　右五味，以水四升，先煮四味，取二升，去滓，内胶烊消，温服七合，日三服。

【简释】

本条论述水热互结并伤阴的证治。热盛于外，故脉浮发热；阴伤于内，故渴欲饮水；水蓄于下，故小便不利。总为水热互结而阴气复伤之候。故用猪苓汤利水滋阴，水去则热无所附，津复则口渴亦止。

按：本条为《伤寒论》第223条的部分原文。关于猪苓汤与五苓散两个方证的不同病机、功用，以及临床应用，分析如下：本条与前五苓散证均具有小便不利，渴欲饮水，脉浮发热的证候，但其病机则不相同，前者是热初入与水结而阴未伤；本条是热入久水热互结而阴已伤。故前者以化气利水为主；本条以滋阴利水为主。临床之际，二方不仅用于热病，凡杂病小便不利由于膀胱气化不行者，即可用五苓散；淋病由于热伤阴分，即可用猪苓汤。凡此皆属异病同治，临床活用之法。

【选注】

《金匮要略心典》 此与前五苓散病证同而药则异。五苓散行阳之化，热初入者宜之；猪苓汤行阴之化，热入久而阴伤者宜之也。

按：渴欲饮水，本文共有五条，而脉浮发热，小便不利者，一用五苓，为其水与热结故也；一用猪苓，为其水与热结而阴气复伤也；其水入则吐者，亦用五苓，为其热消而水停也；渴不止者，则用文蛤，为其水消而热在也；其口干燥者，则用白虎加人参，为其热盛而津伤也。此为同源而异流者，治法亦因之各异如此，学者所当细审也。

《医宗金鉴》 此与第四条文同义异。文同者，脉浮小便不利，发热、微热，渴欲饮水、消渴也。而义异者，一以五苓散利水发汗，一以猪苓汤利水滋干也。审其所以义异之意，必在有汗、无汗之间也。何以知之？一以发汗为主，其因无汗可知；一以滋干为主，其因有汗可知。故文同而义异，病同而治别也。仲景之书，言外寓意处甚多，在学者以意会之自识也。

《金匮要略浅注补正》 五苓散证，发于膀胱。膀胱之阳不能化水，故先小便不利，次乃随太阳经而见于表为热，水既停则津不升，故最后乃见消渴之证。是先见膀胱之水，而后见热渴，但当温膀胱之寒水为主，故用桂枝也。此节猪苓汤证，是证发于肺经，肺主皮毛，而先见发热，是肺有热也。肺热津不布，故渴欲饮也。外热上渴，肺既受伤，不能通调水道，因而小便不利，是先病肺之虚热也。但当滋肺经之虚热为主，故用阿胶与滑石。二证之发现，先后不同，脏腑遂异，独其脉皆浮何哉？盖五苓散之浮，应太阳主表之义也；猪苓汤之浮，应肺主皮毛之义也。脉虽同而见证有先后，遂大异焉。

小结

本篇论述消渴小便不利淋病脉证并治。关于消渴病的论治，指出了肺胃热盛伤津者用白虎加人参汤治疗，肾虚者用肾气丸治疗，从而奠定了治疗消渴病的主方大法。本篇提出的“三消论”思想，为后世医家所宗。

小便不利的论治：因膀胱气化不行者，用五苓散通阳化气利水；属水热互结伤阴者，用猪苓汤育阴清热利水；若肾阳不足，水气不行，下寒上燥者，用瓜蒌瞿麦丸润燥利水温阳三者兼顾；若瘀血挟热者，可用蒲灰散或滑石白鱼散化瘀利窍泄热；脾肾两虚而挟湿者，可用茯苓戎盐汤益肾健脾渗湿。

淋病部分只论述了石淋的主症及治禁，并未明确出示方治。而上述治小便不利方剂，大部分亦可用于淋病，只要病机相同，异病可以同治。

水气病脉证并治第十四

论七首　脉证五条　方八首

本篇论述水气病的病机、辨证及治疗。水气病的主要临床表现是水肿，故后世常称之为水肿病。本篇根据脉证，将水气病分为风水、皮水、正水、石水、黄汗五种证候。其形成之机理，主要是肺脾肾三脏功能的失调，且与三焦、膀胱亦有密切的关系。在治疗上，本篇提出了三大治法，即发汗、利小便、逐水。发汗、利小便有具体方药，而逐水则无处方，可参考应用《痰饮咳嗽病脉证并治》有关方药。此外，本篇还提到五脏病变引发的水肿及其他病并发的水肿，对血分病、水分病、气分病的证治也有所论述。

本篇共32条，其中第1，4，8，9，10，11，18条论述水气病的分类、脉症、病机及治则，第6，7，12条论宿疾并发水肿的辨证，第2，3，22，23条论风水证治，第5，24，25，27条论皮水证治，第26条论正水证治，第21条论水气病误治病例，第13～17条论五脏水病，第28，29条论黄汗病证治，第19，20条论血分病，第30，31，32论气分病证治。

水气病的病因病机及相关病证相当复杂，西医学所述的急慢性肾炎、肝硬化、心力衰竭及妇科病中某些病证引起的水肿，皆可参考本篇辨证论治。

【原文】

师曰：病有风水、有皮水、有正水、有石水、有黄汗。风水其脉自浮，外证骨节疼痛，恶风[1]；皮水其脉亦浮，外证胕肿①[2]，按之没指，不恶风，其腹如鼓②，不渴③，当发其汗[3]。正水[4]其脉沉迟，外证自喘；石水其脉自沉，外证腹满不喘[5]。黄汗其脉沉迟，身发热，胸满，四肢头面肿，久不愈，必致痈脓[6]。（一）

【校勘】

①胕肿：《脉经》卷八第八、《千金要方》卷二十一第四“胕”并作“浮”。

②其腹如鼓：《诸病源候论》卷二十一《皮水候》、《外台秘要》卷二十

《皮水》“鼓”并作“故”。《脉经》云“如鼓”一作“如故不满”。

③不渴：《诸病源候论》作“而不满，亦不渴”六字。

【词解】

［1］恶风：风水与皮水相类，但风水恶风，皮水不恶风。是否恶风，即是否有表证。有无表证是风水与皮水的鉴别要点。

［2］胕肿：《素问·水热穴论》：“上下溢于皮肤，故曰胕肿，胕肿者，聚水而生病也。”

［3］当发其汗：尤怡曰：“水在皮者，宜从汗解。”此法可用于皮水，更宜用于风水。

［4］正水：张璐曰：“正水者，肾经之水自病也。《经》曰：‘肾者，胃之关也，关门不利，故聚水成病，下为胕肿大腹，上为喘呼，不得卧，标本俱病。’”

［5］腹满不喘：李彣曰：“腹满不喘者，水伏于内，不上逆也。”正水与石水相类属里，但正水水气犯肺故“自喘”；石水水气未影响及肺故“不喘”。

［6］必致痈脓：尤怡曰：“（湿热）久则侵及于里而营不通，则逆于肉理而为痈脓也。”

【简释】

本条总论水气病五种证候的脉症，并提出风水及皮水的治疗原则。风水其脉自浮，外证骨节疼痛，恶风，此为外邪束表所致；外邪束表，肺气不宣，不能通调水道，水气外溢则为风水。风水的特点：面目先肿（《素问·评热病论》：“诸有水气者，微肿先见于目下也。”），继则肿及四肢或周身。皮水是风水的发展，其脉亦浮，此为皮水不甚；一旦外证胕肿，按之没指，则脉象必沉；不恶风说明表证已解，未化热则不渴。皮水的特点：四肢水肿较风水为甚，按之如泥，尿少，或血尿。风水与皮水的治法皆“当发其汗”以散水。正水病因是风水、皮水失治或误治，迁延日久而成。其脉沉迟，为里阳不足，寒水内盛之象；外证自喘为水气迫肺之征。正水的特点：四肢水肿难消，甚则肿及头面，腹部胀大。石水病因与肝肾病变密切相关，《素问·大奇论》说：“肾肝并沉为石水。”其脉亦沉，此为水湿停聚，阳气不运之象；外证腹满不喘为水聚于腹，未波及于肺，故不喘。石水的特点：腹部胀大，四肢消瘦，其形如蛙，面色晦暗，甚则四肢亦肿，为难治。黄汗临床少见，以汗出色黄沾衣为特征，与脾病湿热交蒸有关。

按：本条所述风水、皮水类似急性肾炎或慢性肾炎急性发作，正水类似慢性肾炎甚至慢性肾功能衰竭，石水类似肝硬化。

【选注】

《金匮要略论注》 《内经》只有水胀及石水二条，仲景特列五条，示人水病有浅深，欲人因名思义，而处治无误耳。故以水从外邪而成，其邪在经络者，别之曰风水，谓当从风治也。或水虽从外邪而成，其邪已渗入于皮，不在表不在里者，别之曰皮水，谓在皮而不脱于风也。其有不因风，由三阴结而成水者，别之曰正水，谓当正治其水也。其阴邪多而沉于下者，别之曰石水，谓病全在下也。其有亦因风邪或水邪，虽为外邪，内伤于心，热郁而为黄汗，状如风水，而脉不浮者，别之曰黄汗，谓病邪同水，而所入在心也。

凡水病相去不远，故《内经》水胀篇概曰：目窠上微肿，如新卧起之状，其颈脉动，时咳，阴股间寒，足胫肿，腹乃大，水已成矣。以手按其腹，随手而起，如裹水之状，而不分别为言。然而病因不同，则治法迥异，故仲景先从脉别之，则浮者为风，风邪相搏，则骨节疼痛，风尚在表，则恶风，合三者，他证所不能同，故以此主风水之辨。若脉浮为风，而身胕肿，胕者，浮也，甚且按之没指，其浮何如？是邪已去经而在皮间，去经故不恶风，在皮间故腹皮如鼓。《千金》此下当有不满二字，乃外虽似胀，而病不在内，故不满也。风在皮，内不燥渴，故不渴。治之亦宜从风，故曰当发其汗，是皮水与风水脉不异而证异也。若正水，则三阴结而非风，结则脉沉，水属阴故迟。三阴结而下焦阴气不复与胸中之阳相调，故水气格阳在上而喘，即《内经》颈脉动、喘、时咳，曰水也。其目窠如蚕，两胫肿，腹大，不问可知。然与石水相辨不在此，故只举喘言之。若石水，脉亦沉，但不迟。《内经》曰：阴阳结邪，多阴少阳，曰石水。少腹肿，则知此谓腹满，乃少腹肿也。病专在下焦，非全体病，故不喘，其颈脉动咳，目窠如蚕，亦或与正水等，微甚不同可知矣。若黄汗，乃从汗出入水，水邪伤心，或汗出当风所致。汗与水总属水气，因其入内而结，结则气郁而黄，故脉亦沉迟，心受邪郁，故身发热，伤在上，故胸满，阳部之邪从阳，故走四肢并头面肿。若久不愈，邪气归阴，营气热，故凝滞而为痈脓。

《金匮要略直解》 风水与皮水相类属表，正水与石水相类属里；但风水恶风，皮水不恶风；正水自喘，石水不自喘为异耳。

《金匮要略心典》 风水，水为风激，因风而病水也。风伤皮毛，而湿流关节，故脉浮恶风而骨节疼痛也。皮水，水行皮中，内合肺气，故其脉亦浮；不兼风，故不恶风也；其腹如鼓，即《内经》鼟鼟（kōng，空虚之义）

然不坚之意，以其病在皮肤而不及肠脏，故外有胀形，而内无满喘也。水在皮者，宜从汗解，故曰当发其汗。正水，肾脏之水自盛也。石水，水之聚而不行者也。正水乘阳之虚而侵及上焦，故脉沉迟而喘；石水因阴之盛而结于少腹，故脉沉腹满而不喘也。黄汗，汗出沾衣如柏汁，得之湿热交病，而湿居热外，其盛于上而阳不行，则身热胸满，四肢头面肿，久则侵及于里而营不通，则逆于肉理而为痈脓也。

【原文】

脉浮而洪，浮则为风，洪则为气，风气相搏，风强①则为瘾疹[1]，身体为痒，痒为泄风[2]，久为痂癞[3]；气强则为水，难以俯仰。风气相击①，身体洪肿，汗出乃愈。恶风则虚，此为风水②；不恶风者，小便通利，上焦有寒，其口多涎，此为黄汗。（二）

【校勘】

①风强……风气相击：《圣济总录》卷七十九《水肿门·风水》无“风强”至“风气相击”三十一字。

②恶风则虚，此为风水：《圣济总录》卷七十九《水肿门·风水》“则虚，此”三字作“者”字，是。“恶风者”与下“不恶风者”对文。

【词解】

［1］瘾疹：为皮肤出现小米粒样风疹。参见第五篇第3条注解。

［2］泄风：李彣曰：“泄风者，风邪披拂在表，正气为之疏泄也。”

［3］痂癞：瘾疹因痒抓破而结痂。

【简释】

本条论述风水病产生的机理。脉浮为风，指外感风邪；脉洪为气实，指病人素有郁热。病之初期，以外感风邪致病为主，风邪胜则皮肤上出现瘾疹，身体为痒，称为“泄风”。瘾疹因痒而搔抓不已，日久即成“痂癞”之疾。同时，病变深入发展，致一身之气郁而不行，这时病变主要以气之失调为主。气受邪郁，不能化水，故聚水而成本病，出现身体浮肿，难以俯仰等症状。由于本病的形成主要与“风”“气”有关，所以说“风气相击”。发汗可以去水，又可以散风，故汗出乃愈。风水之病与黄汗有相似之处，故仲景于此复加以辨别。

按：风水为水气病初发阶段的表现。风水的病因病机、临床表现与急性肾小球肾炎颇类似。现代医学认为，本病系由乙型溶血性链球菌感染引起，其中包括皮肤感染如丹毒、脓疱疮等。而古人早已认识到，风水的发病有的与皮肤病密切相关，本条便是明证。

【选注】

《金匮要略心典》　风，天之气；气，人之气，是皆失其和者也。风气相搏，风强则气从风而侵淫肌体，故为瘾疹；气强则风从气而鼓涌水液，故为水。风气并强，两相搏击，而水液从之，则为风水，汗之则风去而水行，故曰汗出乃愈。然风水之病，其状与黄汗相似，故仲景于此复辨其证，以恶风者为风水，不恶风者为黄汗；而风水之脉浮，黄汗之脉沉，更不必言矣。

【原文】

寸口脉沉滑者，中有水气，面目肿大，有热，名曰风水。视人之目窠上微拥①[1]，如蚕②新卧起伏，其颈脉动[2]，时时咳，按其手足上，陷而不起者，风水。(三)

【校勘】

①微拥：《灵枢·水胀》“微拥”作“微肿”。

②如蚕：《脉经》卷八第八、《诸病源候论》卷二十一《水肿候》“如”下并无“蚕”字。《灵枢·水胀》：“水始起也，目窠上微肿，如新卧起之状。”则“蚕”字当是衍文。

【词解】

[1] 目窠（kē）上微拥：“窠”，为鸟兽的巢穴。“目窠”指眼窝。“目窠上”指眼胞。《汉语大字典》解“拥”为“肿，也作臃”，盖“拥”与“臃”通。故此全句谓两目微肿。

[2] 其颈脉动：水气上干，则颈脉动。“颈脉”在足阳明胃经之“人迎”穴处，位于喉结两旁。

【简释】

本条“四诊”合参进一步说明风水脉症。脉之，风水之脉自浮，若寸口脉见沉滑者，则为风水病增剧的趋势。望之，病人眼睑微肿，如刚睡起的状态，此乃风水初起之症，若面目肿大，其颈脉动，按其手足上，陷而不起者，则为风水加重而上犯面目，外溢四肢的表现。闻之，时时咳为邪气犯肺，肺失宣肃。问之，发热则为外邪束表，卫阳被郁。四诊合参，可知本条所述为风水初起与加重之后两个阶段的不同表现。

【选注】

《金匮要略心典》　风水其脉自浮，此云沉滑者，乃水脉，非风脉也。至面目肿大有热，则水得风而外浮，其脉亦必变而为浮矣，仲景不言者，以风水该之也。目窠上微肿，如蚕新卧起状者，《内经》所谓水为阴，而目下亦阴，聚水者必微肿先见于目下是也。颈脉动者，颈间人迎脉动甚，风水上凑故也。时时咳者，水渍入肺也。按其手足上陷而不起，与《内经》以手按其腹，随手而起，如裹水之状者不同。然腹中气大，而肢间气细，气大则按之随手而起，气细则按之窅（yǎo，按之陷成穴）而不起，而其浮肿则一也。

【原文】

太阳病，脉浮而紧，法当骨节疼痛，反不疼，身体反重而酸①，其人不渴，汗出即愈，此为风水。恶寒者，此为极虚发汗得之。

渴而不恶寒者，此为皮水。

身肿而冷，状如周痹②[1]，胸中窒[2]，不能食，反聚痛[3]，暮躁不得眠，此为黄汗，痛在骨节。

咳而喘，不渴者，此为脾胀③，其状如肿[4]，发汗即愈。

然诸病此者，渴而下利，小便数者，皆不可发汗。（四）

【校勘】

①身体反重而酸：李彣注无“反”字，是。

②周痹：《诸病源候论》卷十二《黄汗候》“周痹”作“风水”。《圣济总录》卷六十一《黄汗》之黄芪苦酒汤、吴蓝汤，叙其症状，并作“如风水”，与《诸病源候论》同。

③脾胀：吴谦曰：“脾字，当是肺字，是传写之讹。”注家多谓“脾”系“肺”字之误。

【词解】

[1] 周痹：为病名。详见《灵枢·周痹》。

[2] 胸中窒：胸中闷塞。《广韵·五质》：“窒，塞也。”

［3］聚痛：胸中窒塞，气机不舒，气聚不通故痛。

［4］其状如肿：魏荔彤曰："按其手足，未至陷而不起，故曰'如肿'，似肿而实非肿也。"

【简释】

本条论水气病的辨证及治疗原则。太阳伤寒病，是感受风寒邪气所引起的，脉象应为浮紧，骨节也必然疼痛。如果身体重而酸，反不疼痛，口亦不渴，则虽见浮紧之脉，不得认为伤寒，这是由于内有水湿，潴留于肌肤之间，而为风水，应该用发汗的方法治疗，即可痊愈。水肿病本为阳气不足，如果发汗不得法，又会损伤阳气，使人体更虚，反会出现恶寒症状，所以说："恶寒者，此为极虚发汗得之。"

肺主皮毛，水湿潴留于皮肤之中，影响肺不能输布津液，故口渴；因无外邪，故不恶寒，这是皮水的症状。

身肿而冷，状如周痹，寒湿阻郁胸中阳气，故胸中窒塞作痛；寒湿在中故不能食；至傍晚时，阳气不能入阴，故暮躁不得睡眠；寒湿外淫注于关节故痛在骨节，这就是黄汗病。

咳而喘，不渴，是水气在肺的症状，此为肺胀病。因寒水内闭肺气，肺失宣降，通调失职，故咳喘而面如浮肿，用发汗法治疗即可痊愈。

但应注意，诸病中若有渴而下利，小便数的症状出现，则表明体内津液已伤，如再用汗法，有导致津液枯竭的危险，故云："皆不可发汗。"

按：本条总的精神，在于说明病有疑似，证无定候，必须前后条文互参，综合分析，才能全面掌握。

【选注】

《金匮要略心典》　太阳有寒，则脉紧骨疼；有湿则脉濡身重；有风则脉浮体酸，此明辨也。今得伤寒脉而骨节不疼，身体反重而酸，即非伤寒，乃风水外胜也。风水在表而非里，故不渴。风固当汗，水在表者亦宜汗，故曰汗出即愈。然必气盛而实者，汗之乃愈。不然则其表益虚，风水虽解，而恶寒转增矣。故曰恶寒者，此为极虚发汗得之。若其渴而不恶寒者，则非病风而独病水，不在皮外而在皮中，视风水而较深矣。其证身肿而冷，状如周痹，周痹为寒湿痹其阳，皮水为水气淫于肤也。胸中窒，不能食者，寒袭于外而气窒于中也。反聚痛，暮躁不得眠者，热为寒郁，而寒甚于暮也。寒湿外淫，必流关节，故曰此为黄汗，痛在骨节也。其咳而喘不渴者，水寒伤肺，气攻于表，有如肿病，而实同皮水，故曰发汗则愈。然此诸病，若其人渴而下利，小便数者，则不可以水气当汗而概发之也。仲景叮咛之意，岂非虑人之津气先亡耶。

或问前二条云，风水外证骨节疼，此云骨节反不疼，身体反重而酸；前条云皮水不渴，此云渴何也？曰：风与水合而成病，其流关节者，则为骨节疼痛，其浸淫肌体者，则骨节不疼而身体酸重，由所伤之处不同故也。前所云皮水不渴者，非言皮水本不渴也，谓腹如鼓而不渴者，病方外盛而未入里，犹可发其汗也；此所谓渴而不恶寒者，所以别于风水之不渴而恶风也。程氏曰：水气外留于皮，内薄于肺，故令人渴是也。

【原文】

里水①者，一身面目黄肿②，其脉沉，小便不利，故令病水。假如小便自利，此亡津液，故令渴也。越婢加术汤主之。方见下③。（五）

【校勘】

①里水：《脉经》卷八第八“一云皮水”。可知里水即为皮水。
②黄肿：《脉经》作“洪肿”。
③方见下：《医统正脉》本作“方见中风”，是。

【简释】

本条论述皮水的证治。皮水者，一身面目洪肿，即周身高度浮肿；水肿严重，其脉则沉；小便不利为水肿之根，缘肺病不能通调水道，脾病不能运化水湿，以致水湿不能下输膀胱，反溢于周身，故令病水。治用越婢汤发汗行水，兼清里热，加白术培土制水。文中“假如小便自利，此亡津液，故令渴也”三句为插笔。

按：第一条云皮水“其脉亦浮”，本条云“其脉沉”。前言脉浮者，指发病之初；此言脉沉者，指水气已盛。临床应根据病变过程，综合分析。

【选注】

《金匮要略直解》 里有水则脉沉，小便不利，溢于表则一身面目黄肿，故与越婢加术汤，以散其水；若小便自利，此亡津液而渴，非里水之证，不用越婢汤也。越婢加术汤，当在故令病水之下。

《金匮要略心典》 里水，水从里积，与风水不同，故其脉不浮而沉，而盛于内者必溢于外，故一身面目悉黄肿也。水病，小便当不利，今反自利，则津液消亡，水病已而渴病起矣。越婢加术，是治其水，非治其渴也。以其身面悉肿，故取麻黄之发表；以其肿而且黄，知其湿中有热，故取石膏之清热与白术之除湿。不然，则渴而小便利者，而顾犯不可发汗之戒耶？或云：此治小便利，黄肿未去者之法，越婢散肌表之水，白术止渴生津也。亦通。

《金匮玉函要略辑义》 案此条诸家，并以自“一身面目黄肿”至“故令渴也”，悉属越婢汤证，殊不知此与肠痈大黄牡丹汤条同为倒装法，程注义独长矣。第据《脉经》，黄肿乃洪肿之讹。又据《外台》引《古今录验》：皮水，越婢加术汤主之，及《脉经》注文：里水，亦皮水之讹，义尤明显。或疑脉沉用麻黄之义，考《本草》：麻黄为肺家之专药，李氏详辨之。皮水水气壅遏于皮肤之间，用麻黄而发之，则气行水利，而脉道开，沉乃为浮。此等之义，身试亲验，然后知经文之不我欺也。

【原文】

趺阳脉①当伏，今反紧，本自有寒，疝瘕，腹中痛，医反下之，下之②即胸满短气。（六）

趺阳脉当伏，今反数，本自有热[1]，消谷，小便数，今反不利，此欲作水[2]。（七）

【校勘】

①趺阳脉：叶霖曰：“‘趺阳’二字，疑当作‘少阴’。”

②下之：叶霖曰：“‘下之’二字重出。”可删。

【词解】

［1］本自有热：“热”，谓胃部有热，从下“消谷”可以看出。

［2］今反不利，此欲作水：今小便反而不利，这是将要形成水肿。

【简释】

此二条论述本有宿疾欲发水肿的辨证。趺阳脉是胃脉，因为脉道在足背二骨之间，所以当伏。今趺阳脉反紧，紧脉主寒，是腹中素有寒疾，如疝、瘕、腹中痛等，寒病按理当用温法治疗，若用苦寒攻下之剂，重伤阳气，肺气因寒而不畅，即可发生胸满、短气等症状。又因为误下损伤阳气，阳气不能化水，又可能转变为水肿。

趺阳脉当伏，今反数，数脉主热，是脾胃有郁热，有热应有消谷和小便数的症状，今小便反不利，可知水与热互结而不行，将要发生水肿。

按：尤怡说："夫阴气伤者，水为热蓄而不行；阳气竭者，水与寒积而不下。仲景并举二端，以见水病之原有如此也。"故水病正虚治法，当辨证采用滋阴利水或温阳利水。

【选注】

《金匮要略论注》 此二条言水病人别有宿病，人各不同，当从趺阳脉与其旧疾见证别之。

《金匮要略心典》 趺阳虽系胃脉，而出于阴部，故其脉当伏，今反紧者，以其腹中宿有寒疾故也。寒则宜温，而反下之，阳气重伤，即胸满短气。其反数者，以其胃中有热故也。热则当消谷而小便数，今反不利，则水液日积，故欲作水。夫阴气伤者，水为热蓄而不行；阳气竭者，水与寒积而不下。仲景并举二端，以见水病之原有如此也。

《金匮玉函要略述义》 按：诸家以趺阳脉伏为病脉，尤氏特以为平脉，而其注义亦畅。仍表出之更推尤意，此欲作水一句，总括二条，亦顶胸满气短来。或曰：此二条，前条是客，不过举其有寒者，以为对照，实无干水病；后条是主，示水之因热生者，此说亦有理，姑附存之。

又按：趺阳平脉，贵沉实不贵浮露，故尤氏以伏为平脉。《辨脉法》曰：趺阳脉迟而缓，胃气如经也，其意一也。但后条有寒水相搏，趺阳脉伏语，义相矛盾，当考。又《辨脉法》曰：趺阳脉微而紧，紧则为寒，微则为虚，微紧相搏，则为短气。

【原文】

寸口脉[1]浮而迟，浮脉则热，迟脉则潜，热潜相搏[2]名曰沉。趺阳脉[1]浮而数，浮脉即热，数脉即止，热止相搏[2]，名曰伏。沉伏相搏，名曰水。沉则脉络虚，伏则小便难，虚难相搏[2]，水走皮肤，即为水矣。（八）

【词解】

［1］寸口脉、趺阳脉：赵以德说："寸口、趺阳含诊者何？寸口者，肺脉所过；趺阳者，胃脉所过。今候脾、肺合病，必是寸口、趺阳也。"

［2］搏：黄元御曰："搏者，合也。"

【简释】

本条从脉象论述水气病的病机，文字古奥难解。条文大意是说，小便难（少）则水湿内停，脉络虚则水走皮肤，随即形成水气病。

【选注】

《金匮要略论注》　此段论正水所成之由也。谓人身中健运不息，所以成云行雨施之用，故人之汗，以天地之雨名之；人之气，以天地之风名之。故寸口脉主上，犹之天道必下济而光明，故曰阴生于阳；趺阳脉主下，犹之地轴必上出而旋运，故曰卫气起于下焦。

《金匮要略心典》　热而潜，则热有内伏之势而无外发之机矣，故曰沉。热而止，则热有留滞之象而无运行之道矣，故曰伏。热留于内而不行，则水气因之而蓄，故曰沉伏相搏，名曰水。热留于内，则气不外行而脉络虚，热止于中，则阳不下化而小便难，以不化之水而当不行之气，则惟有浸淫躯壳而已，故曰虚难相搏，水走皮肤，即为水矣。此亦所谓阴气伤者，水为热蓄不下者也。

《金匮悬解》　搏者，合也。水病源于下寒，今阳气伏止于上而不下交，阴气沉潜于下而不上交，则水寒不能化气，而水道壅塞，络脉空虚，积水无下泄之路，盛满莫容，则避实而走虚，游溢于经络，而浸淫于皮肤，必然之势也。

【原文】

寸口脉弦而紧，弦则卫气不行，即恶寒，水不沾流，走于肠间。

少阴脉紧而沉，紧则为痛，沉则为水，小便即难。（九）

【简释】

本条从脉症上说明水气病的病机。寸口主肺，卫气通于肺。寸口脉弦而紧，是寒气外束，卫阳被郁，故恶寒。肺气不利，不能通调水道，下输膀胱，所以来自水谷之津液，不能随气运行，而潴留于肠间，外溢肌肤，则形成水气病。

少阴主肾，紧脉主寒主痛，沉脉主水主里。少阴脉沉而紧，是肾阳不足，寒从内生。阳气不能随三焦敷布周身，因而骨节或身体疼痛。肾阳不足，不能化气行水，所以小便难，亦形成水气病。

按：本条意在说明，水气病与肺肾密切相关。上段言外感而病水，与肺有关；下段言内伤而病水，与肾有关。

【选注】

《医门法律》 弦为水，紧为寒，水寒在肺，则营卫不温分肉而恶寒，肺之治节不行，不能通调水道，故水不沾流而但走大肠之合也。即“肺水者，其身肿，小便难，时时鸭溏”之互辞也。

《金匮要略论注》 此言水病将成之脉，有挟弦紧者，以明水不循故道之由。……此言水气已成，亦或于少阴脉见之也。少阴者，尺脉也。紧而沉，紧属寒，故主痛；沉为阴结，故属水。小便即难，言因肾病水而小便即为之不利，非小便难故成水病也。

《金匮要略心典》 此二条并阳衰阴胜之证，而寸口则主卫气，少阴则主肾阳。主卫气者，寒以外得而阳气被抑；主肾阳者，寒自内生而气化不速，亦即所谓阳气竭者，水与寒积而不行者也。

《金匮玉函要略辑义》 案《金鉴》云：此条必有脱简。不释，考《脉经》寒疝篇云：寸口脉弦而紧，弦则卫气不行，卫气不行则恶寒，紧则不欲食，弦紧相搏，则为寒疝。知此条亦宜有紧则云云语，《金鉴》为是。

【原文】

脉得诸沉[1]，当责有水[2]，身体肿重。水病脉出[3]者死。（十）

【词解】

［1］脉得诸沉：切脉时遇到沉脉。“脉”，名词用作动词，指切脉。“诸”，指示代词，相当于“其”“那些”。裴学海《古书虚字集释》：“诸，犹‘其’也。《春秋繁露·王道》：‘进善诛恶，绝诸本而已矣’。”

［2］当责有水：“责”有推求之意。《广韵·二十一麦》：“责，求也。”联系下句“身体肿重”，故此沉脉主水。此仲景示人以脉证合参之法。

［3］脉出：《伤寒论》第315条：“服汤（白通加猪胆汁汤），脉暴出者死，微续者生。”可知“出”即“暴出”之义。尤怡说：“出与浮迥异，浮者盛于上而弱于下，出则上有而下绝无也。”

【简释】

本条论述水气病的典型脉证及其预后判断。水气病的主脉是沉脉，主证是身体肿重，故曰："脉得诸沉，当责有水，身体肿重。"这说明，诊断水气病，应脉证合参。但诊断水气病应以"身体肿重"为辨证要点。而脉沉不尽主水，水病亦不尽见沉脉，只有肿势较盛，水气泛溢肌肤，脉络被压时，则脉沉。还须明确，水肿病脉沉，但通过适当治疗，肿势渐消，脉象便会由沉变浮，这是病情好转的标志。假如肿势不减，甚至加重，而脉暴出——"上有而下绝无也"（《金匮要略心典》）。此为真元之气衰竭，根本脱离，故曰："水病脉出者死。"

【选注】

《**金匮要略论注**》　此除风水及皮水言之也。谓水属阴，沉脉亦属阴，故脉得诸沉，当责有水，然亦必合身体肿重而断之。诸云者，言脉部不同则病原异，然概以沉为断耳。水病脉既沉，则浮出为阳气上脱，故主死。

《**金匮要略心典**》　水为阴，阴盛故令脉沉。又水行皮肤，营卫被遏，亦令脉沉。若水病而脉出，则真气反出邪水之上，根本脱离而病气独胜，故死。出与浮迥异，浮者盛于上而弱于下，出则上有而下绝无也。

【原文】

夫水病人，目下有卧蚕[1]，面目鲜泽[2]，脉伏，其人消渴[3]。病水腹大，小便不利，其脉沉绝[4]者，有水，可下之。（十一）

【词解】

［1］目下有卧蚕：形容眼睑浮肿之状。

［2］面目鲜泽：由于面目肿甚而光亮。

［3］其人消渴：此条可有两种解释：一是指水气病引起的消渴症；二是消渴病为本，水气病为标，即由消渴病日久继发水气病。

［4］其脉沉绝：谓脉沉之甚，甚于伏脉。

【简释】

本条指出水肿病可用逐水法治疗的脉证。水肿病人，小便不利，尿少，为水湿内停；水气上泛于目，则眼睑浮肿如卧蚕，面部光亮；水停腹中，则腹部胀大；其人消渴为水湿内停，气不化津，津不上承；其脉沉绝与脉伏皆属水肿严重，阳气不行之象，并非真的脉绝，故自注曰"有水"。水肿病人见到上述脉证，如正虚不甚者，可采用逐水的方法先治标，此即《素问·汤液醪醴论》所谓"去宛陈莝"法。方如十枣汤，己椒苈黄丸等。此外，《灵枢·小针》说："宛陈者，恶血也。"故可酌情配合活血化瘀方法。

【选注】

《金匮要略心典》 目下有卧蚕者，目下微肿，如蚕之卧，经所谓水在腹者，必使目下肿也。水气足以润皮肤而壅营卫，故面目鲜泽，且脉伏不起也。消渴者，阳气被郁而生热也。病水，因水而为病也。夫始因水病而生渴，继因消渴而益病水，于是腹大，小便不利，其脉沉绝。水气瘀壅而不行，脉道被遏而不出，其势亦太甚矣，故必下其水以通其脉。

《医碥》 内水腹大，小便不利，脉沉甚，可下之，十枣汤、浚川散、神祐丸、禹公散、盘车丸之类。盖水可从小便利，亦可从大便泄也。

【原文】

问曰：病下利后，渴饮水，小便不利，腹满因[1]肿①者，何也？答曰：此法当[2]病水。若小便自利及汗出者，自当愈。（十二）

【校勘】

①因肿：《脉经》卷八第八、《金匮要略直解》《金匮玉函经二注》《金匮要略方论本义》《医宗金鉴》"因"并作"阴"。丹波元简曰："据答语云'当病水'，作'阴肿'为是。"

【词解】

[1] 因：表示比况，相当于"犹""如同"。

[2] 法当：《广韵·三十四乏》："法，则也。""法"字的义项很多，如法则、规则、规律、常理等；"当"，表示判断"应该""必定"。故"法当"连用是说"从原则上说应该"或"从常理上讲必定"之义。

【简释】

本条论述病下利后发生水肿的病理。患泄泻之后，出现渴欲饮水，小便不利，腹满如肿，为何如此呢？这些症状从常理上讲，必定是得了水肿病。假如小便通利，体表也有汗，说明阳气未虚，或阳气已经恢复，水湿既可从小便排出，又可从汗孔外泄，水肿自易消退，所以说"自当愈"。

【选注】

《金匮要略直解》 病下利则脾土衰而津液枯竭，故渴引饮；而土又不能制水，故小便不利也；脾恶湿，是以腹满；肾主水，是以阴肿，此为病水无疑。若小便利则水行，汗出则水散，虽不药而自愈矣。

《金匮要略心典》　下利后阴亡无液，故渴欲饮水，而土虚无气，不能制水，则又小便不利，腹满因肿，知其将聚水为病矣。若小便利则从下通，汗出则从外泄，水虽聚而旋行，故病当愈。然其所以汗与利者，气内复而机自行也，岂辛散淡渗所能强责之哉。

【原文】

心水者，其身重①而少气，不得卧，烦而躁，其人阴肿[1]。（十三）

肝水者，其腹大，不能自转侧[2]，胁下腹痛[3]，时时津液微生，小便续通[4]。（十四）

肺水者，其身肿，小便难，时时鸭溏[5]。（十五）

脾水者，其腹大，四肢苦重，津液不生，但苦少气，小便难。（十六）

肾水者，其腹大，脐肿腰痛，不得溺，阴下湿如牛鼻上汗[6]，其足逆冷，面反瘦[7]。（十七）

【校勘】

①其身重：《千金要方》卷二十一第四“其身重”作“其人身体肿重”。

【词解】

［1］其人阴肿：程林曰：“心水不应阴肿，以肾脉出肺络心，主五液，而司闭藏，水之不行，皆本之于肾，是以其阴亦肿也。”

［2］不能自转侧：“转侧”是“辗转反侧”之简语。“不能自转侧”是说病者卧而不能自行翻动。尤怡曰：“脾受肝之水而不行，则腹大不能转侧。”

［3］胁下腹痛：尤怡曰：“肝之府在胁，而气连少腹，故胁下腹痛也。”

［4］时时津液微生，小便续通：此两句文法相对，“微”和“续”是同一个意思，都作状语，都是微细、细小的意思。《广稚·释器》：“续，丝也。”这里借指细微。如此两句相连意谓：常常有津液微微产生，小便细细流通。

［5］时时鸭溏：“鸭溏”谓水粪杂下。徐彬曰：“鸭溏者，如鸭粪之清而不实也。”

［6］阴下湿如牛鼻上汗：程林曰："以其不得溺，则水气不得泄，浸渍于睾囊，而为阴汗。"徐彬曰："牛鼻上汗，冷湿无有干时。"

［7］面反瘦：肾水病人胀大的腹部与消瘦的面部很不相称，故加一"反"字。

【简释】

以上五条论述五脏虚损所致五脏水病的发病机理。

心水的发生，多因心阳虚衰所致。因为心为火脏，水赖温化，若心阳衰惫，水气不行，则身重少气，不得卧；水为阴邪，水气凌心，心阳被抑，则心烦躁；前阴为肾脉所过，心阳虚不能下交于肾，肾水无制，水气外渗，则阴囊肿大。

肝水的发生，多因肝郁乘脾所致。因为肝为刚脏，喜条达，位在胁下，其经脉布于胁肋通于腹，如肝郁不舒，则胁下腹痛；肝郁乘脾，水湿不运，则气滞水停而腹部胀大，不能自转侧；"时时津液微生"一句难解；"小便续通"是说，小便虽通却细少，故水湿内停而腹部胀大。

肺水的发生，多由外邪袭肺，或水饮阻肺所致。因为肺主通调水道，如邪气阻肺，肺气不宣，通调失职，则小便不利；小便不利，水无去路，泛溢肌表，则身肿；又肺与大肠相表里，肺气不行，大肠传化失常，水粪混下，则大便溏薄形如鸭粪。

脾水的发生，多因脾虚所致。因为脾主大腹，运化水湿，如果外感水湿，或饮食劳倦伤脾，脾不运化，水湿停留，则腹大、小便不利；水泛四肢，则四肢苦重；脾虚水停，水精不布，津液不生，则口干，少气。

肾水的发生，多因肾阳虚所致。因为"肾者，胃之关"，如肾虚关门不利，聚水于内，则腹大脐肿；"腰者肾之府"，肾虚外府失荣，则腰部疼痛；肾虚不能温化膀胱，则小便癃闭不行；水泛前阴，则阴囊潮湿；肾虚阳气不能下达，则两足厥冷；肾为五脏之本，肾虚精血不能上荣，则面瘦。一般水气病，多见面目浮肿，本证与之不同，故特在面瘦前加一"反"字，以示区别。

按：以上五条所述五脏水病，是因五脏病变（如风心病心衰、肺心病心衰、肝硬化、慢性肾炎甚至肾功能不全等）引起的水肿，即五脏病为本，水肿为标（继发症）。临床表现以腹水胀大为特征，如肝水、脾水、肾水均言"其腹大"；心水、肺水均言"其身肿"，可知其腹水不明显，但病深日久，亦可致腹水。五脏水病的基本病机是脏真亏损，水湿浸淫。故治则应培植脏气以固本，攻逐水湿以治标。由于病情深重，预后不良，但善加调治，亦可维持生机。此外，五脏水病与风水、皮水的区别：前者为内因而生，后者为外感而病，追述病史，不难诊断。还有，五脏水病与痰饮病水在五脏的区别：五脏水病以五脏病为本，水肿为标；而痰饮病以痰饮病为本，累及五脏证候为标。

【选注】

《金匮要略论注》　此亦为正水者微细分别以为治疗地也。

谓人病水，久则相传而概病，然其初，有心独虚而致者，水自心即为心水。……有肝独虚而致者，水自肝即为肝水。……有肺独虚而致者，水自肺即为肺水。……有因脾虚而致者，水自脾即为脾水。……有因肾独虚而致者，水自肾即为肾水。

《金匮要略心典》　心，阳脏也，而水困之，其阳则弱，故身重而少气也。阴肿者，水气随心气下交于肾也。

肝病喜归脾，脾受肝之水而不行，则腹大不能转侧也。肝之腑在胁而气连少腹，故胁下腹痛也。时时津液微生，小便续通者，肝喜冲逆而主疏泄，水液随之而上下也。

肺主气化，治节一身，肺以其水行于身则肿；无气以化其水，则小便难。鸭溏，如鸭之后，水粪杂下也。

脾主腹而气行四肢。脾受水气，则腹大四肢重。津气生于谷，谷气运于脾，脾湿不运，则津液不生而少气。小便难者，湿不行也。

身半以下，肾气主之，水在肾，则腰痛、脐肿、腹大也。不得溺，阴下湿如牛鼻上汗，其足逆冷者，肾为阴，水亦为阴，两阴相得，阳气不行而湿寒独胜也。面反瘦者，面为阳，阴盛于下，则阳衰于上也。

【原文】

师曰：诸有①水者，腰以下肿，当利小便；腰以上肿，当发汗乃愈。（十八）

【校勘】

①诸有：《千金要方》卷二十一第四作“治”字。

【简释】

本条指出水肿病的一般治疗原则。凡治水肿病，腰以下肿者，应当用利小便的方法，使潴留于下部的水，从小便排出；腰以上肿者，当用发汗的方法，使潴留于上部的水，从汗液排泄。此即《素问·汤液醪醴论》所提出的“开鬼门、洁净府”的治法，“各因其势而利导之也”。

按：人体脏腑经络、内外上下，都是密切联系的，患水肿病之后，也常常互相影响。所以临床对本条治则，应该视其具体情况，灵活结合运用发汗与利小便的方法，方能取得显著疗效。

发汗、利小便的方法只适宜于病初起的阳证、实证，如风水、皮水，而不适宜于病程日久的阴证、虚证，如正水。正水患者以正虚为本，水盛为标，治当标本兼顾，以培补脾肾为主，佐以利水，方如后世之实脾饮、济生肾气丸等；若正水患者复感外邪，又当补正与发汗法兼施，方如下文的防己黄芪汤、麻黄附子汤之类。

【选注】

《**金匮要略论注**》　前水证既分内外表里，此复从上下分之，要知肿之所至，即水之所至，故以内外分治，不若以上下分治尤为切确。故曰诸有水者，不复分风水、正水等名。腰以下肿当利小便者，腰以下阴为主用，故以洁净府为急；腰以上肿当发汗者，腰以上阳为主用，故以开鬼门为急耳。

《**金匮要略方论本义**》　水性流湿，乃趋下之邪也。凡人之身，腰以下为下部，故无论何水，必先于腰以下见其端倪。利小便乃愈者，此下部存邪，初见发端治之之大要也。但又有腰以上肿者，岂水有过颡（sǎng，即额）在山耶？不知腰以上肿，非水自能上也，有风以摄之也，不则有热以挟之也，当发汗则愈，此上部存邪，初见发端治之之大要也。此又《内经》风寒上受之、清湿下受之之义也。

《**金匮要略心典**》　腰以下为阴，阴难得汗而易下泄，故当利小便；腰以上为阳，阳易外泄，故当发汗。各因其势而利导之也。

【原文】

师曰：寸口脉沉而迟，沉则为水，迟则为寒，寒水相搏。趺阳脉伏[1]，水谷不化，脾气衰则鹜溏[2]，胃气衰则身肿。少阳脉卑[3]，少阴脉细，男子则小便不利，妇人则经水不通；经为血，血不利则为水，名曰血分。（十九）

【词解】

［1］脉伏：在这里作病机理解，与前第6，7条脉伏含义不同。

［2］鹜溏："鹜"即鸭子，"鹜溏"即前第15条所谓"鸭溏"。

［3］少阳脉卑："少阳脉"指手少阳三焦经"和髎"穴部位之脉，在上耳角根之前，鬓发之后，即耳门微前上方动脉。"卑"，《国语·周语》韦注："卑，微也。"手少阳脉"微"与下文足少阴肾经太溪穴部位之脉"细"上下相对。

【简释】

本条从寸口、趺阳、少阳、少阴等脉的变化，说明水肿病发生的病机。寸口脉迟主寒，沉主水。沉而迟是阳气被寒水所阻之脉象。趺阳脉是胃脉，因脾与胃相表里，胃主纳谷，脾主运化，今趺阳脉伏而不起，说明脾胃虚弱。脾胃气衰则水谷不化，大便如鹜溏状，精微不能运化，水湿浸于肌肤而产生水肿。少阳脉主候三焦之气，《素问·灵兰秘典论》说："三焦者，决渎之官，水道出焉。"少阳脉卑，则三焦的决渎功能失常。少阴脉主候肾，少阴脉细，主肾气虚衰，寒水不化。故少阳脉卑，少阴脉细，在男子则小便不利，在女子则经水不通。月经的来源是血，经闭后发生水肿病，显然与血有关，故称"血分"。

【选注】

《金匮要略心典》　此合诊寸口、趺阳，而知为寒水胜而胃阳不行也。胃阳不行则水谷不化，水谷不化则脾胃俱衰。脾气主里，故衰则鹜溏；胃气主表，故衰则身肿也。少阳者，生气也；少阴者，地道也；而俱受气于脾胃。脾胃衰则少阳脉卑而生气不荣；少阴脉细而地道不通，男子则小便不利，妇人则经血不通。而其所以然者，则皆阳气不行，阴气乃结之故。曰血分者，谓虽病于水而实出于血也。

【原文】

问曰：病有血分水分，何也？师曰：经水前断，后病水，名曰血分，此病难治；先病水，后经水断，名曰水分，此病易治。何以故？去水，其经自下。（二十）①

【校勘】

①本条原本缺，据《脉经》及魏注本、尤注本补入。

【简释】

本条论述妇人病水，有血分、水分之分。妇人水肿，因有经血的变化，故较男子复杂，先经闭而后水肿，是瘀血阻滞水道所致，称为“血分”。血分深而难通，血不通则水不行，故曰“难治”。在治疗时就不能单纯治水，而应考虑先治血病，后治水病。若先患水气病，而后因水阻血滞发生经闭，称为“水分”。水分的治疗，应先治水病，水去则经血自通，故曰“易治”。

按：从本条可以看出，水与血是互相影响的。受本条启发，现代治疗肾炎水肿，在利水剂中适当加入活血之品，可增强疗效。

【选注】

《金匮要略方论本义》 血分经水前断，正气虚也；水分先病水，邪气盛也。邪气盛者，祛邪可为；正气虚者，养正不足。故治有难易，去水其经自下，因先病水致经断，此澄源以清其流也。

《金匮要略心典》 此复设问答，以明血分、水分之异。血分者，因血而病为水也；水分者，因水而病及血也。血病深而难通，故曰难治；水病浅而易行，故曰易治。

【原文】

问曰：病者苦水，面目身体四肢皆肿，小便不利，脉之①[1]，不言水，反言胸中痛，气上冲咽，状如炙肉[2]，当②微咳喘，审如[3]师言，其脉何类[4]？

师曰：寸口脉沉而紧，沉为水，紧为寒，沉紧相搏，结在关元[5]，始时当③微，年盛不觉，阳衰之后，营卫相干[6]，阳损阴盛，结寒微动，肾气上冲，喉咽塞噎，胁下急痛。医以为留饮而大下之，气击④[7]不去，其病不除；后重⑤吐之[8]，胃家虚烦[9]，咽燥欲饮水，小便不利，水谷不化，面目手足浮肿。又与葶苈丸下水，当时如小差，食欲过度，肿复如前，胸胁苦痛，象若奔豚，其水扬溢，则浮咳⑥喘逆。当先攻击冲气，令止，乃治咳；咳止，其喘自差。先治新病，病当在后[10]。（二十一）

【校勘】

①脉之：《脉经》卷八第八“脉”上有“师”字。

②当：宽保本曰："'当'一作'常'。"

③当：享和本曰："'当'一作'尚'。"尤注本"当"作"尚"字，是。

④气击：李注本、魏注本"击"并作"急"。享和本"击"作"系"。宽保本曰："'击'一作'系'。"尤注本将"气击"改作"气系"。

⑤后重：徐注本、尤注本"后"并作"复"。

⑥则浮咳：徐注本、尤注本"则"下并无"浮"字。

【词解】

［1］脉之：诊察患者。"脉"，名词作动用；"脉之"，即为他切脉。但联系下文"不言水，反言胸中痛……"，这里的"脉之"是泛指，不只是切脉。

［2］状如炙肉：形容咽中如有物阻塞。

［3］审如：即诚如，也就是果然如此的意思。

［4］其脉何类：病人之脉当是何种脉象。

［5］关元：泛指下焦。

［6］营卫相干：是说营卫不相和谐。

［7］气击：气冲之互辞。

［8］后重吐之：即又吐之。

［9］虚烦：谓经误吐误下之后，胃中空虚发烦。

［10］先治新病，病当在后："新病"指冲气、咳、喘逆；"病"指水肿。是说先治冲气等症，再治水肿。即第一篇第12条所谓"当先治其卒病，后乃治其痼疾"之意。

【简释】

本条论述水肿病因误治而发生变证，并指出主次先后的治法。全文可分作三段理解，从条首至"其脉何类"为第一段，提出一个水气并发冲气的复杂病例。从"师曰"至"浮咳喘逆"为第二段，是从脉诊、病史追述形成水气的过程和误治的变证。从"当先攻击冲气"以下为第三段，是指出治疗原则和处理方法，并回溯到第一段，作为答问的中心。本条具体释义，可参见"选注"。

按：本条设立此案，目的是启发后人对水肿病应审证求因，分清病情的主次缓急，施以先治后治之法。

【选注】

《金匮要略论注》 此证水之成，有真元太虚，因误治成水，又误治而变生新病，然当先治其新病者。谓水病至面目身体四肢皆肿，而小便不利，水势亦甚矣，乃病者似不苦水，反苦胸痛气冲，疑水病中所应有之变证，故问脉形何类。不知水气中原不得有此证，其先寸口脉必沉而紧，沉主有微水，紧主有积寒，但紧而沉，是积寒挟微水搏结在关元。初时水与寒皆微，壮年气盛，邪不胜正，故不觉，阳衰则所伏之邪，稍稍干于营卫，阴日就损，阳日加盛，而所结之寒微动，能挟肾气上冲，不独相干已也。唯其挟肾，于是肾脉之直者，上贯膈，入肺中，循喉咙，挟舌本，其支者，从肺出络心，注胸中，乃咽喉塞噎，胁下急痛。彼时温肾泻寒，病无不去，乃以为留饮而大下也。不治其本，病气不服，故相系不去，重复吐之，是诛伐无过，伤其中气矣，胃家乃虚而烦；吐伤上焦之阳，而阴火乘之，故咽燥欲饮水；因而脾胃气衰，邪留血分，致小便不利，水谷不化，胃气不强，水气乘肺，面目手足浮肿。又以葶苈丸下水，虽非治本之剂，然标病既盛，先治其标，故亦能小差；小差者，肿退也。食饮不节而复肿，又加胸胁痛如奔豚，则肾邪大肆，且水气扬溢，咳且喘逆矣。然咳非病之本也，病本在肾，故曰先当攻击冲气令止，如痰饮门苓桂术甘汤是也。咳止，喘虽不治而自愈矣。此乃病根甚深，不能骤除，故须先去暴病，则原病可治，故曰先治新病，病当在后。要知冲气咳喘等，皆新病也，病当在后，病字指水气言，然关元结寒，则又为水病之本矣。

《金匮要略心典》　此水气先得而冲气后发之证，面目肢体俱肿，咽喉噎塞，胸胁满痛，有似留饮而实挟冲气也。冲气宜温降，不宜攻下，下之亦未必去，故曰气系不去，其病不除。医乃不知而复吐之，胃气重伤，胃液因尽，故咽操欲饮水，而小便不利，水谷不化，且聚水而成病也。是当养胃气以行水，不宜径下其水。水虽下，终必复聚，故暂差而寻复如前也。水聚于中，气冲于下，其水扬溢，上及肺位，则咳且喘逆，是不可攻其水，当先止其冲气。冲气既止，然后水气可去，水去则咳与喘逆俱去矣。先治新病，病当在后者，谓先治其冲气，而后治其水气也。

【原文】

风水，脉浮身重，汗出恶风者，防己黄芪汤主之。腹痛者加芍药。（二十二）

防己黄芪汤方：方见湿病中。

【简释】

本条论述风水表气虚的证治。风水脉浮，示病在表；汗出恶风，是卫气虚不能固表；身重为水湿泛滥于肢体所致。故用防己黄芪汤补卫固表，利水除湿。腹痛者加芍药以“除血痹……止痛”（《神农本草经》）。

按：①本条与《痓湿暍病脉证治》第22条，只有“水”与“湿”一字之异，而水与湿同类，两条病机、主证相同，故处方亦同。②本条脉浮，汗出，恶风与桂枝汤证相类，唯身重为鉴别要点。

【选注】

《金匮方论衍义》 脉浮，表也；汗出恶风，表之虚也；身重，水客分肉也。防己疗风肿、水肿，通腠理；黄芪温分肉，补卫虚；白术治皮间风，止汗；甘草和药，益土；生姜、大枣辛甘发散。腹痛者，阴阳气塞，不得升降，故加芍药收阴。

《金匮要略心典》 此条义详《痓湿暍篇》，虽有风水、风湿之异，然而水与湿非二也。

【原文】

风水恶风，一身悉肿，脉浮不渴①，续[1]自汗出，无大热②，越婢汤主之。（二十三）

越婢汤方：麻黄六两　石膏半斤　生姜三两　甘草二两　大枣十五枚

右五味，以水六升，先煮麻黄③，去上沫，内诸药，煮取三升，分温三服④。恶风者加附子一枚炮。风水加术四两。《古今录验》。

【校勘】

①不渴：尤怡：“‘不’或作‘而’。”无据。

②无大热：《脉经》卷八第八作“而无大热者”。

③先煮麻黄：《外台秘要》卷二十《风水》引《古今录验》“麻黄”下有“再沸”二字。

④分温三服：《千金要方》卷十第五此下有“覆取汗”三字。

【词解】

［1］续：连续不断。《说文解字》：“续，连也。”

【简释】

本条论述风水化热的证治。本条所述为风水初起与化热之后两个阶段的不同表现。风水初起，外邪束表，故见恶风，脉浮不渴，以及发热，无汗，眼胞微肿等症；病情发展，风水泛滥，兼挟郁热，故见一身悉肿，口渴，续自汗出，表无大热，以及小便量少，脉由浮变沉而滑等。越婢汤重用麻黄、石膏发汗散水，兼清里热；生姜、大枣调和营卫；甘草调和诸药，因其有恋湿之弊，不可多用。

以方测证，可知本方乃为风水化热者而设。麻黄虽发汗散水，但用之太过易伤卫阳而恶风，宜加附子以固护卫阳；风水泛滥，水湿太盛，宜加白术或苍术与麻黄配伍，表里同治，以增强消退水肿的功用。由此可知，越婢加术汤不仅如前第5条所述治疗皮水，并且治疗风水。

【选注】

《金匮要略论注》 前证身重则湿多，此独一身悉肿，则风多气强矣。风为阳邪，脉浮为热，又汗非骤出，续自汗出，若有气蒸之者然，又外无大热，则外表少而内热多，故以越婢汤主之。麻黄发其阳，石膏清其热，甘草和其中，姜、枣以通营卫而宣阳气也。此方剂独重，盖比前风多气多则热多，且属急风，故欲一剂铲之。若恶寒知内虚，故加附子。《古今录验》加术，并驱湿矣。

《金匮要略心典》 此与上条证候颇同而治特异。麻黄之发阳气，十倍防己，乃反减黄芪之实表，增石膏之辛寒，何耶？脉浮不渴句，或作脉浮而渴。渴者热之内炽，汗为热逼，与表虚出汗不同，故得以石膏清热，麻黄散肿，而无事兼固其表也。

《金匮玉函要略辑义》 案大青龙汤治伤寒烦躁；麻黄杏仁甘草石膏汤治汗后汗出而喘，无大热，俱麻黄、石膏并用之剂，而不言有渴，今验之，不论渴与不渴，皆可用。然此断云不渴者，义可疑也，以理推之，作而渴为是。下文黄汗之条，汗出而渴，《脉经》注云：一作不渴，而渴不渴，经有错误，是其明证也。

按：以上三家之注均未明确理解“本条所述为风水初起与化热之后两个阶段的不同表现”，故尤怡、丹波元坚注对“不渴”句不明其义而含糊其词，徐彬注避而不谈。此皆智者之一失也。

【原文】

皮水为病，四肢肿，水气在皮肤中，四肢聂聂①动[1]者，防己茯苓汤主之。（二十四）

防己茯苓汤方：防己三两　黄芪三两　桂枝三两　茯苓六两　甘草二两　右五味，以水六升，煮取二升，分温三服②。

【校勘】

①聂聂：《外台秘要》卷二十《皮水方》引《深师方》“聂聂”作“集集”。

②分温三服：《外台秘要》“分温三服”作“再服”。

【词解】

［1］四肢聂聂动：《集韵·二十九叶》：“聂，木叶动貌。”此借喻四肢肌肉轻微瞤动。尤怡曰：“皮中水气，浸淫四末而壅遏阳气，气水相逐，则四肢聂聂动也。”

【简释】

本条论述皮水气虚的证治。皮水病久，四肢肿甚而壅遏卫气，水气相搏在皮肤中，故四肢聂聂瞤动。治宜防己茯苓汤益气通阳，利水消肿。本方重用茯苓为君，甘淡健脾利水消肿；防己“利大小便，通腠理”（《本经》），通达表里以助茯苓驱水气；桂枝通表里之阳助茯苓以利水；黄芪益表里之气助茯苓以行水；甘草调和诸药。

【选注】

《金匮要略编注》　此邪在皮肤而肿也。风入于卫，阳气虚滞则四肢肿，经谓结阳者肿四肢，即皮水也。皮毛受风，气虚而肿，所谓水气在皮肤中。邪正相搏，风虚内鼓，故四肢聂聂而动，是因表虚也。盖三焦之气，同入膀胱，而行决渎，今水不行，则当使小便利而病得除。故防己茯苓除湿而利水，以黄芪补卫而实表，表实则邪不能容，甘草安土而制水邪，桂枝以和营卫，又行阳化气而实四末，俾风从外出，水从内泄矣。

《金匮要略心典》　皮中水气，浸淫四末，而壅遏卫气，气水相逐，则四肢聂聂动也。防己、茯苓善驱水气，桂枝得茯苓，则不发表而反行水，且合黄芪、甘草，助表中之气，以行防己、茯苓之力也。

【原文】

里水①，越婢加术汤主之；甘草麻黄汤亦主之。（二十五）

越婢加术汤方：方见上，于内加白术四两，又见中风中。

甘草麻黄汤方：甘草二两　麻黄四两　右二味，以水五升，先煮麻黄，去上沫，内甘草，煮取三升，温服一升，重覆汗出，不汗，再服。慎风寒。

【校勘】

①里水：《外台秘要》卷二十引范汪及《古今录验》并作“皮水”。

【简释】

本条重申皮里之水的治法。皮水挟里热的用越婢加术汤治疗，方义见第5条；病情较轻，无里热者宜用甘草麻黄汤，本方剂量为麻黄倍于甘草，取“辛甘发散为阳”，以发汗散水消肿。

【选注】

《金匮要略心典》　里水，即前一身面目黄肿，脉沉，小便不利之证。越婢汤义见前，甘草麻黄亦内助土气，外行水气之法也。

《医宗金鉴》　皮水表虚有汗者，防己茯苓汤固所宜也。若表实无汗有热者，则当用越婢加术汤。无热者，则当用甘草麻黄汤发其汗，使水外从皮去也。

《金匮要略浅注》　一身面目黄肿，谓之里水，乃风水深入肌肉，非脏腑之表里也。腠实无汗，胃热向内，欲迅除其热，越婢加术汤主之；欲迅发其汗，甘草麻黄汤亦主之。

【原文】

水之为病，其脉沉小，属少阴；浮者为风。无水虚胀者，为气。水，发其汗即已，脉沉者宜麻黄附子汤；浮者宜杏子汤。（二十六）

麻黄附子汤方：麻黄三两　甘草二两　附子一枚（炮）　右三味，以水七升，先煮麻黄，去上沫，内诸药，煮取二升半，温服八分，日三服。

杏子汤：方未见，恐是麻黄杏仁甘草石膏汤。

【简释】

本条论述风水与正水的不同治法。水肿病，脉沉小，与少阴肾有关，是属正水；脉浮与肺有关，属风水。两者皆可用发汗的方法治疗。没有水而虚胀者是“气”，虽与水病有相似之处，但属气病而非水病，就不可用汗法。正水脉沉，宜用麻黄附子汤，温经发汗，兼顾肾阳；风水脉浮，宜用杏子汤，此方未见，疑为麻杏甘石汤或前条甘草麻黄汤再加杏仁。

【选注】

《**医门法律**》 此论少阴正水之病。其脉自见沉小，殊无外出之意；若脉见浮者，风发于外也；无水虚胀者，手太阴气郁不行也。风气之病，发其汗则自止耳。即脉沉无他证者，当仿伤寒少阴例，用麻黄附子汤荡动其水以救肾；若脉浮者，其外证必自喘，当仿伤寒太阳例，用麻黄杏子甘草石膏汤发散其邪以救肺，此治金水二脏之大法也。

《**金匮要略心典**》 水气脉沉小者属少阴，言肾水也；脉浮者为风，即风水也。其无水而虚胀者，则为气病而非水病矣。气病不可发汗，水病发其汗则已。然而发汗之法，亦有不同，少阴则当温其经，风水即当通其肺，故曰脉沉者宜麻黄附子汤，脉浮者宜杏子汤。沉谓少阴，浮谓风也。

【原文】

厥而皮水者，蒲灰[1]散主之。方见消渴中。（二十七）

【词解】

［1］蒲灰：即蒲黄。邹澍曰：“蒲灰者，蒲黄之质有似于灰也。”《本经》：“蒲黄，利小便。”

【简释】

本条论述皮水阳郁手足厥冷的治疗。皮水病人，内有郁热，外有水肿，阳气被阻，不能达于四末，故手足厥冷。治用蒲灰散，方中蒲灰（黄）七分，滑石三分，二味杵为散，饮服方寸匕，日三服。本方清湿热，利小便。水肿消除，阳气得伸，则厥冷自可痊愈。叶天士有“通阳不在温，而在利小便”之说，盖从此条悟出。

【选注】

《**金匮要略方论本义**》 厥而皮水者，厥为阳虚阴盛之证，但在皮水中，则非宗阳内虚之证，而乃卫阳外虚之厥也。皮水之邪既盛，必溢于四肢，周身之卫气凝滞不行矣，故令得厥，非必里阳已微，方见厥逆也。此厥之因水而成者，治其水而厥可愈。主之以蒲灰散，祛水即用利水之法，水去而卫气得行于皮肤，四肢可以回温而厥亦已矣。

《金匮要略心典》　厥而皮水者，水邪外盛，隔其身中之阳，不行于四肢也。此厥之成于水者，去其水则厥自愈，不必以附子、桂枝之属助其内伏之阳也。蒲灰散义见前。

【原文】

问曰：黄汗之为病，身体肿一作重，发热汗出而渴①，状如风水，汗沾衣②，色正黄③如柏汁，脉自沉。何从④得之？师曰：以汗出入水中浴，水从汗孔入得之⑤，宜芪芍桂酒汤主之。(二十八)

黄芪芍药桂枝苦酒汤方：黄芪五两　芍药三两　桂枝三两　右三味，以苦酒[1]一升，水七升，相和，煮取三升，温服一升，当心烦，服至六七日乃解。若心烦不止者，以苦酒阻故也。

【校勘】

①发热汗出而渴：《千金要方》卷十第五、《圣济总录》卷六十一《黄汗》"渴"并作"不渴"；《脉经》卷八第八细注曰："'而渴'一作'不渴'。"有"不"字，似是。

②汗沾衣：《千金要方》作"汗染衣"；《太平圣惠方》卷五十五《治黄汗诸方》作"汗出染衣"。

③色正黄：《圣济总录》"色"下无"正"字。

④何从：《脉经》此上有"问曰：黄汗之病"六字。

⑤水从汗孔入得之：《外台秘要》卷四、《圣济总录》并作"水从外入而得之"。

【词解】

[1] 苦酒：魏念庭说："古人称醋为苦酒，非另有所谓苦酒也。"

【简释】

本条论述黄汗的成因和证治。黄汗病的症状与风水有类似之处，而黄汗病的主症特点是：汗出染衣，色正黄如柏汁，并表现为发热汗出，或渴，或身体肿重等症。关于黄汗病的成因，本条指出与出汗时洗澡，汗液排泄异常有关。用芪芍桂酒汤治疗，方中桂枝、芍药调和营卫以解郁遏，配苦酒以增强泄营中郁热的作用，黄芪实卫止汗，使营卫调和，气血畅通，则黄汗等症可愈。

【选注】

《金匮要略心典》　黄汗之病与风水相似，但风水脉浮而黄汗脉沉，风水恶风而黄汗不恶风为异。其汗沾衣，色正黄如柏叶，则黄汗之所独也。风水为风气外合水气，黄汗为水气内遏热气。热被水遏，水与热得，交蒸互郁，汗液则黄。黄芪、桂枝、芍药行阳益阴，得酒则气益和而行愈周，盖欲使营卫大行而邪气毕达耳。云苦酒阻者，欲行而未得遽行，久积药力，乃自行耳。故曰服至六七日乃解。

按：前第二条云："小便通利，上焦有寒，其口多涎，此为黄汗。"第四条云："身肿而冷，状如周痹。"此云："黄汗之病，身体肿，发热，汗出而渴。"后又云："剧者不能食，身疼重，小便不利。"何前后之不侔也？岂新久微甚之辨欤。夫病邪初受，其未郁为热者，则身冷，小便利，口多涎；其郁久而热甚者，则身热而渴，小便不利，亦自然之道也。

【原文】

黄汗之病，两胫自冷；假令发热，此属历节。食已汗出，又身常暮卧①盗汗出者，此劳气[1]也。若汗出已反②发热者，久久其身必甲错；发热不止者，必生恶疮[2]。若身重，汗出已辄轻者，久久必身瞤[3]，瞤即胸中痛，又从腰以上必③汗出，下无汗④，腰髋弛痛[4]，如有物⑤在皮中状，剧者不能食，身疼重，烦躁，小便不利，此为黄汗，桂枝加黄芪汤主之⑥。（二十九）

桂枝加黄芪汤方：桂枝　芍药各三两　甘草二两　生姜三两　大枣十二枚　黄芪二两　右六味，以水八升，煮取三升，温服一升，须臾饮热稀粥一升余，以助药力，温服⑦取微汗；若不汗，更服。

【校勘】

①暮卧：《外台秘要》卷四"暮"作"夜"字。

②反：《外台秘要》作"即"字。

③必：《圣济总录》卷八十一无"必"字。

④下无汗：《圣济总录》无此三字。

⑤有物：《外台秘要》"物"作"虫"字。

⑥桂枝加黄芪汤主之：《外台秘要》作“桂枝汤加黄芪五两主之”。

⑦温服：医统本作“温覆”。

【词解】

[1] 劳气：犹言虚劳。

[2] 恶疮：即第一条所说的“痈脓”。

[3] 身瞤：《说文解字》：“瞤，目动也。”“身瞤”谓身体肌肉跳动。即《素问·气交变大论》所谓“肉瞤瘛”。

[4] 腰髋弛痛：是说腰胯倦怠而疼痛。

【简释】

本条再论黄汗病的证治，并与历节、劳气进行鉴别。黄汗与历节二病的鉴别要点：黄汗以“汗沾衣，色正黄如柏汁”为主症；历节以“诸肢节疼痛”为主症。当今黄汗病已罕见，对本条证候很难作出准确解释，故不释。至于桂枝加黄芪汤的功用，即以桂枝汤解肌调和营卫，加黄芪助正达邪，使阳郁得伸，营卫调和，而黄汗病自解。

按：以上两条论述黄汗病证治，所处二方大同小异，若周身汗出，表气已虚者，用芪芍桂酒汤，重用黄芪益气固表；汗出不透者，以桂枝汤为主，少加黄芪，调补营卫“取微汗”。二方皆有宣通阳气，调和营卫，排除水湿之功。

【选注】

《**金匮要略心典**》　两胫自冷者，阳被郁而不下通也。黄汗本发热，此云假令发热，便为历节者，谓胫热，非谓身热也。盖历节、黄汗，病形相似，而历节一身尽热，黄汗则身热而胫冷也。食已汗出，又身尝暮卧盗汗出者，营中之热，因气之动而外浮，或乘阳之间而潜出也。然黄汗，郁证也，汗出则有外达之机；若汗出已反发热者，是热与汗俱出于外，久而肌肤甲错，发生恶疮，所谓自内之外而盛于外也。若汗出已身重辄轻者，是湿与汗俱出也。然湿虽出而阳亦伤，久必身瞤而胸中痛。若从腰以上汗出，下无汗者，是阳上通而下不通也，故腰髋弛痛，如有物在皮中状。其病之剧而未经得汗者，则窒于胸中而不能食，壅于肉理而身体重，郁于心而烦躁，闭于下而小便不通利也。此其进退微甚之机不同如此，而要皆水气伤心之所致，故曰此为黄汗。桂枝、黄芪，亦行阳散邪之法，而尤赖饮热稀粥取汗，以发交郁之邪也。

【原文】

师曰：寸口脉迟而涩，迟则为寒，涩为血不足。趺阳脉微而迟，微则为气，迟则为寒。寒气不足[1]，则手足逆冷；手足逆冷，则营卫不利；营卫不利，则腹满胁鸣①相逐；气转膀胱，营卫俱劳；阳气不通即身冷，阴气不通即骨疼；阳前通则恶寒，阴前通则痹不仁[2]；阴阳相得，其气乃行，大气一转，其气乃散；实则失气，虚则遗溺，名曰气分[3]。（三十）

【校勘】

①胁鸣：吉野本、享和本“胁鸣”并作“肠鸣”，魏注本同，是。

【词解】

［1］寒气不足：指寒盛而气血不足。

［2］阳前……不仁：“阳”与“阴”可理解为互词。两个“前”疑为“不”字之误。

［3］名曰气分：徐彬曰：“病之所以成所以散，实一气主之，故曰气分。”

【简释】

本条论述气分病的病机、脉症及治则。条文以寸口、趺阳合诊，说明气血虚寒者，可出现手足逆冷、腹满、肠鸣等症状，甚至影响膀胱功能。阳气不通则身冷，阴气不通则骨疼，也是气血不足的结果。“阴阳相得，其气乃行，大气一转，其气乃散”，是气分病证的治疗原则。失气与遗溺分别为气实与气虚之征，水肿病中若有这些症状，更说明其病在气分。

按：“大气一转，其气乃散”的治则，对水气病的治疗很有指导意义。《景岳全书》针对肿胀的辨证指出：“验之病情，则唯在水、气二字，足以尽之。”“然水气本为同类，故治水者当先兼理气，益气则水自化也。”运转大气法不仅为水气病的治则，并且对各种杂病的证治有普遍指导意义，纵览仲景全书便知。例如，治肺痿虚寒证用甘草干姜汤以温肺气；治胸痹心痛用瓜蒌薤白白酒汤类以通心气；治虚劳中气虚用建中汤以运脾气；治虚劳肾虚用肾气丸以补肾气；治肝着用旋覆花汤以舒肝气；治妇人杂病崩漏用温经汤以利经气，无不是运转本身正气（大气）以胜邪气，达到“阴阳相得，其气乃行”。此外，关于对本条“大气一转，其气乃散”之“大气”的认识，注家多释为“宗气”或“元气”。喻嘉言《医门法律》有“大气论”专篇；近人张锡纯结合临床对大气的认识，制升陷汤治疗大气下陷。上述认识和实践，丰富和发展了张仲景的学术思想。

【选注】

《金匮要略心典》 微则为气者，为气不足也。寒气不足，该寸口趺阳为言，寒而气血复不足也。寒气不足，则手足无气而逆冷，营卫无源而不利。由是脏腑之中真气不充而客寒独盛，则腹满胁鸣相逐；气转膀胱，即后所谓失气、遗溺之端也。营卫俱劳者，营卫俱乏竭也。阳气温于表，故不通则身冷；阴气营于里，故不通即骨疼。不通者，虚极而不能行，与有余而壅者不同。阳前通则恶寒，阴前通则痹不仁者，阳先行而阴不与俱行，则阴失阳而恶寒，阴先行而阳不与俱行，则阳独滞而痹不仁也。盖阴与阳常相须也，不可失，失则气机不续而邪乃着；不失则上下交通而邪不容。故曰阴阳相得，其气乃行，大气一转，其气乃散。失气遗溺，皆相失之征。曰气分者，谓寒气乘阳之虚而病于气也。

《医宗金鉴》 寸口脉迟为寒，脉涩为少血；趺阳脉微为乏气，迟亦为寒。是则气血俱虚，为寒气所干，营卫不利，阴阳不通，故身寒骨疼，手足逆冷，腹满肠鸣，恶寒麻痹，失气遗溺也。此气血俱虚，寒气内客之气胀，故曰气分。而下条发明主治，用桂枝去芍药加麻黄附子细辛汤者，温养营卫阴阳，发散寒邪之气也。

《金匮要略浅注》 此非黄病，因黄病之脉沉，上下营卫不通等证，触类引伸而及于气分之专证。其实水与气，虽分有形无形，而其源则非二也。肿与胀虽分在外在内，而其病则相因也。然每见病胀者，以治水之法施之，往往不效，至腹胀而四肢不肿，名曰单鼓胀。或因水病而攻破太过者有之；或因宿有癥瘕积块痞块，重加外感内伤而发者有之；有日积月累，初时不觉，及觉而始治之，则已晚矣。若至腹大如箕，腹大如瓮，虽卢扁亦莫之何。《内经》明胀病之旨，而无其治，仲景微示其端，而未立其法，后人用大攻大下大补大温等剂，愈速其危，而不知仲景于此节虽未明言胀病单鼓，而所致此之由，所以治此之法，无不包括其中。下节两出其方，一主一宾，略露出鼓胀之机倪，令人寻绎其旨于言外。

按：沈目南以大气二字，指膻中之宗气而言，颇为得解。喻嘉言《寓意草》谓人身胸中空旷如太空，地气上则为云，必天气降而为雨，地气始收藏不动，诚合上焦如雾，中焦如沤，下焦如渎之意，则云行雨施，而后沟渎皆盈，水道通决，乾坤有一番景象矣。此义首重在膀胱一经，经云：膀胱者，州都之官，津液藏焉，气化则能出矣。如人之饮酒无算而不醉者，皆从膀胱之气化而出也。膻中位于膈内，膀胱位于腹内。膀胱之气化，则空洞善容，而膻中之气得以下运。若膀胱不化，则腹先胀，而膻中之气安能下达耶？然欲膀胱之气化，其权尤在于葆肾，肾以膀胱为府者也。肾气动必先注于膀胱，屡动不已，膀胱胀满，势必逆于胸膈，其窒塞之状，不可明言。肾气不动则收藏愈固，膀胱得以清净无为，而膻中之气注之不盈矣。膻中之气下注，则胸中旷若太空矣。徐忠可云：仲景于论正水后，结出一血分；于论黄汗后，结出一气分，何也？盖正水由肾受邪，发于下焦，下焦血为主用，故论正水而因及于经血不通；黄汗由心受邪，发于上焦，上焦气为主用，故因黄汗而推及于大气不转。唯上下焦之气血阴阳不同，此仲景治黄汗以桂枝为君，取其化气；而治正水以麻黄为君，取其入营也；石水以附子为主，取其破阴也。审其立言之次第，则立方之意，不晓然也。

【原文】

气分[1]，心下坚，大如盘，边如旋杯①，水饮所作[2]，桂枝去芍药加麻辛附子汤主之。（三十一）

桂枝去芍药加麻黄细辛附子汤方：桂枝三两　生姜三两　甘草二两　大枣十二枚　麻黄　细辛各二两　附子一枚（炮）　右七味，以水七升，煮麻黄，去上沫，内诸药，煮取二升，分温三服，当汗出，如虫行皮中，即愈。

【校勘】

①边如旋杯：尤注本“杯”作“盘”，且此句下无“水饮所作”四字。

【词解】

［1］气分：徐彬曰：“此言气分病，而大气不转。”
［2］边如旋杯，水饮所作：边缘像圆形的覆杯，这是水饮内停所引起的。

【简释】

本条承上条，补述气分病的一种治疗方法。心下相当于膈下部分。由于阳虚阴凝，水饮结聚，积留于心下，所以痞结而坚，形大如盘，边缘像圆形的覆杯。此病证可用桂枝去芍药加麻黄细辛附子汤治疗。本方诸药皆辛甘温之品，协同并用，通达表里上下的功用更著，故能温通阳气，宣散水气。芍药味苦微寒，非本证所宜，故去而不用。

方后云："当汗出，如虫行皮中，即愈。"是服药以后，阳气得助，周行于身，推动阴凝之邪解散的现象。

【选注】

《金匮要略心典》 气分，即寒气乘阳之虚而结于气者。心下坚大如盘。边如旋盘，其势亦已甚矣；然不直攻其气，而以辛甘温药行阳以化气，视后人之袭用枳、朴、香、砂者，工拙悬殊矣。云当汗出如虫行皮中者，盖欲使既结之阳复行周身而愈也。

《医宗金鉴》 "气分，心下坚大如盘，边如旋杯，水饮所作"之十六字，当是衍文，观心下坚之本条自知。"桂枝去芍药加麻黄附子细辛汤主之"十五字，当在上条气分之下，义始相属，正是气分之治法，必是错简在此。

《金匮要略浅注》 此承上节气分之结病而出其方治也。

《金匮要略浅注补正》 此证是心肾交病，上不能降，下不能升，日积月累，如铁石之难破。方中用麻黄、桂枝、生姜以攻其上，附子、细辛以攻其下，甘草、大枣补中焦以运其气，庶上下之气交通，而病可愈，所谓大气一转，其结乃散也。

【原文】

心下坚，大如盘①，边如旋盘②[1]，水饮所作[2]，枳术汤主之。（三十二）

枳术汤方：枳实七枚　白术二两　右二味，以水五升，煮取三升，分温三服，腹中软即当散也。

【校勘】

①盘：《肘后备急方》作"椀"。

②边如旋盘：《证类本草》卷十三"枳术"条《图经》引张仲景无此四字。

【词解】

[1] 边如旋盘：《医灯续焰》云："旋，圆也。上盘字，当据《肘后备急方》作椀，盖椀高于盘，盘大于椀，谓其坚大如椀，其边如圆盘。"椀为碗的古今异体字。

［2］水饮所作：唐宗海曰："心下坚，大如盘，边如旋盘，本是气不散。然气积则为水，气积不散，水饮所由起也。作，即起字之义。"

【简释】

本条论述气分病的另一种证治。由于脾弱气滞，失于输转，致水气痞结于胃部，故心下坚，高如碗，边如圆盘，可用枳术汤。方中枳实行气消痞，白术健脾益气，二药配合，能健运脾气以消除水湿。

按：以上两条相较：上条是三焦阳虚而寒凝水停；本条是脾失健运而气滞水停。前者以寒凝为主，故用桂枝去芍药加麻辛附子汤，振奋阳气，温而散之；后者以气滞为主，故用枳术汤，行气实脾，消补并用。

现代名医朱良春先生结合临床撰文（《江苏中医》1982；5：33）说：水饮聚于心下，最多见的有两种情况，一为脾失健运，一为心阳失旷。前者，《素问·至真要大论》所谓"太阴之复，饮发于中"。盖脾病则不能制水，中枢失运，升降失司，津液不归正化，以至饮聚于胃；后者则因心阳不足，心气内结，寒水内停而发生，与肺肾的功能失常，尤为密切。仲景在《水气病脉证并治》所主的"枳术汤"与"桂枝去芍药加麻黄细辛附子汤"两方，就是针对这两种证情而设，且示人以用药之大法。前方健脾强胃，消痞祛水；后方振奋心阳，温运大气。从临床实践来看，一些风湿性、肺源性心脏病的患者，在病情发作期，恒可见心下坚，因此我益信31条"气分"证乃心气内结使然。考诸家之注，唐容川说："此证是心肾交病，上不能降，下不能升，日积月累，如铁石之难破。"提示非大剂温阳散结不为功。除心下坚满外，这类患者常伴有下肢浮肿，进一步可出现腹水。心气内结造成的病理产物除水饮以外，必有瘀血的存在，然而行水消瘀之剂，不过治标而已，且易伤正气。仲景则着重温运大气，以助气化，真正抓住了疾病的本质。盖大气运转，则宿瘀自消，停饮自散。故可以视本方为良好的强心行水剂。本方可以广泛用于治疗各种阴水，如陈修园于此方中加一味知母而创订"消水圣愈汤"（《时方妙用》），治水肿有效，这是对经方的活用。

【选注】

《金匮要略心典》 证与上同，曰水饮所作者，所以别于气分也。气无形，以辛甘散之；水有形，以苦泄之也。

《金匮要略浅注》 此言水饮，以别乎气分，亦借宾以定主也。

《金匮要略浅注补正》 此合上二节，当为一章，皆论气分也。缘前历言血分能成水病，此因补论气分，尤为水之所由成也。上文名曰气分一节，文词奥衍，未能悉解，然“大气一转，其气乃散”，此两句是一节之主，其意盖谓宗气乃太阳膀胱所化之气，上达至胸，借脾肺之转枢而气乃散达。次节承明曰：设气分结而不达，心下坚，大如盘，边如旋盘，则为大气不转之证，主用桂甘姜枣麻辛附子汤，以转其大气，大气一转，则水病不作矣。本节又承申之曰：心下坚，大如盘，边如旋盘，本是气不散，然气积则为水，气积不散，水饮所由起也。作字即起字之义。兼治水饮，用枳术汤。此共三节，推到水饮所作，以见水病多起于气分，较上文起于血分者尤多，此仲景缴补正意，遥对血分，错综文字，贵人会心。

［附方］

《外台》防己黄芪汤：治风水，脉浮为在表，其人或头汗出，表无他病，病者但下重，从腰以上为和，腰以下当肿及阴，难以屈伸。方见风湿中。

【校勘】

《外台秘要》卷二十《风水方》载有深师木防己汤，主治与此相同，而其方药与前《痉湿暍病脉证治》所载防己黄芪汤相同，惟用量不同，作“生姜三两，大枣十二枚（擘），白术四两，木防己四两，甘草二两（炙），黄芪五两”。方后细注云：“此本仲景《伤寒论》方。”

【选注】

《金匮方论衍义》 头汗者风，腰以下肿者水甚于风，故表无他病，当治腰以下为要。然是汤前条治风水在表，此可治风水在下之病，何也？考之本草，防已疗风水肿，手脚挛急。李东垣亦以治腰下及足湿热肿甚，脉浮头汗。虽曰表无他病，然与表同，故可通治。

小结

本篇论述水气病脉证并治。根据水气病人临床表现的不同脉症和原因，提出了风水、皮水、正水、石水、黄汗等五种证候；继而又根据水肿形成的内脏根源，论述了肝水、心水、脾水、肺水、肾水等五脏水病的临床特征。前四种（黄汗除外）水气病证候与五脏水病有着密切的内在联系，辨证时应该互参。此外，并论及气分病、水分病、血分病及各种宿疾痼病引发的水肿。

关于水气病的治则，本篇提出了发汗、利小便、逐水等三大法则。这三法是针对水气病阳证、实证而设，临证之时，三法可酌情结合运用。对于水肿明显而正气虚者，可权且以此三法治标，或标本兼治。

关于水肿的具体治疗方法，本篇有如下 12 首方剂：风水为病，表气虚而脉浮身重，汗出恶风者，用防己黄芪汤；表实化热，风水泛滥而一身悉肿，口渴汗出，尿少等，用越婢汤。皮水为病，气虚而四肢肿，或聂聂动者，用防己茯苓汤；阳郁而手足逆冷者，用蒲灰散；挟有郁热，一身面目洪肿，脉沉，小便不利等，用越婢加术汤；肺气不宣而无郁热症状者，用甘草麻黄汤。正水脉沉宜汗者，可用麻黄附子汤。黄汗病，可酌情选用桂枝加黄芪汤与芪芍桂酒汤。此外，在本篇之末还指出，由于阳虚阴凝，表现心下痞坚等症状者，可用桂枝去芍药加麻黄细辛附子汤；若脾虚气滞而亦表现心下痞坚者，则用枳术汤。

黄疸病脉证并治第十五

论二首　脉证十四条　方七首

本篇为黄疸病专篇，系统论述了黄疸病的脉证并治，内容丰富而切实。

关于黄疸病的病因、病机、主症的论述。其病因，第 8 条指出以“湿”为主，即“黄家所得，从湿得之”；其病机为湿毒蕴结化热，成为湿热疫毒，深入血分，血分瘀热溢于周身；其主症为“三黄”，即下流膀胱则尿黄（呈浓茶水色），上泛面目则目黄，外熏皮肤则身黄，正如《素问·平人气象论》所说：“溺黄赤安卧者，黄疸。……目黄者，曰黄疸。”

关于黄疸病的分类，本篇分为谷疸、酒疸、女劳疸、黑疸等类型。顾名思义，显然谷疸与饮食（不洁或不节）有关；酒疸与嗜酒有关；女劳疸与房劳有关（其实与肝郁、劳倦、体弱均有关）；而黑疸则为诸疸恶化的晚期表现。此外，火劫发黄、燥结发黄以及虚黄等，则为特殊的黄疸证候。后世医家将黄疸病分为阳黄与阴黄两大类，阳黄指病情初起，湿热疫毒方盛者；阴黄则为病程日久，正虚邪恋，已成痼疾者。本篇重点论述阳黄证治，对阴黄证治也有论及。

关于黄疸病的治法，第 16 条指出了“诸病黄家，但利其小便”的治疗常法，并根据表、里、寒、热、虚、实的不同，对“八法”都有应用。

关于黄疸病的有关脏腑，本篇及《黄帝内经》依据脏象理论及其病因、病机和临床表现，认为与脾、胃、肾有关，而后世医家逐渐认识到与肝胆的关系更为密切。

本篇共 22 条，其中第 1，2，8，9，10 条论黄疸病的脉症、病机、分类，第 11，12 条论预后，第 3，13 条论谷疸证治，第 4，5，6，15 条论酒疸证治，第 16 ~ 22 条论黄疸病及其变证，或特殊证候的证治，第 7，14 条论黑疸证治。唯女劳疸没有明确提出方治。

西医学所述的病毒性肝炎、肝硬化、胆囊炎、胆石症以及消化系统肿瘤等出现黄疸症状的疾患，均可参考本篇辨证论治。

【原文】

寸口脉浮而缓[1]，浮则为风[2]，缓则为痹[3]。痹非中风[4]。四肢苦烦[5]，脾色必黄，瘀热以行[6]。(一)

【词解】

［1］寸口脉浮而缓：此谓黄疸病初起，有似外感之脉者。

［2］浮则为风："浮"脉主表，"风"乃泛指外邪。

［3］缓则为痹："缓"为湿阻之脉象；"痹"为病机名词。与下文联系，"缓则为痹"乃谓湿浊阻痹于脾也。

［4］痹非中风：此句为插笔，意在说明本条"痹"之病机与《中风历节病脉证并治》第1条"此为痹"之病机不同。

［5］四肢苦烦："烦"谓疲劳。《广韵·二十二元》"烦，劳也"。《六豪》"劳，倦也"。

［6］脾色必黄，瘀热以行：疑"脾"乃"皮"之误字，声同致误。黄疸皮色必黄，此瘀于脾之湿热疫毒外溢，行于体表，故身目皆黄。

【简释】

本条论述黄疸病的脉象和病机。脉浮而缓，在伤寒是外感表虚的脉象。而在杂病，"浮则为风"，风乃泛指外邪；"缓则为痹"，缓为湿阻之脉象，痹言湿阻之病机。"痹非中风"一句为插笔。脾主四肢、肌肉，湿热困脾，四肢必感疲乏；如脾脏所蕴积的湿热深入血分，溢于体表，必然发生黄疸，所以说"脾色必黄，瘀热以行"。

按：黄疸病之病因复杂，综观《伤寒论》与《金匮要略》本篇，可知仲景将黄疸病的病因分为外感与内伤两大类。外感发黄散见于《伤寒论》太阳、阳明、太阴等各篇；内伤发黄则集中于本篇。须知黄疸病与西医学所述的病毒性肝炎相类。而急性黄疸型肝炎的黄疸前期症状常以"太阳病"类似症状为特点。由此可见，仲景本论是临床实践的总结。

本条"瘀热以行"四字是画龙点睛之笔，点明了黄疸病的基本病机。晚清医家唐宗海说："瘀热以行，一个'瘀'字，便见黄皆发于血分。凡气分之热不得称瘀。"此论可谓要言不烦。"瘀热"二字于《伤寒论》凡三见：一见于第124条抵当汤证；二见于第236条茵陈蒿汤证；三见于第262条麻黄连轺赤小豆汤证，皆曰"瘀热在里"。须知"郁"与"瘀"二字概念不同，郁指气机郁滞；瘀（《说文解字》谓"积血也"）指血脉瘀滞。概言之，黄疸病为血分病，即湿热疫毒瘀于血分而发病。联系病毒性肝炎的发病机理则更加明了。若湿热邪气只郁阻气机，与血分无干，则不会发黄，而为一般的湿热病证。明确黄疸病的病机是血分瘀热，可指导临床立法、处方、选药。

【选注】

《金匮要略心典》 脉浮为风，脉缓为湿，云为痹者，风与湿合而痹也。然非风痹疼痛之谓，故又曰痹非中风。所以然者，风得湿而变热，湿应脾而内行，是以四肢不疼而苦烦，脾脏瘀热而色黄。脾者四运之轴也，脾以其所瘀之热，转输流布，而肢体面目尽黄矣，故曰瘀热以行。

《金匮要略浅注补正》 瘀热以行，一个瘀字，便见黄皆发于血分。凡气分之热不得称瘀，小便黄赤短涩而不发黄者多矣。脾为太阳湿土，主统血，热陷血分，脾湿遏郁，乃发为黄。

【原文】

趺阳脉紧而数，数则为热，热则消谷，紧则为寒[1]，食即为满。尺脉浮为伤肾[2]，趺阳脉紧为伤脾。风寒相搏[3]，食谷即眩，谷气不消，胃中苦浊[4]，浊气下流，小便不通[5]，阴被其寒[6]，热流膀胱，身体尽黄①，名曰谷疸。

额上黑[7]，微汗出，手足中热②，薄暮即发[8]，膀胱急[9]，小便自利[10]，名曰女劳疸；腹如水状，不治[11]。

心中懊侬[12]而热，不能食，时欲吐，名曰酒疸。（二）

【校勘】

①身体尽黄：《千金要方》“体”作“故”字。

②手足中热：《医略》卷二引作“手足心热”。

【词解】

［1］紧则为寒：“寒”指寒湿，联系下文，为湿浊困脾也。

［2］尺脉浮为伤肾：喻昌曰：“肾脉本沉也，胡以反浮？脾不运胃中谷入肾，则精无裨而肾伤，故脉沉反浮也。”

［3］风寒相搏：“风寒”泛指外邪。“相搏”意指外邪侵入，与正气相争，损伤脾胃。

［4］胃中苦浊：“浊”即指湿热。下“浊气”亦为湿热。

［5］小便不通：尤怡曰："小便通则浊随去，今不通，则浊虽下流而不外出"。

［6］阴被其寒："阴"乃指脾；"寒"实指湿，即脾受水湿之气。《素问·阴阳应象大论》王注："寒为水气。"

［7］额上黑："额"，指眉上发下。张璐曰："女劳之病，惟言额上黑，不言身黄，简文也。"

［8］薄暮即发："薄暮"，傍晚，太阳将落之时。李彣曰："薄暮属阴，薄暮即发，阴虚生内热也。"

［9］膀胱急：尤怡曰："膀胱急者，肾热所逼也。"

［10］小便自利：疑"自"应作"不"字。后第9条曰："……小便不利者，皆发黄。"《伤寒论》187条云："若小便自利者，不能发黄。"可知发黄者"小便不利"。虽然后第22条曰："男子黄，小便自利……"但此为虚劳萎黄症，非黄疸病也。

［11］腹如水状，不治：尤怡曰："腹如水状，则不特阴伤，阳亦伤矣，故曰不治。"

［12］懊侬：指烦闷。

【简释】

本条进一步论述黄疸的病机、分类及主症。趺阳脉以候脾胃，紧脉主脾寒（湿），数脉主胃热，胃热则消谷善饥，但因脾寒（湿）运化不健，必致食后胀满。"尺脉浮为伤肾，趺阳脉紧为伤脾"两句是插笔，指出女劳疸与谷疸的不同脉象。风寒相搏，"风寒"泛指病邪，为产生脾胃湿热的外因；脾胃有湿热，即使勉强进食，食后反而不舒，湿热上冲则头眩，下流影响肾脏的气化功能，则小便不利。"阴被其寒，热流膀胱"二句，"阴"指脾，谓脾寒生湿，挟胃热流入膀胱，而为小便不利。湿热相搏，小便不利，于是形成黄疸。因为与饮食有关，所以称为谷疸。

女劳疸是由肾劳引起，故尺脉浮。尺浮不是表证，是肾虚热浮的现象。额上黑是肾色外现。微汗出，手足中热，薄暮即发，皆是肾虚有热的表现。膀胱急，小便不利，是肾虚气化失常所致。本证原属肾虚，如病至后期，出现腹如水状，是脾肾两败，故称不治。

酒疸是因饮酒过度所致。酒热伤胃，故心中懊侬而热，不能食，时欲吐。病因嗜酒而成，故称酒疸。

【选注】

《金匮要略心典》　趺阳脉数为热者，其热在胃，故消谷；脉紧为寒者，其寒在脾，故满。满者必生湿，胃热而脾湿，乃黄病之原也。尺脉浮为伤肾者，风伤肾也；趺阳脉紧为伤脾者，寒伤脾也。肾得风而生热，脾得寒而生湿，又黄病之原也。湿热相合，其气必归脾胃。脾胃者，仓廪之官也，谷入而助其热则眩，谷不消而气以瘀，则胃中苦浊，浊气当出下窍。若小便通，则浊随溺去，今不通，则浊虽下流而不外出，于是阴受其湿，阳受其热，转相流被而身体尽黄矣。曰谷疸者，病虽始于风寒，而实成于谷气耳。

肾劳而热，黑色上出，独脾病而黄外见也。额于部为庭，《灵枢》云："庭者，颜也"。又云："肾病者，颧与颜黑"。微汗出者，肾热上行而气通于心也。手足心热，薄暮即发者，病在里在阴也。膀胱急者，肾热所逼也。小便自利，病不在腑也。此得之房劳过度，热从肾出，故名曰女劳疸。若腹如水状，则不特阴伤，阳亦伤矣，故曰不治。

懊侬，郁闷不宁之意。热内蓄则不能食，热上冲则时欲吐，酒气熏心而味归脾胃也。此得之饮酒过多所致，故名酒疸。

《医宗金鉴》　若胃脉数，是热胜于湿，则从胃阳热化，热则消谷，故能食而谓之阳黄；若胃脉紧，是湿胜于热，则从脾阴寒化，寒则不食，故食即满而谓之阴黄也。阳黄则为热疸、酒疸，阴黄则为女劳疸、谷疸也。若尺脉不沉而浮，则为伤肾，肾伤病疸，亦为女劳疸也。胃脉不缓而紧，则为伤脾，脾伤病疸，亦为谷疸也。谷疸则食谷即满，谷气不消，胃中苦浊，清气阻于上，故头眩也；浊气流于膀胱，故小便不通也。

女劳疸则额上黑，肾病色也；微汗出，湿不瘀也；五心热，薄暮发，肾阴热也；膀胱急，小便利，下焦虚也。腹满如水状，肾脾两败，故谓不治也。

若心中懊侬，热不能食，时欲吐，小腹满，小便不利，虽见目青面黑，必是酒疸病也。

【原文】

阳明病，脉迟[1]者，食难用饱[2]，饱则发烦头眩①，小便必难②，此欲作谷疸。虽下之[3]，腹满如故[4]，所以然者，脉迟[5]故也。（三）

【校勘】

①头眩：《太平圣惠方》卷五十五《治黄汗诸方》"头"作"目"字。

②发烦头眩，小便必难：此二句《伤寒论》第195条作“微烦头眩，必小便难”。

【词解】

［1］脉迟：迟脉与缓脉相类，此条“脉迟”非为寒脉，实乃主湿。

［2］食难用饱：《释名·释言语》：“难，惮也。”惮者，怕也。“用饱”即吃饱。为何“食难用饱”？因湿浊困脾不能消化谷食也。

［3］虽下之：“虽”有“如”义。“下之”指误用苦寒攻下。

［4］腹满如故：上文未言“腹满”，此曰“如故”者，为省文法。误下之前必有“腹满”。

［5］脉迟：迟脉与缓脉相类，此条“脉迟”非为寒脉，实乃主湿。

【简释】

本条论述欲作谷疸的病机和脉证。谷疸病因为饮食不洁，邪从口入而损伤脾胃。脾胃受损，胃病则易化热，脉当滑数；脾病则不能运化水湿，湿浊困脾，脉当迟缓。条文曰“脉迟者”，可知以脾病为主。因湿浊困脾不能消化谷食，故“食难用饱”；若强食而饱，脾运迟滞，水谷不消，郁于中焦，则脘腹胀满；中气不运，清阳不升则头眩，浊气下流则小便必难；湿郁化热，上扰神明则心烦等。以上脉症为谷疸发生之前的先兆症状，故曰“此欲作谷疸”。若误诊误治，苦寒攻下，必损伤中阳，则“腹满如故”，甚至加重病情。所以然者，以脉迟为脾湿之征，只宜温化，不宜攻下；即使湿郁化热，而湿重于热者，亦应以利湿为主，清热为次，不可攻下也。

按：本条并见于《伤寒论》第195条，只个别文字与此有出入。本条眼目在于“此欲作谷疸”一语，就是说，本条所述脉证全是谷疸发生之前的先兆症状。若认定“脉迟”主寒，把本条解释为“谷疸从寒化的病机”，认为此即后世所谓的“阴黄”之类，则有失本条原义。

阳黄与阴黄之辨别：急性期黄色鲜明，湿热疫毒虽盛而正气不衰，后世称之为“阳黄”。若失治或误治，病程日久，疫毒不去而正气渐衰，黄色晦暗，脉迟无力者，则称之为“阴黄”。

【选注】

《金匮要略直解》 脉迟为寒，寒不杀谷，故食难用饱，饱则谷气不消，胃中苦浊，浊气蕴蓄则发烦，熏蒸则作眩也。小便难者，以脉迟则无阳以施化，浊气但留于胃而不宣，是以欲作谷疸。若下之，徒虚其胃而腹满如故也。所以然者，以脉迟为寒之故也。

《金匮要略心典》　脉迟胃弱，则谷化不速，谷化不速，则谷气郁而生热，而非胃有实热，故虽下之而腹满不去。伤寒里实，脉迟者尚未可攻，况非里实者耶。

《医宗金鉴》　谷疸属胃热，脉当数，今脉迟，脾脏寒也。寒不化谷，所以虽饥欲食，食难用饱，饱则烦闷，胃中填塞健运失常也。清者阻于上升，故头眩；浊者阻于下降，故小便难也。此皆欲作谷疸之征。其证原从太阴寒湿郁黵而生，若误以为阳明湿热发黄，下之虽腹满暂减，顷复如故，所以然者，脉迟寒故也。此发明欲作谷疸，属脾阴寒化而不可下者也。

《金匮要略浅注补正》　按"腹满如故"，承上文言其如故也，则知上文食难用饱句下，有腹满证在矣。读仲景书者，虽于文法明暗处，宜细心体玩。

【原文】

夫病酒黄疸，必小便不利，其候心中热，足下热，是其证也①。（四）

酒黄疸者，或无热，靖言了[1]，腹满②，欲吐，鼻燥，其脉浮者先吐之；沉弦者先下之[2]。（五）

酒疸，心中热，欲呕者，吐之愈。（六）

【校勘】

①是其证也：《千金翼方》卷十八《黄疸候》"证"作"候"。

②腹满：赵刊本、宽政本"腹"上并有"小"字，《金匮要略直解》《医宗金鉴》同。

【词解】

[1] 靖言了："靖"，安静。"靖言了"，谓神静语清。《脉经》卷八第九、《千金要方》卷十第五及徐、沈、魏、陈注本并作"靖言了了"。《外台秘要》卷四、尤注本、高注本并作"静言了了"。《金匮玉函经二注》作"清言了了"。"靖""静""清"三字义通。

[2] 其脉浮者先吐之，沉弦者先下之：李彣曰："浮脉属阳，病在膈上，故先吐之；沉弦脉属阴，病在腹里，故先下之。"

【简释】

以上三条进一步论述酒疸的证候，并指出治法。酒疸的形成原因，是湿热内蕴，清浊升降失常。湿热上蒸，则心中烦热；湿热下流，气化不行则小便不利，足下热。但“小便不利”是形成酒疸的关键。因小便自利，湿热自有出路，不致发生黄疸。正如《伤寒论》所说：“若小便自利者，不能发黄。”

酒疸湿热内蕴，病邪上逆则欲吐、鼻燥；阻于中部，则腹部胀满；若病邪不甚，则无热，神情安静，语言清晰。从治法上来说，应因势利导，如鼻燥脉浮而欲吐者，是病势趋向于上，当用吐法；如腹满脉沉弦者，是病势趋向于下，当用下法。

酒疸是湿热内蕴于胃所致，欲呕是病势趋向于上。欲呕者吐之，是顺应正气驱邪的一种疗法。通过呕吐，使病邪从上排出，故曰“吐之愈”。

按：以上三条都是论述酒疸的证治。其具体内容，各有重点。第5条以脉象来阐述病机，确定治法。但仅以脉象决定治法，尚不全面，应结合全身症状，四诊合参，才能辨证准确，论治得当，并应分清标本缓急，然后施治，才能取得最佳疗效。

【选注】

《金匮要略心典》　酒之湿热，积于中而不下出，则为酒疸。积于中则心中热，注于下则足下热也。酒黄疸者，心中必热，或亦有不热，静言了了者，则其热不聚于心中，而或从下积为腹满，或从上冲为欲吐、鼻燥也。腹满者，可下之；欲吐者，可因其势而越之；既腹满，且欲吐，则可下亦可吐。然必审其脉浮者，则邪近上，宜先吐；脉沉弦者，则邪近下，宜先下也。

《医宗金鉴》　此详申酒疸之为病也。酒体湿而性热，过饮之人，必生湿热为疸病也。无热，无外热也；谵语、鼻燥，有内热也；腹满，湿热蓄于膀胱也；欲吐，湿热酿于胃中也。其脉浮者，酒热在经，先吐之以解外也；沉弦者，酒饮在里，先下之以解内也。

【原文】

酒疸下之，久久为黑疸[1]，目青面黑[2]，心中如啖蒜齑状[3]，大便正黑[4]，皮肤爪之不仁[5]，其脉浮弱，虽黑微黄[4]，故知之。（七）

【词解】

［1］黑疸：黑疸是诸疸恶化的晚期表现，此言其病因酒疸误下误治，久病之后的变证。

［2］目青面黑："目青"指白睛青紫，"面黑"即下文虽黑微黄之特征。

［3］心中如啖蒜齑状：啖，即吃。齑，指捣碎的姜、蒜、韭菜等。此言胃中有如吃了蒜末之后的辛辣灼热不舒感。

［4］大便正黑：唐宗海曰："酒疸病在血分，瘀血入大便则化黑色。"实乃黑疸晚期并发消化道出血。

［5］爪之不仁：因肌肤血痹，抓之不觉痛痒。"爪之"《外台秘要》卷四作"抓之"。古书"爪""抓"通用。慧琳《一切经音义》卷二十七："爪有作抓者。"

［6］虽黑微黄：指面色晦黯并微微发黄，为黑疸最主要特点。

【简释】

本条论述酒疸误治转变成黑疸的证候。酒疸不当下而用下法，必然损伤正气，延长病程，变成黑疸。目青面黑，皮肤爪之不仁，皆为黑疸血瘀之外象；大便色黑为消化道出血之危象；心中如啖蒜齑状之"心中"实指"胃中"，与心中懊憹之心胸证候不同；其脉浮弱，为热浮于外而气阴不足于内之象；"虽黑微黄"为黑疸之主要特征。不仅酒疸误治、失治会变为黑疸，其他类黄疸病日久，皆有转变成黑疸的可能。

【选注】

《诸病源候论》 夫黄疸、酒疸、女劳疸，久久多变为黑疸。

《金匮要略心典》 酒疸虽有可下之例，然必审其腹满、脉沉弦者而后下之。不然，湿热乘虚陷入血中，则变为黑疸。目青面黑，皮肤不仁，皆血变而瘀之证也。然虽曰黑疸，而其原则仍是酒家，故心中热气熏灼，如啖蒜状，一如懊憹之无奈也；且其脉当浮弱，其色虽黑当微黄，必不如女劳之色纯黑而脉必沉也。

《金匮要略浅注补正》 仲景言酒疸久为黑疸，女劳疸亦云作黑疸；酒疸大便正黑，女劳疸亦云大便必黑；酒疸足下热，女劳疸亦云足下热。盖酒入于胃，味厚归血，酒味熏灼，心包络受之，醉则心神先乱，多饮则醉成死血。凡酒疸者，皆病在血分。瘀血入大便则化黑色；瘀血在经络壅热，则为足下热；瘀血发出心血焦灼之色，则为黑疸，憔悴黑瘦，皆是血分瘀热之故。

【原文】

师曰：病黄疸，发热烦喘，胸满口燥者，以病发时，火劫其汗[1]，两热所得[2]。然黄家所得，从湿得之。一身尽发热而黄，肚热①，热在里，当下之。（八）

【校勘】

①肚热："肚"字《说文解字》不载，而本书仅此一见。慧琳《一切经音义》卷十五、《广韵·十姥》并释"肚"为腹。

【词解】

［1］火劫其汗：指用艾灸、温针或热熏法强迫出汗。
［2］两热所得：谓病邪之热与施治之热相互搏结。

【简释】

本条论述火劫而发黄的证候及治法。本条所述"发热"为里证发热，治应清解，与外感之证治不同。由于误用火劫发汗，在里之热不得外解，反而增剧，故曰"两热所得"，"一身尽发热而黄，肚热"。热盛于里而成实，故曰"热在里，当下之。"应以攻下方药通腑泄热，可用19条之大黄硝石汤。

按：对条文"黄家所得，从湿得之"一语，历代医家有两种不同认识：一是认为此句紧接上文，说明火劫发黄，亦挟内湿；一是认为此句为插笔，说明黄疸病多得之于湿，但亦有与湿无关者，本条便是。笔者赞同"插笔"说法，结合《伤寒论》有关条文便易明了。如第111条说："太阳病中风，以火劫发汗，邪风被火热，血气流溢，失其常度。两阳相熏灼，其身发黄，……。"再从语法上来分析，其紧承上句，两个"所得"之间加之转折连词"然"，则两相对比之势立现。可见此句为插笔，与上文相对比，用一般（病之常）来强调特殊（病之变），这正是仲景行文之妙处。

前人对本条发热、烦喘、胸满、口燥等证的出现，有两种意见：一种认为黄疸初病，即见此证，更用火攻，其病益剧；一种认为初起是一般黄疸发热，误用火攻以后，两热相得，才出现烦喘、胸满、口燥等证。从临床观察，后一种解释，于义为长。

【选注】

《金匮要略论注》 此除谷疸、女劳疸、酒疸，概言黄疸有因误火得之者。又辨其从湿得之者，为黄疸之常；热在里者，为热黄之变，以使人分别论治也。谓黄疸病，虽不必专在上焦，乃有发热而烦喘、胸满、口燥，热燥俱在上焦者，此以表病无汗，火劫其汗，寒变之热，火劫之热，两相并则气郁，故肌肉不堪而黄。然燥火不能遽使人黄也，凡黄必因湿郁，故又概言黄家所得，从湿得之，谓火不与湿并，不能作黄耳。假令一身尽发热而黄，又见肚热，是发热似表，而肚热则里证多矣。故又言热在里当下之，谓不得先攻其上焦之火热也。

《**金匮要略心典**》　烦满燥渴，病发于热，而复以火劫之，以热遇热，相得不解，则发黄疸。然非内兼湿邪，则热与热相攻，而反相散矣，何疸病之有哉。故曰黄家所得，从湿得之，明其病之不独因于热也。而治此病者，必先审其在表、在里，而施或汗、或下之法。若一身尽热而腹热尤甚，则其热为在里，里不可从表散，故曰当下。

【原文】

脉沉，渴欲饮水，小便不利者，皆发黄。（九）

【简释】

本条论述湿热内蕴的发黄证。此条开始即言“脉沉”，沉为主病在里，由于湿热郁滞于里，所以病人口渴欲饮水，饮水而又小便不利，则内蕴的湿热益增，无法排泄，就发生黄疸。

【选注】

《**金匮要略心典**》　脉沉者，热难外泄；小便不利者，热不下出，而渴饮之水与热相得，适以蒸郁成黄而已。

《**医宗金鉴**》　脉沉，主里也；渴欲饮水，热瘀也；小便不利，湿郁也；热瘀湿郁于里，故发黄也。首条谓脉浮缓、紧数皆令发黄，是得之于外因也；此条脉沉亦令发黄，是得之于内因也。故治黄有汗、下二法也。

按：黄疸病总因湿毒化热，湿热疫毒瘀于血分而发病。若病之始发有表证者谓之“外因”，始终无表证者谓之“内因”也。

【原文】

腹满，舌痿黄，躁不得睡，属黄家。舌痿疑作身痿。（十）

【校勘】

①舌痿黄：《卫生宝鉴》卷十四《黄疸论》“舌”作“面”。叶霖曰：“‘痿’当作‘萎’。”

【简释】

本条文义难明，似承上条再论湿热发黄的证候，参见“选注”。

【选注】

《金匮要略论注》　腹满，里证也。乃有腹满而加身痿黄，躁不得睡，瘀热外行，此发黄之渐也，故曰属黄家。见当图治于将成，不得俟既成而后药之也。

《金匮要略心典》　脾之脉，连舌本，散舌下。腹满、舌痿，脾不行矣。脾不行者，有湿；躁不得睡者，有热，热湿相搏，则黄疸之候也。

《金匮要略浅注》　脾之部位在腹，脾之脉络连舌本，散舌下，若腹满舌痿黄，是脾有湿而不行矣；又胃不和则卧不安，若躁不得睡，是胃有热而不和矣。湿热相合，为属黄家。

【原文】

黄疸之病，当以十八日为期，治之十日以上瘥，反剧为难治。（十一）

【简释】

本条论述黄疸消退的日期及预后。正气的盛衰对疾病的预后起着决定性的作用。因此，黄疸病与其他疾患一样，应争取早期治疗，经过积极有效的施治，往往正盛邪却而痊愈，故曰黄疸病“当以十八日为期”。若治疗至十日以上不瘥而反剧，这是正不胜邪，为难治。

按：黄疸病与急性黄疸型肝炎颇类似。黄疸期视病情的轻重，一般持续2~3周或更长时间。其预后有两种转归：一是，治疗及时、方法得当、注意休息、饮食有节等，可以缩短病程，促进病愈，进入恢复期。一是，失治、误治、饮食不当、纵酒、休息不好等，均会延长病程，甚至加重病情，故恶化“反剧为难治”，或转入慢性期。由此可知，仲景的预见是科学的，是以丰富实践经验为基础的。

【选注】

《金匮要略心典》 土无定位，寄王于四季之末各十八日。黄者土气也，内伤于脾，故即以土王之数，为黄病之期。盖谓十八日脾气至而虚者当复，即实者亦当通也。治之十日以上瘥者，邪浅而正胜之，则易治；否则，邪反胜正而增剧，所谓病胜脏者也，故难治。

【原文】

疸而渴者，其疸难治；疸而不渴者，其疸可治。发于阴部，其人必呕；阳部①，其人振寒而发热也。（十二）

【校勘】

①阳部：《脉经》卷八第九、《诸病源候论》卷十二《黄疸候》、《千金要方》卷十第五等于“阳部”上并有“发于”二字。

【简释】

本条再论黄疸病的预后及辨证。黄疸口渴，意味着邪重热盛，病势方张，故治疗比较困难；口不渴说明邪浅热轻，正能胜邪，故易治。阴部指里，病在里，胃气上逆，则其人必呕；阳部指表，“其人振寒而发热”，非外感太阳表证，而是正（人体抗病能力）邪（湿热疫毒）交争于里，营卫失和于表的临床表现。

按：以上第11条与12条均为推断预后的约略之辞，临证时还应四诊合参，全面了解病情，方可作出确切判断。

【选注】

《金匮要略心典》 疸而渴，则热方炽而湿且日增，故难治；不渴，则热已减而湿亦自消，故可治。阴部者，里之脏腑，关于气，故呕；阳部者，表之躯壳，属于形，故振寒而发热。此阴阳内外浅深微甚之辨也。

【原文】

谷疸之为病，寒热[1]不食[2]，食即头眩，心胸不安[3]，久久发黄为谷疸[4]，茵陈蒿汤主之。（十三）

茵陈蒿汤方：茵陈蒿六两 栀子十四枚 大黄二两 右三味，以水一斗，先煮茵陈，减六升，内二味，煮取三升，去滓，分温三服。小便当利[5]，尿如皂角汁状，色正赤，一宿腹减[6]，黄从小便去也。

【词解】

［1］寒热：即前第12条所谓的“振寒而发热”，此为湿热蕴结于里而营卫失和于表之证。非外感之恶寒发热也。

［2］不食：为呕恶厌食，因湿热蕴结脾胃，脾失健运，胃失和降之症。

［3］食即头眩，心胸不安：为湿热疫毒上扰头目、心胸使然。

［4］久久发黄为谷疸：“久久”为多长时间?《伤寒论》第260条已自发明，曰：“伤寒七八日，身黄如橘子色，小便不利，腹微满者，茵陈蒿汤主之。”

［5］小便当利：从服药后所云，可知服药前必有“小便不利”。原文不言，省文笔法也。

［6］一宿腹减：从服药后所云，可知服药前必有“腹满”。原文不言，亦省文笔法也。

【简释】

本条论述谷疸湿热两盛的证治。本条所述，实际为欲作谷疸与已发谷疸两个阶段的不同表现。欲作谷疸即在谷疸尚未发生之前的先兆症状，这在前第3条已经述及。本条所述“寒热不食，食即头眩，心胸不安”，皆是欲作谷疸的表现。所谓寒热不食，即以振寒发热，呕恶厌食（特别厌食油腻）为特点，其病机为湿热内蕴脾胃，相搏于营卫所致。此即第12条所说的“发于阴部，其人必呕；阳部，其人振寒而发热也。”不欲食而强食，食入则更助湿热，湿热上冲故头眩，心胸不安。湿热疫毒困扰脾胃，蕴结日久，内瘀血分，弥漫三焦，外溢肌肤，则发为黄疸，故曰“久久发黄为谷疸”。茵陈蒿汤为主治之方。方中茵陈蒿味苦微寒，为清热利湿退黄专药，故重用为君；栀子苦寒，降中能升为其特点，既长于清上中下三焦之火，又善于清利湿热；少用大黄者，假其“推陈致新”之力，而助下趋之势，使“瘀热”从小便排除，故方后云：“一宿腹减，黄从小便去也。”

按：外感寒热者，恶寒而发热，饮食如故。内伤寒热者，振寒而发热，必有饮食异常等病变。

茵陈蒿汤中茵陈与大黄的用量比例为3：1。古今不少名医、学者认为，临证应用本方可酌情重用大黄。如《温疫论·发黄》茵陈汤：茵陈一钱，山栀二钱，大黄五钱，加生姜煎服。方中大黄用量反是茵陈的五倍。吴又可强调：“……设去大黄而服山栀、茵陈，是忘本治标，鲜有效矣。”关于单味大黄治疗重症肝炎及急性黄疸型病毒性肝炎的显著疗效，近几十年有不少报道。

【选注】

《金匮要略方论本义》　谷疸之为病，寒热不食，此寒热由内发外，与表邪无涉也。故食即头眩，心胸不安，知为内伤非外感也。久久内蕴而热与湿相搏，面目身体发黄，又不同于风寒外袭，内浊，因变热之速而发黄之捷也。主之以茵陈蒿汤，湿盛则除，热盛则清之义也。服后以小便利，溺如皂角汁状，色正赤，腹减黄退为度也。

《金匮要略心典》　谷疸为阳明湿热瘀郁之证。阳明既郁，营卫之源壅而不利，则作寒热；健运之机窒而不用，则为不食，食入则适以助湿热而增逆满，为头眩、心胸不安而已。茵陈、栀子、大黄，苦寒通泄，使湿热从小便出也。

【原文】

黄家①，日晡所[1]发热，而反恶寒②，此为女劳得之③，膀胱急，少腹满，身尽黄④，额上黑，足下热，因作黑疸[2]，其腹胀如水状，大便必黑[3]，时溏，此女劳之病，非水也[4]。腹满者，难治[5]。硝石矾石散主之。（十四）

硝石矾石散方：硝石　矾石（烧）等分　右二味，为散，以大麦粥汁和服方寸匕，日三服。病随大小便去，小便正黄，大便正黑，是候也⑤。

【校勘】

①黄家：《千金翼方》卷十八《黄疸》第三作“黄疸之为病”。

②日晡所发热，而反恶寒：“所”，俞桥本、吉野本、宽保本、享和本并作“时”字。《千金翼方》“发热”下无“而反”二字。则此句当作“日晡时，发热恶寒”。

③此为女劳得之：《卫生宝鉴》卷十四《黄疸论》作“此女劳疸也”。

④身尽黄：《诸病源候论》卷十二《女劳疸候》“身目皆黄”。

⑤是候也：“是”下脱“其”字，应据魏注本、徐注本补。

【词解】

［1］日晡所：见《痉湿暍病脉证治》第21条注解。

［2］因作黑疸：《诸病源候论》："夫黄疸、酒疸、女劳疸，久久多变为黑疸。"

［3］大便必黑：与第7条"大便正黑"病机相同，皆为黑疸晚期消化道出血之症。

［4］此女劳之病，非水也：此二句为插笔。意在提示后人，水气病与黄疸病严重者，都可出现腹水，但二者病因、病机、治法、处方均有所不同，应当鉴别。

［5］腹满者，难治：非气滞腹满，而是瘀血水臌而腹部胀满。此与前第2条所谓"腹如水状，不治"相类。

【简释】

本条论述女劳疸发展成为黑疸的证治。黄疸病多在日晡时发热恶寒较重，若同时有膀胱急、少腹满、身尽黄、额上黑、足下热等症，可知是由肾虚有热所导致的女劳疸。病势继续发展，日久则成黑疸。黑疸表现为腹胀如水状，大便色黑而溏，此为女劳疸发展到后期脾肾两败，消化道出血之危重病情。"此女劳之病，非水也"为插笔，意在说明本条所述"腹胀如水状"非水肿病所致。女劳疸发展成黑疸，治疗难以奏效，故曰"难治"。可用硝石矾石散图治。方中硝石于《本经》称消石，《本草纲目》称火硝，矾石亦名明矾、白矾，煅之后称为枯矾（古今医家有谓矾石是绿矾，亦名皂矾、青矾。实则白矾与绿矾为两种药。《本草纲目》："绿矾酸涌涩收，燥湿解毒，化涎之功，与白矾同而力差缓。"）。本方"硝石入血消坚，矾石入气胜湿"（《医宗金鉴》）。用大麦粥汁和服，以缓解两药的副作用，并能和胃。

按：黑疸与肝硬化颇类似。本条应与第7条综合分析，两条所述症状，有的属于黑疸轻证（早期肝硬化），病机以阴虚挟瘀为主；有的属于黑疸重证（晚期肝硬化），病机以瘀血水臌为主。但不论轻证、重证，总以"虽黑微黄"为证候特点，这说明黑疸是由黄疸转变而来，此种成因条文已经言明。《诸病源候论》亦总结说："夫黄疸、酒疸、女劳疸，久久多变为黑疸。"可知黑疸是诸疸失治、误治，迁延日久（十几年或几十年）而病情恶化的结果。早期尚可治，晚期则"难治"甚至"不治"。硝石矾石散虽药仅三味，却体现了攻（活血消坚、利水排毒）补（健脾扶正）兼施的治则。但本方终究以攻为主，正如吴谦所说："此方治标固宜，非固本之治。"

【选注】

《金匮要略心典》　黄家日晡所本当发热，乃不发热而反恶寒者，此为女劳肾热所致，与酒疸、谷疸不同。酒疸、谷疸热在胃，女劳疸热在肾。胃浅而肾深，热深则外反恶寒也，膀胱急，额上黑，足下热，大便黑，皆肾热之征，虽少腹满胀，有如水状，而实为肾热而气内蓄，非脾湿而水不行也。惟是证兼腹满，则阳气并伤，而其治为难耳。硝石咸寒除热，矾石除痼热在骨髓，骨与肾合，用以清肾热也。大麦粥和服恐伤胃也。

《医宗金鉴》　此详申女劳疸之为病。黄疸日晡所发热，乃阳明热证，当不恶寒也。而反恶寒者，非阳明热证，此或为女劳得之也。女劳得之疸证，虽膀胱急，少腹满，而小便自利；身虽尽黄，而额上则黑；虽发热，惟足下甚。此少阴热因作黑疸也。故腹胀如水状，而大便必黑，时溏，知非水胀满，乃为女劳得之疸胀病也。时溏黑色者，亦脏病及血之征也。血病者颜必变，岂有色黑而血不病者乎？女劳疸腹满者为难治，以其脾肾两败也。以硝石入血消坚，矾石入气胜湿。然此方治标固宜，非图本之治，世人书讹，姑辨其理也。

【原文】

酒黄疸，心中懊侬[1]或热痛[2]，栀子大黄汤主之。（十五）

栀子大黄汤方：栀子十四枚　大黄一两　枳实五枚　豉一升　右四味，以水六升，煮取二升，分温三服。

【词解】

[1] 懊侬：见前第2条。

[2] 热痛："热"即第6条的"心中热"，"痛"乃因心中热甚而痛苦。黄疸病一般不会出现心痛。

【简释】

本条论述酒疸热重于湿轻证的证治。心中懊侬，是酒疸必具的症状；热痛即心中懊侬进一步加重的结果，是里热太重所致，故用栀子大黄汤清泄实热。方中栀子、豆豉清心中之郁热，大黄、枳实除胃肠之积滞。酒疸或其他黄疸之偏于热盛者，可用此方。

按：栀子大黄汤与茵陈蒿汤作用相类似，但同中有异：栀子大黄汤利湿通便的作用，不如茵陈蒿汤；泄热除烦的作用，则优于茵陈蒿汤。在症状方面，茵陈蒿汤证以腹满较为显著，病的重点在腹部；栀子大黄汤证以心中懊憹较为显著，病的重点在心胸。这是两者不同之点。

本条与前第2（第3段），4，5，6条等均论及酒疸症状，综合分析，酒疸除本条所述症状外，尚有小便不利、腹满、不欲食、食欲吐，以及“三黄”等。

【选注】

《金匮要略论注》　前酒疸正条，尚有不能食，欲吐后各变证，如小便不利，足下热，腹满不一，此独举心中懊憹为酒疸第一的据也。热而至痛，更甚矣，药用栀子大黄汤。盖酒热气血两伤，欲速逐之，故以枳实佐大黄，气下而血分之热解；以豆豉佐栀子清膈而使气分之热散。酒必挟湿，因其阴大伤，故不用燥药以耗其津，亦不用渗药以竭其液，谓热散则湿不能留也。则凡治病之湿热而兼燥者，于此可悟矣。

《张氏医通》　此即枳实栀子豉汤之变名也。大病后劳复发热，服枳实、栀子、豉三味，覆令微汗，使余热从外而解；若有宿食，则加大黄从内而解。此治酒疸之脉沉弦者，用此方以下之。其脉浮当先吐之，则用栀子豉汤，可不言而喻矣。

《金匮要略心典》　酒家热积而成实，为心中懊憹或心中热痛，栀子、淡豉彻热于上，枳实、大黄除实于中，亦上下分消之法也。

【原文】

诸病黄家，但利其小便；假令脉浮[1]，当以汗解之，宜桂枝加黄芪汤主之。方见水气病中。（十六）

【词解】

［1］假令脉浮：唐宗海曰：“但利其小便，是治黄正法，亦治黄定法也。此后汗下温补诸方，皆是变法，故其文法以‘假令’二字别之。”

【简释】

本条指出黄疸病的治疗常法及变法之一。利小便以排除血分中的湿热疫毒，是黄疸病的治疗常法，所以说：“诸病黄家，但利其小便”。可是，黄疸病的病因病机是复杂的，如黄疸初起，有恶寒发热、脉浮自汗等表虚证，审其内热不重者，仍当汗解，宜用桂枝汤调和营卫以解表，加黄芪扶正祛邪。但本方只适用于黄疸表虚而内热不重之候；表实无汗而内热又重者，宜仿《外台秘要》许仁则疗急黄的麻黄五味汤（麻黄、葛根、石膏、茵陈、生姜）之例，"发汗以泄黄势"。

【选注】

《金匮要略心典》 小便利，则湿热除而黄自已，故利小便为黄家通法。然脉浮，则邪近在表，宜从汗解，亦脉浮者先吐之之意。但本无外风而欲出汗，则桂枝发散之中，必兼黄芪固卫，斯病去而表不伤，抑亦助正气以逐邪也。

《金匮要略浅注补正》 但利其小便，是治黄正法，亦治黄定法也。此后汗下温补诸方，皆是变法，故其文法以假令二字别之，便是仲景示人有别之意。盖仲景之意，以为世多知正治之法，而惟变证变法则恐不知，故凡正方正法，每以一二语了之，反于法之变者，特加详焉。此仲景著书之通例，玩其文法，便可识矣。有如此条，诸黄家但利其小便一语，已尽正治之法，其余变证兼证，主中之宾，读其书者，幸勿玩其所详，而忽其所略也。

【原文】

诸黄[1]，猪膏发煎主之。（十七）

猪膏发煎方：猪膏半斤　乱发如鸡子大三枚　右二味，和膏中煎之①，发消药成②，分再③服。病从小便出④。

【校勘】

①和膏中煎之：《外台秘要》卷四"和"前有"内发"二字。

②发消药成：《外台秘要》作"发消尽，研，绞去膏细滓"。

③再：《外台秘要》作"二"字。

④出：《外台秘要》作"去也"。

【词解】

［1］诸黄：吴谦曰："诸黄，谓一切黄也。皆主猪膏发煎，恐未必尽然，医者审之，此必有脱简也。"

【简释】

本条论述燥结萎黄的证治。据《千金要方》《外台秘要》记载，本方证应有少腹急满，大便秘结等证。猪膏发煎用猪膏润燥，乱发消瘀。可知本方具润燥祛瘀之功，该证是由燥结而兼血瘀所引起的萎黄证。

按：方后注云："病从小便出"，注家或从此说，或另有见解，如《外台秘要》《太平圣惠方》《沈氏尊生书》均谓服此方后，以燥粪得下而痊愈。《金匮要略论注》联系《妇人杂病脉证并治》以本方治谷气实所致的"阴吹而正喧"，断定猪膏发煎是"为黄疸之谷气实者设也。"

方中猪膏之异名有猪脂、猪脂膏、猪脂肪等，即猪的脂肪油。如《增评柳选四家医案·爱庐医案》治一女劳黑疸，用"血余四两，猪油一斤，熬至发枯，取油盛贮，一切食物中可以用油者，俱用之。"方中血余即头发，医案中有的用发灰（血余炭）。

【选注】

《金匮要略论注》 此为黄疸之谷气实者设也。肾为胃关，胃家谷气实则气闭而肾燥，故以猪膏润肾燥，发灰利阴血，合而服之，则胃燥和而郁解。仲景于妇人胃气下泄，阴吹而正喧者，亦用此方，注曰：此谷气之实也，以猪膏发煎导之，乃利阳明之阴，以泄谷气之实也。然此之谷气实，又非谷疸之比，盖谷疸原由风寒不能消谷，此则真谷气过实，热而闭耳。予友骆天游黄疸，腹大如鼓，百药不效，用猪膏四两，发灰四两，一剂而愈，仲景岂欺我哉。

《张氏医通》 详此治瘀血发黄之缓剂，以诸黄虽多湿热，然经脉久病，不无瘀血阻滞也。《肘后方》以此治女劳疸，身目尽黄，发热恶寒，少腹满，小便难，以大热大寒女劳，交接入水所致。用发灰专散瘀血，和猪膏煎之，以润经络肠胃之燥。较硝石矾石散，虽缓急轻重悬殊，散瘀之旨则一也。

《金匮要略编注》 此黄疸血分通治之方也。寒湿入于血分，久而生热，郁蒸气血不利，证显津枯血燥，皮肤黄而暗晦，即为阴黄。当以猪膏润燥，发灰入血和阴，俾脾胃之阴得其和，则气血不滞，而湿热自从小便去矣。盖疸病皆因湿热郁蒸，相延日久，阴血必耗，不论气血二分，皆宜兼滋其阴，故云诸黄主之。

《金匮要略心典》 此治黄疸不湿而燥者之法。按《伤寒类要》云：男子、女人黄疸，饮食不消，胃胀，热生黄衣，在胃中有燥屎使然，猪膏煎服则愈。盖湿热经久，变为坚燥，譬如罨（yǎn，紧密覆盖的意思）曲，热久则湿去而干也。《本草》：猪脂利血脉，解风热，乱发消瘀，开关格，利水道，故曰病从小便出。

【原文】

黄疸病[1]，茵陈五苓散主之[2]。一本云：茵陈汤及五苓散并主之。(十八)

茵陈五苓散方：茵陈蒿末十分　五苓散五分　方见痰饮中　右二物和，先食饮①方寸匕，日三服。

【校勘】

①先食饮："饮"下脱"服"字。应据《卫生宝鉴》卷十四补。

【词解】

[1] 黄疸病："黄疸病"之下，既无脉证，又无治法，只曰"茵陈五苓散主之"。吴谦怀疑"必传写之遗"。实则为以方略脉证之笔法，不可不知。

[2] 茵陈五苓散主之：经方中以成方配某药和服者只二方。本方为，一药一方，均为散末，二物和服；乌头桂枝汤为，乌头蜜煎，桂枝汤水煎，亦为一药一方和服。二方剂型不同，皆示人以法也。

【简释】

本条论述黄疸病湿重于热的治疗。茵陈五苓散即五苓散加茵陈。五苓散主要作用为利水渗湿，茵陈能清热利湿，可知本条是指湿重而内热不甚的黄疸。

【选注】

《金匮要略论注》　此表里两解之方，然五苓中有桂、术，乃为稍涉虚者设也。但治黄疸不贵补，存此备虚证耳。

《金匮要略心典》　此正治湿热成疸者之法，茵陈散结热，五苓利水去湿也。

《医宗金鉴》　黄疸病之下，当有"小便不利者"之五字，茵陈五苓散方有着落，必传写之遗。黄疸病，脉沉腹满在里者，以大黄硝石汤下之；脉浮无汗（编者按：无汗怎能用此方？）在表者，以桂枝加黄芪汤汗之；小便不利者，不在表里，故以茵陈五苓散主之。

【原文】

黄疸①，腹满，小便不利而赤，自汗出，此为表和里实[1]，当

下之，宜大黄硝石汤②。（十九）

大黄硝石汤方：大黄　黄柏　硝石各四两　栀子十五枚　右四味③，以水六升，煮取二升，去滓，内硝，更煮④取一升，顿服⑤。

【校勘】

①黄疸：《千金要方》卷十第五、《外台秘要》卷四《黄疸方》引《伤寒论》并作“黄家”。

②大黄硝石汤：《千金要方》《脉经》卷八并作“大黄黄柏栀子汤”。

③四味：《外台秘要》作“三物”。

④内硝，更煮：《千金要方》作“内芒硝复煎”；《外台秘要》作“内硝石更煎”。

⑤顿服：《千金要方》作“先食顿服之”；《外台秘要》作“先食顿服尽”。

【词解】

［1］表和里实：此言病机，即病位在里，病性为实。《金匮要略论注》：“实者邪也，有邪则宜去。”邪者，湿热疫毒蕴结于里之实也。此与阳明燥结之里实有别。

【简释】

本条论述黄疸热重于湿重证的证治。黄疸病而致腹部胀满，小便不利而赤，是内热极盛的表现。自汗出乃里热熏蒸所致，故曰：“此为表和里实。”可用大黄硝石汤下之。方中栀子、黄柏苦寒清热，大黄、硝石攻下瘀热，合用以奏清热攻瘀除黄之效。以方测证，本条还会并见如下脉症：胸胁满闷、烦躁、口渴、潮热、或便秘，舌质绛红、苔黄燥，脉弦滑数有力等。

按：本条与第13，15，18条等皆为湿热发黄（阳黄），但病机有所不同。第13条茵陈蒿汤证是湿热两盛。第18条茵陈五苓散证是湿重于热。本条与第15条栀子大黄汤证均是热重于湿，不同之处，第15条方证病位偏上、病情较轻；本条方证病位偏下、病情较重。既然是黄疸病，故四个方证皆以“三黄”为主，由于湿热内蕴，故皆有脘腹胀闷、呕恶厌食等症状，鉴别要点可从舌脉上区分：湿重之舌苔白腻微黄，脉缓；热重之舌苔黄燥，脉数；湿热两盛之舌苔黄腻，脉滑。

据考证，硝石多入丸散，而本方用四两入汤剂顿服之，实属罕见。《千金要方》卷十《伤寒发黄》所述同本条，而主以大黄黄柏栀子芒硝汤。方用：

“大黄三两，黄柏四两，栀子十五枚，芒硝四两。右四味，㕮咀，以水六升，煮取二升，去滓，内芒硝复煎，取一升，先食顿饮之。”《脉经》卷八多为仲景遗文，于本证后亦云：“宜大黄黄柏栀子芒硝汤”，可作旁证。

【选注】

《医门法律》　湿热郁蒸而发黄，其当从下夺，亦须仿治伤寒之法。里热者始可用之，重则用大黄硝石汤荡涤其湿热，如大承气汤之例；稍轻则用栀子大黄汤清解而兼下夺，如三黄汤之例；更轻则用茵陈蒿汤清解为君，微加大黄为使，如栀豉汤中加大黄如博棋子大之例。是则汗法固不敢轻用，下法亦在所慎施，以疸证多夹内伤，不得不固护之耳。

《金匮要略论注》　此为黄疸之有里无表者言之。谓疸色黄，见于表矣，乃腹满小便不利且赤，里热可知。黄疸最难得汗，乃自汗，则表从汗解，故曰此为表和里实。实者邪也，有邪则宜去，故主大黄硝石汤。大黄、硝石解气血中之实热；黄柏苦寒，主下焦；栀子虽轻浮在上，然能使里热从上而下，故以为使，且轻浮，则与郁结相宜也。

《金匮要略心典》　腹满、小便不利而赤为里实，自汗出为表和。大黄、硝石，亦下热去湿之法，视栀子大黄及茵陈蒿汤较猛也。

《医宗金鉴》　李彣曰：腹满小便不利而赤，里病也；自汗出，表和也。里病者，湿热内甚，用栀子清上焦湿热，大黄泻中焦湿热，黄柏清下焦湿热，硝石则于苦寒泻热之中而有燥烈发散之意，使药力无所不至，而湿热悉消散矣。

【原文】

黄疸病，小便色不变，欲自利[1]，腹满而喘[2]，不可除热，热除必哕[3]。哕者，小半夏汤主之。方见痰饮中。（二十）

【词解】

［1］欲自利：叶霖曰：“‘欲’字是衍文。自利，即小便自利。”“欲自利”还可理解为欲大便下利，如《痰饮咳嗽病脉证并治》第18条“其人欲自利”之例。

［2］腹满而喘：尤怡曰：“便清自利，内无热征，则腹满非里实，喘非气盛矣”。李彣曰：“腹满而喘，脾气虚而肺气不利耳。”

［3］热除必哕：李彣曰：“用苦寒药攻里除热，则胃寒而虚气上逆。”

【简释】

本条论述黄疸病误治变证的证治。凡黄疸属于实热者，小便必现赤色。现在小便颜色正常，又有泄泻的倾向和腹满气喘的症状，可知此为脾胃虚寒。如误认为实热证而用苦寒药除热，势必损伤胃气而发生呕逆。此时应用小半夏汤温胃以止呕逆，待呕逆停止，然后再治黄疸。若为后世所谓的“阴黄”，可用茵陈术附汤或用理中汤加茵陈治之。

【选注】

《金匮要略论注》　此言黄疸中有真寒假热者。谓内实，小便必赤，今色不变加自利，虚寒也。虽腹热能满，虚亦满；实证有喘，虚亦喘。误以为热而攻除之，则虚其胃而哕。哕由胃虚而气逆，逆则痰壅，故曰：哕者，小半夏汤主之。谓哕非小故，惟姜半能行痰下逆而调胃，胃调然后消息治之，非小半夏即能治黄疸也。

《金匮要略心典》　便清自利，内无热征，则腹满非里实，喘非气盛矣。虽有疸热，亦不可以寒药攻之，热气虽除，阳气则伤，必发为哕。哕，呃逆也。魏氏谓胃肠为寒药所坠，欲升而不能者是也。小半夏温胃止哕，哕止然后温理中脏，使气盛而行健，则喘满除，黄病去，非小半夏能治疸也。

【原文】

诸黄，腹痛而呕者，宜柴胡汤。必小柴胡汤，方见呕吐中。（二十一）

【简释】

本条论述黄疸肝邪犯胃的证治。在黄疸过程中，如见腹痛而呕者，则是肝邪犯胃所致。可用柴胡汤疏肝和胃以止痛止呕。

按：西医学观察到，在黄疸病前期（即“欲作谷疸”阶段），个别病人的腹痛甚剧，常误诊为“急腹症”。本条所述表明，古人早已认识到这种特殊证候。尤怡主张用小柴胡汤；程林主张用大柴胡汤；吴谦主张辨证选用二方之一，较为客观公允。若用小柴胡汤，则应如其方后所云：“腹中痛者，去黄芩，加芍药三两。”

【选注】

《金匮要略直解》　呕而腹满，视其前后，知何部不利，利之则愈。今黄家腹痛而呕，应内有实邪，当是大柴胡汤以下之；若小柴胡则可止呕，未可疗腹痛也。

《金匮要略心典》　腹痛而呕，病在少阳，脾胃病者，木邪易张也。故以小柴胡散邪气，止痛呕，亦非小柴胡能治诸黄也。

《医宗金鉴》　呕而腹痛，胃实热也，然必有潮热便硬，始宜大柴胡汤两解之；若无潮热便软，则当用小柴胡汤去黄芩加芍药和之可也。

【原文】

男子黄，小便自利，当与虚劳小建中汤。方见虚劳中。（二十二）

【简释】

本条论述虚劳所致萎黄的证治。黄疸病由湿热内蕴引起，其证多小便不利。今小便自利而黄不去，知非湿热黄疸，而为脾胃气血虚弱的萎黄证。此证不仅男子，凡妇女患月经病，或产后，或大失血之后，皆可致气血虚损不能外荣而萎黄。病由脾胃气血不足导致，故用小建中汤，从脾胃着手，开发生化之源，使气血充盈，气血外荣，则萎黄自退。

【选注】

《金匮要略心典》　小便利者不能发黄，以热从小便去也。今小便利而黄不去，知非热病，乃土虚而色外见，宜补中而不可除热者也。夫黄疸之病，湿热所郁也，故在表者汗而发之；在里者攻而去之，此大法也。乃亦有不湿而燥者，则变清利为润导，如猪膏发煎之治也；不热而寒，不实而虚者，则变攻为补，变寒为温，如小建中之法也；其有兼证错出者，则先治兼证而后治本证，如小半夏及小柴胡之治也。仲景论黄疸一证，而于正、变、虚、实之法，详尽如此，其心可谓尽矣。

《医宗金鉴》　妇人产后经崩，发黄色者，乃脱血之黄色，非黄疸也。今男子黄而小便自利，则知非湿热发黄也。询知其人必有失血亡血之故，以致虚黄之色外现。斯时汗、下、渗利之法俱不可施，惟当与虚劳失血同治，故以小建中汤调养营卫，黄自愈矣。

《金匮补注》　《伤寒论》中云：小便利者，不能发黄，以热从小便去故也。今便利而黄自若，则其黄亦必色淡气虚，非诚有大热也，故从补。不然，便既利矣，黄胡为乎来哉？与瘀血在脾者不侔也；与热积膀胱者不侔也。此明虚黄上泛，从中下二焦虚得之。然仲景微示房劳之意，而仍补中焦者，正以黄终归土色也。

［附方］

瓜蒂汤：治诸黄。方见暍病中。

按：瓜蒂汤与瓜蒂散不同：前《痉湿暍病脉证治》中之一物瓜蒂汤，为瓜蒂一味水煎服；瓜蒂散载于《伤寒论》第166条与前《腹满寒疝宿食病脉证治》，以瓜蒂、赤小豆等分，杵为散，香豉水煎取汁，和散服之（两书用法略有不同），为吐法之代表方。

古书载黄疸之治，多用瓜蒂，认为本品能去湿除黄。近年来临床观察及实验研究，瓜蒂研末搐鼻或水煎口服，治疗黄疸取得良好疗效。

【选注】

《金匮方论衍义》 古方多用此治黄，或作散服，或吹鼻，皆取黄水为效。此治水饮郁热在膈上者何也？盖瓜蒂吐剂也，《内经》曰：在上者因而越之。仲景云：湿家身上疼，面黄，内药鼻中，是亦邪浅之故也。

《金匮要略心典》 案《删繁方》云：服讫，吐出黄汁。亦治脉浮欲吐者之法也。

《千金》麻黄醇酒汤：治黄疸。

麻黄三两 右一味，以美清酒五升，煮取二升半，顿服尽。冬月用酒、春月用水煮之。

按：本方可用于黄疸表实证者，使湿热之邪从汗而出，但古今临床鲜有用之者。

【选注】

《金匮方歌括》 麻黄轻清走表，乃气分之药，主无汗表实证。黄疸病不离湿热之邪，用麻黄醇酒汤者，以黄在肌表营卫之间，非麻黄不能走肌表，非美酒不能通营卫，故用酒煮，以助麻黄发汗，汗出则营卫通而内蕴之邪悉从外解耳。

小结

本篇系统论述黄疸病脉证并治，内容涉及病因、病机、脉症、分类、预后及治疗，范围相当广泛。黄疸病的成因以湿毒为主，如第8条曰：“黄家所得，从湿得之。”其治法宜利小便排除血中之瘀毒，如第16条曰：“诸病黄家，但利其小便。”由于黄疸病的病情复杂多变，因而治法亦随证应变，治病八法汗、吐、下、和、温、清、消、补，本篇都有应用。例如，第 16 条的汗法，用桂枝加黄芪汤；第 5，6 条的吐法，用附方瓜蒂汤；第 8，19 条的下法，用大黄硝石汤；第 21 条的和法，用柴胡汤；第 20 条的温法，宜用茵陈理中汤；第 15 条的清法，用栀子大黄汤；第 13，16 条的“利小便”法，用茵陈蒿汤；第 14 条的消法，用硝石矾石散；第 22 条的补法，用小建中汤。此外，还有治疗变证方法，如润燥通便的猪膏发煎与和胃降逆的小半夏汤等。上述诸方诸法，或顺势退黄，或扶正治本，或应变调理，总以辨证论治，随证变法为准则。

惊悸吐衄下血胸满瘀血病脉证治第十六

脉证十二首　方五首

本篇论述惊悸、吐、衄、下血、胸满、瘀血病，而胸满仅是瘀血的一个症状。由于这些疾病皆与心和血有着密切联系，所以合为一篇讨论。

本篇从篇名来看内容很多，实际上只有 17 条原文。其中第 1，12，13 条论惊悸证治，第 2～9 条论血证的病因、脉症、辨证及预后，第 14，17 条论吐血、衄血证治，第 15，16 条论下血证治，第 10，11 条论瘀血脉症及治法。

西医学所述的消化道出血等病证，可参考本篇辨证论治。

【原文】

寸口脉动而弱[1]，动即为惊，弱则为悸。(一)

【词解】

[1] 寸口脉动而弱："动"谓脉急搏击动摇，"弱"乃脉缓沉细无力，"而"作"或"字解。

【简释】

本条从脉象论述惊与悸的病机。惊与悸既有区别，又有联系。所谓二者有区别，心有所触而动曰惊，无所触而动曰悸。惊之证发于外，悸之证发于内。换言之，惊自外来，惊则气乱，所以脉动不宁；悸自内生，血虚不能养心，所以脉弱无力。由此可知，"动"与"弱"，不是并见的脉象，"惊"与"悸"不是同一病理。所谓二者又有联系，受惊必致心悸脉动，而体健神旺之人，心悸脉动会渐渐平复，但体弱神怯者，常因惊而脉动不宁，甚则不因惊而亦心悸。

按：《素问·举痛论》说："惊则心无所倚，神无所归，虑无所定，故气乱矣。"这是对"动即为惊"的最好解释。

【选注】

《金匮要略正义》 因物所感则为惊，神虚怵惕则为悸。分言之，似有动静虚实之别，而惊则未有不悸，悸则未有不易惊者，其原流自属一致。仲景独取寸口，以动而弱二字，绘出惊悸之脉象，而仍分疏之。曰：何以知其为惊，以其脉之厥厥动摇也；何以知其为悸，以脉动之中，而自软弱也。则脉之动而弱必兼见，则证之惊与悸亦相应而生，此自然之理也。

《金匮要略心典》 惊则气乱，故脉动；悸属里虚，故脉弱。动即为惊者，因惊而脉动，病从外得；弱则为悸者，因弱而为悸，病自内生；其动而且弱者，则内已虚，而外复干之也。

【原文】

师曰：尺脉浮，目睛晕黄[1]，衄未止①。晕黄去，目睛慧了[2]，知衄今止[3]。（二）

【校勘】

①衄未止：《脉经》卷八第十三“衄”下有“必”字，当据补。

【词解】

［1］目睛晕黄：《广韵·二十三问》：“晕，日月旁气。”即日月四边光影为“晕”。此条为引申义，是说望诊可见患者黑睛周围发生黄晕。

［2］目睛慧了：谓视物明爽。“慧”“了”同义。《广韵·二十九条》：“了，慧也。”慧琳《一切经音义》卷二《便慧》条引《方言》云：“慧，明也。”

［3］知衄今止：“今”，时间副词，有“即”义。

【简释】

本条论述内伤衄血在脉症上的预后诊断。尺脉主肾，脉应沉不应浮，今反浮，是相火内动之象；肝开窍于目，目睛晕黄，是肝有郁热的反映，在衄血过程中见到这种脉症，可知病情正在发展，故知“衄未止”。如通过治疗后，目睛由晕黄而转为清朗，可知肝肾虚热已退，此时尺脉亦必不浮，火靖血宁，故知衄血将要停止。这是对内伤衄血预后的一种诊断方法，颇有临床意义。

【选注】

《金匮要略心典》 尺脉浮，知肾有游火；目睛晕黄，知肝有蓄热，衄病得此，则未欲止。盖血为阴类，为肝肾之火热所逼而不守也。若晕黄去，目睛且慧了，知不独肝热除，肾热亦除矣，故其衄今当止。

《医宗金鉴》 浮脉主阳主表，若目睛清洁，主阳表病也；目睛晕黄，主血脉病也。盖以诸脉络于目，而血热则赤，血瘀则黄。今目睛晕黄，知其衄未止也；若晕黄去，目睛慧了，知其衄已止，故曰：知衄今止也。

【原文】

又曰：从春至夏衄者太阳，从秋至冬衄者阳明。（三）

【校勘】

《诸病源候论》卷二十九《鼻衄候》本条作："衄发，从春至夏，为太阳衄；从秋至冬，为阳明衄。"

按：本条所述不易理解，前人见解不同，下面选两家之注解，以供参考。

【选注】

《金匮要略方论本义》 从春至夏，阳气方升，此时得衄，多因外感风寒客于肌表，而邪热生于胸胃，热既内盛，血遂上逆而致衄，故曰太阳之衄，以外感之因也。从秋至冬，阳气方降，此时得衄，多因内伤，津液耗于脏腑，而邪热生于三焦，热亦内盛，血亦上逆而致衄，故曰阳明之衄，以内伤之因也。是就其分属大纲言之，然春夏岂无内伤之衄，秋冬岂无外感之衄，又在人临证审谛，而不可拘执而言者矣。

《金匮要略心典》 血从阴经并冲任而出者则为吐，从阳经并督脉而出者则为衄，故衄病皆在阳经。但春夏阳气浮则属太阳，秋冬阳气伏则属阳明为异耳。所以然者，就阴阳言，则阳主外，阴主内；就三阳言，则太阳为开，阳明为阖，少阳之脉不入鼻頞，故不主衄也。

或问衄皆在阳是已，然所谓尺脉浮，目睛晕黄者，非阴中事乎？曰：前所谓尺脉浮，目睛晕黄者，言火自阴中出，非言衄自阴中来也。此所谓太阳、阳明者，言衄所从出之路也。谁谓病之在阳者，不即为阴之所迫而然耶？

【原文】

衄家[1]不可汗①，汗出必额上[2]陷，脉紧急②，直视不能眴[3]，

不得眠。（四）

【校勘】

①不可汗：《伤寒论》第86条“不可”下有“发”字。

②脉紧急：《伤寒论》第86条作“脉急紧”。

【词解】

［1］衄家：即素患鼻衄之人。

［2］额上：指额两侧太阳穴部位。

［3］直视不能眴：谓目睛不能转动。慧琳《一切经音义》卷四“不眴”条引《考声》云：“眴，目动也。”

【简释】

本条论述衄家禁汗及误汗伤阴的变证。素有衄血之人，阴血必不足，虽有表证，亦不可发汗。若发汗则阴血重伤，筋脉失其濡养，故出现额上陷，脉紧急，目直视不能转动，以及心神失养而不得眠等症状。

按：本条亦见于《伤寒论》第86条。对于条文中“额上陷，脉紧急”六字，有的注本作一句读而解，如《医宗金鉴》；有的分两句读而解，如《金匮要略论注》《金匮要略心典》。笔者从分两句读解释。

【选注】

《金匮要略论注》 衄既为阳经病，似可从外解，不知汗乃血液，心主之，衄家亡血过多，若又汗，则重亡其阴而阳气为之馁，额为心部，阴亡阳馁，则必陷矣。陷者如物之不坚满也。脉属心，血不能荣，则失和缓之气而为紧急矣。且得血而能视，久衄复汗，阴脱而直视不能转眴矣。心血亏而虚阳扰，则火逆不得眠矣。

《金匮要略心典》 血与汗皆阴也，衄家复汗，则阴重伤矣。脉者血之府，额上陷者，额上两旁之动脉因血脱于上而陷下不起也。脉紧急者，寸口之脉，血不荣而失其柔，如木无液而枝乃劲也。直视不眴、不眠者，阴气亡则阳独胜也。经云：夺血者无汗，此之谓也。

《医宗金鉴》 衄，该吐血而言也。衄血、吐血之家，阴已亡矣，若发其汗，汗出液竭，诸脉失养，则额角上陷中之脉为热所灼，紧且急也。目直视，目瞪不转睛也。不能眴，目睫不合也，亦为热灼其脉，引缩使然也。不得眠，阳气不能行于阴也。凡此之病，皆阳盛阴微之危证，故衄家慎不可汗也。

【原文】

病人面无血色[①]，无寒热，脉沉弦者，衄；浮弱[②]，手按之绝者[③]，下血；烦咳者，必吐血。（五）

【校勘】

①面无血色：徐注本、尤注本“无”下并无“血”字。
②浮弱：《脉经》卷八第十三、尤注本“浮”上有“脉”字。
③手按之绝者：《诸病源候论》卷二十七《大便下血候》无“手”字。

【简释】

本条论述内伤衄血、下血和吐血的不同脉症。病人面无血色，是失血之象，即《灵枢·决气》所说：“血脱者色白，夭然不泽。”“无寒热”说明失血并非由于外感，而是属于内伤。内伤出血有表现为吐、衄、下血等证候的不同。若病人脉见沉弦，沉主里候肾，弦为肝脉，肝肾阴虚，阳气亢逆，血随气涌，故知衄血；若脉见浮弱，按之而绝，则为虚阳外浮，阳不摄阴而血脱于下，故知下血；若脉浮弱，而症见心烦咳逆，是为虚阳上扰，熏灼心肺，故必吐血。

按：《血痹虚劳病脉证并治》第 4 条说：“男子面色薄者，主渴及亡血，卒喘悸，脉浮者，里虚也。”接着第 5 条又说：“男子脉虚沉弦，无寒热，短气里急，小便不利，面色白，时目瞑，兼衄，少腹满，此为劳使之然。”联系两条所论，可知本条为内伤失血，也属虚劳所致。

【选注】

《金匮要略编注》 此辨衄、下、吐血之脉也。面无色，即面白而无神气也，盖血随气转，气行血行，气虚不能统血上华于面，故面无色。邪入于内，而外无寒热，故脉沉弦，沉为气虚兼郁，弦属中虚卫结，然卫陷于血，血随阴火上行经络虚处而出，故衄也。若面无色，而脉浮弱者，浮为阴虚，弱为阳弱，按之绝者，气不摄血，血垂降聚于肠胃，则下血矣。若面无色，脉浮弱，按之绝者，乃阴阳皆虚，而气不摄血，则下血矣。龙雷无制，上冲阳道，扰淫于心则烦，淫肺则咳，咳则气逆于上，血亦随之而上，故吐血也。

《金匮要略直解》 病人面无血色，脱血之象也。《上经》曰：男子脉虚沉弦，无寒热，时目瞑兼衄。今无寒热而脉弦衄者，则与上证不殊，为劳证也。若脉浮弱，手按之绝者，有阳无阴也，故知下血。烦咳者，病属上焦也，故知吐血。

《**金匮要略心典**》 面无色，血脱者色白不泽也；无寒热，病非外感也；衄因外感者，其脉必浮大，阳气重也；衄因内伤者，其脉当沉弦，阴气厉也，虽与前尺脉浮不同，其为阴之不靖（与静的意义相同）则一也。若脉浮弱，按之绝者，血下过多而阴脉不充也。烦咳者，血从上溢而心肺焦燥也。此皆病成而后见之诊也。

【原文】

夫吐血，咳逆上气，其脉数而有热，不得卧者，死。（六）

【简释】

本条论述吐血的危候。一般来说，如为内伤病的吐血或咳血，很少有身热症状。本证失血后而见身热，是阴血消亡，气火亢盛现象。气火亢盛，所以脉数；气火上逆，所以咳逆上气。由于阳盛于上，不入于阴，故不得安卧。如此，阴愈虚而阳愈旺，阳愈旺而阴愈虚，形成病理上的恶性循环，预后不良，命在旦夕，故曰“死”。

按：上条曰：“烦咳者，必吐血”；本条亦咳逆与吐血并论，可知其血必随咳而出，即后世所谓“咯血”，病变在肺无疑。联系“其脉数而有热，不得卧者，死”之危候，类似西医学所说的肺结核大咯血。如此危候，古无良方，由于咯血“有不尽不已之势，故死。”

【选注】

《**金匮要略心典**》 脉数、身热，阳独胜也；吐血、咳逆上气、不得卧，阴之烁也。以既烁之阴，而从独胜之阳，有不尽不已之势，故死。

《**金匮要略浅注补正**》 血与气交会在血室气海中，血随气为运行，气以血为依归。但病血而不病气，则气足以资血源，为可治；但病气而不病血，则血足以招气归，亦为可治；惟气血交病，则不可治矣。气者，水中之阳也，肾水枯竭，阳气上越，熏灼肺金，肺痿咳逆上气不休，则气不归根矣。血者，心火所化之阴汁也。……心血大虚，其火独旺，则脉数身热，盗汗心烦，不得安卧，而血不灌溉矣。凡此二者，病血不病气，则犹借气以启血之化源；病气不病血，则犹可借血以引气归其宅；若两无根蒂，不死何为？

【原文】

夫酒客咳者，必致吐血[1]，此因极饮过度所致也。（七）

【词解】

［1］吐血：陈念祖曰：“此言酒客吐血，专主湿热而言。师未出方，余用泻心汤及猪苓汤，或五苓散去桂加知母石膏竹茹多效。”

【简释】

本条论述酒客吐血的病机。吐血的原因很多，因嗜酒而吐血，不过是吐血原因之一。酒客饮酒过度，热毒积于胃，灼伤胃络，必致吐血；热毒上蒸于肺，肺失肃降，则气逆而咳。治病求本，法当治其酒热，不当治咳与吐血。

【选注】

《金匮要略论注》 此言吐血不必尽由于气不摄血，亦不必尽由于阴虚火盛，其有酒客而致咳，则肺伤已极，又为咳所击动，必致吐血，此非内因也，故曰极饮过度所致。则治之者，当以清酒热为主可知。

《金匮要略心典》 酒之热毒，积于胃而蒸于肺则咳，久之肺络热伤，其血必随咳而吐出。云此因极饮过度所致者，言当治其酒热，不当治其血也。

按：本条说的所吐之血，是根源于胃，还是根源于肺？以上注家解释在肺，“其血必随咳而吐出”，即“咳血”。笔者以为难以肯定是在肺，还是在胃。应四诊合参，综合分析，才能正确诊断。

【原文】

寸口脉弦而大，弦则为减，大则为芤；减则为寒，芤则为虚，寒虚相搏，此名为革。妇人则半产、漏下，男子则亡血。（八）

按：本条已见前《血痹虚劳病脉证并治》。唯此专为失血立论，所以条文末尾删去“失精”二字。

【原文】

亡血不可发其表，汗出即寒栗而振。（九）

【校勘】

亡血……而振：《伤寒论》第87条作“亡血家，不可发汗，发汗则寒慄而振。”

【简释】

本条论述亡血误汗伤阳的变证。亡血家，阴血已伤，虽有表邪，亦不能发汗以攻表。若更发汗，则不仅阴血更伤，且阳气亦随津外泄而有亡阳之变。阳气虚损，失其温煦养筋的作用，故寒栗而振。

按：本条亦见于《伤寒论》第87条，惟文字稍异。本条与前第4条均论亡血忌汗，但汗后的变证，有伤阴与伤阳的不同。之所以有这种不同的病理改变，是因为人的体质有偏阴、偏阳的差异，如阴本虚而更发汗，势必使阴液更伤；而阳本虚再误汗，则必然使阳气愈损。

另外还应该明确，汗虽为津液所化而属阴，但汗出于外必须依赖于阳气的蒸化，此即《素问·阴阳别论》所谓：“阳加于阴，谓之汗。”所以，不当汗而汗或发汗太过，不仅能伤阴液，而且也会伤阳气，不可不慎重对待。

【选注】

《金匮要略心典》 亡血者，亡其阴也，更发其表，则阳亦伤矣。阳伤者外不固，故寒栗；阴亡者内不守，故振振动摇。前衄血复汗，为竭其阴，此则并亡其阳，皆所谓粗工嘻嘻也者。

《医宗金鉴》 凡失血之后，血气未复为亡血也，皆不可发汗。失血之初，固属阳热，亡血之后，热随血去，热虽消而气随血虚，阳亦微矣。若发其汗，则阳气衰微，力不能支，故身寒噤栗而振振耸动也。发阴虚之汗，汗出则亡阴，即发吐衄之汗也，故见不得眴，不得眠，亡阴之病也；发阳虚之汗，汗出则亡阳，即发亡血之汗也，故见寒栗而振，亡阳之病也。

【原文】

病人胸满[1]，唇痿[2]舌青[3]，口燥，但欲漱水不欲咽①，无寒热，脉微大来迟[4]，腹不满，其人言我满，为有瘀血。（十）

病者如热状[5]，烦满，口干燥而渴，其脉反无热[6]，此为阴伏[7]，是瘀血也，当下之。（十一）

【校勘】

①不欲咽：《脉经》卷八第十三“咽”作“嚥”。“嚥”是“咽”的异体字。

【词解】

［1］胸满：“胸满”的原因很多，联系下文所述，则如尤怡所说，是“血瘀而气为之不利也”。

［2］唇痿：“痿”似应作“萎”，音误。慧琳《一切经音义》卷三十一《萎黄》条引《文字典说》：“萎，枯槁也。”“唇萎”就是唇干不泽。

［3］舌青：舌为心窍，其色红活，血瘀则舌青紫不泽。

［4］脉微大来迟：李彣曰：“微大者，稍大之意，非微而又大也。来迟者，血瘀脉涩也。”尤怡谓“脉涩不利”。

［5］如热状：指下文“烦满，口干燥而渴”而言。

［6］其脉反无热：徐彬曰：“里有热则脉应数。反无热，谓不见洪数之脉也。”

［7］阴伏：血为阴，“阴伏”，指热伏于阴。徐彬曰：“阴者何？瘀血也”。

【简释】

以上两条论述瘀血的脉症及治法。第10条论述瘀血的脉症。瘀血壅滞，气机痞塞，故见胸满；其病不在于肠胃，而在于瘀血之内结，故腹部虽外形不满，而病人却感觉胀满，这是有瘀血的一种征象；瘀血留滞，故舌青；血不外荣，故唇萎；津不上润，故口燥但欲漱水不欲咽。“无寒热”句，与第5条同义，说明并非外感。上述诸症而见微大来迟之脉，知为瘀血脉症无疑。

第11条是承上文互详脉症，并出其治法。病人有心烦胸满，口舌干燥，渴欲饮水等热状，但诊其脉，并无热象，这是由于热伏阴分之故，为瘀血郁热之特征。瘀血不去，则郁热不解，当用下瘀血法治疗。

按：第10条云“口燥，但欲漱水不欲咽”，第11条又云“口干燥而渴”，前后似不一致，其实这是瘀血郁热的轻重不同而已。瘀热不甚，故但欲漱水不欲咽；瘀久郁热加重，则口干燥而渴。

【选注】

《金匮要略论注》 此二条言病人表里无病而有瘀血，其证脉不相应如此也……。若病者如有热状，乃郁闷之象，即下所谓烦满口干燥而渴也。如果里有热则脉应数，反无热，谓不见洪数之脉也。岂非有阴物伏于内而致阴火干于上乎，故曰此为阴伏。阴者何？瘀血也。瘀属有形，非下之不可，故曰当下之。此三字总结上二节，然上节云胸满，云不欲饮水，云脉来迟，不独瘀血，内或寒多，则寒下之药即不可用，去瘀之法，当更酌量，故不概曰可下也。

仲景论妇人有血瘀，以其证唇口干燥故知之，则此所谓唇痿口燥即口干燥，足证瘀血无疑矣。然前一证言漱水不欲咽，后一证又言渴，可知瘀血证不甚，则但漱水，甚则亦有渴者，盖瘀久而热郁也。

《金匮要略心典》　此二条辨瘀血之见证。胸满者，血瘀而气为之不利也；唇痿舌青，血不荣也；口燥欲漱水者，血结则气燥也；无寒热，病不由表也；脉微大来迟，血积经隧，则脉涩不利也；腹不满，其人言我满，外无形而内实有滞，知其血积在阴，而非气壅在阳也。故曰为有瘀血。如有热状，即下所谓烦满、口干燥而渴也；脉无热，不数大也。有热证而无热脉，知为血瘀不流，不能充泽所致，故曰此为阴伏。阴伏者，阴邪结而伏于内也，故曰当下。

《医宗金鉴》　表实无汗，胸满而喘者，风寒之胸满也；里实便涩，胸满烦热者，热壅之胸满也；面目浮肿，胸满喘不得卧者，停饮之胸满也；呼吸不快，胸满太息而稍宽者，气滞之胸满也。今病人无寒热他病，惟胸满、唇痿、舌青、口燥，漱水不欲咽，乃瘀血之胸满也。唇、舌，血华之处也，血病不荣，故痿瘁色变也；热在血分，故口燥漱水不欲咽也；脉微大来迟，阴凝之诊，则当腹满，今腹不满，询之其人，言我满在胸不在腹也，与上如是之证推之，为有瘀血也。

此承上文互详证脉，以明其治也。如热状，即所谓心烦胸满、口干燥渴之热证也；其人当得数大之阳脉，今反见沉伏之阴脉，是为热伏于阴，乃瘀血也。血瘀者当下之，宜桃核承气、抵当汤丸之类也。

【原文】

火邪[1]者，桂枝去芍药加蜀漆牡蛎龙骨救逆汤主之。（十二）

桂枝救逆汤方：桂枝三两（去皮）　甘草二两（炙）　生姜三两　牡蛎五两（熬）　龙骨四两　大枣十二枚　蜀漆三两（洗去腥）　右为末①，以水一斗二升，先煮蜀漆，减二升，内诸药，煮取三升，去滓，温服一升②。

【校勘】

①《伤寒论》第112条作“右七味”。

②《伤寒论》第112条“一升”之后有“本云：桂枝汤，今去芍药，加蜀漆、牡蛎、龙骨”十六字。

【词解】

［1］火邪：上古治病，用针灸者多，用方药者少，读《黄帝内经》可知。例如烧针、艾灸、火熏等，上古治病常用之。用之得当，确能治病；用之不当，便为“火邪”。黄元御曰：“火邪者，以火劫发汗而中火邪也，因之而惊生狂作。”

【简释】

本条论述火邪致惊的治疗。“火邪者”句，是概指致惊之因及其临床症状。太阳中风，以火劫发汗，则风加火邪，即《伤寒论》所谓“两阳相熏灼”之候。由于劫汗损伤心阳，神气浮越，故出现惊狂、卧起不安等症。方用桂枝汤去芍药之酸，加蜀漆之辛，使邪风火气从外而解；加龙骨、牡蛎者，所以安心神，而收敛浮越之阳气。

按：本条方证，亦见于《伤寒论》第112条，曰：“伤寒脉浮，医者以火迫劫之，亡阳，必惊狂，卧起不安者，桂枝去芍药加蜀漆牡蛎龙骨救逆汤主之”。“以火迫劫之”，谓用火法强迫取汗。虽为治逆，然既欲取汗，必是宜汗之证，参以脉浮，知原属表证，故治疗之逆不在发汗，而在火劫。“亡阳”者，为以火劫迫汗而阳气亡失，故此语是谈病因病机。但“亡阳”非四肢厥冷、大汗吐利之亡阳证，故不投四逆辈。“惊狂，卧起不安”为火劫后之变症。总之，本条方证，原为桂枝汤证，以火劫发汗，损伤心阳而致神气浮越。关于火劫病变，《伤寒论》尚有许多记载，不复赘述。

方中蜀漆乃常山之苗，二药功用大同小异，可以取代。临床用之，常借其涌吐以达祛痰之功。《本经》云：常山“主伤寒寒热，热发温疟。”这说明本药有散邪退热之功，故本方加蜀漆，意在取其助桂枝以散邪。

【选注】

《金匮要略心典》 此但举火邪二字，而不详其证。按《伤寒论》云：“伤寒脉浮，医以火迫劫之，亡阳，必惊狂，卧起不安。”又曰：“太阳病以火熏之，不得汗，其人必躁，到经不解，必圊血，名为火邪。”仲景此条，殆为惊悸下血备其证欤？桂枝汤去芍药之酸，加蜀漆之辛，盖欲使火气与风邪一时并散，而无少有留滞，所谓从外来者，驱而出之于外也。龙骨、牡蛎，则收敛其浮越之神与气尔。

【原文】

心下悸者，半夏麻黄丸主之。（十三）

半夏麻黄丸方：半夏　麻黄各等分　右二味，末之，炼蜜和丸小豆大，饮服①三丸，日三服。

【校勘】

①饮服：《证类本草》卷十“半夏”条，《图经》引张仲景“饮”作“每”。

【简释】

本条论述水饮致悸的治疗。本条“心下悸”与本篇首条所说的“弱则为悸”之病机不同，首条之“悸”病位在心，为血不养心所致的心动悸，治宜养血宁心；本条之“悸”病位在胃，为水饮停聚所致的心下悸，治宜蠲饮和胃。半夏麻黄丸，用半夏蠲除饮气，麻黄宣发阳气，二药相合，使水饮去则心下悸自止。

【选注】

《金匮要略心典》　此治饮气抑其阳气者之法。半夏蠲饮气，麻黄发阳气。妙在作丸与服，缓以图之，则麻黄之辛甘，不能发越津气，而但升引阳气；即半夏之苦辛，亦不特蠲除饮气，而并和养中气。非仲景神明善变者，其孰能与于此哉。

《金匮要略浅注》　此为悸证出其方也。但悸病有心包血虚火旺者，有肾水虚而不交于心者，有肾邪凌心者，有心脏自虚者，有痰饮所致者，此则别无虚证，惟饮气之为病欤？

《金匮要略浅注补正》　《伤寒论》心下悸，用桂枝以宣心阳，用茯苓以利水邪；此用半夏、麻黄，非故歧而二之也。盖水气凌心，则心下悸，用桂枝者，助心中之火以敌水也；用麻黄者，通太阳之气以泄水也。彼用茯苓，是从脾利水以渗入膀胱；此用半夏，是从胃降水以抑其冲气，冲降则水随而降。方意各别，学者正宜钩考，以尽法之变。

【原文】

吐血不止[1]者，柏叶汤[2]主之。（十四）

柏叶汤方：柏叶　干姜各三两　艾三把　右三味，以水五升，取马通汁一升，合煮取一升，分温再服①。

【校勘】

①右三味……分温再服：《证类本草》中《图经》引张仲景煎服法与此段文字相差较多，录之于后："右三味，以水二升，煮一升，去滓，别绞马通汁一升相和，合煎取一升，绵滤，一服尽之。"

【词解】

[1] 吐血不止：徐彬曰："此重'不止'二字，是诸寒凉止血药皆不应矣。"

[2] 柏叶汤：唐宗海曰："柏叶汤与泻心汤是治血证两大法门……仲景明明示人一寒一热，以见气寒血脱，当温其气；气逆血热，当清其血。"

【简释】

本条论述中气虚寒吐血不止的证治。吐血久久不止，若为中气虚寒，气不摄血所致者，治宜柏叶汤。方中柏叶微寒清降，折其逆上之势而止血；马通汁（《外台秘要》："是马屎汁也。"）微温，止血而引之下行；干姜、艾叶温阳守中，使气能摄血。四味合用，标本兼治，具有温中止血之效。

按：凡吐血久久不止者，必见便血如漆、面白无华、心悸、头晕、气短、舌淡、脉虚数无力等虚寒证，本方疗效颇佳。马通汁一味，今改用童便。古今方书常取童便止血，确有功效。

【选注】

《**金匮要略论注**》　此重"不止"二字，是诸寒凉止血药皆不应矣。吐血本由阳虚不能导血归经，然血亡而阴亏，故以柏叶之最养阴者为君，艾叶走经为臣，而以干姜温胃为佐，马通导火使下为使。愚意无马通，童便亦得。

《**金匮要略心典**》　按《仁斋直指》云：血遇热则宣行，故止血多用凉药。然亦有气虚挟寒，阴阳不相为守，营气虚散，血亦错行者，此干姜、艾叶之所以用也。而血既上溢，其浮盛之势，又非温药所能御者，故以柏叶抑之使降，马通引之使下，则妄行之血顺而能下，下而能守矣。

【原文】

下血，先便后血，此远血也，黄土汤主之。（十五）

黄土汤方：亦主吐血、衄血。甘草 干地黄[①] 白术 附子[②]（炮） 阿胶 黄芩各三两 灶中黄土半斤 右七味，以水八升，煮取三升，分温二服[③]。

【校勘】

①干地黄：《千金要方》卷十二第六无“干地黄”。

②附子：《千金要方》作“干姜”。

③右七味……分温二服：《外台秘要》卷二作“右七味，以水八升，煮六味取二升，去滓，内胶令烊，分三服。”

【简释】

本条论述中气虚寒便血的证治。下血，大便在先，便后出血，血来自直肠以上的部位，称为远血。多由中焦脾气虚寒，统摄无权而血下渗所致。治宜黄土汤温脾摄血。方中灶心黄土，又名伏龙肝，有温中涩肠止血的作用，配以附子、白术温阳健脾以摄血；地黄、阿胶滋阴养血以止血；甘草甘缓以和中；黄芩作为反佐，以防温燥动血之弊。陈修园说：“愚每用此方，以赤石脂一斤，代黄土如神，或以干姜代附子，或加鲜竹茹、侧柏叶各四两。”

按：柏叶汤与黄土汤皆治中气虚寒所致之出血证。柏叶汤所主，病位偏上（胃），出血势急；黄土汤所主，病位偏下（肠），出血势缓。还需要明确，便血之人不一定吐血，而吐血者必然伴便血。故吐血、衄血、便血之病机属于虚寒者，两方可酌情选用。

【选注】

《**金匮要略心典**》 下血，先便后血者，由脾虚气寒，失其统御之权，而血为之不守也。脾去肛门远，故曰远血。黄土温燥入脾，合白术、附子以复健行之气，阿胶、生地黄、甘草以益脱竭之血，而又虑辛温之品，转为血病之厉，故又以黄芩之苦寒，防其太过，所谓有制之师也。

《**血证论·卷八**》 血者，脾之所统也。先便后血，乃脾气不摄，故便行气下泄，而血因随之以下，方用灶土、草、术健补脾土，以为摄血之本。气陷则阳陷，故用附子以振其阳。血伤则阴虚火动，故用黄芩以清火。而阿胶、熟地（按：原方为干地黄）又滋其既虚之血。合计此方，乃滋补气血，而兼用温清之品以和之，为下血崩中之总方。古皆目为圣方，不敢加减。吾谓圣师立法，指示法门，实则变化随宜。故此方热证可去附子再加清药，寒证可去黄芩再加温药。

【原文】

下血，先血后便，此近血也，赤小豆当归散主之。方见狐惑中。（十六）

【简释】

本条论述下焦湿热便血的证治。下血，先血后便，即大便时先见血而后为大便，是为近血。其证多因湿热蕴结大肠，迫血下行所致。治宜赤小豆当归散，清利湿热，活血化瘀。

按：本条所论之近血，即后世所称“肠风下血”及“脏毒”，其中包括痔疮、肛裂，特别是痔疮感染而成脓肿的，用赤小豆当归散治疗，或与《产后病》篇附方《千金要方》三物黄芩汤（生地、黄芩、苦参）合用，再加清热解毒凉血之品，效果更好。

上述两条所论之远血与近血，其病证有虚实寒热之分。黄土汤所治之远血，属脾气虚寒失于统摄；而赤小豆当归散所治之近血，则为大肠湿热灼伤阴络。在临床辨证时，除以先便后血、先血后便判断出血部位的远近外，还要注意血的颜色及病人全身情况。凡见下血暗紫稀薄，便溏腹痛，面色无华，神疲懒言，手足不温，舌淡脉细等证候的，则宜黄土汤治之；若见下血鲜红或兼脓液，大便不畅，苔黄腻脉数的，则应以赤小豆当归散为法。

【选注】

《金匮要略心典》 下血，先血后便者，由大肠伤于湿热，而血渗于下也。大肠与肛门近，故曰近血。赤小豆能行水湿，解热毒，当归引血归经，且举血中陷下之气也。

《金匮要略浅注补正》 远血之异于近血也，岂惟先后之别，尤有形迹之异。近血者，即今之脏毒、痔疮，常带脓血者是也。何以知之，观仲景用赤豆当归散而知之矣。狐惑有脓者，赤豆当归散主之。赤豆发芽是排其脓，则知先血后便，亦是脏毒有脓，其用赤豆，亦以排脓，即所以行血也。

【原文】

心气不足，吐血、衄血，泻心汤主之。（十七）

泻心汤方：亦治霍乱。大黄二两　黄连　黄芩各一两　右三味，以水三升，煮取一升，顿服之。

【简释】

本条论述热盛吐血、衄血的证治。由于肺胃热盛，迫血妄行，肺络伤则为衄血，胃络伤则为吐血；出血过多，累及于心（心主血脉），心血亡失，心气遂虚，故曰“心气不足”。吐血、衄血之前、之初，必症见面赤、心烦、便秘、舌红苔黄、脉滑数有力等；吐衄之后，失血过多，则症见面白、心悸、便血、眩晕、乏力、汗出、舌淡苔微黄、脉数无力或弱等。治病必求于因，泻心汤为审因论治之法。方中三黄苦寒清降，直折其热，热清火降，血亦自止，血止则心气（血）渐生。《血证论》说：“方名泻心，实则泻胃，胃气下泄，……气顺而血不逆矣。”又说此方：“得力大黄一味，逆折而下，兼能破瘀逐陈，使不为患。”

按：“心气不足，吐血、衄血”用苦寒清降的三黄泻心汤，似乎方证相悖，令人生疑，故历代注家提出种种见解，选录如下：①《千金要方》将心气“不足”改作“不定”。而不足为病机，不定为症状（即心烦不安之状），二者概念不同。②《金匮要略心典》说：“心气不足者，心中之阴气不足也。阴不足则阳独盛，血为热迫，而妄行不止矣。”依此而论，则心阴不足为本，心阳独盛为标，法当治病求本，或标本兼治，何以用泄实热之泻心汤？似难自圆其说。③《医宗金鉴》说：“心气‘不足’二字，当是‘有余’二字，若是不足，如何用此方治之，必是传写之讹。”此说出于臆断，并无根据，若讲不通就任意修改，则仲景书面目全非矣！笔者以为，若以方测证，其“心气不足”并非病之始因，乃吐血、衄血之后果。以上三种见解皆不可取，故作如上“释义”。

古今医家用泻心汤及大黄治血证积累了丰富经验。陈修园注《十药神书》谓：“余治吐血，诸药不止者，用金匮泻心汤百试百效，其效在生大黄之多，以行瘀也。”《寿世保元》即用一味大黄酒拌，九蒸九晒，为末，制成将军丸，“治吐血不止”。《血证论》指出：“大黄一味，既是气药，又是血药，止血不留瘀，尤为妙药。”上海市卢湾区中心医院（《陕西新医药》1977，（06）：20－21.）用生大黄粉治疗胃、十二指肠溃疡出血100例，取得满意疗效，由此引起国内外关注及效法应用。近20年的广泛应用及深入研究表明，单味大黄治疗上消化道出血疗效显著，有简、便、廉、验的特点。

【选注】

《金匮要略方论本义》 火邪有余，壮火食气，心气遂觉不足，因而吐衄或兼见或专见，应先治其火邪之盛以愈标病，而本病之虚实，方可徐审而图之。主之以泻心汤，纯用苦寒，以泄实热之邪，火邪得消而气自足，少火又能生气矣。此乃治邪盛而正气阴阳俱未甚虚者，方可服也。盖火邪大盛，则用寒以泻之，非用寒以凝之也。……然于何辨之，亦于脉证辨之，其人脉必洪数，而沉取必不手按之欲绝；其证必烦满口干燥而渴，又必脉证相符，而后可恣用苦寒也。学者慎审焉。

《金匮要略心典》 心气不足者，心中之阴气不足也。阴不足则阳独盛，血为热迫而妄行不止矣。大黄、芩、连泻其心之热，而血自宁。寇氏云：若心气独不足，则当不吐衄也。此乃邪热因不足而客之，故令吐衄，以苦泄其热，以苦补其心，盖一举而两得之。此说亦通。《济众方》用大黄、生地汁治衄血，其下热凉血，亦泻心汤类耳。

《金匮要略浅注》 此为吐衄之神方也。妙在以芩、连之苦寒，泻心之邪热，即所以补心之不足；尤妙在大黄之通止其血，而不使其稍停余瘀，致血愈后酿成咳嗽虚劳之根。

小结

本篇论述惊悸吐衄下血胸满瘀血病脉证并治。对惊悸的论治比较简略，首条从脉象论述惊、悸的病机。对于惊悸的治疗，用桂枝去芍药加蜀漆龙骨牡蛎救逆汤治火邪致惊；用半夏麻黄丸治停饮致悸，仅是举隅而言。

本篇内容，以血证为重点，有吐血、衄血、下血、瘀血四种。对于血证的治疗，方用柏叶汤治虚寒吐血不止，泻心汤治实热吐血、衄血，黄土汤治虚寒远血，赤小豆当归散治湿热近血。四方寒温有别，各具法度，临证之时关键要分清病情是虚寒还是实热或湿热，辨证运用。瘀血证有法无方，前人认为《伤寒论》中及本书治瘀各方，可以随证选用。此外，本篇对于吐血、衄血的预后，亡血家忌汗，酒客必吐血等，均有所论述。

呕吐哕下利病脉证治第十七

论一首 脉证二十七条 方二十三首

本篇论述呕吐、哕、下利病脉证并治。下利包括泄泻和痢疾。本篇条文多重复于《伤寒论》和本书《痰饮咳嗽病脉证并治》，目的在于将不同病因病机的呕吐、哕、下利病合为一篇论述，以便于系统研究，全面掌握。本篇所述病证，在病机上主要是脾胃肠功能失常，或与肾阳不足有关，或与肝胆病变有关。治疗原则属于实证、热证者，多治以和胃降逆、通腑祛邪；属于虚证、寒证者，多治以温补脾肾。这种治则主要源于“实则阳明，虚则太阴”“阳病属腑，阴病属脏”等理论。

本篇第1~6，8~21条论呕吐证治，第7，22，23条论哕病证治，第24~47条论下利证治。全篇共47条原文，23个方子，是本书的重点篇之一。

本篇所述呕吐包括了西医学所说的急性胃炎、幽门梗阻、误食毒物、伤食等以呕吐为主症者，以及高位性肠梗阻伴呕吐。下利包括急、慢性肠炎，急、慢性痢疾，以及部分肠梗阻。哕即呃逆，为膈肌痉挛所致。

【原文】

夫呕家有痈脓①，不可治呕，脓尽自愈②。（一）

【校勘】

①夫呕家有痈脓：此句《伤寒论》376条作“呕家有痈脓者”。

②脓尽自愈：《外台秘要》卷六《杂疗呕吐哕方》“脓”上有“其呕”二字。

【简释】

本条论述呕家有痈脓的治则。呕吐的原因很多，治之之法，有可止与不可止之分，若体内某一脏腑生痈成脓，脓毒邪气影响胃气上逆而呕者，不可治呕，应治其痈脓，痈脓去，邪不扰胃则呕自愈。

此外，若胃中有痰饮，或宿食，或误食毒物等邪气扰胃而呕者，此为正气驱邪外出之反应，不但不能止呕，而且应助正气以催吐，胃中邪气随吐而出，吐亦自止。

【选注】

《金匮要略心典》 痈脓，胃中有痈，脓从呕出也。是因痈脓而呕，脓尽痈已，则呕自愈，不可概以止吐之药治之也。

《医宗金鉴》 呕家，呕吐或谷、或水、或痰涎、或冷沫，今呕而有脓，此内有痈，脓溃而呕，非呕病也，故曰：不可治呕，脓尽自愈。

【原文】

先呕却渴①者，此为欲解[1]；先渴却呕②者，为水停心下[2]，此属饮家[3]。

呕家本渴，今反不渴者，以心下有支饮故也，此属支饮③。(二)

【校勘】

①却渴：《外台秘要》卷六《杂疗呕吐哕方》作“后渴”。

②先渴却呕：前《痰饮咳嗽病脉证并治》第41条“却”作“后”字。

③呕家本渴……此属支饮：此段《千金要方》卷十八第六作“呕家不渴，渴者为欲解；本渴，今反不渴，心下有支饮故也，小半夏汤主之。”

【词解】

[1] 此为欲解：尤怡曰：“先呕后渴者，痰水已去，而胃阳将复，故曰此为欲解。”

[2] 心下：仲景凡言心下，大多指胃部而言。

[3] 此属饮家：上述呕吐，是水饮停留所致，故曰“此属饮家”。

【简释】

本条论述胃有停饮致呕的辨证。上段的先呕后渴，是水饮通过呕吐而排出，渴是胃阳恢复的征象，故曰“此为欲解”；如先渴后呕，此因渴而多饮，以致水液停留于胃，胃气上逆而引起呕吐，故曰“此属饮家”。

下段是说呕吐必损津液，故有口渴症状；如反不渴，是胃中停饮未去，或旧饮虽去而新饮又停。故曰“以心下有支饮故也，此属支饮”。陈修园曰：

“此以呕后作渴为欲解，先渴后呕为停饮，呕而不渴为支饮也。”可谓要言不烦。

【选注】

《金匮要略方论本义》 先呕而后渴者，此为欲解，是作呕之邪已尽，随呕而出，津伤作渴，故知其呕为欲解也。呕虽无物，而必有痰涎随呕声涌出，气与津两越于上，而邪可已矣，故邪去津亡而渴作焉。若夫先渴却呕者，为水停心下，此属饮家之呕也。何也，呕家本不渴，今反先渴，饮水入而反呕，知不渴之故，有支饮存于心下也。所以先渴者，亦支饮格阻正津，不能上润喉舌，遂先渴也。渴非真渴，故饮入即呕，呕属于饮，故饮家变为呕家，明其属支饮，治饮而呕可止矣。

《金匮要略心典》 呕家必有停痰宿水，先呕却渴者，痰水已去，而胃阳将复也，故曰此为欲解。先渴却呕者，因热饮水过多，热虽解而饮旋积也，此呕因积饮所致，故曰此属饮家。呕家本渴，水从呕去故也；今反不渴者，以宿有支饮在心下，愈动而愈出也，故曰此属支饮。

【原文】

问曰：病人脉数，数为热，当消谷引食[1]，而反吐者，何也？师曰：以发其汗，令阳微，膈气虚，脉乃数，数为客热[2]，不能消谷，胃中虚冷故也①。

脉弦者，虚也[3]，胃气无余，朝食暮吐，变为胃反[4]。寒在于上，医反下之，今脉反弦，故名曰虚。（三）

【校勘】

①问曰……故也：《伤寒论》第122条说：“病人脉数，数为热，当消谷引食，而反吐者，此以发汗，令阳气微，膈气虚，脉乃数也。数为客热，不能消谷，以胃中虚冷，故吐也。”两书比较，只少数文字有出入。

【词解】

[1] 消谷引食：谓消化功能亢进，连续不断进食。《后汉书·班彪传下》李注：“引，续也。”

[2] 数为客热：“数”必少力，“客热”即虚热或假热，相对真热而言。

[3] 脉弦者，虚也：尤怡曰：“脉弦为寒，乃不曰寒而曰虚者，以寒在于

上，而医反下之所致，故其弦非阴寒外加之弦，而为胃虚生寒之弦矣。”

［4］胃反：于本篇有两种含义，一种是指反复呕吐，如第18条；另一种是指病名，如本条、后第5条及第16条。

【简释】

本条论述误汗、误下而致胃反的病机。上段数脉本主热，如因胃中邪热而见数脉，应该食欲亢进，现在不能食而反呕吐，是误用发汗药损伤胃阳所致。这时的脉数，不是胃有邪热，而是胃中虚所反应的虚热，虚热亦能令脉数，但必数而无力。虚热是属于暂时性的，故曰“客热”。

下段脉弦是土虚木贼之象，所以说“脉弦者，虚也”。因寒在于上，更用寒药攻下，损其胃阳，以致不能消化谷食，成为“朝食暮吐”的胃反病，所以说“胃气无余”。其脉弦，必然是虚弦脉。

【选注】

《金匮方论衍义》 凡脉以候病，阳盛则数，阴盛则迟。今言其阳微而脉乃数，脉数而复胃中冷，其理安在？窃尝究之，脉病不可以概论也。此之数，由药之遗热而客之；胃中冷，由阳气不足而致之。何也？中焦者阴阳之界，而汗剂必用辛温发散之，不当汗而强汗，损其上脘阳分之阳，致令阳微，膈气虚，药之遗热，从阳分而变，遂成数脉，故云客热，非阳盛也。虽有客热，胃中之元阳却不足，故曰胃中虚冷也。医反以寒剂泻之，复损阴分之阳，故脉变弦。上下之阳俱不足，虽当日暮行阴之时，阳亦不能入于下，则糟粕不能输大小肠，不能输将亦不能安于中，必吐而复出也。故曰胃气无余，朝入而暮吐也。

《金匮要略心典》 脉数为热，乃不能消谷引饮而反吐者，以发汗过多，阳微膈虚所致，则其数为客热上浮之数，而非胃实气热之数矣。客热如客之寄，不久即散，故不能消谷也。脉弦为寒，乃不曰寒而曰虚者，以寒在于上而医反下之所致，故其弦非阴寒外加之弦，而为胃虚生寒之弦矣。胃虚且寒，阳气无余，则朝食暮吐而变为胃反也。读此知数脉、弦脉，均有虚候，曰热曰寒，盖浅之乎言脉者耳。

【原文】

寸口脉微而数①，微则无气，无气则营虚，营虚则血不足，血不足则胸中冷。（四）

【校勘】

①寸口脉微而数：吴考槃曰：下文“言‘微’遗‘数’，其为简脱可知。”

【简释】

本条继从脉象论述胃反气血俱虚的病机。这里“寸口”是指两手寸关尺而言。“脉微而数”是脉数而无力之意，其机理与上条基本相同，但本条进一步说明胃中虚冷，不能消谷，气血生化之源不足，以致气血俱虚，全身虚寒的病机变化，所以说“微则无气”。“无气”犹言气虚。人体卫气营血是相互资生的，气者营之主，气虚则营虚；营为血之源，营虚则血亦不足；气血俱虚，则宗气不足而胸中寒冷。由此可知，上焦受气于中焦，“胸中冷”是胃反病的一种临床表现。

【选注】

《金匮要略心典》　此因数为客热，而推言脉微而数者，为无气而非有热也。气者营之主，故无气则营虚；营者血之源，故营虚则血不足；营卫俱虚，则胸中之积而为宗气者少矣，故胸中冷。

合上二条言之，客热固非真热，不可以寒治之；胸中冷亦非真冷，不可以热治之，是皆当以温养真气为主。真气，冲和纯粹之气，此气浮则生热，沉则生冷；温之则浮焰自收，养之则虚冷自化；若热以寒治，寒以热治，则真气愈虚，寒热内贼，而其病益甚矣。

【原文】

趺阳脉浮而涩，浮则为虚，涩则伤脾，脾伤则不磨[1]，朝食暮吐，暮食朝吐，宿谷不化，名曰胃反[2]。脉紧而涩[3]，其病难治。（五）

【词解】

[1] 脾伤则不磨（mó）：“磨”在此指运化。唐宗海曰：“脾为阴土，主润以化谷，脉涩则阴液虚，不能濡化谷食。”

[2] 朝食暮吐，暮食朝吐，宿谷不化，名曰胃反：此言胃反病主证特点。尤怡曰：“朝食者暮当下，暮食者朝当下，若谷不化，则不得下，不得下，必反而上出也。”《圣济总录》卷四十七《胃反》云：“胃中虚胀，其气冲上，食久饭出，名曰胃反。”

［3］脉紧而涩：陈念祖曰：“邪甚而紧，液竭而涩，其病难治。”

【简释】

本条再论胃反脾胃两虚的病机、脉证及预后。趺阳脉候脾胃之气，胃以降则和，故趺阳脉不应浮，浮则为胃阳虚浮而不降，所以说“浮则为虚”；脾以升则健，故趺阳脉不当涩，涩则为脾阴受损而不健，所以说“涩则伤脾”。由于脾胃两虚，不能腐熟消化谷食，势必上出而吐，形成以“朝食暮吐，暮食朝吐，宿谷不化”为特征的胃反病。胃反病出现脉紧而涩，紧为寒盛，涩属津亏，既紧且涩，病属脾阴胃阳两虚。如此病机，助阳则易伤阴，滋阴则易损阳，所以说“难治”。

按：本条所述为久病之后，胃阳与脾阴两虚的胃反病。临床表现除了条文所述的“朝食暮吐，暮食朝吐，宿谷不化”等主症外，尚有身体消瘦，粪燥如羊屎等特点。可用大半夏汤治之，详见后第16条。

以上三条应前后联系，综合分析，才能明确胃反的病因病机及脉证特点。

【选注】

《金匮方论衍义》　趺阳者，胃脉之所过，故候胃脉必于是焉。脾与胃以膜相连，皆属于土；土有阴阳，胃为阳土，脾为阴土；阳主气、主动，阴主血、主静。今谓脾伤不能磨，何哉？此阴阳互为体用之义也。阴阳交则体用乃行，是故阳参乎阴，则阴者能动而不为凝结；阴参乎阳，则阳者能固而不为飞越。斯脾动则脉不涩，胃固则脉不浮。若脉浮，是胃气虚而谷不能腐熟；脉涩，是脾血伤而谷不得消磨。所以在朝当阳时食入者，至暮行阴时反出；在暮当阴时食入者，至阳时亦出，以其两虚，不能参合，故莫得转输下入大小肠也。河间云：趺阳脉紧，为难治，内燥盛而湿气衰故也。抑尝闻之师曰：反胃脉涩，此为亡血，其病难治。胃之上脘血亡，则并膈间皆涩不利，食不下入，脾脱血亡，并大小肠皆枯而糟粕不化，食虽入必反出也。

《金匮要略心典》　此因胃气无余，变为胃反，而推言其病之并在于脾也。夫胃为阳，脾为阴，浮则为虚者，胃之阳虚也；涩则伤脾者，脾之阴伤也。谷入于胃而运于脾，脾伤则不能磨，脾不磨则谷不化。而朝食者暮当下，暮食者朝当下，若谷不化则不得下，不得下必反而上出也。夫脾胃，土也。土德本缓而脉反紧，则肝有余；土气本和而脉反涩，则血不足。脏真不足，而邪有余，故曰难治。

【原文】

病人欲吐者，不可下之。（六）

【简释】

本条论述欲吐者治禁，说明治病方法当因势利导。病人欲吐，是病邪在上，正气有驱邪上出之势，治当“其高者，因而越之”（《素问·阴阳应象大论》），如果使用下法，是违反正气驱邪的自然趋势，不但不能愈病，反而加重病情，甚至转趋恶化，所以说“不可下之”。

【选注】

《金匮要略心典》 病人欲吐者，邪在上而气方逆，若遽下之，病气必与药气相争，而正气乃蒙其祸矣。否则里虚邪入，病气转深，或痞或利，未可知也，故曰不可下之。

《医宗金鉴》 病人欲吐，上越之势方盛，故不可下之。若病人吐后，其势衰矣，因其衰而济之，故已吐有可下之法也。

【原文】

哕而腹满，视①其前后[1]，知何部不利，利之即愈。（七）

【校勘】

①视：《金匮玉函经》作“问”字。

【词解】

［1］前后：徐彬曰：“前后，大小便也。”

【简释】

本条论述哕而腹满的辨证及治法。哕与腹满并见，则腹满为本，呃逆为标。如腹满为实证，实则气上逆而发生呃逆，如小便不利者，是水邪上逆，当利其小便，小便利而呃逆自止；如大便不利者，是由胃肠实热，邪气上逆所致，当通其大便，大便通利，胃气下降，则呃逆亦可止。这都指实证而言。如病至后期而出现呃逆者，多为脾肾衰败之危候，补之唯恐不及，绝不可“利之”。

【选注】

《金匮要略方论本义》　胃气上逆冲而为哕，治法当视其后审大小便调不调也。前部不利者，水邪之逆也，当利其小便而哕愈；后部不利者，热邪实也，当利其大便而哕愈。

《金匮要略心典》　哕而腹满者，病在下而气溢于上也，与病人欲吐者不同，故当视其前后二阴，知何部不利而利之，则病从下出而气不上逆，腹满与哕俱去矣。

【原文】

呕而胸满者，茱萸汤①主之。（八）

茱萸汤方：吴茱萸一升　人参三两　生姜六两[1]　大枣十二枚　右四味，以水五升，煮取三升，温服七合，日三服。

干呕[2]，吐涎沫，头痛[3]者，茱萸汤①主之。方见上。（九）

【校勘】

①茱萸汤："茱"上脱"吴"字。当据《注解伤寒论》卷五第八补。

【词解】

［1］生姜六两：孙思邈曰："凡呕者，多食生姜，此是呕家圣药。"

［2］干呕：现俗名"恶心"，有声无物，为吐之先兆。黄元御曰："胃气上逆，浊气翻腾，则生干呕。"

［3］头痛：李彣曰："太阴、少阴经从足至胸，俱不上头，二经并无头痛证。厥阴经上出额，与督脉会于巅，故干呕、吐涎沫者，里寒也；头痛者，寒气从厥阴经脉上攻也。不用桂、附，用吴茱萸者，以其入厥阴经故耳，余皆温补散寒之药。"

【简释】

以上两条论述肝胃虚寒，浊阴上逆的证治。第8条为胃阳不足，寒饮内停，胃气上逆，故见干呕、胸满等症状，治用吴茱萸汤。方以吴茱萸、生姜温胃降逆，人参、大枣补中益气。

第9条为肝胃虚寒，浊阴上逆，因而发生头痛（多在巅顶）、吐涎沫、干呕，故用吴茱萸汤暖肝温胃降浊。以上两条，除原文所述症状外，还应有心下痞满，其脉弦而少力，舌淡苔白腻。

按：吴茱萸汤于《伤寒论》中凡三见：一为第243条：“食谷欲呕，属阳明也，吴茱萸汤主之；得汤反剧者，属上焦也。”二为第309条：“少阴病，吐利，手足逆冷，烦躁欲死者，吴茱萸汤主之。”三为第378条，文字与上第9条基本相同。

吴茱萸汤临床应用相当广泛，可用于肝胃虚寒，浊阴上逆所致的内、妇、儿、眼科等各科病证，具有良好的止呕、止痛等效果。若方证相对，即用原方，并应采用原方剂量比例，必要时可适当加味。少数患者服本方之后有反应，应告知患者静养，不必惊慌。

【选注】

《**金匮要略心典**》 胸中，阳也。呕而胸满，阳不治而阴乘之也。故以吴茱萸散阴降逆，人参、姜、枣补中益阳气。

干呕，吐涎沫，上焦有寒也；头者诸阳之会，为阴寒之邪上逆而痛。故亦宜茱萸汤以散阴气而益阳气。

《**医宗金鉴**》 呕逆之气上冲于胸，胸中气实，则不受邪，必不满也；若胸中气虚，客寒邪气得以留连，故胸满也。主之吴茱萸汤，补正气、降邪气也。

干呕、吐涎沫者，以半夏干姜散，温中止呕也。若更头痛，此属寒气盛而逆之甚也，故用吴茱萸汤温寒下气，大折冲逆之势也。

【原文】

呕而肠鸣[1]，心下痞者[2]，半夏泻心汤主之。（十）

半夏泻心汤方：半夏半升（洗） 黄芩三两 干姜三两 人参三两 黄连一两 大枣十二枚 甘草三两（炙） 右七味，以水一斗，煮取六升，去滓，再煮取三升，温服一升，日三服。

【词解】

［1］呕而肠鸣：本节之呕，系寒热错杂，邪在于胃，浊气上逆则呕；邪在于肠，浊气下流则肠鸣。肠鸣者，为泄泻之兆也。

［2］心下痞者：谓心下满闷堵塞而不痛，由中焦脾胃升降失常所致。

【简释】

本条论述中气虚而寒热错杂的证治。寒热之邪乘虚互结于中焦，脾胃功能失常，气机不通，故“心下痞”；胃气不降则恶心呕吐；脾气不升则肠鸣下利。半夏泻心汤为寒热并用、辛开苦降、调补脾胃之剂。方中以半夏、干姜之辛温以散寒开结，黄芩、黄连之苦寒以清热降逆；人参、炙甘草、大枣甘以补中益气。此方此法，为调补中焦之大法。

按：半夏泻心汤并见于《伤寒论》第149条，原文指出了柴胡汤证误下之后的三种病变。“但满而不痛者，此为痞，柴胡不中与也，宜半夏泻心汤。”据刘渡舟先生经验，半夏泻心汤证“不痛与痛两种情况皆有，因此不要一刀切，庶免于片面。”(《北京中医学院学报》1983，(3)：10－11)

半夏泻心汤是治疗脾胃病的常用方之一，本方提示了一个调补中焦的大法，即寒热并用、辛开苦降、调补中焦法。此法寒药以清热，热药以温中，辛开以升运脾气，苦降以承顺胃气，甘味药以补中（偏阳气不足者重用人参、干姜，少用芩、连；偏阴血不足者加甘寒养阴药如麦冬、石斛、沙参等），其用量应灵活变通，药味可适当加味。男女老幼，用之得当，皆获良效。

【选注】

《金匮要略直解》 呕而肠鸣，心下痞者，此邪热乘虚而客于心下，故以芩、连清热除痞，姜、夏散逆止呕。《内经》曰：脾胃虚则肠鸣。又曰：中气不足，肠为之苦鸣。人参、甘、枣用以补中而和肠胃也。

《金匮要略心典》 邪气乘虚陷入心下，中气则痞。中气既痞，升降失常，于是阳独上逆而呕，阴独下走而肠鸣。是虽三焦俱病，而中气为上下之枢，故不必治其上下，而但治其中。黄连、黄芩苦以降阳，半夏、干姜辛以升阴，阴升阳降，痞将自解；人参、甘、枣则补养中气，以为交阴阳、通上下之用也。

《医宗金鉴》 呕而肠鸣，肠虚而寒也；呕而心下痞，胃实而热也。并见之，乃下寒上热，肠虚胃实之病也。故主以半夏泻心汤。用参、草、大枣以补中气，半夏以降客逆，而干姜以胜中寒，芩、连以泻结热也。

【原文】

干呕而利者[1]，黄芩加半夏生姜汤主之。(十一)

黄芩加半夏生姜汤方：黄芩三两　甘草二两（炙）　芍药二两　半夏半升　生姜三两　大枣十二枚　右六味，以水一斗，煮取三升，去滓，温服一升，日再夜一服。

【词解】

［1］干呕而利者：魏荔彤曰：“‘呕’为热逆之呕，‘利’为挟热之利。”此“干呕而利”与后第15条“呕而发热”，同作“呕”，因病机、兼症不同，故一用黄芩加半夏生姜汤，一用小柴胡汤。

【简释】

本条论述热利与干呕并见的证治。本证是热邪内犯肠胃引起。邪热在肠，肠热下迫则下利腹痛，胃气上逆则恶心呕吐。由于以下利为主，故用黄芩汤清肠热以止利，加半夏、生姜降逆和胃以止呕。如不呕，应去生姜、半夏。

按：《伤寒论》第172条说：“太阳与少阳合病，自下利者，与黄芩汤；若呕者，黄芩加半夏生姜汤主之。”刘完素《素问病机气宜保命集》之芍药汤，即黄芩汤去大枣合大黄黄连泻心汤并加行血调气药（当归、槟榔、木香、肉桂）而成，为痢疾初起者而设。《兰台轨范》谓黄芩汤乃治“热痢之主方”。

【选注】

《金匮要略心典》 此伤寒热邪入里作利，而复上行为呕者之法。而杂病肝胃之火上冲下注者，亦复有之。半夏、生姜散逆于上，黄芩、芍药除热于里，上下俱病，中气必困，甘草、大枣合芍药、生姜以安中而正气也。

《医宗金鉴》 干呕者，胃气逆也，若下利清谷，乃肠中寒也；今下利浊黏，是肠中热也。故用黄芩汤以治其利，合半夏生姜汤以治干呕也。

【原文】

诸呕吐，谷不得下者[1]，小半夏汤主之。方见痰饮中。（十二）

【词解】

［1］诸呕吐，谷不得下者：叶霖曰：“呕吐有寒有热。王太仆云：‘食入即出，是有火也；朝食暮吐，是无火也。’小半夏只治水饮之呕吐。”

【简释】

本条论述停饮呕吐的证治。呕吐，谷不得下，是说呕吐颇剧，不能进食，故用小半夏汤降逆止呕。以方测证，本方所主，是胃有停饮所引起的呕吐。

按：小半夏汤为止呕之专方。本方治停饮呕吐可标本兼治；治诸病呕吐，应辨别寒、热、虚、实以治本，合用本方以治标。

小半夏汤证应联系本篇第2条、《痰饮咳嗽病脉证并治》第28，30，41条综合研究，方能更明确地理解本方证之病机及主证特点。

【选注】

《金匮要略编注》　此痰饮多而致呕之方也。外邪内入而呕，必自饮食稍进。此痰饮多而外邪少，拒格胸胃之间，气逆而谷不得入，故用生姜散邪，半夏以消痰饮而止呕逆。

《金匮要略心典》　呕吐谷不得下者，胃中有饮，随气上逆，而阻其谷入之路也。故以半夏消饮，生姜降逆，逆止饮消，谷斯下矣。

【原文】

呕吐而病在膈上[1]，后思水者，解[2]，急与之[3]。思水者，猪苓散主之[4]。（十三）

猪苓散方：猪苓　茯苓　白术各等分　右三味，杵为散，饮服方寸匕，日三服。

【词解】

［1］呕吐而病在膈上：本条曰“膈上”与《痰饮咳嗽病脉证并治》第30条曰“膈间有水”、第41条曰“水停心下”，三者皆谓水饮停留之大致部位，呕吐之原因也。

［2］后思水者，解：魏荔彤曰：“后思水者，即论中所言‘先呕后渴，此为欲解’之义也。”

［3］急与之：“与”者，给也。有三种见解：①急与水少少饮之，以滋其燥，为正确调整法；②急与暴饮，使新饮又复停于心下，为不正确也；③急与善后调理方法，如下文“思水者，猪苓散主之。”

［4］思水者，猪苓散主之：为善后调理方法。

【简释】

本条论述呕吐后因饮水多而致停饮的证治。因停饮而引起的呕吐，呕吐后思水，是饮去阳复的现象，所以说“思水者，解”；此时应“少少与饮之，令胃气和则愈”。（《伤寒论》）如因思水而“急与”频饮，易致因胃弱不能消水，以致旧饮方去，新饮复停，故应在“思水”之时，即用猪苓散健脾利水，以防水饮复聚。

按：本条“呕吐而病在膈上，后思水者解”，与第二条“先呕却渴，此为欲解”旨意相同，重点在于阐明饮去阳复的机理，以及采用猪苓散善后调理之法。文中“急与之”一句很难作出明确的解释，故古今医家不同见解并存可也。

【选注】

《金匮要略直解》　上章言先呕却渴，此为欲解；今呕吐而病在膈上，后思水者解，亦与上证不殊，故急与之以和胃。然思水之人，又有得水而贪饮，则胃中热少，不能消水，更与人作病，故思水者，用猪苓散以散水饮。

《金匮要略心典》　病在膈上，病膈间有痰饮也。后思水者，知饮已去，故曰欲解，即先呕却渴者，此为欲解之义。夫饮邪已去，津液暴竭而思得水，设不得，则津亡而气亦耗，故当急与。而呕吐之余，中气未复，不能胜水，设过与之，则旧饮方去，新饮复生，故宜猪苓散以崇土而逐水也。

【原文】

呕而脉弱[1]，小便复利[2]，身有微热，见厥者[3]，难治，四逆汤主之。（十四）

四逆汤方：附子（生用）一枚　干姜一两半　甘草二两（炙）　右三味，以水三升，煮取一升二合，去滓，分温再服。强人可大附子一枚，干姜三两。

【词解】

［1］呕而脉弱：“呕”非水邪，胃虚气逆也；“脉弱”者，微细之脉也。

［2］小便复利：魏荔彤曰：“小便复利，气不足以统摄之，脱而下泄也。”

［3］身有微热，见厥者：“微热”者，其肌肤轻按则热，重按久按反不热，此“热在皮肤，寒在骨髓也”，显然为病重之候；“厥”谓四肢厥冷，是阳虚不能温养四肢，布护周身也。

【简释】

本条论述阳虚寒盛致呕的证治。中阳虚衰，胃气上逆，故呕而脉弱；小便复利，是肾阳虚衰，膀胱失约而致小便失禁；身有微热，乃阴盛于内，格阳于外；见厥者，为阳气大虚，不能温养四肢。由于病势危急，所以说“难治”，治宜急用四逆汤回阳救逆。

按：四逆汤为回阳救逆的代表方剂，古今医家用之皆广，对阳衰阴盛所致的危急重症，四逆汤类方大法，确有起死回生之功效。

【选注】

《金匮要略方论本义》 呕而脉弱者，胃气虚也。小便复利，气不足以统摄之，脱而下泄也。身有微热见厥，内积阴寒，外越虚阳，阳衰阴盛，其呕为阳浮欲越之机也，见此知为难治，非寻常火邪痰饮之呕也。主之以四逆汤，益阳安胃，温中止逆，亦大不同于寻常寒热错杂治呕之方也。附子辛热，干姜辛温，甘草甘平，强人倍用，以急回其阳，勿令飞越，则呕可止也。

《金匮要略心典》 脉弱便利而厥，为内虚且寒之候，则呕非火邪，而是阴气之上逆；热非实邪，而是阳气之升越矣，故以四逆汤救阳驱阴为主。然阴方上冲，而阳且外走，其离决之势，有未可即为顺接者，故曰难治。或云：呕与身热为邪热，厥、利、脉弱为正虚，虚实互见，故曰难治，四逆汤舍其标而治其本也，亦通。

《金匮要略浅注补正》 呕者小便不利，身热者不见厥，今两者俱见，则是上下俱脱之形，故难治。

【原文】

呕而发热者，小柴胡汤主之。（十五）

小柴胡汤方：柴胡半斤　黄芩三两　人参三两　甘草三两　半夏半升　生姜三两　大枣十二枚　右七味，以水一斗二升，煮取六升，去滓，再煮取三升，温服一升，日三服。

【简释】

本条论述少阳邪热犯胃的证治。以方测证可知，呕而发热，为邪在少阳之经。欲止其呕，必解其邪，故用小柴胡汤调和枢机，清透邪热，降逆止呕。《伤寒论》第101条说：“伤寒中风，有柴胡证，但见一证便是，不必悉具。”本条可为例证。

按：本条与上条对比，均有呕而发热之症，所不同者：一则发热，一则微热；本条是肝郁气滞，枢机不和，病属郁热，故云“发热”；上条是阳微阴盛，格阳于外，故云“微热”。“微热”为假热，“发热”为真热，恐后人误将微热与发热相混，故将此二条并列，以资鉴别。陈修园说：“此与上节，为一阴一阳之对子，少阴厥而热微，宜回其殆绝之阳；少阳不厥而发热，宜清其游行之火。”可谓要言不烦。

小柴胡汤为和解少阳之主方，临床用途广泛，疗效卓著，古今医家多喜用此方。由于小柴胡汤具有扶正祛邪之功效，故所有外感、内伤之患，五脏、六腑之疾，凡属于正虚邪恋者，皆可以用本方变通治之。

【选注】

《金匮要略直解》 经曰：呕而发热者，柴胡汤证具。夫呕家未有发热者，以发热属半表半里，故与小柴胡汤以和之。

《金匮要略心典》 呕而发热，邪在少阳之经；欲止其呕，必解其邪，小柴胡则和解少阳之正法也。

《医宗金鉴》 呕而腹满是有里也，主之大柴胡汤，攻里以止呕也；今呕而发热，是有表也，主之小柴胡汤，和表以止呕也。

【原文】

胃反呕吐者，大半夏汤主之。《千金》云：治胃反不受食，食入即吐。《外台》云：治呕，心下痞硬者。（十六）

大半夏汤方：半夏二升①（洗完用） 人参三两② 白蜜一升 右三味③，以水一斗二升，和蜜扬之二百四十遍，煮取二升半，温服一升，余分④再服。

【校勘】

①半夏二升：《千金要方》卷十六第四、《外台秘要》卷六并作“三升”。

②人参三两：《千金要方》作“二两”。

③右三味：《千金要方》“三味”作“五味”，有白术一升、生姜三两；“味”下有“㕮咀”二字。

④余分：《证类本草》卷十中《图经》引张仲景作“日”字，《外台秘要》同。

【简释】

本条为3～5条胃反呕吐补出治疗方法。胃反呕吐的主症特点是“朝食暮吐，暮食朝吐，宿谷不化”。其病机为脾阴胃阳两虚。脾气当升不升，胃气当降不降，升降失常，胃气上逆，故胃反呕吐；“脾伤则不磨”，不能消化谷食，故吐出物为宿谷不化。此外，由于饮食在胃中潴留，可见心下痞闷饱胀；脾阴不能濡润大肠，故便燥如羊屎；反复呕吐，进食减少，精微乏源，则身体日渐消瘦。大半夏汤中半夏降逆止呕，人参补虚安中，白蜜润燥通便。共奏补虚安中，和胃止呕之效。

按：胃反证与西医学的幽门梗阻颇类似。本病有功能性与器质性的不同，功能性幽门梗阻符合本方证者，治之有良效；器质性幽门梗阻则需外科手术。此外，胃部肿瘤或术后化疗、放疗等符合本方证者，本方本法亦有效。

【选注】

《金匮要略心典》 胃反呕吐者，胃虚不能消谷，朝食而暮吐也。又胃脉本下行，虚则反逆也。故以半夏降逆，人参、白蜜益虚安中。东垣云：辛药生姜之类治呕吐，但治上焦气壅表实之病；若胃虚谷气不行，胸中闭塞而呕者，惟宜益胃推扬谷气而已，此大半夏汤之旨也。

《金匮要略浅注补正》 此反胃即脾阴不濡，胃气独逆，今之膈食病是矣，或粪如羊屎，或吐后微带血水。用半夏降冲逆，即是降胃，用参、蜜滋脾液以濡化水谷，则肠润谷下。

【原文】

食已即吐者，大黄甘草汤主之。《外台》方又治吐水①。（十七）

大黄甘草汤方：大黄四两　甘草一两②　右二味，以水三升，煮取一升③，分温再服。

【校勘】

①《外台秘要》方又治吐水：吉野本、享和本并无“方又”二字。《外台秘要》卷八云：“疗胃反吐水及吐食。”

②甘草一两：《千金要方》卷十六第五、《外台秘要》“一两”并作“二两”；《外台秘要》“两”下有“炙”字。

③一升：《千金要方》“升”下有“半”字。

【简释】

本条论述胃肠实热所致食已即吐的治疗。食已即吐由胃热上冲或肠腑不通所致者，必舌红苔黄，脉滑有力，故以大黄甘草汤主之。本方重用大黄为君，少用甘草为佐药，功能通大便，泄实热，肠通腑清，浊气下行，呕吐自止。

按：大黄甘草汤内服治胃肠实热性呕吐、婴儿大便不通所致的不吮乳；外敷脐部治乳食积滞性小儿便秘等，皆有良效。

前第6条提出“病人欲吐者，不可下之”，是为病邪在上者立法，因邪有外出上越之机，故当因势利导而使用吐法，即《内经》所谓“其高者，因而越之”；本条是胃热冲逆之证，因实热阻于胃肠，腑气不通，胃气上逆而呕吐，故当用攻下，即所谓“欲求南熏，先开北牖”之意。二者均不治呕，而使呕自止。可见仲景治呕，是随机立法，变化灵活，学者自当融会贯通，不可执一而论。

又本条与大半夏汤证都以呕吐为主症，但病机及具体临床表现不同，故治法不同。本方证为实热中阻，虽能进食，但“食入即吐”；大半夏汤证为脾胃虚寒，不能消谷，症见“朝食暮吐，暮食朝吐，宿谷不化”。故前者治以通腑泄热，后者治以补虚降逆。

【选注】

《**金匮要略心典**》 经云：清阳出上窍，浊阴出下窍；本乎天者亲上，本乎地者亲下也。若下既不通，必反上逆，所谓阴阳反作，气逆不从，食虽入胃而气反出之矣。故以大黄通其大便，使浊气下行浊道而呕吐自止，不然，止之降之无益也。东垣通幽汤（原名导气通幽汤。方用：当归、升麻、桃仁、红花、甘草、熟地、生地、槟榔），治幽门不通，上冲吸门者，亦是此意，但有缓急之分耳。

再按，经云：阳气者闭塞，地气者冒明，云雾不精，则上应白露不下。夫阳气，天气也，天气闭则地气干矣；云雾出于地而雨露降于天，地不承则天不降矣。可见天地阴阳，同此气机，和则俱和，乖则并乖。人与天地相参，故肺气象天，病则多及二阴、脾胃；大小肠象地，病则多及上窍。丹溪治小便不通，用吐法以开提肺气，使上窍通而下窍亦通，与大黄甘草汤之治呕吐，法虽异而理可通也。

【原文】

胃反，吐而渴欲饮水者，茯苓泽泻汤主之。（十八）

茯苓泽泻汤方：《外台》云：治消渴脉绝，胃反吐食者，有小麦一升。茯苓半斤① 泽泻四两 甘草二两 桂枝二两② 白术三两③ 生姜四两 右六味，以水一斗，煮取三升，内泽泻，再煮取二升半，温服八合，日三服。

【校勘】

①半斤：《千金要方》卷十六第四作“四两”。
②桂枝二两：《千金要方》《外台秘要》卷十一并作“桂心三两”。
③白术三两：《千金要方》作“半夏四两”。

【简释】

本条论述胃中停饮呕渴并见的证治。本条所谓“胃反”，是指反复呕吐而言，与大半夏汤所治的胃反证不同。“吐而渴欲饮水者”，何也？详见《金匮要略浅注》。茯苓泽泻汤为苓桂术甘汤加泽泻、生姜而成，全方健脾渗湿、化饮止呕。

【选注】

《金匮要略广注》 吐而渴者，津液亡而胃虚燥也。饮水则水停心下，茯苓、泽泻降气行饮，白术补脾生津，此五苓散原方之义也。然胃反因脾虚气逆，故加生姜散逆，甘草和脾。又，五苓散治外有微热，故用桂枝，此胃反无表热而亦用之者，以桂枝非一于攻表之药也，乃彻上下，达表里，为通行津液，和阳散水之剂也。

《金匮要略心典》 猪苓散，治吐后饮水者，所以崇土气，胜水气也。茯苓泽泻汤治吐未已而渴欲饮水者，以吐未已，知邪未去，则宜桂枝、甘、姜散邪气，苓、术、泽泻消水气也。

《金匮要略浅注》 此为胃反之因于水饮者，而出其方治也。此方治水饮，人尽知之，而治胃反则人未必知也，治渴更未必知也。盖胃反病为胃虚挟冲脉而上逆者，取大半夏汤之降逆，更取其柔和以养胃也。今有挟水饮而病胃反，若吐已而渴，则水饮从吐而俱出矣；若吐未已而渴欲饮水者，是旧水不因其得吐而尽，而新水反因其渴饮而增，愈吐愈渴，愈饮愈吐，非从脾而求输转之法，其吐与渴，将何以宁，以茯苓泽泻汤主之。

【原文】

吐后，渴欲得水而贪饮者，文蛤汤主之。兼主微风，脉紧，头痛。（十九）

文蛤汤方：文蛤五两　麻黄　甘草　生姜各三两　石膏五两　杏仁五十枚　大枣十二枚　右七味，以水六升，煮取二升，温服一升，汗出即愈。

【简释】

本条论述吐后渴饮的证治。吐后为什么渴欲得水而贪饮？盖因吐多而胃中津液受伤，反生燥热，所以引水自救。

按：本条方证不符，柯韵伯认为文蛤汤与《伤寒论》太阳篇文蛤散互错，殊有卓见。本条的“渴欲饮水而贪饮”与《消渴小便不利淋病脉证并治》之文蛤散证“渴欲饮水不止”，其病机类同，故方剂可以互用。至于“兼主微风脉紧头痛”一句，疑是后人对文蛤汤功用的注解，传抄时误入正文。此外，古代注家对本条也有其他不同认识。

【选注】

《金匮要略心典》 吐后，水去热存，渴欲得水，与前猪苓散证同。虽复贪饮，亦止热甚而然耳，但与除热导水之剂足矣；乃复用麻黄、杏仁等发表之药者，必兼有客邪郁热于肺不解故也。观方下云：汗出即愈，可以知矣；曰兼主微风，脉紧，头痛者，以麻、杏、甘、石，本擅驱风发表之长耳。

《医宗金鉴》 “文蛤汤主之”五字，当在头痛之下，文义始属，是传写之讹，兼主之“主”字，衍文也。

吐后而渴，当少少与饮之，胃和吐自止也。若恣意贪饮，则新饮复停，而吐必不已也，当从饮吐治之。若兼感微风，脉必紧，头必痛，主之文蛤汤者，是治渴兼治风水也。故以越婢汤方中加文蛤，越婢散风水也，文蛤治渴不已也。

《金匮玉函要略述义》 按此条病轻药重，殊不相适，柯氏以此汤移置于太阳下篇文蛤散条。仍考此条，乃是文蛤散证，彼此相错也。《消渴篇》曰：渴欲饮水不止者，文蛤散主之。可以互征矣。但兼主微风脉紧头痛一句，即汤方所主也。

【原文】

干呕[1]，吐逆[2]，吐涎沫[3]，半夏干姜散[4]主之。（二十）

半夏干姜散方：半夏　干姜等分　右二味，杵为散，取方寸匕，浆水[5]一升半，煮取七合，顿服之①。

【校勘】

①顿服之：《千金要方》卷十六第五“顿服之”下有“日三”二字。

【词解】

［1］干呕：胃气上逆而无物吐出，俗称恶心。

［2］吐逆：胃气上逆并有物吐出，即呕吐。

［3］吐涎沫：是说不呕不吐而口中常唾出清冷涎沫。

［4］半夏干姜散：徐大椿曰："此方治胃寒之吐。"

［5］浆水：吴仪洛曰："一名酸浆水，炊粟米熟，投冷水中浸五六日，味酸生花，色类浆，故名。"尤怡曰："浆水甘酸，调中行气止呕逆也。"

【简释】

本条论述胃寒气逆的证治。干呕，吐逆，吐涎沫这三个症状既可以单独发生，亦可以兼见。寒饮上逆，胃失和降，这是三者的共同之点，但由于饮邪有微甚，胃逆有轻重，所以或为干呕，或为吐逆，或为吐涎沫，或者二证三证兼见。本方证的病机，主要是胃气虚寒，因胃气虚寒而导致停饮，故用干姜温胃，合半夏化饮降逆，浆水煎服以调中，达到温胃止呕之效。

按：半夏干姜散证与吴茱萸汤证，都有干呕、吐涎沫的症状，但因二者病机不同，则治法亦异。吴茱萸汤证，是胃寒挟肝气上逆，故肝胃同治；而半夏干姜散证只是胃寒而寒饮上逆，故治在胃。

【选注】

《**金匮要略论注**》　此比前干呕吐涎沫头痛条，但少头痛而增吐逆二字，彼用茱萸汤，此用半夏干姜散何也？盖上焦有寒其口多涎，一也。然前有头痛，是浊阴上逆，格邪在头故疼，与浊阴上逆，格邪在胸故满相同。故俱用人参、姜、枣助阳，而以茱萸之苦温，下其浊阴；此则吐逆，明是胃家寒重，以致吐逆不已，故不用参，专以干姜理中，半夏降逆，与前浊阴上逆者，寒邪虽同，有高下之殊，而未至格邪在头在胸，则虚亦未甚也。

《**金匮要略心典**》　干呕、吐逆，胃中气逆也；吐涎沫者，上焦有寒，其口多涎也。与前干呕、吐涎沫、头痛不同，彼为厥阴阴气上逆，此是阳明寒涎逆气不下而已。故以半夏止逆消涎，干姜温中和胃，浆水甘酸，调中引气止呕逆也。

【原文】

病人胸中似喘不喘[1]，似呕不呕，似哕不哕，彻心中愦愦然无奈者[2]，生姜半夏汤主之。（二十一）

生姜半夏汤方：半夏半升　生姜汁一升　右二味，以水三升，煮半夏，取二升，内生姜汁，煮取一升半，小冷，分四服，日三夜一服。止，停后服。

【词解】

［1］似喘不喘：“似”谓有其象而无其实。吴谦曰：“喘者，呼吸气急也。似喘不喘，谓胸中似喘之不快，而不似喘之气急也。”

［2］彻心中愦愦然无奈者：《广韵·十八薛》：“彻，通也。”《广韵·十八队》：“愦，心乱也”。此句是说病人心胸烦闷已极，有无可奈何之感。

【简释】

本条论述寒饮在胃，正邪相搏的证治。病人似呕不呕，似哕不哕，为寒饮在胃，正邪相搏之状；中焦寒饮上逆，影响肺气肃降，故似喘不喘；彻心中愦愦然无奈者，即心胸闷极，无可奈何之状。生姜半夏汤，生姜用汁而倍于半夏，则辛散寒饮之力著，以舒展肺胃之阳气。

按：应用生姜半夏汤，应注重其煎服法，特别是“小冷，分四服”句。“小冷”为温药凉服法，因寒饮内停，恐对热药起抗拒作用，反致呕吐加重。“分四服”的含义有二：①可避免因服量稍大而引起呕吐；②可使胃中寒饮逐渐消散。凡止呕药皆可仿此少量频服法。

小半夏汤用生姜，以止呕为主；半夏干姜散用干姜，以温中为主；生姜半夏汤用生姜汁，以散饮为主。

【选注】

《金匮要略论注》　喘呕哕俱上出之象，今有其象而非其实，是膈上受邪未攻肺，亦不由胃，故曰胸中。又曰彻心中愦愦无奈，彻者通也，谓胸中之邪既重，因而下及于心，使其不安，而愦愦无可奈何也。生姜宣散之力，入口即行，故其治最高而能清膈上之邪，合半夏，并能降其浊涎，故主之。与茱萸之降浊阴，干姜之理中寒不同。盖彼乃虚寒上逆，此唯客邪搏饮于至高之分耳。然此即小半夏汤，彼加生姜煎，此用汁而多。药性生用则上行，唯其邪高，故用汁而略煎，因即变其汤名，示以生姜为君也。

《金匮要略广注》　阳受气于胸中，胸中似喘不喘等证，皆寒饮内蓄而阳气不得伸越之象也。生姜、半夏辛温之气，足以散水饮而舒阳气。然待小冷服者，恐寒饮固结于中，拒热药而不纳，反致呕逆；今热药冷饮，下咽之后，冷体既消，热性便发，情且不违而致大益，此《内经》之旨也。此方与前半夏干姜汤略同，但前温中气，故用干姜；此散停饮，故用生姜。前因呕吐上逆，顿服之，则药力猛峻，足以止逆降气，呕吐立除；此心中无奈，寒饮内结，难以猝消，故分四服，使胸中邪气徐徐散也。

《金匮要略心典》 寒邪搏饮，结于胸中而不得出，则气之呼吸往来，出入升降者阻矣。似喘不喘，似呕不呕，似哕不哕，皆寒饮与气相搏互击之证也。且饮，水邪也；心，阳脏也，以水邪而逼处心脏，欲却不能，欲受不可，则彻心中愦愦然无奈也。生姜半夏汤，即小半夏汤，而生姜用汁，则降逆之力少而散结之力多，乃正治饮气相搏，欲出不出者之良法也。

《医宗金鉴》 此承上条，详申欲吐之状，以明其治也。喘者呼吸气急也，似喘不喘，谓胸中似喘之不快，而不似喘之气急也。呕者吐物而有声也，似呕不呕，谓似作呕之状，而不似呕之有物也。哕者，干呕也，似哕不哕，谓似乎哕之有声，而不似哕之声连连也。胸彻心中愦愦然无奈者，总形容似喘不喘，似呕不呕，似哕不哕，心中愦乱无奈，懊侬欲吐之情状也。故以半夏降逆，生姜安胃也。

【原文】

干呕、哕，若手足厥①者，橘皮汤主之。（二十二）

橘皮汤方：橘皮四两　生姜半斤　右二味，以水七升，煮取三升，温服一升，下咽即愈。

【校勘】

①手足厥：《千金要方》卷十六第五“厥”下有“冷”字。

【简释】

本条论述胃寒性干呕、哕的证治。干呕与哕临床表现不同：干呕为恶心欲吐之状；哕，呃逆也，为胃气上逆动膈，喉间气逆，呃呃连声。二症不会同时出现。至于手足厥，是由于胃气上逆，中阳失布，不能达于四末所致，为或然症。橘皮汤辛温宣通阳气，和胃降逆。气行胃和，干呕或哕自止，手足自温。方后说“下咽即愈”，可知病轻易治。

按：关于哕的治疗，《灵枢·杂病》说：“哕，以草刺鼻，嚏，嚏而已；无息而疾迎引之，立已；大惊之，亦可已。”此种非药物疗法简便易行，取嚏以通肺气，气达则哕止；或采取闭气及惊吓疗法，病轻者，确有效果。

【选注】

《金匮要略直解》　干呕、哕，则气逆于胸膈间而不行于四肢，故手足为之厥。橘皮能降逆气，生姜呕家圣药，小剂以和之也。然干呕非反胃，厥非无阳，故下咽气行即愈。

《金匮要略心典》　干呕、哕，非反胃；手足厥，非无阳，胃不和则气不至于四肢也。橘皮和胃气，生姜散逆气，气行胃和，呕哕与厥自已，未可便认为阳虚而遽投温补也。

【原文】

哕逆者，橘皮竹茹汤主之。（二十三）

橘皮竹茹汤方：橘皮二升①　竹茹二升　人参一两　甘草五两　生姜半斤　大枣三十枚　右六味，以水一斗，煮取三升，温服一升，日三服。

【校勘】

①二升：医统本作“二斤”。

【简释】

本条论述虚热性哕逆的证治。哕有属胃寒者，如上条；有属胃热者，即本条由于胃中虚热，胃气上逆故哕逆。治宜补虚清热，降逆止哕，橘皮竹茹汤用橘皮、生姜降逆止哕，竹茹甘寒清胃热，参、草、枣味甘建中补虚。本方证以“哕”为主症，还可见食少、口干、虚乏等症状，舌红少苔、脉细无力或偏数。

【选注】

《金匮要略直解》　《内经》曰：胃为气逆为哕，上证但干哕而未至于逆，今哕逆者，即《内经》所谓诸逆冲上，皆属于火。胃虚而热乘之，作哕逆者欤？夫除胃热而专主呕啘，必以竹茹为君，橘皮下逆气为臣，生姜止呕逆为佐，人参、甘草、大枣用以缓逆为使。

《金匮要略广注》　哕逆有属胃寒者，有属胃热者。此哕逆因胃中虚热气逆所致，故用人参、甘草、大枣补虚，橘皮、生姜散逆，竹茹甘寒疏逆气而清胃热，因以为君。

《金匮要略心典》 胃虚而热乘之，则作哕逆。橘皮、生姜和胃散逆，竹茹除热止呕哕，人参、甘草、大枣益虚安中也。

【原文】

夫①六腑气绝[1]于外者，手足寒，上气，脚缩；五脏气绝[1]于内者，利不禁②，下甚者，手足不仁。（二十四）

【校勘】

①夫：《千金要方》卷十五第七作“凡”字。

②利不禁：《脉经》卷八第十四作“下利不禁”，《千金要方》作“下不自禁”。

【词解】

［1］气绝：指脏腑之气虚衰。

【简释】

本条总论呕吐、哕、下利病的病机和预后。人体以脏腑为本，五脏六腑各司其职，六腑属阳，阳主卫外，其气行于表；五脏属阴，阴主内守，其气行于里。所谓“六腑气绝于外”“五脏气绝于内”，是指脏腑气衰，外不足以行表，内不能固守封藏的病机而言。由于六腑以胃为本，诸腑皆受气于胃，故六腑之气虚衰的关键是胃阳虚衰；五脏以肾为先天之本，脾为后天之本，诸脏之气发源于肾，并受后天脾气的充养，故五脏之气不充，关键是脾肾气衰。若胃阳虚，则诸腑之气不达于表，故手足寒冷；胃之受纳和降失职，故吐、哕逆；上焦不能受气于中焦，宗气亦随之虚弱，故上气喘促；筋脉失于阳气的温煦，故踡卧脚缩。若脾肾气衰，肾气不能固藏而下利，初期以脾病为主，脾虚失运，清气下陷，故泄利不禁；久必及肾，肾阳虚衰，下焦不合，故下利尤甚；阴液随利而下泄，以致四肢筋脉失其濡养，故手足麻痹不仁。

按：本条列于本篇呕、哕与下利原文中间，承上启下，旨在阐明呕吐、哕、下利病变的一般规律。从总的病机来说，呕吐、哕、下利是由脾肾虚衰，升降失常所致，然初病在脾胃，终必归于肾，是其病变的基本规律。原文特以脏腑气绝于内外诸症加以揭示，意义正在于此。上述病证可由脏腑功能虚衰引起，且其病变的发展，尚可导致脏腑功能的进一步虚损，甚至导致胃气衰败，脾肾两虚。因此，治疗呕吐、哕固然以治胃为主，但在病变后期，或病情属虚的，则要重视脾肾。

【选注】

《金匮方论衍义》 六腑主表为阳，五脏主里为阴。阳为卫，阴为营。若六腑绝，卫先不行于外，故手足寒；阳主升，在息为呼，外绝则气上出，出而不返则下绝，下绝则寒，寒则筋急，故脚踡缩。五脏绝，营先不行于内，内不行则阴气去，大便属阴，故下利不禁；甚则血离于外，故手足不仁。

《金匮要略直解》 手足寒者，阳不行于四末也；上气者，宗气衰微也；平人宗气积于胸中，出于喉咙，以贯心脉而行呼吸，宗气衰，则奔促上气也；脚缩者，寒主收引，无阳以伸也；此六腑气绝于外者如此。下利不禁者，下焦不阖也；脾衰则四脏俱衰，故经曰：脾气孤弱，五液注下；下焦不阖，清便下重，即不禁之谓也；下甚而至于手足不仁者，四体绝也；此五脏气绝于内者如此。

《金匮要略编注》 此下利将绝之征，但重于胃肾也。六腑为阳，气行于外，盖胃为众腑之源，而源气衰，阳不充于四肢则众腑之阳亦弱，故手足寒、上气、脚缩，即阳虚而现诸寒收引之象也。诸脏属阴，藏而不泻，然五脏之中，肾为众阴之主，真阳所寄之地，但真阳衰微则五脏气皆不足，胃关不阖，泻而不藏，则利不禁而下甚。甚者，阳气脱而阴血痹着不行，故手足不仁。此仲景本意，欲人治下利必以脾肾为要也。

《金匮要略心典》 六腑为阳，阳者主外，阳绝不通于外，为手足寒；阳不外通，则并而上行，为上气、脚缩也。五脏为阴，阴者主内，阴绝不守于内，则下利不禁；甚者不交于阳，而隧道痹闭，为手足不仁也。

《医宗金鉴》 气绝非谓脱绝，乃谓虚绝也。六腑之气，阳也，阳气虚不温于外，则手足寒缩；阳虚则阴盛上逆，故呕吐、哕也。五脏之气，阴也，阴气虚不固于中，则下利不禁；利甚则中脱形衰，故手足不仁也。此发明呕吐、下利之原委也。

【原文】

下利[1]脉沉弦者，下重；脉大①[2]者，为未止；脉微弱数②者，为欲自止，虽发热，不死。（二十五）③

【校勘】

①脉大：《脉经》卷八第十四、《诸病源候论》卷八《伤寒利喉》《千金要方》卷十五第七“脉”上并有“其”字。

②脉微弱数：《诸病源候论》“微”下无“弱”字。

③本条与《伤寒论》第365条同，唯“下重”后365条有“也”字。

【词解】

［1］下利：仲景所谓“下利”，既可指泄泻，又可指痢疾；本条是指痢疾，下文“下重”（即里急后重）二字可证。

［2］脉大：《素问·脉要精微论》云“大则病进”，故下云“为未止”。

【简释】

本条从脉象来诊断下利的病情及其预后。脉象沉弦，下利而见里急后重者，这是痢疾的特征。因为脉沉示病邪在里在下；弦脉主寒主痛；下利腹痛，里急后重，是邪气入里，阻滞气机，腑气不能通畅所致。假如脉象转大，为邪盛之征，大则病进，故知利未欲止；如脉转微弱而数，是邪气渐衰，阳气渐复之象，邪衰正复，故知利将自止。此时出现发热症状，是阳气来复，所以说“虽发热，不死”。

【选注】

《**金匮要略方论本义**》　此滞下之病，非飧泄之病也。沉为阳陷入阴分，沉中见弦，为少阳之气不能宣达，故气随阳降而下重也。脉沉弦而大者，阳气陷入之深而且多，故为未止。脉微弱者，阳气陷入浅而少，更兼见数，阳气勃勃欲动于阴，斯易为升达也，故为欲自止。是以虽滞下而发热，亦不死也。若夫脉沉弦而大，再身见发热，阳邪入阴而炽盛，阴分受伤而煎耗，可以有死之道也。

《**金匮要略心典**》　沉为里、为下，沉中见弦，为少阳之气滞于下而不得越，故下重；大为邪盛，又大则病进，故为未止；徐氏曰：微弱者，正衰邪亦衰也。数为阳脉，于微弱中见之，则为阳气将复，故知利欲自止，虽有身热，势必自已，不得比于下利热不止者死之例也。

【原文】

下利，手足厥冷，无脉者，灸之不温，若脉不还，反微喘者，死；少阴负趺阳[1]者为顺也。（二十六）①

【校勘】

①本条与《伤寒论》第362条同。

【词解】

[1] 少阴负趺阳：少阴指太溪部位的动脉，趺阳指冲阳部位的动脉。少阴脉候肾，趺阳脉候脾胃。“负”作弱小解，少阴负趺阳，即少阴脉比趺阳脉弱小。

【简释】

本条论述厥利无脉的治法及其预后。下利、手足厥冷、无脉，为阳气将绝，可用灸法救治（灸关元、气海等穴），灸后，手足转温，脉能自还，为阳气恢复转危为安之象；若灸后手足不温，脉不能还，更增微喘，是阴气下竭，阳气上脱，阴阳离绝的死证。病势危笃者可诊少阴、趺阳脉以决安危，少阴脉在足内踝后太溪穴，趺阳脉在足大趾次趾间上行五寸冲阳穴，少阴以候肾气，趺阳以候胃气，病至手部无脉，诊其足部少阴与趺阳之脉不绝者，尚为可治；若趺阳盛于少阴，胃气未绝，更可救治，故云“少阴负趺阳者为顺也”。

【选注】

《金匮要略心典》 下利、厥冷、无脉，阴亡而阳亦绝矣。灸之所以引既绝之阳，乃厥不回，脉不还，而反微喘，残阳上奔，大气下脱，故死。下利为土负水胜之病，少阴负趺阳者，水负而土胜也，故曰“顺”。

【原文】

下利，有微热而渴，脉弱者，今[1]自愈。（二十七）①

【校勘】

①本条与《伤寒论》第360条同。

【词解】

[1] 今：本条与下文二十八、二十九等三条之“今”字，当解作“即”，说见王引之《经传释词》卷五。

【简释】

本条论述虚寒下利，阳复自愈的证候。虚寒下利，症见微热而渴，是阳气渐复之征；脉弱者，为邪气已衰之象。阳复邪却，故今自愈。

【选注】

《金匮要略心典》　微热而渴者，胃阳复也；脉弱者，邪气衰也；正复邪衰，故令自愈。

【原文】

下利，脉数，有微热，汗出，今自愈；设脉紧，为未解。（二十八）①

【校勘】

①本条与《伤寒论》第361条同，唯第361条“设脉紧”之“脉”作“复”。据成注应作“设脉复紧”，于义为合。

【简释】

本条论述虚寒下利阳复自愈与寒盛未解的脉症。虚寒下利，今见脉数，为阴病见阳脉者生，微热汗出，为阳气得通而自愈之征；假使脉来复紧，紧则为寒，寒邪内阻，故为未解。

【选注】

《金匮要略心典》　脉数，亦阳复也；微热、汗出者，气方振而势外达，亦为欲愈之候。设脉紧则邪尚盛，必能与正相争，故为未解。

【原文】

下利，脉数而渴者，今自愈；设不差，必圊脓血[1]，以有热故也。（二十九）①

【校勘】

①本条与《伤寒论》第367条同，唯第367条“圊”作“清”。

【词解】

[1] 圊脓血：“圊”可解作“清除”，见《汉语大字典》“圊”②。“圊脓血”，即便脓血。

【简释】

本条论述虚寒下利阳复自愈与阳复太过的证候。虚寒下利，脉数而渴，为阳气来复，与“微热而渴”同义，故病将自愈；如脉数不解，渴不除，则为阳复太过，热气有余，势必灼伤阴络而便脓血。

【选注】

《金匮要略心典》　脉数而渴，阳气已复，亦下利有微热而渴之意。然脉不弱而数，则阳之复者已过；阴寒虽解而热气转增，将更伤阴而圊脓血也。

【原文】

下利，脉反弦，发热，身汗者，自愈①。（三十）

【校勘】

①自愈：徐注本、尤注本、魏注本并无“自”字。

【简释】

本条论述虚寒下利自愈的证候。虚寒下利，由于阳微阴盛，脉多沉弦，甚则脉微欲绝。经积极救治，阳气渐复，发热汗出者，为将愈的征象。

【选注】

《金匮要略心典》　弦脉阴阳两属，若与发热、身汗并见，则弦亦阳也。与脉数有微热汗出正同，故愈。

按：第27～30条，皆是伤寒邪气入里之候。故或热、或渴、或汗出、或脉数，阳气既复，邪气得达则愈。若杂病湿热下利之证，则发热、口渴、脉数，均非善证。《黄帝内经》云：“下利、身热者死。”仲景云：“下利、手足不逆冷，反发热者，不死。”盖《黄帝内经》所言者，杂病湿热下利之证；仲景所言者，伤寒阴邪内入之证，二者不可不分也。

第25～30条所论述的下利病，多为虚寒证候，故有手足厥冷，甚至无脉。在本病过程中，以阳气恢复为病情好转的关键，故以口渴、脉数、微热、汗出为正气胜邪之征。虚寒下利，脉象微弱，是脉证相应、正衰邪亦衰之候，故知病将愈。反之，如脉大则为邪盛，故知病未解；脉紧与弦皆为寒象，如汗出后脉仍紧或弦，亦可知病邪未解。总之，对下利病预后的观察，主要是根据邪正消长所反应的病机来判断，正衰邪胜则病进，正胜邪衰则病愈。邪正消长的情况，首先体现于脉象，故从脉象上可以窥测病机，但必须联系全身症状，否则未可遽下结论。上面说过，阳气恢复是病情好转的关键问题，但也有因阳复太过，阴寒虽减，而内热转增，热伤阴分而发生下利脓血之证的，如第 29 条即属此证候。

【原文】

下利气[1]者，当利其小便。（三十一）

【词解】

［1］下利气：下利气，是初利而气滞于大肠，下利水泻而兼矢气。而篇末诃梨勒散证之“气利”，是久利而气陷滑肠，矢气而大便随之而出。二者病机不同，故治法，“下利气”应利小便，“气利”则应收敛。

【简释】

本条论述下利湿气偏胜的治法。“下利气”即大便溏泻而便下不爽，同时伴有矢气频作。多是由于湿气偏胜，气滞于大肠所致。治当利其小便，以分利肠中之湿邪，利小便即能实大便，此喻嘉言所谓“急开支河”之法。

【选注】

《金匮要略心典》　下利气者，气随利失，即所谓气利是也。小便得利，则气行于阳，不行于阴而愈，故曰当利其小便。喻氏所谓急开支河者是也。

《医宗金鉴》　下利气者，初利则为气郁于大肠，而不外渗，水气并下，但当利其小便，输其渗泻之窍，气宣而利止也。久利则为气陷于大肠，而不上举，又当于升补中兼利小便也。

【原文】

下利，寸脉反浮数，尺中自涩者，必圊脓血。（三十二）①

【校勘】

①本条与《伤寒论》第 363 条同，唯第 363 条“圊”作“清”。

【简释】

本条论述热利的脉证。下利为里证，寸脉主表，脉不应浮而浮，故言

“反”。寸脉浮数不是表热，是气分热所致；热盛于气分而伤及血分，故下利脓血而尺脉表现涩象。

【选注】

《金匮要略论注》 若下利果属寒，脉应沉迟，反浮数，其阳盛可知；而尺中自涩，涩为阳邪入阴，此亦热多，故曰必圊脓血。

《金匮要略方论本义》 下利寸脉反浮数，尺中自涩者，热在下也；寸脉浮数，阳欲升也；尺脉自涩，为阴所陷而不能升也。浮数者，热之浅而易散者也；涩者，阴虚热盛，伤其下焦之血，血室中有胶凝之象，故尺脉见涩。人之肾水不足，则尺脉见涩，不积压血室中血胶凝，则亦不足，故亦如水不足之见涩也。因而熏灼肠胃，变为脓血，此又热入之深，急宜清其下焦之实热也。

《金匮要略心典》 寸浮数者，阳邪强也；尺中涩者，阴气弱也。以强阳而加弱阴，必圊脓血。

【原文】

下利清谷，不可攻其表，汗出必胀满。（三十三）①

【校勘】

①本条与《伤寒论》第364条同，唯第364条“攻其表”作“攻表”。

【简释】

本条论述虚寒利的治禁。下利清谷即大便如水夹有完谷不化之物。此是脾胃虚寒，不能运化水谷所致。法当温养中土。若不急治其里而反攻其表，汗出则中阳更虚，阳虚不运，故脘腹胀满，此《素问·异法方宜论》所谓“脏寒生满病”也。

【选注】

《金匮要略心典》 清与圊同，即完谷也，是为里虚气寒。乃不温养中土，而反攻令汗出，则阳气重虚，阳虚者，气不化，故胀满。

【原文】

下利脉沉而迟，其人面少赤[1]，身有微热，下利清谷者，必郁

冒[2]，汗出而解，病人必微热。所以然者，其面戴阳，下虚故也。(三十四)①

【校勘】

①本条与《伤寒论》第366条同，唯第366条“必微热”作“必微厥”。

【词解】

［1］面少赤：喻昌曰：“阴寒格阳于上，则面少赤。”即下文所谓“其面戴阳”，面红如妆也。

［2］郁冒：谓头目昏沉，或一时目不能视物。

【简释】

本条即上条所述虚寒下利而病势加重的病机。下利清谷而脉象沉迟，是阳虚阴盛无疑。假如“其人面少赤，身有微热”，是阴盛于内，格阳于外，虚阳上浮的危重证候。法当急用通脉四逆汤之类，回阳救逆。阳气振奋，驱散阴邪，可见“郁冒汗出而解”的良好转归。条文最后一句为自注文字，意在说明发生“其面戴阳”的根本病因是下元虚衰。

按：“戴阳”是下真寒而上假热，临床表现为面色浮红如妆，足冷，气促，烦躁，小便清长，大便完谷不化，舌胖嫩，苔黑而润，脉沉细无力或浮大无力等。肾虚之人感受外邪可出现“戴阳”现象，误治则有衰脱之虞。

【选注】

《医门法律》　太阳阳明并病，面色缘缘正赤者，为阳气怫郁在表，宜解其表。此之下利脉沉迟，而面见小赤，身见微热，乃阴寒格阳于外，则身微热；格阳于上，则面小赤。仲景以为下虚者，谓下无其阳，而反在外在上，故云虚也。虚阳至于外越上出，危候已彰；或其人阳尚有根，或服温药以胜阴助阳，阳得复返而与阴争，差可恃以无恐。盖阳返虽阴不能格，然阴尚盛，亦未肯降，必郁冒少顷，然后阳胜而阴出为汗，邪从外解，自不下利矣。郁冒汗出，……阳入阴出，从危转安，其机之可畏尚若此，谁谓阴邪可听其盛耶。

《金匮要略方论本义》　此言下真寒上假热，必有浮游之热散发于外也。下利脉沉而迟，沉者候尺中也，迟者命门火冷也，其火虚而焰作，乃面少赤身微热，显似热非热之外证，所以谓之为假也。然谛审其下利必清谷，而阳为阴迫；至于上越，又必郁闷而冒，汗出暂解其郁冒，阳散于上而阴盛于下矣，所以病人必微厥；然则此面赤岂阳盛乎？所以然者，乃戴阳于头面，阳已无限，不久即飞而上脱矣。仲景明其下虚故也。见无根之阳，急宜回救，不致顷刻祸变不测也，危哉危哉。

《金匮要略心典》 喻氏曰：下利，脉沉迟而面少赤、身微热者，阴盛而格阳在上、在外也。若其人阳尚有根，其格出者终必复返；阳返而阴未肯降，必郁冒少顷，然后阳胜而阴出为汗，阴出为汗，阴邪乃解，自不下利矣；阳入阴出，敢有龙战于野，其血玄黄之象，病人能无微厥乎？

《金匮要略浅注》 下利脉沉而迟，其为阴盛阳虚无疑矣。阳虚则气浮于上，故其面少赤，虽身有微热，尚见阳气有根；无奈阳不敌阴，为下利清谷，而不能遽止者，是阳热在上，阴寒在下，两不相接，惟以大药投之，令阴阳和，上下通，必郁冒汗出而解。然虽解而病人必微厥。所以然者，其面戴阳，阳在上而不行于下，下焦阳虚故也。

《金匮玉函要略辑义》 汪氏《伤寒论辨注》云：下利脉沉而迟，里寒也。所下者清谷，里寒甚也。面少赤身微热，下焦虚寒，无根失守之火，浮于上越于表也。以少赤微热之故，其人阳气虽虚，犹能与阴寒相争，必作郁冒汗出而解。郁冒者，头目之际郁然昏冒，乃真阳之气能胜寒邪，里阳回而表和顺，故能解也。病人必微厥者，此指未汗出郁冒之时而言，面戴阳，系下虚，此申言面少赤之故。下虚，即下焦元气虚，按仲景虽云汗出而解，然于未解之时，当用何药，郭白云："不解，宜通脉四逆汤。"

【原文】

下利后脉绝，手足厥冷，晬时[1]脉还，手足温者生，脉不还者死。（三十五）①

【校勘】

①本条与《伤寒论》第368条同。

【词解】

［1］晬（zuì）时：《集韵·十八队》："晬时者，周时也。"即一昼夜24小时。

【简释】

本条论述虚寒下利而阳微欲绝的转归。下利后出现脉绝而乍伏不见，手足厥冷，是阴竭阳衰之危候，其转归预后可依阳气存亡与否而定，并可通过服回阳剂后的变化来检测。如在一定时间里脉起，手足转温，这是阳气来复，生机未息之象，故主“生”；若经一昼夜而脉仍不起，手足不温，则是真阳已绝，生机已灭，故曰“死”。

按：本条与前第26条意义相似，故应前后合参。本证在临床多发生于暴注下利后，尤其是霍乱病多有此证。可用白通汤、四逆汤类救治。

【原文】

下利腹胀满，身体疼痛者，先温其里，乃攻其表。温里，宜四逆汤；攻表，宜桂枝汤。（三十六）①

四逆汤方：方见上。

桂枝汤方：桂枝三两（去皮）　芍药三两　甘草二两（炙）　生姜三两②　大枣十二枚③　右五味，㕮咀[1]，以水七升，微火煮取三升，去滓，适寒温，服一升。服已须臾，啜[2]稀粥一升，以助药力，温覆[3]令一时许，遍身絷絷[4]微似有汗者，益佳，不可令如水淋漓。若一服汗出病差，停后服④。

【校勘】

①本条与《伤寒论》第372条相同，与第91条相类。

②两：《伤寒论》“两”后有“切”字。

③枚：《伤寒论》“枚”后有“擘”字。

④《伤寒论》第12条桂枝汤方后煮服法与此条文字出入较多，为了便于对比，引录如下：“右五味，㕮咀三味，以水七升，微火煮取三升，去滓，适寒温，服一升。服已须臾，啜热稀粥一升余，以药助力。温覆令一时许，遍身絷絷微似有汗者益佳，不可令如水流漓，病必不除。若一服汗出病差，停后服，不必尽剂。若不汗，更服依前法。又不汗，后服小促其间，半日许令三服尽。若病重者，一日一夜服，周时观之。服一剂尽，病证犹在者，更作服。若不汗出，乃服至二三剂。禁生冷、黏滑、肉面、五辛、酒酪、臭恶等物。”

【词解】

［1］㕮咀：本义为咀嚼。引申为把药物研碎成小块，以便煎煮。

［2］啜：意为喝。

［3］温覆：意为加盖衣被。

［4］漐：形容微汗不断而皮肤湿润的样子。

【简释】

本条论述虚寒下利兼有表证的证治。《脏腑经络先后病脉证》第14条已明确指出表里同病，治分缓急的原则。凡表里同病，正气不虚，应先解表，然后治里；正气已虚，当先温里，而后解表。本条下利腹胀满为里气虚寒，身体疼痛为外有表邪，治疗当先温其里。所以然者，里气不充，则外攻无力；阳气外泄，则里寒转增，自然之势也。

【选注】

《金匮方论衍义》 此证亦出《伤寒论》厥阴证中。盖内有虚寒，故下利腹胀满；表邪未解，故身体疼痛。以下利为重，先治其里，后治其表者，若《伤寒论》太阳证，以医下之，续得下利清谷，身疼痛者，当先以四逆治其里；清便自调，然后以桂枝救其表，即此意。

《金匮要略心典》 下利腹胀满，里有寒也；身体疼痛，表有邪也。然必先温其里而后攻其表，所以然者，里气不充，则外攻无力；阳气外泄，则里寒转增，自然之势也。而四逆用生附，则寓发散于温补之中；桂枝有甘、芍，则兼固里于散邪之内，仲景用法之精如此。

【原文】

下利三部脉皆平①，按之心下坚者，急下之，宜大承气汤。（三十七）

下利脉迟而滑[1]者，实也，利未欲止②，急下之，宜大承气汤。（三十八）

下利脉反滑者，当有所去，下乃愈，宜大承气汤③。（三十九）

下利已差[2]，至其年月日时复发者[3]，以④病不尽故也，当⑤下之⑥，宜大承气汤⑦。（四十）

大承气汤方：见痉病中。

下利谵语者，有燥屎也[4]，小承气汤主之⑧。（四十一）

小承气汤方：大黄四两　厚朴二两（炙）　枳实大者三枚（炙）　右三味，以水四升，煮取一升二合，去滓，分温二服，得利则止。

【校勘】

①三部脉皆平：《千金翼方》卷十“平”作“浮”字。《千金要方》卷十五第七细注：“一作浮。”

②利未欲止：《千金要方》作“利为未止”。

③宜大承气汤：《脉经》卷八第十四、《千金要方》并无此五字。

④以：《脉经》《千金要方》并作“此为”二字。

⑤当：《脉经》“当”下有“复”字；《千金要方》“当”作“更”字。

⑥下之：《千金要方》“之”下有“愈”字。

⑦宜大承气汤：《脉经》《千金要方》并无此五字。

⑧小承气汤主之：《脉经》《千金要方》作“宜下之”三字。

【词解】

［1］脉迟而滑：尤怡曰：“脉迟为寒，然与滑并见，则不为寒而反为实，以中实有物，能阻其脉行之机也。”

［2］下利已差：患痢虽然已差，但所治并不彻底，或误服补涩之品，致病邪留而不去。

［3］至其年月日时复发者：唐宗海曰：“飧泄、洞泻，无至期复发之证。唯痢证有去年泻痢，今年复发者，乃湿热未尽，至来年长夏感湿热之气，内外合邪，故至期而复发。”

［4］有燥屎也：吴谦曰：“何以知其有燥屎也？若脉滑数，知有宿食也；其下利秽垢，知有积热也，脉证如此，始可知其有燥屎也。”

【简释】

以上五条论述实热下利的证治。下利而寸口脉三部九候皆平，“平”者，盖指脉象变化不大，但“按之心下坚”，即脐腹满痛，按之坚硬者，此为实也。法当舍脉从症，急下之，以泻实热而存阴液，宜大承气汤法。

脉迟本主寒，如与滑脉并见，则不主寒而主实。下利既由于邪实，实不去则利不止，故宜急下，宜大承气汤。

下利脉反滑者，《脉经》云：“脉滑者为病食也。”既有宿食当有所去；下之乃愈，宜大承气汤。

下利已愈，但由于病邪未能根除，如因气候及饮食不节等因素，可致旧病复发，治疗仍可用攻下法以排除未尽之邪。这种复发性痢疾，多适用温下法，如温脾汤之类。这里所举的大承气汤，是举例而言，可辨证采用温下法，如大黄附子汤，以及《本事方》中的温脾汤（厚朴、大黄、附子、干姜、桂心、甘草）。

下利谵语因燥屎内结者，必腹满疼痛拒按，舌苔黄厚干燥，脉滑数等可用小承气汤。

按：下利而闻之“谵语”；“按之心下坚”；脉之“滑”或“迟”有力；望之舌苔黄燥等，实证无疑矣，故用承气汤攻下，此乃“通因通用”法，即《内经》所云“实者泻之”之意。倘若正气已虚，邪气虽实，不可滥施攻下。

关于第40条所谓“下利已差，至其年月日时复发者”，前人有各种解释。但从今天来看，病理已很明确，主要由于阿米巴原虫感染，潜伏于肠壁黏膜之内，到了一定时间，或者遇到适宜条件，就又发病。因此，这种病情每每反复发作。由此可知古人对病情记载的客观真实性。

【选注】

《**金匮要略心典**》　下利有里虚脏脱者，亦有里实腑闭者，昔人所谓利者不利是也。按之心下坚，其证的矣，脉虽不实大，而亦未见微弱，自宜急下，使实去则利止，通因通用之法也。

脉迟为寒，然与滑俱见，则不为寒而反为实，以中实有物，能阻其脉行之机也。夫利因实而致者，实不去则利不已，故宜急下。

病已差而至其时复发者，陈积在脾也。脾主信，故按期复发，是当下之，令陈积去，则病本拔而愈。

谵语者，胃实之征，为有燥屎也，与心下坚、脉滑者大同。然前用大承气者，以因实而致利，去之惟恐不速也；此用小承气者，以病成而适实，攻之恐伤及其正也。

【原文】

下利便脓血者，桃花汤①主之。（四十二）②

桃花汤方：赤石脂一斤③（一半锉④，一半筛末）　干姜一两　粳米一升　右三味，以水七升，煮米令熟，去滓，温服七合，内赤石脂末[1]方寸匕，日三服；若一服愈，余勿服。

【校勘】

①桃花汤：《千金要方》卷十五第七“桃花丸，赤石脂、干姜，治下冷，脐下搅痛”。《外台秘要》卷二十五《脓血痢》有方为“赤石脂、乌梅、干

姜、粳米”，似亦桃花汤变法也。

②本条与《伤寒论》第306条同，唯“下利”前有“少阴病”三字。

③一斤：明刊本、吉野本并作“一升”。

④锉：《伤寒论》第306条作“全用”，尤注本同。

【词解】

［1］内赤石脂末：本方所用的赤石脂，一半入煎；一半研末，临服时和入方寸匕。

【简释】

本条论述虚寒久痢，滑脱不禁的证治。下利，若腹痛时甚，里急后重，便下脓血，则为痢疾的特点。但本条的下利便脓血是虚寒久痢，所下脓血，色暗不鲜，并表现为脉微细，舌淡苔白，神疲乏力，四肢不温，腹部喜温喜按等虚寒之象。故用桃花汤温中涩肠以固脱。方中赤石脂固脱（一半煎汤，一半冲服，意在增强涩肠固脱功效），干姜温中，粳米补虚，水煎成汤，色如桃花，故名之。

【选注】

《金匮要略心典》　此治湿寒内淫，藏气不固，脓血不止者之法。赤石脂理血固脱，干姜温胃驱寒，粳米安中益气。崔氏去粳米加黄连、当归，用治热利，乃桃花汤之变法也。

《医宗金鉴》　初病下利便脓血者，大承气汤或芍药汤下之；热盛者，白头翁汤清之。若日久滑脱，则当以桃花汤养肠固脱可也。

《金匮要略浅注》　此为利伤中气及于血分，即《内经》阴络伤则便血之旨也。桃花汤姜、米以安中益气，赤石脂入血分而利湿热，后人以过涩疑之，是未读《本草经》之过也。

【原文】

热利[1]，下重者，白头翁汤主之。(四十三)①

白头翁汤方：白头翁二两　黄连　黄柏　秦皮各三两　右四味，以水七升，煮取二升，去滓，温服一升；不愈，更服②。

【校勘】

①本条与《伤寒论》第371条同。

②更服：《伤寒论》第371条“服”下有“一升”。

【词解】

［1］热利：指病机而言。曹家达曰：“热利之证，臭秽逼人，往往不可向迩，而寒证无之；热利之证，身热而气粗，面垢而色浮，而寒证无之；热利有滑大动数之脉，而寒证无之。知此数者，可知热利之别于寒利。”

【简释】

本条论述热利下重的证治。“热利”是指湿热、疫毒所致的痢疾邪热深重；下重即里急后重。本方证必是便下脓血鲜红，痢下频作，肛门灼热，腹痛时甚，脉弦数，舌鲜红苔黄腻或黄燥。白头翁汤以白头翁清热凉血为主，黄连、黄柏、秦皮清热燥湿解毒，且秦皮兼有涩肠作用。全方苦寒坚阴以治热痢，与上条虚寒久痢用桃花汤温涩法适成对比。

按：白头翁汤为治热痢的专方，临证时可加减运用。若热毒炽盛，症见壮热，口渴，烦躁，舌质红绛者，可加金银花、生地、牡丹皮、赤芍等，以增强清热解毒，清营凉血之功；血虚者可加阿胶以养血；腹痛重可加木香、延胡索以利气止痛。

白头翁汤与桃花汤，均治下利便脓血，但二者有寒热虚实的不同。白头翁汤用于湿热蕴结，气机阻滞之初利，其症以里急后重，滞下不爽，所下脓血色泽鲜明为特征；桃花汤用于虚寒滑脱，气血下陷之久利，以下利不止，滑脱不禁，所下脓血色暗不鲜为主症。白头翁汤清热凉血以治痢，桃花汤温中涩肠以固脱。

【选注】

《金匮要略心典》 此治湿热下注，及伤寒热邪入里作利者之法。白头翁汤苦以除湿，寒以胜热也。

《医宗金鉴》 下利脓血，里急后重，积热已深，故以白头翁汤大苦大寒，寒能胜热，苦能燥湿，湿热去，下重自除矣。

《金匮要略浅注》 热利下重者，热邪下入于大肠，火性急速，邪热甚则气滞壅闭，其恶浊之物，急欲出而未得遽出故也，以白头翁汤主之。

【原文】

下利后更烦，按之心下濡者，为虚烦也，栀子豉汤主之。（四十四）①

栀子豉汤方：栀子十四枚　香豉四合（绵裹）　右二味，以水四升，先煮栀子，得二升半，内豉，煮取一升半，去滓，分二服，温进一服，得吐则止。

【校勘】

①本条与《伤寒论》第375条同，唯彼为“宜栀子豉汤”。

【简释】

本条论下利后虚烦的证治。下利后余热未尽，更见胸中烦闷，但心下按之柔软而不坚，可知属于虚烦。这里的所谓“虚”，是指心下虚软，非虚弱之虚。方中栀子清除郁热，香豉宣透郁热，两药合用，共奏清热除烦之效。本方非吐剂，方后云“得吐则止”，为“火郁发之”之意。本条应与《伤寒论》第78，79，80，226，231条等互参。

【选注】

《金匮要略心典》　下利后更烦者，热邪不从下减而复上动也；按之心下濡，则中无阻滞可知，故曰虚烦。香豉、栀子，能撤热而除烦，得吐则热从上出而愈，因其高而越之之意也。

【原文】

下利清谷，里寒外热，汗出而厥者，通脉四逆汤主之。（四十五）①

通脉四逆汤方：附子大者一枚（生用）　干姜三两（强人可四两）　甘草二两（炙）　右三味，以水三升，煮取一升二合，去滓，分温再服。

【校勘】

①本条与《伤寒论》第370条同。

【简释】

本条论述虚寒下利，阴盛格阳的证治。条文自注“里寒外热”，即因下利无度，造成阴盛于内，格阳于外的真寒假热证。本证在上则出现如第34条所述的“其人面少赤”之“戴阳”证；在下则为下利清谷；在外由于阳气浮散则“外热”（肌肤虽热，但久按不热），阳气不能温煦四肢则“厥”（厥冷至肘达膝），阳气不固，阴液外泄则“汗出”（冷汗不止，如珠如油）。此外，脉必微细欲绝或浮大无根，舌质淡胖或淡紫。急用通脉四逆汤回阳救逆。

【选注】

《金匮要略心典》 挟热下利者，久则必伤脾阴；中寒清谷者，甚则必伤肾阳。里寒外热，汗出而厥，有阴内盛而阳外亡之象。通脉四逆，即四逆汤加干姜一倍，所谓进而求阳，以收散亡之气也。

《金匮要略浅注》 此为下利阴内盛而阳外亡者，出其方治也。里不通于外而阴寒内拒，外不通于里而孤阳外越，非急用大温之剂，必不能通阴阳之气于倾刻。

《金匮要略浅注补正》 仲景文总是错举互见，使人比较而辨其真也。上文四逆、桂枝是治洞泻，大、小承气即是治痢，又恐人但知痢是实热，而不知亦有虚寒之痢，故即继之曰：下利便脓血者，桃花汤温涩之。但桃花汤之便脓血，不里急后重，合观《伤寒论》所论桃花汤，均无后重之文，可知虽是痢证，而实有洞泻之情，故主涩之。其下即继曰热利下重者白头翁汤主之，此热利承上文，亦兼有便脓血证在内。因承上文而言，故省文也。下利更烦，亦是痢证，故用栀子豉汤。夫此数节，皆痢证也，又恐人误认洞泻与痢证混淆，故于此节复提申之曰：若非痢证而下利清谷者，是洞泻寒证也，宜通脉四逆汤。此数节以四逆汤、桂枝汤、桃花汤为治寒之方，大承气、小承气、白头翁、栀子豉为治热之方，既是对子，而仲景却不对举，文法错落出之，正欲令人比较，使知有正面，即有反面也。今人不知仲景文法，故多失解。

【原文】

下利肺痛①，紫参汤②主之。（四十六）

紫参汤方：紫参半斤　甘草三两③　右二味，以水五升，先煮紫参，取二升，内甘草，煮取一升半，分温三服。疑非仲景方。

【校勘】

①肺痛：《证类本草》卷八“紫参”条《本草图经》引张仲景无“肺痛”二字。唐宗海谓：“‘肺痛’二字，不见他处，《内经》亦无此文，其证不明，当阙疑。”

②紫参汤：唐宗海曰：“紫参究系何物，亦未能考。陈修园意即丹参。然

丹参于《本经》亦不名紫参，则紫参究无所考。”

③三两：《证类本草》中《本草图经》引张仲景作“二两”。

按：《脉经》无此条；紫参汤《千金要方》《外台秘要》均无考。对于“肺痛”古今注家有争议，归纳起来有四种见解：一是不知肺痛为何证而存疑；二是认为确系肺痛；三是认为肺痛即胸痛；四是认为肺痛为腹痛之误。究竟哪种说法为是，有待进一步考证。

【选注】

《金匮要略心典》 赵氏曰：大肠与肺合，大抵肠中积聚，则肺气不行；肺有所积，大肠亦不固，二者互为病。大肠病而气寒于肺者，痛；肺有积者，亦痛，痛必通之。紫参通九窍，利大小肠；气通则痛愈，积去则利自止。喻氏曰：后人有疑此非仲景之方者，夫讵知肠胃有病，其所关全在肺气耶？程氏疑是腹痛。《本草》云：紫参治心腹积聚，寒热邪气。

【原文】

气利[1]，诃梨勒散主之。（四十七）

诃梨勒散方：诃梨勒十枚（煨）① 右一味，为散②，粥饮和[2]，顿服。原注：疑非仲景方。

【校勘】

①煨：《证类本草》卷十四“诃梨勒”条《本草图经》引张仲景作“以诃梨勒面裹塘灰火中煨之，令面黄熟。”

②为散：《证类本草》中《本草图经》引张仲景作“去核，细研为末。”

【词解】

［1］气利：指大便随矢气而出。

［2］粥饮和：将药散与稀粥调和。

【简释】

本条论述气虚久利的治疗。病人矢气时，大便随之而出，是气虚不固所致。治以诃梨勒散，方中诃子收敛固脱，粥饮和服安中补虚。本方证与第31条湿胜濡泄“下利气者”不同。

【选注】

《**金匮要略编注**》 此下利气之方也。前云当利小便，此以诃梨勒味涩性温，反固肺与大肠之气何也？盖欲大肠之气不从后泄，则肺旺木平，气走膀胱，使小便自利，正为此通则彼塞，不用淡渗药，而小便自利之妙法也。

《**金匮要略心典**》 气利，气与屎俱失也。诃梨勒涩肠而利气，粥饮安中益肠胃。顿服者，补下治下，制以急也。

《**医宗金鉴**》 气利，所下之气秽臭，所利之物稠黏，则为气滞不宣，或下之、或利之皆可也；若所利之气不臭，所下之物不黏，则谓气陷肠滑，故用诃梨勒散以固肠，或用补中益气以举陷亦可。

［附方］

《千金翼》小承气汤：治大便不通，哕数谵语。方见上。

按：大便不通而引起哕与谵语，其病机与前第 7 条相同，是由于阳明热实，腑气不通，浊气上逆所致。治以小承气汤，通腑泄热，浊气下行，则哕与谵语均可自止。

《外台秘要》黄芩汤：治干呕下利。

黄芩　人参　干姜各三两　桂枝一两　大枣十二枚　半夏半升　右六味，以水七升，煮取三升，温分三服。

按：《外台秘要》黄芩汤，即《伤寒论》黄连汤以黄芩易黄连而去甘草，为泻心汤的变法。主治干呕下利，当属寒热互结于中，影响及于上下，且中焦虚寒。

【选注】

《**金匮要略论注**》 前呕证中，既云干呕而利，主黄芩汤加半夏、生姜，以黄芩汤为太少合病主方，因呕而加姜半也。然此证有属胃虚而太少之邪在中不得散者，故以黄芩、半夏、枣为主，而加人参、干姜以温中气，中气不运，邪无从出，又加桂枝以逐太少相合之邪，而不用甘、芍、生姜，谓既温补中气，不必更宣膈和脾也。

《**金匮要略心典**》 此与前黄芩加半夏生姜汤治同，而无芍药、甘草、生姜，有人参、桂枝、干姜，则温里益气之意居多。凡中寒气少者，可于此取法焉。其小承气汤，即前下利谵语有燥屎之法，虽不赘可也。

小结

本篇论述呕吐哕下利病脉证并治。呕吐与下利是消化系统常见的疾病。

本篇所论呕吐，其病因病机可分为实热、虚热、虚寒、寒热错杂、水饮停蓄等五种。其治疗方法，有直接止呕者，如半夏、生姜等所组成的方剂；有祛邪以止呕者，如小柴胡汤、大黄甘草汤、茯苓泽泻汤之类；有温润以止呕者，如大半夏汤；有温脾肾以止呕者，如四逆汤；有暖肝温胃以止呕者，如吴茱萸汤。此皆《黄帝内经》“必伏其所主，而先其所因”之旨。亦有不可见呕而止呕者，如“呕家有痈脓，不可止呕”之例。

本篇所论哕，后世称为呃逆，临证应分辨寒、热、虚、实以治之。如胃寒宜橘皮汤；虚热宜橘皮竹茹汤；邪实所致者，或利小便，或通大便，下窍通则上逆止。此外，病深呃逆，为预后不良之兆。

本篇所论下利，包括泄泻、痢疾两病。从病机上可概括为虚寒和实热两种证候。如表里皆寒而泄泻者，治宜先里后表，温里宜四逆汤，攻表宜桂枝汤；阳衰阴盛的寒泻，宜通脉四逆汤；热结旁流的泄泻，宜大、小承气汤；虚寒滑脱，宜桃花汤；热利下重，宜白头翁汤；泻后余热不尽的虚烦，宜栀子豉汤。此外，下利气者，当利其小便，可用五苓散；气利因虚者，以诃梨勒散收敛固脱。

总之，呕吐、哕、下利之属于实证、热证者，多与胃肠有关；属于虚证、寒证者，多与脾肾有关。所用方剂如桂枝汤、小柴胡汤、四逆汤、大承气汤等，为汗、和、温、下诸法的代表方，篇中还有许多方剂非常实用，如吴茱萸汤、半夏泻心汤、白头翁汤等。

疮痈肠痈浸淫病脉证并治第十八

论一首　脉证三条　方五首

本篇所论述的疾病都属于外科病范围，所以合为一篇讨论。其中“疮”指金疮，即刀斧所伤；“痈”指痈肿，为体表痈疡之一；“肠痈”即内痈的一种；“浸淫疮”是一种皮肤病。

全篇只有8条，其中第1，2条论痈肿的诊断，第3，4条论肠痈证治，第5，6条论金疮证治，第7，8条论浸淫疮证治。

【原文】

诸浮数脉[1]，应当发热，而反洒淅恶寒[2]，若有痛处，当发其痈①。（一）

【校勘】

①当发其痈：《千金要方》卷二十二“发其”作“结为”。

【词解】

[1] 浮数脉：周扬俊曰：“病之将发，脉必兆之。浮数，阳也热也，浮数兼见，为阳中之阳，是其热必尽显于外矣。”

[2] 洒淅恶寒：《素问·调经论》王冰注：“洒淅，寒貌也。”李彣曰：“洒淅恶寒者，是火伏于内，不克外泄，乃热极似水之象。”“洒淅恶寒”即“振寒”之貌，乃热毒内郁，正邪相争之症，始为振寒，继则发热。

【简释】

本条论述痈肿初起的脉证。凡浮数脉象，一般应有发热等表证，而患者反洒淅恶寒，身体某处感觉疼痛，此为邪热内郁，正邪交争之象，即可判断将发痈肿。

【选注】

《金匮要略心典》　浮、数脉，皆阳也。阳当发热，而反洒淅恶寒者，卫气有所遏而不出也。夫卫主行营气者也，而营过实者，反能阻遏其卫；若有痛处，则营之实者已兆，故曰当发其痈。

《金匮要略浅注补正》　当发其痈，不当托之起，并言消之去也。盖起发是发，发散亦是发，仲景留此一字，开千古法门。

【原文】

师曰：诸痈肿，欲知有脓无脓，以手掩肿上，热者为有脓，不热者为无脓。（二）

【简释】

本条论述辨别痈肿有脓、无脓的一种方法。凡诊痈肿，欲知其有脓或无脓，可用手掩于痈肿上，若有热感，即为有脓的征象；反之，即为无脓。《灵枢·痈疽》说："热盛则肉腐，肉腐则为脓。"

【选注】

《金匮要略心典》　痈肿之候，脓不成则毒不化，而毒不聚则脓必不成。故以手掩其肿上，热者毒已聚，则有脓；不热者毒不聚，则无脓也。

按：以上两条简要论述了痈肿的诊断方法。外感病与痈肿初起都常见脉浮数而恶寒，但前者为外邪束表所致，必恶寒而发热；后者为热毒内郁使然，必振寒而发热。病因病机不同，治法有别。关于痈肿的具体诊治，须参考后世方书。

【原文】

肠痈之为病，其身甲错[1]，腹皮急[2]，按之濡，如肿状[3]，腹无积聚，身无热，脉数，此为肠内有痈脓，薏苡附子败酱散主之。（三）

薏苡附子败酱散方：薏苡仁十分　附子二分　败酱五分　右三味，杵为末，取方寸匕，以水二升，煎减半，顿服，小便当下[4]。

【词解】

［1］其身甲错：指周身皮肤粗糙如鳞甲状。此种表现可见于慢性肠痈

(急性发作)者。若素体健康，突发肠痈成脓，不会表现为“其身甲错”。

[2] 腹皮急：“急”有“紧”义。徐彬曰：“腹皮急，毒热之气上鼓也。”尤怡曰：“气虽外鼓，而病不在皮间也。”

[3] 按之濡，如肿状：“濡”者，软也。因“肠内有痈脓”，故按之濡软如体表痈肿化脓之状。此与“积聚”坚硬者不同，故曰“腹无积聚”，以示鉴别。

[4] 小便当下：服该方后可使脓毒瘀浊从大便排出，则肠痈可愈。此云“小便当下”，恐有错简。

【简释】

本条论述肠痈脓已成的证治。肠痈患者失治或误治，以致热毒结聚，肉腐化脓。其局部表现为按之腹皮紧张拘急，脓肿濡软如肿状，此与腹内“积聚”坚硬者不同。由于热毒聚于局部而影响血分，故全身发热不明显而脉数。至于“其身甲错”，则为营血内耗，不能营养肌肤所致。薏苡附子败酱散，方中薏苡仁、败酱草皆甘而微寒，重用清热解毒排脓为主；少用附子为佐药，“假其辛热，以行郁滞之气尔”(《金匮要略心典》)。

按：薏苡附子败酱散重用薏苡仁、败酱草，以清热解毒、排脓消肿为主，少用附子，只起佐药“行郁滞”之功。当然，久病阳气虚衰者，可适当加大附子用量，全在临证时变通用之。

【选注】

《金匮要略心典》　甲错，皮肤干起，如鳞甲之交错；由营滞于中，故血燥于外也。腹皮急，按之濡，气虽外鼓，而病不在皮间也。积聚为肿胀之根，脉数为身热之候，今腹如肿状而中无积聚，身不发热而脉反见数，非肠内有痈，营郁成热而何。薏苡破毒肿、利肠胃为君；败酱一名苦菜，治暴热、火疮，排脓破血为臣；附子则假其辛热，以行郁滞之气尔。

《金匮玉函要略述义》　按次条，其痈未至脓溃，故少腹肿痞；此条既经脓溃，故按之濡如肿状，腹无积聚。次条，血犹瘀结，营郁而卫阻，故时时发热，复恶寒，病犹属实，故其脉迟紧；此条，营分既无所郁，故身无热，脓成则血燥，故脉数。要之，此二条其别，在脓已成与未成之分，而不拘其部位。如前注家，以大小肠为辨者，殆失之迂矣。

【原文】

肠痈者，少腹肿痞①，按之即痛如淋，小便自调②，时时发热，自汗出，复恶寒[1]。其脉迟紧[2]者，脓未成，可下之，当有血③。脉洪数[2]者，脓已成，不可下也。大黄牡丹汤主之。（四）

大黄牡丹汤方：大黄四两　牡丹一两④　桃仁五十个　瓜子⑤半升⑥　芒硝三合　右五味，以水六升，煮取一升，去滓，内芒硝，再煎沸，顿服之，有脓当下；如无脓，当下血。

【校勘】

①肿痞：《脉经》卷八第十六“肿”下无“痞”字。

②如淋，小便自调：《脉经》、《诸病源候论》卷三十三《肠痈候》并作“小便数如淋”；《太平圣惠方》卷六十一《治肠痈诸方》作“小便数似淋”。

③当有血：尤注本无此三字。李彣、程林并以下文“大黄牡丹汤主之”七字，移在“当有血”句下。

④一两：《千金要方》卷二十三第二作“三两”。

⑤瓜子：尤注本作“冬瓜仁”。

⑥半升：《千金要方》作“一升”。

【词解】

［1］时时发热，自汗出，复恶寒：“时时发热”谓发热时轻时重，非时发时止也；“自汗出”谓内热迫汗自出，非表虚也；“复恶寒”与肺痈之“振寒”同理，非表证也。总之，肠痈邪郁于内，病现于外，故振寒发热。

［2］脉迟紧、脉洪数：陈念祖曰：“脉迟紧者，邪暴遏，而荣血未变，为脓未成；脉洪数者，为毒已聚，而荣血已腐，其脓已成。”脉“迟”绝非主寒，是相对“数”脉而言，脉紧为肠痈初起正邪交争之象，若肠痈化脓，邪毒壅盛，则“脉洪数”也。

【简释】

本条承上条论述肠痈脓未成的证治。肠痈病人，由于营血瘀结于肠中，致少腹肿痞；经脉不通，不通则痛，所以少腹拘急、拒按，按之痛及反跳痛；病在肠中，与膀胱邻近，热毒影响膀胱，可致“小便数如淋”，但膀胱无病，故曰“小便自调”，意在与淋证相鉴别；正邪相争于里，营卫失调于表，故时时发热、恶寒、自汗出；“其脉迟紧”，乃肠痈初起，郁热壅结肠中之象，故曰“脓未成，可下之”，治用大黄牡丹汤通腑泻热，凉血解毒。迟则生变，一旦热盛肉腐，痈脓已成，脉洪数者，则不可下也。

【选注】

《金匮要略心典》　肿痈，疑即肠痈之在下者。盖前之痈在小肠，而此之痈在大肠也。大肠居小肠之下，逼处膀胱，致小腹肿痞，按之即痛如淋，而实非膀胱为害，故仍小便自调也。小肠为心之合，而气通于血脉；大肠为肺之合，而气通于皮毛。故彼脉数，身无热，而此时时发热，自汗出，复恶寒也。脉迟紧者，邪暴遏而营未变；云可下者，谓可下之令其消散也。脉洪数者，毒已聚而营气腐；云不可下者，谓虽下之而亦不能消之也。大黄牡丹汤，肠痈已成、未成皆可主之，故曰：有脓当下，无脓当下血。

《金匮玉函要略述义》　按痈肿之病，不论内外诸证，其初起也，乘其未溃而夺之；其既成也，扶正气以外托。故葶苈大枣泻肺汤，肺痈逐毒之治也；桔梗汤，肺痈排脓之治也。大黄牡丹汤，肠痈逐毒之治也；薏苡附子败酱散，肠痈排脓之治也。盖疡医之方，皆莫不自此二端变化，亦即仲景之法则也。

按：大黄牡丹汤与薏苡附子败酱散均为治肠痈良方，但前者适用于脓未成证，后者适用于脓已成证。需要说明，关于大黄牡丹汤的适应证，古今注家有不同见解：一是认为本方仅适宜治肠痈脓未成者；二是认为本方对肠痈已成脓或未成脓均可应用；三是认为本方最适宜于未成脓的肠痈实热证，但也可用于有脓的实热证，却不可用于脓已成而正气虚者。根据辨证论治的原则及原文精神，以第三种见解较为切实。不过，对于肠痈脓已成者，仍当慎用攻下，以免造成阑尾穿孔，导致腹膜炎等危险病变。

【原文】

问曰：寸口脉浮①微而涩，法当②亡血，若汗出[1]。设[2]不汗者云何？答曰：若身有疮[3]，被刀斧③所伤，亡血故也。（五）

【校勘】

①脉浮：《脉经》卷八第十六无“浮”字，《金匮玉函经二注》同。

②法当：元刊本、赵刊本、俞桥本、清初本、宽政本并作“然当”，《金匮方论衍义》《金匮要略注》同。其他版本、注本作“法当”。

③刀斧：《脉经》作“刀器”。

【词解】

[1] 若汗出：“若”为表示选择关系的连词，可译为“或”“或者”。

［2］设：连词。常用在假设复句中的第一分句，可译为“假如”“如果”“假设”。

［3］若身有疮：“若”为表示假设关系的连词，可译为“如果”“假若”。“疮”即下条所说的“金疮”，为刀斧所伤。本条与下条所谓“疮”者，“创”也。《广雅·释诂四》：“创，伤也。”

【简释】

本条论述金疮出血的脉症。寸口脉表现浮微而涩，“脉浮者，里虚也”（《血痹虚劳病脉证并治》）“脉微，气夺也；脉涩，血夺也”（《医宗金鉴》）当有亡血，或汗出。假如没有汗出过多因素的话，又是因何病呢？如果身有创伤，则知被刀斧所伤而亡血之故。

【选注】

《金匮要略广注》 汗出亡阳则脉微，亡血伤阴则脉涩，微与涩皆阴脉也。设不汗而疡疮金疮，虽不亡阳而亡血，故亦见微涩之脉也，总是营卫虚衰也。

《金匮要略心典》 血与汗，皆阴也。阴亡，则血流不行而气亦无辅，故脉浮微而涩也。经云：“夺血者无汗，夺汗者无血。”兹不汗出而身有疮，则知其被刀斧所伤而亡其血，与汗出不止者，迹虽异而理则同也。

【原文】

病金疮，王不留行散[1]主之。（六）

王不留行散方：王不留行十分（八月八日采） 蒴藋细叶十分（七月七日采） 桑东南根白皮十分（三月三日采） 甘草十八分① 川椒三分②（除目及闭口，去汗） 黄芩二分 干姜二分 厚朴二分 芍药二分 右九味，桑根皮以上三味烧灰存性，勿令灰过；各别杵筛，合治之为散，服方寸匕。小疮即粉之，大疮但服之，产后亦可服。如风寒，桑根勿取之。前三物皆阴干百日。

【校勘】

①十八分：宽政本及《本草纲目》卷十六引并作“十分”。

②三分：清初本作“八分”，《金匮方论衍义》作“二分”。

【词解】

［1］王不留行散：《本草纲目》“王不留行”条云：“王不留行散，治身被刀斧伤，亡血。”

【简释】

本条论述金疮的治疗。“金疮”是指被刀斧等金属器械的创伤，亦属外科疾患。由于经脉肌肤创伤，局部气血瘀滞，故用王不留行散祛瘀活血，行气化滞。通过治疗后，营卫通行，则肌肤得其营养，金疮自能向愈。方中王不留行祛瘀活血，“主金疮，止血逐痛”（《神农本草经》），故为本方主药；蒴藋行血通经，消瘀化凝；桑白皮续绝脉、愈伤口；三味烧灰存性，取入血止血之意；黄芩、芍药清血热，川椒、干姜、厚朴温运血脉，利气行滞；甘草补中生肌，调和诸药。此方寒温相配，气血兼顾，既可外用，亦可内服。“小疮即粉之”，指损伤不大，外敷可也；“大疮”则须内服；“产后亦可服”者，取其行瘀止血，行气活血之功。风寒去桑皮，是嫌其过于寒凉之故。

【选注】

《金匮要略心典》 金疮，金刃所伤而成疮者。经脉斩绝，营卫沮弛，治之者必使经脉复行，营卫相贯而后已。王不留行散，则行气血和阴阳之良剂也。

《医宗金鉴》 此承上条以明其治也。金疮，谓刀斧所伤之疮也。亡血过多，经络血虚，风寒易得干之，故用王不留行散，一以止血出，一以防外邪也。小疮粉之，即外敷也。

排脓散方：枳实十六枚 芍药六分 桔梗二分 右三味，杵为散，取鸡子黄一枚，以药散与鸡黄相等，揉和令相得，饮和服之，日一服。

排脓汤方：甘草二两 桔梗三两 生姜一两 大枣十枚 右四味，以水三升，煮取一升，温服五合，日再服。

按：《金匮要略今释》：“二方皆有方无证，又不见于《千金》《外台》诸书，不知是否仲景方?”后世较少应用，有待研究。

【选注】

《金匮要略论注》 鸡子黄、芍药以和阴气，枳实合桔梗以通达周身之气，则脓自行也。人知枳实能下内气，岂知合桔梗则能利周身之气而排脓耶。

甘、桔以开提肺气，姜、枣以和中上焦之营卫，使内气通利而脓不凝也。以上两方，乃为疮痈不能散者概治之方，不独为肠痈、肿痈设也。

《金匮要略心典》　枳实苦寒，除热、破滞为君；得芍药则通血，得桔梗则利气，而尤赖鸡子黄之甘润，以为排脓、化毒之本也。

此亦行气血和营卫之剂。

【原文】

浸淫疮[1]，从口①流向四肢者[2]，可治；从四肢流来入口者[3]，不可治。（七）

浸淫疮，黄连粉主之。方未见。（八）

【校勘】

①口：《脉经》卷八第十六“口”下有“起”字。

【词解】

［1］浸淫疮：“浸淫”二字叠韵，渐渍也，渐染也。孙思邈曰：“浸淫疮者，浅搔之蔓延长不止，搔痒者，初如疥，搔之转生汁相连者是也。”（《千金要方》卷二十二第六）

［2］从口流向四肢者：《圣济总录》卷一百三十三《浸淫疮》云：“其疮自口出，流散四支者轻，毒已外出故也。”

［3］从四肢流来入口者：《圣济总录》云：“从四支反入于口则重，以毒复入于内故也。”

【简释】

以上两条论述浸淫疮的预后和治疗。浸淫疮是一种皮肤病。起病时，病灶范围很小，先痒后痛。由于分泌物浸淫皮肤，逐渐扩大，遍于全身，故称为浸淫疮。如疮从口部向四肢蔓延，离心性发展，是病邪由内向外发散，故易治；如疮从四肢流向口部，向心性发展，是病邪内攻，故病重难治。但这种预后判断，仅是从内外浅深之理的假设，不能绝对看待。本病由心火热毒所致，正如《内经》所说：“诸痛痒疮，皆属于心。”故以黄连粉泻心火、解热毒，邪去毒消，疮即可愈。

按：黄连粉方未见，古代注家多认为即黄连一味，为粉外敷之，甚者亦可内服之。

【选注】

《诸病源候论》　浸淫疮，是心家有风热，发于肌肤。初生甚小，先痒后痛而成疮。汁出侵溃肌肉，浸淫渐阔乃遍体。其疮若从口出，流散四肢者轻；若从四肢生，然后入口则重。以其渐渐增长，因名浸淫也。

《金匮要略心典》　浸淫疮，义如《脏府经络》篇中。黄连粉方未见，大意以此为湿热浸淫之病，故取黄连一味为粉粉之，苦以燥湿，寒以除热也。

《金匮要略浅注》　浸淫疮，留流不已，俗名棉花疮、杨梅疮、恶疮之类。……（黄连粉）方未见，疑即黄连一味为粉，外敷之，甚者亦内服之。诸痛疮痒，皆属于火，黄连苦寒泻心火，所以主之。余因悟一方，治杨梅疮、棉花疮等甚效。连翘、蒺藜、黄芪、金银花各三钱，当归、甘草、苦参、荆芥、防风各二钱，另用土茯苓二两，以水煮汤去滓，将此汤煮药，空心腹之，十日可愈。

小结

本篇论述了疮痈肠痈浸淫病的脉证并治。痈肿只提出了诊断方法，对于肠痈的阐述比较详细，所创制的大黄牡丹汤与薏苡附子败酱散是历代医家治疗肠痈的主方，这两个方剂用于治疗急、慢性阑尾炎，取得了显著疗效。同时本篇指出，病金疮用王不留行散主治；浸淫疮用黄连粉主治。此外，还附有排脓散、排脓汤两方。

趺蹶手指臂肿转筋阴狐疝蛔虫病脉证治第十九

论一首　脉证一条　方四条

本篇是把未曾归入以前各篇的病证一并讨论。

全篇共8条原文，第1~4条分别论述趺蹶、手指臂肿、转筋、阴狐疝等四种病的证治，第5~8条则重点论述蛔虫病证治。

【原文】

师曰：病趺蹶[1]，其人但能前，不能却[2]，刺腨[3]入二寸，此太阳经伤也。（一）

【词解】

［1］趺蹶：有两种解释：①“趺”同“跗”；“蹶”，《说文解字》曰：“僵也”。趺蹶是一种足背强直，不便行动的疾病。②《医宗金鉴》本“趺”作“跌”。“跌蹶”谐声同义。《文选·射雉赋》善注引贾逵：“蹶，走也。”《尔雅·释诂》郭注：“蹶，摇动。”趺蹶即走而摇动。下文“但能前，不能却”正是对“趺厥”的描绘。

［2］却：后退。

［3］腨（shuàn）：胫肉，即小腿肚子。

【简释】

本条论述趺蹶的证治。病者脚背僵直，后跟不能落地，但能前行不能后退，此足太阳经筋受伤，牵引不利之故，可刺足太阳经承山穴以舒缓筋脉。

按：本条所述趺蹶症状，颇似中风后遗症下肢行动不便之状。

【选注】

《金匮要略论注》　人身阳明脉络在前，太阳脉在后，故阳明气旺无病，则能前步；太阳气旺无病，则能后移。今倾跌之后，致蹶而不能如平人，能前步不能后却，必须刺腨肠入二寸者，盖腨肠者，太阳脉之所过，邪聚于太阳脉之合阳承筋间，故必刺而泻之，谓伤止在太阳经也。然太阳经甚多，而必刺腨肠者，盖腨肠即小腿肚，本属阳明，太阳脉过此，故刺之，使太阳与阳明之气相通，则前后如意耳。

《金匮玉函经二注》 腨，名承筋，在上股起肉处，脚跟上七寸，腨之中陷者是。法不可刺，或刺转深，遂伤其经，以致前而不能却，此仲景自注已详。

《金匮要略心典》 人身经络，阳明行身之前，太阳行身之后，太阳伤，故不能却也。太阳之脉，下贯腨内，刺之所以和利其经脉也。䏶，足肚也。

按：本条有两种解释：一说认为其病由趺而蹶，治以刺腨入二寸，如《金匮要略论注》所述；一说认为由"刺腨入二寸"，伤及太阳经，遂致"趺蹶"，如《金匮补注》所述。事实上，针刺承山等穴，确可治疗步履艰难之证。

【原文】

病人常以[1]手指臂肿动，此①人身体瞤瞤[2]者，藜芦甘草汤主之。（二）

藜芦甘草汤方：未见。

【校勘】

①此：《金匮玉函经二注》作"其"字。

【词解】

［1］常以："以"，当解作"有"。《楚辞·九辩》："君之门以九重。"

［2］瞤瞤：颤抖的样子，即肉动貌。

【简释】

本条是论述手指臂肿动的证治。病人手指部和臂部时常有肿胀颤动，或身体某一部分的肌肉亦有跳动感，前人尝谓风盛则动，痰盛则肿，可知本证是因风痰阻于经络所致。"藜芦能吐风痰，甘草能安中气，故主之。"（《金匮要略论注》）

按：藜芦甘草汤方未见，但从二药的功效来推测，本方是属于涌吐剂，运用这种方法，吐去风痰，则上述诸症自愈。目前对此种病证，常用导痰汤或指迷茯苓丸，效果亦佳。

【选注】

《金匮要略论注》 人身四肢属脾，然肌肉之气统于阳明。但足属足阳明，手属手阳明，若手指臂常肿动，乃手阳明有痰气壅闭，更身体瞤瞤，是肌肉间阳明之气不运，而肌肉肿动也。藜芦能吐风痰，甘草能安中气，故主之。全方未见，故阙。

《金匮要略心典》 湿痰凝滞关节则肿，风邪袭伤经络则动。手指臂肿动，身体瞤瞤者，风痰在膈，攻走肢体。陈无择（宋代医家，著《三因方》）所谓痰涎留在胸膈上下，变生诸病，手足项背，牵引钓痛，走易不定者是也。藜芦吐上膈风痰，甘草亦能取吐，方未见，然大略是涌剂耳。李氏

【原文】

转筋之为病，其人臂脚直[1]，脉上下行[2]，微弦。转筋入腹者[3]，鸡屎白散主之。（三）

鸡屎白散方：鸡屎白① 右一味，为散，取方寸匕，以水六合，和，温服②。

【校勘】

①鸡屎白：药量缺。据《圣济总录》卷四十《霍乱转筋》鸡白汤方有“炒，一两”三字。

②和，温服：《肘后方》《外台秘要》均作“煮三沸，顿服之，勿令病者知之”。

【词解】

［1］臂脚直：《诸病源候论》卷二十二《霍乱转筋候》云：“冷搏于筋，则筋为之转。冷入于足之三阴三阳，则脚筋转；入于手之三阴三阳，则手筋转。随冷所入之筋，筋则转。转者，皆由邪冷之气，击动其筋而移转也。”可知“臂脚直”即指四肢转筋，转筋则有强直之感。

［2］脉上下行：即第二篇所谓“痉脉，按之紧如弦，直上下行”之意。李彣曰：“上下行者，脉来搏指，不和柔也。”

［3］转筋入腹者：痉挛疼痛牵引小腹。

【简释】

本条论述转筋的证治。转筋，是一种四肢拘挛作痛的病证，所以脉象也见劲急强直，全无柔和之象，与痉病的脉“直上下行”相同。转筋的部位，一般多见于下肢，严重时其痉挛牵引小腹部作痛，称为转筋入腹，可用鸡屎白散治之。鸡屎白性寒下气，通利二便。可知本条所述转筋是由于湿浊化热伤阴所致，泻其致病之因，转筋亦随之而愈。

按：“转筋”之成因，常见于霍乱吐泻严重，体液耗损太多者。后世王孟英用蚕矢汤治热性霍乱转筋，即受本方的启发。若为寒性霍乱，吐下过多，体液消耗，阳气亡失，不能煦养筋脉致成本证者，须用通脉四逆汤、白通汤等急救回阳，不得误用本方。

【选注】

《金匮要略方论本义》　转筋之为病，风寒外袭，而下部虚热也。其人臂脚直，脉上下行微弦。弦者即紧也，风寒入而隧道空虚也；直上下行，全无和缓之象，风寒入而变热，热耗其营血，而脉遂直劲也。转筋本在脂中，乃有上连少腹入腹中者，邪热上行，由肢股而入腹里，病之甚者也。主之以鸡屎白散，《本草》谓其利便破淋，且善走下焦，入至阴之分，以之瘳转筋，大约不出泄热之意耳。然此治其标病，转筋止，而其本病又当别图补虚清热之方矣。

《金匮要略心典》　肝主筋，上应风气，肝病生风，则为转筋，其人臂脚直，脉上下行，微弦。经云“诸暴强直，皆属于风”也。转筋入腹者，脾土虚而肝木乘之也。鸡为木畜，其屎反利脾气，故取治是病，且以类相求，则尤易入也。

【原文】

阴狐疝气者，偏有小大，时时上下，蜘蛛散主之。（四）

蜘蛛散方：蜘蛛十四枚（熬焦）　桂枝半两　右二味，为散，取八分一匕，饮和服，日再服。蜜丸亦可。

【简释】

本条论述狐疝的证治。阴狐疝气，简称狐疝，是一种阴囊偏大偏小，时上时下的病证。这种疝气，当平卧时缩入腹内，起立走动时则坠入阴囊，有的感觉痛胀，有的仅感重坠。治用蜘蛛散，方中蜘蛛有破结通利作用，配以桂枝通阳化气。但蜘蛛有毒性，应用时宜慎重。后世对本证常用疏肝理气药，如川楝子、延胡索、木香、茴香、香附、乌药之类，亦有一定效果。

【选注】

《**金匮要略心典**》 阴狐疝气者，寒湿袭阴而睾丸受病，或左或右，大小不同，或上或下，出没无时，故名狐疝。蜘蛛有毒，服之能令人利，合桂枝辛温，入阴而逐其寒湿之气也。

《**医宗金鉴**》 偏有大小，谓睾丸左右有大小也。时时上下，谓睾丸入腹，时出时入也。疝，厥阴之病也，以与狐情状相类，故名之。主之蜘蛛散，入肝以治少腹拘急而痛也。

【原文】

问曰：病腹痛有虫，其脉何以别之？师曰：腹中痛，其脉当沉若弦，反洪大①，故有蛔虫[1]。（五）

【校勘】

①反洪大：《诸病源候论》卷十八《蚘虫候》“反”上有“今”字。

【词解】

［1］故有蛔虫：“蛔”，原文作“蚘”，乃“蛕”之重文，今作“蛔”，下皆写作“蛔”。《说文·虫部》：“蛕，腹中长虫也。”“蛕”之言回也，谓其回转宛屈也。

【简释】

本条论述蛔虫腹痛的脉象。蛔虫病的主要症状是腹痛，但腹痛一症，又为多种疾病所共有，必须从各方面加以鉴别。腹痛如因阳虚脏寒，脉当沉弦；现脉反洪大，全身不见热象，就须考虑为蛔虫腹痛。

按：必须指出，临床上不能仅凭脉象诊断蛔虫病，且蛔虫腹痛应具有以下两条所述之特点，并应参照面有虫斑、睡中龂齿、食欲减退或亢进、消化不良、大便不调，或出荨麻疹、皮肤瘙痒等见症，方能作出正确诊断。

【选注】

《**金匮要略论注**》 腹痛不必皆有虫，因虫而痛亦有之，其初时，当必凭脉以别之，故谓腹痛概由寒触其正，所谓邪正相搏，即为寒疝也。寒则为阴，脉必沉；卫气必结，故弦；乃洪大，是反得阳脉；脉不应病，非因外矣，故曰有蛔虫。然未详蛔虫本证之痛状，此段单重在辨脉也。

《金匮要略心典》 腹痛脉多伏，阳气内闭也；或弦者，邪气入中也；若脉洪大，则非正气与外邪为病，乃蛔动而气厥也。然必兼有吐涎心痛等证，如下条所云，乃无疑耳。

【原文】

蛔虫之为病，令人吐涎、心痛，发作有时，毒药不止，甘草粉蜜汤主之。（六）

甘草粉蜜汤方：甘草二两　粉一两　蜜四两　右三味，以水三升，先煮甘草，取二升，去滓，内粉、蜜，搅令和，煎如薄粥，温服一升，差即止。

【简释】

本条论述蛔虫病的证治。吐涎是吐出清水，心痛是指上腹部疼痛。由于蛔动则痛作，蛔静则痛止，所以发作有时。这是蛔虫病心腹痛的特点。

按：关于甘草粉蜜汤中“粉”为何物，古今注家、学者有两种认识：一种认为，方中的粉是铅粉。毒药不止，是说蛔虫病已用过一般杀虫药不应，所以用铅粉峻药杀虫，与甘草、白蜜同服，诱使虫食，甘味既尽，毒性旋发，而虫患乃除，但铅粉毒性甚剧，不宜多服，故方后云“差即止”；另一种认为，方中的粉是一般米粉，认为本证已经用过毒药而痛不止，故不能再用，所以用甘草粉蜜汤，方中的甘草、粉、蜜不是杀虫之药，仅有安蛔缓痛，解毒和胃的作用。上述两种解释谁是谁非，尚难定论。秦伯未先生在50年代后期亦参加“对甘草粉蜜汤中‘粉’的讨论”（《秦伯未医文集》），通过充分论证，“认为本方的粉应作铅粉”。古今主张用铅粉者虽有一定理由，但铅粉内服，用量要适当，以防中毒致害。

【选注】

《金匮方论衍义》 夫饮食入胃，胃中有热则虫动，虫动则胃缓，胃缓则廉泉开，故吐涎；蛔上入膈，故心痛；蛔闻食臭出，得食则安，故发作有时也。毒药不止者，蛔恶之不食也。蛔喜甘，故用甘草、蜜之甘，随所欲而攻之；胡粉甘寒，主杀三虫，蛔得甘则头向上而喜食，食之即死，此反佐以取之也。

《**金匮要略论注**》 此论蛔病之不因脏寒者也。故其证独心痛吐涎而不吐蛔；然其痛发作有时，谓不恒痛也，则与虚寒之绵绵而痛者异矣。毒药不止，则必治气治血，攻寒逐积之药，俱不应矣，故以甘草粉蜜主之。白粉杀虫，蜜与甘草既以和胃，又以诱蛔也。

《**金匮要略心典**》 吐涎，吐出清水也；心痛，痛如咬啮，时时上下是也；发作有时者，蛔饱而静则痛立止，蛔饥求食，则痛复发也。毒药，即锡粉、雷丸等杀虫之药。毒药者，折（损之，杀之）之以其所恶也；甘草粉蜜汤者，诱之以其所喜也。白粉即铅白粉，能杀三虫，而杂于甘草、白蜜之中，诱使虫食，甘味既尽，毒性旋发，而虫患乃除，此医药之变诈也。

《**金匮玉函要略辑义**》 案粉，诸注以为铅粉，尤云：诱使虫食，甘味既尽，毒性旋发，而虫患乃除，此医药之变诈也，此解甚巧。然古单称粉者，米粉也。释名云：粉，分也，研米使分散也。说文：粉，傅面者也。徐曰：古傅面，亦用米粉。《伤寒论》猪肤汤，所用白粉，亦米粉耳。故万氏《保命歌括》载本方云：治虫啮心痛，毒药不止者，粉，乃用粳米粉。而《千金要方》诸书，藉（凭借，依靠）以治药毒，并不用铅粉，盖此方非杀虫之剂，乃不过用甘平安胃之品，而使蛔安。应验之于患者，始知其妙而已。

【原文】

蛔厥者，当①吐蛔，今病者静而复时烦②，此为脏寒③[1]，蛔上入④膈，故烦，须臾复止，得食而呕，又烦者，蛔闻食臭[2]出，其人当⑤自吐蛔。（七）

蛔厥者，乌梅丸主之。（八）

乌梅丸方：乌梅三百个　细辛六两　附子六两（炮）　黄连一斤　当归四两　黄柏六两　桂枝六两　人参六两　干姜十两　川椒⑥四两（去汗）

右十味，异捣筛，合治之，以苦酒渍乌梅一宿，去核，蒸之五升⑦米下，饭熟捣成泥，和药令相得，内臼中，与蜜杵二千下，丸如梧子大，先食饮服十丸，日三服，稍加至二十丸。禁生冷滑臭等食⑧。

【校勘】

①当：《伤寒论》第338条“当”前有“其人”二字。

②烦：《伤寒论》第338条“烦”后有“者”字。

③此为脏寒：吴谦曰：“‘此’字，当是‘非’字，若是‘此’字，即脏厥，与辨蛔厥之义不属。”

④入：《伤寒论》第338条“入”后有“其”字。
⑤当：《伤寒论》第338条“当”作“常”。
⑥川椒：《伤寒论》第338条“川椒”作“蜀椒”。
⑦升：《伤寒论》第338条“升”作“斗”。
⑧禁生冷滑臭等食：《伤寒论》第338条作“禁生冷、滑物、臭食等”。

【词解】

［1］脏寒：应理解为“肠寒”。
［2］食臭：指食物的气味。

【简释】

以上两条论述蛔厥病的证治。蛔厥病的主要症状是吐蛔，心腹痛剧，吐涎沫，得食则吐，烦躁不安，手足厥冷，有发作性。这是由于蛔虫寄生在肠中，喜温而恶寒，如果肠寒，不适于蛔虫的生存，因而蛔动不安，上扰胸膈所致的证候。治用乌梅丸。关于本方之方义，尤在泾结合古人的认识分析说：“按古云，蛔得甘则动，得苦则安。又曰，蛔闻酸则静，得辛热则止。故以乌梅之酸，连、柏之苦，姜、辛、归、附、椒、桂之辛，以安蛔温脏而止其厥逆；加人参者，以蛔动中虚，故以之安中而止吐，且以御冷热诸药之悍耳。”（《伤寒贯珠集》）《内台方议》说：“苦酒（醋）渍乌梅，同气相求，蒸之米下，资其谷气，蜜丸，少与而渐加之，缓则治其本也。”

按：以上两条与《伤寒论》第338条所述类同，详如“校勘”。但第338条“蛔厥者”之前有“伤寒，脉微而厥，至七八日肤冷，其人躁无暂安时者，此为脏厥，非蛔厥也”等文字。而《伤寒论》把“蛔厥者，乌梅丸主之”。连接在“其人常自吐蛔”之后，且于“乌梅丸主之”之后尚有“又主久利”。方药用量及制丸法同。

丰富的临床资料表明，乌梅丸不仅是治疗蛔厥的主方，而且对于内、外、妇、儿等多种疾病表现为寒热错杂、虚实并见者，均有良效。

【选注】

《金匮要略论注》 蛔虫之为病，脏寒、脏燥，皆能使之不安。故上条粉、蜜、甘草，乃杀虫与润燥之方也。若蚘厥，厥者，逆也，此与脏厥相类，脏厥由无阳，蛔厥亦因脏寒，不能自安而上入。但邪有浅深，故脏厥则烦无暂安，蛔厥则须臾得止，故首言当吐蛔，以见因寒而蛔不安，致蛔上入膈，非无蛔而竟烦之比也。惟因蛔则动静不常，故既烦复止，及复食而呕且烦者，闻食臭而蛔欲得食，则更上而吐出也。其原由寒，故类聚辛热以温之，监以黄柏，而加乌梅、黄连以安其蛔，参归以补其虚也。

《**金匮要略心典**》　蛔厥，蛔动而厥，心痛、吐涎、手足冷也。蛔动而上逆，则当吐蛔；蛔暂安而复动，则病亦静而复时烦也。然蛔之所以时安而时上者何也？虫性喜温，脏寒则虫不安而上膈；虫喜得食，脏虚则蛔复上而求食。故以人参、姜、附之属，益虚温胃为主，而以乌梅、椒、连之属，苦酸辛气味，以折其上入之势也。

《**医宗金鉴**》　蛔厥者，谓蛔痛手足厥冷也。若脏寒痛厥，则不吐蛔。此蛔厥、脏寒之所由分也。静而时烦，乃蚘上入其膈，故烦；须臾复止，得食又吐又烦，是蛔闻食臭出故也。主之乌梅丸者，以蛔得酸则静，得辛则伏，得苦则下，方中大酸、大辛、大苦，信为治虫之要剂也。

小结

本篇论述了趺蹶手指臂肿转筋阴狐疝蛔虫病脉证治。所述五种病证，趺蹶一证，有论无方，治法亦不详明。手指臂肿证候不详，方中之药亦不详。转筋用鸡屎白散，该散治热性霍乱转筋及痉病（破伤风）有效。治阴狐疝以蜘蛛散，确有效验，有研究价值。对蛔虫病论述较详，所出方治，甘草粉蜜汤主治蛔虫心痛；乌梅丸主治蛔厥，效果显著。

妇人妊娠病脉证并治第二十

证三条　方八首

本篇论述妇人妊娠病的证治。全篇虽仅 11 条，但对妊娠期间的常见病，都作了简要论述，并创立了卓有疗效的方法，为后世诊治妊娠病奠定了基础。

第 1 条论妊娠的早期证治，第 2 条论妊娠宿有癥病的证治，第 6 条论妊娠呕吐证治，第 3，5 条论妊娠腹痛证治，第 4 条论妊娠下血证治，第 7，8 条论妊娠小便不利证治，第 9，10 条论胎动不安等的证治，第 11 条则论养胎。

《兰台轨范》："妇人一切外感内伤等症，与男子同，无庸另立治法。惟经、带、胎、产、癥瘕等疾，病变多端，必从调经、种子等法，探本索源而后可施用。今因《金匮要略》有治妇人方论一卷，故亦略载妇人常用之方数十首，至其全体，仍当取唐宗以来专门之书详考之。"

【原文】

师曰：妇人①得平脉[1]，阴脉小弱[2]，其人渴，不能食，无寒热，名妊娠，桂枝汤主之。方见下利中。于法②六十日当有此证③[3]，设有医治逆者，却一月加吐下者，则绝之[4]。(一)

【校勘】

①妇人：《脉经》卷九第二"妇人"上有"脉之"二字。

②于法：《脉经》无"法"字。

③当有此证：《脉经》作"当有娠"。

【词解】

[1] 平脉：即平和无病之脉。

[2] 阴脉小弱：指尺脉细弱或脉象沉取细弱。

[3] 当有此证：程门雪曰："妊娠二月最常见者，莫如恶阻，则呕吐、喜酸、恶食是也。……女子以肝为先天，受胎之后，血养胎而不涵木，肝体亏则肝用强，犯胃则呕，胃受克则恶食，肝体虚，求助于外则喜酸，孕则经停，

经停之后，精华则养胎元，其中浊气无从发泄，乘肝之逆而犯于胃，胃虚正不胜邪，则呕吐作矣。”

［4］则绝之：可有三种解释：①禁绝误治之药；②谢绝医药，因为妊娠恶阻可不治自愈；③加以治疗，杜绝病根。这三种见解详见“选注”，当结合临床酌情取舍。

【简释】

本条论述妊娠早期的诊治及误治的处理。妇人妊娠之初多脉象平和如常人，而阴脉小弱，此非妊娠常脉，多见于体弱或习惯性漏胎者；由于妊娠呕吐，伤耗津液，故其人渴；不能食是指厌食（但喜酸食或辛辣之物），或因吐而不能进食；妊娠之后，机体代谢发生变化，或感微热（体温稍高）、体倦等，似外感而非外感，知病不属表证，故曰“无寒热”，以示鉴别。综上所述，并确认其月经不再按期来潮，便可诊断为“妊娠”，可用桂枝汤以调和之。一般妊娠两个月为恶阻较严重之期，故“于法六十日当有此证”，若不知为妊娠恶阻而误治，势必损伤正气，则应立即停止错误治法。《金匮要略心典》引娄全善云：“尝治一二妇恶阻病吐，前医愈治愈吐，因思仲景‘绝之’之旨，以炒糯米汤代茶，止药月余渐安。”

按：妊娠初期，并无寒热外感，却用桂枝汤治疗，这与《伤寒论》用法不同。须知桂枝汤作用很广，外感用此，可以解肌调和营卫；杂病用此，又能化气调和阴阳。还需要明确，桂枝汤只适用于妊娠初期胃气虚弱者；若恶阻因胃热者，则不适合。

“阴脉小弱”一句，《金匮要略心典》解释为：“初时胎气未盛，而阴方受蚀，故阴脉比阳脉小弱。”但临床上总以滑脉为妊娠常脉，故《素问·平人气象论》说：“妇人手少阴（新校正云：“按全元起本作‘足少阴’。”）脉动甚者，妊子也。”《千金要方》谓“三月而尺数”。所谓“动”“数”皆滑脉之类也。3个月以上则滑动之脉更加典型。

【选注】

《金匮方论衍义》　妇人平脉者，言其无病脉也。阴脉小弱，其营气不足耳。凡感邪而营气不足者，则必恶寒发热，不妨于食；今无寒热，妨于食，是知妊娠矣。夫妊娠者，血聚气搏，经水不行，至六十日始凝成胚，斯时也。气血化于下，若营气不足，卫不独行，壅实中焦而不能食，于是津液少布，其人渴，故用桂枝汤益营和卫。设有医以他治，则更一月当化胎。若加吐下，复损其营，土亦失其养育，条芩、白术可也，芎、归可也，参、芪可也。但要益营生津，和中下二焦而已。

《**金匮要略心典**》　平脉，脉无病也，即《内经》身有病而无邪脉之意。阴脉小弱者，初时胎气未盛，而阴方受蚀，故阴脉比阳脉小弱。至三四月，经血久蓄，阴脉始强，《内经》所谓手少阴脉动者好子，《千金要方》所谓三月尺脉数是也。其人渴，妊子者内多热也。一作呕亦通。今妊妇二、三月，往往恶阻不能食是也。无寒热者，无邪气也。夫脉无故而身有病，而又非寒热邪气，则无可施治，惟宜桂枝汤和调阴阳而已。徐氏云：桂枝汤外证得之，为解肌和营卫；内证得之，为化气调阴阳也。六十日当有此证者，谓妊娠两月，正当恶阻之时，设不知而妄治，则病气反增，正气反损，而呕泻有加矣。绝之谓禁绝其医药也。娄全善云：尝治一二妇恶阻病吐，前医愈治愈吐，因思仲景“绝之”之旨，以炒糯米汤代茶，止药月余渐安。

《**医宗金鉴**》　妇人经断得平脉，无寒热，即内外无病，其人渴，不能食，乃妊娠恶阻之渐也。故阴脉虽小弱，亦可断为有孕。但恶阻，于法六十日当有此证，设医不知是孕，而治逆其法，却一月即有此证也。若更加吐下者，则宜绝止医药，听其自愈可也。然脉平无寒热用桂枝汤，与妊娠渴不能食者不合，且文义断续不纯，其中必有脱简。

《**金匮悬解**》　妇人得和平之脉，而尺脉小弱，其人渴，不能食，外无寒热表证，是名妊娠。《难经》：命门者，诸精神之所舍，元气之所系也。男子以藏精，女子以系胞。盖子宫者，少阴肾之位也，故脉见于尺；胎之初结，气血凝塞，不见流溢，故脉形小弱；胎妊方成，中气塞满，胃逆不降，故恶心呕吐，不能甘食；胃逆则金火皆升，是以发渴。桂枝汤，甘草、大枣补其脾精，桂枝、芍药调其肝血，生姜降逆止呕，妊娠初治之良法也。于妊娠之法，六十日间当有此证，设有医治之逆者，却一月之内而见此证，加以吐下，此中气之败，不关胎故，则调燮中气，绝其病本也。

【原文】

妇人宿有癥病[1]，经断未及三月，而得漏下不止，胎动在脐上者，为癥痼害。妊娠①六月动者，前三月经水利时，胎也。下血者，后断三月衃[2]也。所以血②不止者，其癥不去故也，当下[3]其癥，桂枝茯苓丸主之。（二）

桂枝茯苓丸方：桂枝　茯苓　牡丹（去心）③　芍药　桃仁（去皮尖，熬）各等分　右五味，末之，炼蜜为丸，如兔屎大，每日食前服一丸。不知，加至三丸。

【校勘】

①妇人……妊娠：《脉经》从“妇人”至“妊娠”三十字，作“妇人妊娠，经断三月而得漏下，下血四十日不止，欲胎动，在于脐上，此为妊娠”。

②血：《脉经》卷九第二“血”上有“下”字。

③去心：《金匮要略直解》《金匮玉函经二注》《金匮要略心典》《金匮要略正义》并无此二字。

【词解】

［1］宿有癥病：指旧有癥积之病。《广韵·一屋》：“宿，素也。”“癥”，即腹中积有病块。

［2］衃（pēi）：《说文解字》：“衃，凝血也。”《素问·五脏生成论》王注：“衃血，败恶凝聚之血，色赤黑。”

［3］当下：即“当去”' 与上“不去”对文。《广韵·三十五马》：“下，去也。”

【简释】

本条论述癥病的证治及癥病与妊娠的鉴别。经停未及三月而漏下不止，一般要考虑是否胎漏。若为妊娠三月，宫体未出骨盆不会感到胎动，更不可能“胎动在脐上”，今动在脐上，可能为较大之癥瘕阻碍气机，气机不畅而致悸动，实非妊娠之胎动，足以鉴别，故曰“为癥痼害”。若停经前的三个月经水如期来潮，而已停经六个月而感到胎动者，即妊娠胎动。如果停经后淋漓下血不止达三个月者，属癥瘕瘀血为病。是此妇人宿有癥病，用桂枝茯苓丸以下其癥。方中桂枝温通血脉，牡丹皮、芍药、桃仁活血化瘀，茯苓健脾渗湿。诸药炼蜜为丸，小量服用，寓有下癥而不伤胎之意。

按：本条较费解，《医宗金鉴》怀疑“此条文义不纯，其中必有阙文，姑存其理可也”。古今注家对本条有不同解释，笔者联系临床，作如上解释，供大家讨论。

本条所述桂枝茯苓丸除治疗癥病下血外，也可用于治疗瘀血所致的各种妇科病及其他各科疾病。

【选注】

《金匮要略方论本义》 此言误以妊娠为疾病，又误治之过也。虽有妊娠自妊娠，而疾病自疾病，俱在其人腹中难辨者，又何以明之？如妇人素有癥病，旧血积聚之邪也，忽而经断未及三月，即上条六十日以上见渴不能食证之候也。又忽而经血至，且得漏下不止之证，以为胎堕乎？胎固在腹中，但动而不安，有欲堕之机矣，是癥之为病，而累及于胎者。如癥在脐下，邪居于下，可以随血漏而癥散，止漏安胎，病去胎全矣。如癥在脐上，邪居于上，虽血漏不止，而癥自沉痼，名曰癥痼。势必令胎中之气血先随血漏而坠，所以可决其害将及于妊娠也。此就宿血积聚居于胎之上下，以卜血漏不止，有无干碍妊娠之义也。再或妊娠六月矣，胎忽动者，此亦宿血痼癥所致，又当明辨其孰为正胎，孰为癥邪而治之。前三月之间，经水顺利，得其正道，无胎应行即行，有胎应止即止，此胎之正也。至三月以后，邪癥为患，忽而漏血不止，此血非关胎血，乃断经之后，三月之血，闭而未行，于邪癥之所在，必加添积聚，成为血衃，所以漏下不止，而自与胎不相涉也，惟久久不止，方害及于胎耳。血不止而痼癥不去，必累害于胎，故曰当下其癥。癥自下而胎自存，所谓有故无殒者，即此义也。主之以桂枝茯苓丸下癥，全无猛利之象，为邪癥计，何非为胎计乎。明引则凡有胎而兼患积聚之邪者，可以推用其法也。又曰：胎与衃之辨，当于血未断之前三月求之，前三月经水顺利，则经断必是胎；前三月有曾经下血者，则经断必成衃。

《金匮要略心典》　癥，旧血所积，为宿病也。癥痼害者，宿病之气，害其胎气也。于法，妊娠六月，其胎当动，今未三月，胎不当动而忽动者，特以癥痼害之之故。是六月动者胎之常，三月动者胎之变也。夫癥病之人，其经月当不利，经不利则不能受胎。兹前三月经水适利，胞宫净而可结矣。胎结故经断不复下，乃未三月而衃血仍下，亦以癥痼害之之故；是血留养胎者其常，血下不止者其变也。要之，其癥不去，则血必不守，血不守，则胎终不安，故曰当下其癥。桂枝茯苓丸下癥之力颇轻且缓，盖恐峻厉之药，将并伤其胎气也。

《医宗金鉴》　经断有孕，名曰妊娠。妊娠下血，则为漏下。妇人宿有癥痼之疾而育胎者，未及三月而得漏下，下血不止，胎动不安者，此为癥痼害之也；已及六月而得漏下，下血，胎动不安者，此亦癥痼害之也。然有血衃成块者，以前三月经虽断，血未盛，胎尚弱，未可下其癥痼也。后三月血成衃，胎已强，故主之桂枝茯苓丸，当下其癥痼也。此示人妊娠有病当攻病之义也。此条文义不纯，其中必有阙文，姑存其理可也。

【原文】

妇人怀娠六七月，脉弦发热，其胎愈胀，腹痛恶寒者，少腹如扇①[1]，所以然者，子脏[2]开故也，当以附子汤温其脏。方未见。（三）

【校勘】

①少腹如扇：《脉经》卷九第三作“小腹如扇之状”。

【词解】

［1］少腹如扇：谓少腹阵阵作冷，像用扇子扇的一样。徐大椿说此句“形容恶寒之盛”。“扇”当读“煽”（shān）。

［2］子脏：即子宫。

【简释】

本条论述妊娠阳虚寒盛腹痛的证治。妊娠至六七月时，其脉当滑，今见脉弦发热，腹痛恶寒，并自觉胎胀，少腹作冷像用扇子扇的一样，这是阳虚寒盛，阴寒侵犯胞胎之故。治当温阳祛寒，暖宫安胎，宜用附子汤。

按：附子汤方未见，前人注解，皆谓可用《伤寒论》附子汤（炮附子二枚，茯苓、芍药各三两，白术四两，人参二两）。古人认为附子有坠胎之弊，而阳虚又必须用此，应辨证精确，方可使用。关于如何正确运用附子，周连三先生说得好：“此方为温阳峻剂，附子又为有毒之品，妊娠三四月时要慎用。仲景在妊娠六七月时用附子是因为胎元已成，此时用附子则无坠胎之弊，何况胞宫虚寒，失于温煦，有是证则用是药，有故无殒也。其辨证须严格掌握，主要有腹痛发冷，入夜痛甚，喜按喜暖，小便清长，恶寒身倦，胎胀脉弦，舌淡苔白多津等症，方可以用本方加减施治。附子乃扶阳止痛之佳品也。”（《中医杂志》1981；11：39）

【选注】

《张氏医通》　妊娠脉弦为虚寒，虚阳外散故发热，阴寒内逆故胎胀。腹痛恶寒者，其内无阳，子脏不能司闭藏之令，故阴中觉寒气习习如扇也。用附子汤以温其脏，则胎自安。世人皆以附子为堕胎百药长，仲景独以为安胎圣药，非神而明之，莫敢轻试也。

《金匮要略方论本义》　妇人怀孕六七月矣，脉弦发热，其胎愈暴胀大，而里腹痛，表恶寒，无乃类于内怀胎孕，外感风寒乎？但外感风寒之为病，脉可浮缓浮紧而不弦，即内伤冷湿之为病，腹痛满而胎不致暴胀，且外感风寒之恶寒，在背而不在少腹，今恶寒乃在少腹，少腹如扇，畏憎风寒极矣。师为明其所以然者，子脏开也。肾主开合，命门火衰，气散能开而不能合，在二便则为下脱，妇人子脏之开，亦此理也。急温脏回阳以救胎，法当附子汤。用附子而佐以参、术，固气安胎，洵善治也。

《金匮要略心典》 脉弦发热，有似表邪，而乃身不痛而腹反痛，背不恶寒而腹反恶寒，甚至少腹阵阵作冷，若或扇之者然。所以然者，子脏开不能合，而风冷之气乘之也。夫脏开风入，其阴内胜，则其脉弦为阴气，而发热且为格阳矣。胎胀者，胎热则消、寒则胀也。附子汤方未见，然温里散寒之意，概可推矣。

【原文】

师曰：妇人有漏下[1]者，有半产①[2]后因续下血都不绝者，有妊娠下血[3]者，假令妊娠腹中痛，为胞阻[4]，胶艾汤主之。(四)

胶艾汤方：一方加干姜一两。胡氏治妇人胞动，无干姜。 芎䓖 阿胶 甘草各二两 艾叶 当归各三两 芍药四两 干地黄② 右七味，以水五升，清酒三升，合煮取三升，去滓，内胶③，令消尽，温服一升，日三服。不差[5]，更作。

【校勘】

①半产：《脉经》卷九第二作“中生”。

②干地黄：无分量。宽保本作“六两”，《金匮要略论注》《金匮玉函经二注》《金匮要略心典》并同；《千金要方》卷二《下血》第七作“四两”；《金匮要略广注》作“三两”。

③内胶：《千金要方》此下有“更上火”三字。

【词解】

[1] 漏下：指妇人不在行经期间而阴道内持续下血，淋漓不断者。若阴道内大量出血，来势骤急者，称为“崩中”。《济生方》说：“崩漏之病，本乎一证，轻者谓之漏下，甚者谓之崩中。”若“妇人经行之后，淋漓不止，名曰经漏；经血忽然大下不止，名曰经崩。”(《医宗金鉴·妇科心法要诀》)

[2] 半产：亦称“小产”，指妊娠3个月以上，胎儿已经成形而流产。古人对“半产”的时间概念不同，程林曰：“半产者，以四五月堕胎。”吴谦曰：“五六月堕胎者，谓之半产。”

[3] 妊娠下血：后世称之为“漏胞”“胞漏”“胎漏”，即今之所谓“先兆流产”。

[4] 假令妊娠腹中痛，为胞阻：“假令”二字，是承上文而言，谓假使

妊娠期间出现腹中痛，此为胞脉阻滞所致，需尽早调治。若痛久不止，痛势日甚，也可发展为“妊娠下血”，甚至“半产”。

［5］不差：《广韵·十五卦》：“差，病除也。”可知“差”即“瘥”义。二者为古今字。如《大医精诚》：“偶然治差一病，则昂首戴面，而有自许之貌。”

【简释】

本条论述妇人三种下血的证治。妇人下血，常见三种病情：一为经水淋漓不断的漏下；一为半产后继续下血不止；一为妊娠下血而不由于癥积者。这些下血，虽有不同，但病机“皆冲任脉虚，而阴气不能内守也。是惟胶艾汤为能补而固之。”（《金匮要略心典》）方中地、芍、归、芎养血和血，阿胶养胎止血，艾叶温经暖胞，甘草调和诸药，清酒以“行药势”。合而用之，可以和血止血，暖宫调经。假如妊娠期间出现腹中痛，此为胞脉阻滞所致。若胞阻因“血少而气不行”（《金匮要略心典》）者，亦可用胶艾汤治之。

按：从本条原文所述，三种妇人下血证皆以胶艾汤治之，实乃“异病同治”之范例。从文摘资料可知，胶艾汤确实是治疗妇人下血虚证的祖方，原方应用，或随证加减，疗效显著。此方还可以治疗原方所述之外的下血症，如笔者曾治疗一例30多岁的患者，每于夫妻同房时则阴道内疼痛，同房后阴道少量出血，因而惧怕同房，以致夫妻不睦。用胶艾汤治之，三剂不再出血，真是妙不可言。

【选注】

《诸病源候论》 漏胞者，谓妊娠数月，而经水时下，此由冲脉、任脉虚，不能约制太阳、少阴之经血故也。冲任之脉，为经脉之海，皆起于胞内。手太阳小肠脉也，手少阴心脉也，是二经为表里，上为乳汁，下为月水。有妊娠之人，经水所以断者，壅之以养胎，而蓄之为乳汁。冲任气虚，则胞内泄漏，不能制其经血，故月水时下，亦名胞阻。漏血尽，则人毙也。

《金匮要略论注》 此段概言妇人下血，宜以胶艾汤温补其血，而妊娠亦其一。但致病有不同，无端漏下者，此平曰血虚而加客邪；半产后续下血不绝者，此因失血血虚而正气难复。若妊娠下血，如前之因癥者固有之；而兼腹中痛，则是因胞阻，阻者阻其欲行之血，而气不相顺，非癥痼害也，故同以胶艾汤主之。盖芎、归、芍、地，此四物汤也，养阴补血，莫出其右。血妄行必挟风而为痰浊，胶以驴皮为主，能去风以济水，煎成能澄浊；艾性温而善行，能导血归经；甘草以和之，使四物不偏于阴，三味之力也。而运用之巧，实在胶艾。

《张氏医通》　行经与结胎，皆属冲任。冲任虽持乎阴阳交合，为肝肾之用事，然长养成胎，皆坤土所资。盖阴阳抱负则不泄，坤土堤防则不漏。若宿有瘀浊客于冲任，则阴自结，不得与阳交合，故有时漏下半产不绝也。凡妊娠胎气，阳精内成，阴血外养，今阴血自结，与胎阻隔，不得相和，独阴在内，作腹中痛下血，皆阴阳失于抱负，坤土失于堤防，胶艾汤皆治之。……此方调经止漏，安胎养血。然加减又必从宜，若脉迟缓，阴胜于阳，则加干姜；或见数大，阳胜于阴，则加黄芩，可不言而喻矣。

《金匮要略心典》　妇人经水淋沥，及胎产前后下血不止者，皆冲任脉虚，而阴气不能内守也。是惟胶艾汤为能补而固之。中有芎、归，能于血中行气；艾叶利阴气，止痛安胎，故亦治妊娠胞阻。胞阻者，胞脉阻滞，血少而气不行也。

【原文】

妇人怀妊，腹中㽲痛[1]，当归芍药散主之。（五）

当归芍药散方：当归三两　芍药一斤　川芎半斤　一作三两①　茯苓四两　泽泻半斤　白术四两　右六味，杵为散，取方寸匕，酒和，日三服。

【校勘】

①一作三两：《金匮要略注》《金匮玉函经二注》《金匮要略心典》《金匮悬解》《金匮要略正义》即作“三两”。

【词解】

[1] 㽲（jiǎo）痛：可理解为腹中拘急而痛。张寿颐曰：“‘㽲’本作‘疝’，隶变作‘㽲’。”是“㽲”本俗字。《广韵·十八尤》：“㽲，腹中急痛。”但徐彬释谓：“㽲痛者，绵绵而痛。”

【简释】

本条论述妊娠后肝脾不和腹痛的治疗。妇人怀孕期间，胎儿的发育需要母体血气的濡养，因而易致阴血的偏虚。肝藏血，肝血虚则肝气偏胜。“见肝之病，知肝传脾”，肝病传脾，或脾气本虚，则造成肝脾不和的证候。可见腹中拘急而痛，或绵绵作痛，以及小便不利，下肢浮肿等症。治以当归芍药散。

方中重用芍药泻肝木而安脾土，合以归、芎调肝养血；白术补脾燥湿，合苓、泽渗湿泄浊。尤妙在作散以酒和服，能通气血，调肝脾，故腹痛等症自愈。

按：后《妇人杂病脉证并治》第17条说："妇人腹中诸疾痛，当归芍药散主之。"前后合参，可知本方可广泛用于治疗妇人病以腹痛为主者，并可治疗肝脾不和所致的其他疾病。

【选注】

《金匮方论衍义》 此与胞阻痛者不同，乃因脾土为木邪所克，谷气不举，湿淫下流，以塞搏阴血而痛也。由是用芍药多他药数倍以泻肝木，利阴塞，更与芎、归补血止痛；又佐茯苓渗湿以降于小便也；白术益脾燥湿；茯、泽行其所积从小便出之。以此观之，内外六淫皆能伤胎成痛，岂独湿而已哉？兹立一法则，余者可准而推也。

《金匮要略论注》 疞痛者，绵绵而痛，不若寒疝之绞痛，血气之刺痛也。乃正气不足，使阴得乘阳，而水气胜土，脾郁不伸，郁而求伸，土气不调，则痛绵绵矣。故以归、芍养血，苓、术扶脾，泽泻泻其有余之蓄水，芎䓖畅其欲遂之血气。不用黄芩，疞痛因虚，则稍挟寒也；然不用热药，原非大寒，正气充则微寒自去耳。

《金匮要略心典》 按"说文"疞音绞，腹中急也，乃血不足而水反侵之也。血不足而水侵，则胎失其所养，而反得其所害矣，腹中能无疞痛乎？芎、归、芍药，益血之虚；苓、术、泽泻除水之气。赵氏曰：此因脾土为木邪所客，谷气不举，湿气下流，搏于阴血而痛，故用芍药多他药数倍，以泻肝木，亦通。

《金匮方歌括》 凡怀妊腹痛，多属血虚，而血生自中气，中者土也，土过燥不生物，故以芎、归、芍药滋润之；土过湿亦不生物，故以苓、术、泽泻渗之。燥湿得宜，则中气治而血胜，痛自止矣。

按：关于本方证成因：《金匮方论衍义》认为"因脾土为木邪所克"；《金匮要略论注》《金匮要略心典》《金匮方歌括》虽表述不同，而大意皆认为因"血不足而水反侵之也"。即由脾虚而血气生化不足，且脾虚不能运化水湿而停留为患。以理推之，土虚为本，"木邪"为标，"水浸"亦为标。故本方重在养血健脾，并抑肝木且利水湿。

【原文】

妊娠呕吐不止，干姜人参半夏丸主之。（六）

干姜人参半夏丸方：干姜　人参各一两　半夏二两　右三味，末之，以生姜汁糊为丸，如梧桐子大，饮服十丸，日三服。

【简释】

本条论述胃虚寒饮恶阻的证治。妇人妊娠常有早孕反应，如恶心欲吐，一般反应时间不长，可不药而愈，故毋须处理。而条文所述“妊娠呕吐不止”，乃指妊娠恶阻重症。若由胃虚兼有寒饮，浊气上逆所致者，可用干姜人参半夏丸。干姜温中散寒，人参扶正益气，半夏蠲饮降逆，而生姜汁不仅加强止呕之功，并解半夏之毒性。全方使中阳得振，寒饮蠲化，胃气和降，则呕吐可止。《金匮要略方论本义》说：“为丸缓以收补益之功，用治虚寒之妊娠家，至善之法也。”

按：恶阻呕吐不止，往往不能受药，药入即吐，此时可采用药粉舐服方法，即将药物研成细末，用舌频频舐服，可以使其受纳。本方用治胃虚寒饮所致的其他病证亦皆有效，但必须认定“虚寒”二字，以舌质淡苔白滑，脉虚弦为应用标准。

妊娠恶阻，因虚寒者治如上法。假如属于胃热呕吐，“宜用川连三四分，苏叶二三分，两味煎汤，呷下即止”（薛生白《湿热病篇》第17条）。王孟英说：“……余用以治胎前恶阻，甚妙。”笔者曾用连苏饮治湿热呕吐，确有良效。若胃热呕吐而见伤阴者，宜用《金匮要略心典》引用之《外台秘要》方：“青竹茹、橘皮、半夏各五两，生姜、茯苓各四两，麦冬、人参各三两，为治胃热气逆呕吐之法，可补仲景之未备也。”

古有妊娠忌用半夏之说。考其根源，盖始于金元时期之张元素，他说：“半夏动胎，妊妇忌之，用生姜则无害。”事实上，历代有不少医家对“半夏动胎”之说持否定态度。如《金匮要略浅注》指出：“半夏得人参，不惟不碍胎，且能固胎。”《金匮要略直解》引娄全善曰：“余治娠阻病，屡用半夏未尝动胎，亦有故无殒之义，临床之工，何必拘泥。”总之，仲景方法为万世之法门。辨证论治，依法处方，可保万全。

【选注】

《金匮方论衍义》 此即后世之所谓恶阻病也。先因脾胃虚弱，津液停蓄，为痰为饮。至妊二月之后，胚化成胎，浊气上冲，中焦不胜其逆，痰饮遂涌，呕吐不已，中寒乃起。故用干姜治寒，人参补虚，半夏、生姜治痰散逆止呕吐。

《金匮要略方论本义》 妊娠呕吐不止者，下实上必虚，上虚胸胃，必痰饮凝滞而作呕吐，且下实气必逆而上冲，亦能动痰饮而为呕吐，主之以干姜人参半夏丸。方用干姜温益脾胃，半夏升降逆气，人参补中益气，为丸缓以收补益之功，用治虚寒之妊娠家，至善之法也。

《金匮要略直解》 寒在胃脘，则令呕吐不止，故用干姜散寒，半夏、生姜止呕，人参和胃。半夏、干姜能下胎。娄全善曰：余治娠阻病，屡用半夏未尝动胎，亦有故无殒之义，临床之工，何必拘泥。

《金匮要略心典》 此益虚温胃之法，为妊娠中虚而有寒饮者设也。夫阳明之脉，顺而下行者也，有寒则逆，有热亦逆，逆则饮必从之。而妊娠之体，精凝血聚，每多蕴而成热者矣。按《外台》方：青竹茹、橘皮、半夏各五两，生姜、茯苓各四两，麦冬、人参各三两，为治胃热气逆呕吐之法，可补仲景之未备也。

【原文】

妊娠，小便难，饮食如故，当归贝母苦参丸主之。（七）

当归贝母苦参丸方：男子加滑石半两。当归　贝母　苦参各四两　右三味，末之，炼蜜丸如小豆大，饮服三丸，加至十丸。

【简释】

本条论述妊娠血虚热郁小便难的证治。妊娠妇女，但见小便难，而饮食一如常人，可知其病在下焦，而不在中焦。怀孕之后，血虚有热，气郁化燥，膀胱津液不足，导致小便难，治以当归贝母苦参丸。方用当归活血润燥；贝母利气解郁，兼治热淋；苦参利湿热，除热结，与贝母合用，又能清肺而散膀胱郁热，合而用之，可使血得濡养，郁热解除，膀胱通调，则小便自能畅利。

按：条文所谓“小便难”，是指小便时便下困难，或便下不爽。此与“子淋”之小便淋漓涩痛不同。临床有的医家以当归贝母苦参丸用于治疗妊娠大便难者有润下之功效，如“选注”《金匮要略简释》所述。

【选注】

《金匮方论衍义》 此小便难者，独膀胱热郁，气结成燥。病在下焦，不在中焦，所以饮食如故。用当归和血润燥，《本草》谓瓜母治热淋。然以仲景陷胸汤观之，乃是治肺金燥郁之剂，肺金是肾水之母，水之燥郁，由母气不化也。贝母非大寒而能治热者，为郁解则热散，非淡渗利水也，其结通则水行。苦参长于治热利窍逐水，遂用佐贝母，并行入膀胱，以除热结也。

《金匮要略方论本义》 妊娠小便难，饮食如故者，血虚生热，津液伤而气化斯不利也。主之以当归贝母苦参丸，当归生血，贝母清气化之源，苦参降血热之火，又为虚热之妊娠家立一法也。

《金匮要略心典》 小便难而饮食如故，则病不由中焦出，而又无腹满、身重等证，则更非水气不行，知其血虚热郁，而津液涩少也。《本草》当归补女子诸不足，苦参入阴、利窍、除伏热，贝母能疗郁结，兼清水液之源也。

《金匮玉函要略辑义》 案贝母，《本经》、甄权并云治产难；而《外台》子痫门、《小品》葛根汤方后云：贝母令人易产，若未临月者，升麻代之。此说虽不可信，然足见其亦有利窍之功，本方所用，盖取之于利窍耳。

《金匮要略简释》 引沈介业云：孕妇患习惯性便闭，有时因便闭而呈轻微燥咳，用当归四份，贝母、苦参各三份，研粉白蜜为丸，服后大便润下，且能保持一天一次的正常性，其燥咳亦止。过去吾家对孕妇便难之不任攻下者，视此为秘方。

【原文】

妊娠有水气，身重，小便不利，洒淅恶寒[1]，起即头眩，葵子茯苓散主之。（八）

葵子茯苓散方：葵子一斤　茯苓三两　右二味，杵为散，饮服方寸匕，日三服，小便利即愈。

【词解】

［1］洒淅恶寒：“洒淅”乃恶风寒貌。因水气在皮肤中，卫外之阳气被阻遏，故洒淅恶寒。非外感也。

【简释】

本条论述妊娠水气内停的证治。妊娠有水气，后世称为“子肿”。子肿多发生在妊娠的中、晚期。由于小便不利（尿少），水气内停，外溢体表，故水肿身重；营卫失调，故洒淅恶寒；清阳不升，故起则头眩。治宜通阳气，利小便。故用葵子茯苓散通窍行水，使小便通利，水有去路，阳气伸展，则诸症自除，故曰“小便利则愈”。《金匮要略心典》说：“水气既行，不淫肌体，身不重矣；不侵卫阳，不恶寒矣；不犯清道，不头眩矣。”叶天士所谓“通阳不在温，而在利小便”，即此方之旨。

按：本条与上条都是属妊娠期所发生的小便病变，但不同的是：一为“小便难”，一为“小便不利”；“难”者为不爽之象，津液不足使然；“不利”即小便不通畅之意，为气化受阻，水出不畅之故。上条由于血虚有热，气郁化燥，津液不足而小便难，故用当归贝母苦参丸养血润燥，清热散结；本条是由于中晚期妊娠，受胎气的影响，气化被阻，小便不利而成水肿，故以葵子茯苓散滑利通窍，利水通阳。

妊娠中晚期具有该条所述证候，后世称为“子肿”，甚者为“子痫”。如此证候，与西医学所述的“妊娠高血压综合征”相类似，应积极治疗，不可掉以轻心。谭日强说：“葵子通窍，若体质虚弱的妊妇，则当慎用，后世医家对此等证，每用五皮饮加紫苏治疗，效果良好。”（《金匮要略浅述》）此外，临床报道辨证采用当归芍药散治此等证有效（《中国中西医结合杂志》1986；12：714）。

【选注】

《张氏医通》 膀胱者，内为胞室，主藏津液，气化出溺，外利经脉，上行至头，为诸阳之表。今膀胱气不化水，溺不得出，外不利经脉，所以身重洒淅恶寒，起即头眩。但利小便，则水去而经气行，表病自愈。用葵子直入膀胱，以利癃闭，佐茯苓以渗水道也。

《金匮要略心典》 妊娠小便不利，与上条同，而身重、恶寒、头眩，则全是水气为病，视虚热液少者，霄壤悬殊矣。葵子、茯苓滑窍行水，水气既行，不淫肌体，身不重矣；不侵卫阳，不恶寒矣；不犯清道，不头眩矣。经曰：“有者求之，无者求之”。盛虚之变，不可不审也。

《金匮要略阐义》 妊娠有水气，水为阴湿之物，一身之阳悉为所遏，如肌肉之阳不运而身重，膀胱之阳不化而小便不利，卫阳不固护而洒淅恶寒，胃阳不升而头眩，葵子茯苓散主之者，葵子滑利通阳，茯苓淡渗通阳，阴湿之水邪下泄，诸阳皆得其通。

【原文】

妇人妊娠，宜常服[①]当归散主之[②]（九）

当归散方：当归　黄芩　芍药　芎䓖各一斤　白术半斤　右五味，杵为散，酒饮服方寸匕，日再服。妊娠常服即易产，胎无疾苦，产后百病悉主之。

【校勘】

①宜常服：《脉经》卷九第二无“常”字。
②主之：《脉经》无“主之”二字。

【简释】

本条论述血虚湿热所致胎动不安的治疗。妇人妊娠，最应重视肝脾两脏，以肝主藏血，血以养胎；脾主健运，化饮食而输精微。妊娠之后，因耗血多则血虚生热，脾不健运则湿浊停留，血虚湿热留聚，最易影响胎儿，适合用当归散。方中当归、芍药补肝养血，合川芎能舒气血之滞，白术健脾除湿，黄芩清热坚阴，合而用之，可以养血健脾，清化湿热，以奏安胎之效。

按：原文“常服”二字应活看。《丹溪心法·附余》说：“此方养血清热之剂也。瘦人血少有热，胎动不安，素曾半产者，皆宜服之，以清其源而后无患也。”胎动不安属上述病情者，固然可以常服，边调理肝脾，边清化湿热，为安胎保产之计；若胎儿正常，身亦无病，则不能泥于安胎之说，盲目常服本方或他药，非徒无益，反而有害。方后“妊娠常服即易产，胎无疾苦”之说，有待研究；所谓“产后百病悉主之”，亦未确。

后人常以白术、黄芩二味作为安胎要药，其法即源于此。但仅宜用于脾弱湿热之证，非泛治之药。张飞畴曰：“古人用条芩安胎，唯形瘦血热，营行过疾，胎常上逼者相宜。若形盛气衰，胎常下坠，非人参举之不安；形实气盛，胎常不运者，非香砂耗之不安；血虚火旺，腹常急痛者，非归芍养之不安；体肥痰盛，呕逆眩晕者，非二陈豁之不安，此皆治母气之偏盛也。”（《续名医类案·卷二十四》）

【选注】

《金匮要略心典》 妊娠之后，最虑湿热伤动胎气，故于芎、归、芍药养血之中，用白术除湿，黄芩除热。丹溪称黄芩、白术为安胎之圣药。夫芩、术非能安胎者，去其湿热而胎自安耳。

《医宗金鉴》 妊娠无病，不须服药；若其人瘦而有热，恐耗血伤胎，宜常服当归散以安之。

《金匮要略阐义》 妊娠血以养胎，血为胎夺，虚而生热，是其常也。“宜常服”，谓不病亦宜常服也。当归、芍药，一动一静以养血，川芎调达肝阳，黄芩清热和阴，白术健脾胜湿，酒服方寸匕，从血分以和其肝脾也。

【原文】

妊娠养胎，白术散主之。（十）

白术散方：见《外台》　白术　芎䓖　蜀椒（去汗）　牡蛎各三分

右四味，杵为散，酒服一钱匕，日三服，夜一服。但苦痛，加芍药；心下毒痛[1]，倍加芎䓖；心烦吐痛①，不能饮食，加细辛一两，半夏大者二十枚。服之后，更以醋浆水[2]服之。若呕，以②醋浆水服之；复不解者，小麦汁服之。已后渴者，大麦粥服之。病虽愈，服之③勿置。

【校勘】

①心烦吐痛：《外台秘要》卷三十三作“吐唾”二字。

②以：《外台秘要》“以”上有“亦”字。

③服之：《外台秘要》“服”上有“尽”字。

【词解】

［1］毒痛：即苦痛，与上文“苦痛”异文同义。《广韵·二沃》：“毒，苦也。”

［2］醋浆水：高学山曰：“即米炊所作之酸水也。”

【简释】

本条论述脾虚寒湿所致胎动不安的治疗。由于妇女体质上的差异，故在妊娠以后，也会出现相应的寒化或热化的病变。前条是为湿热不化出其方治，本条则属脾虚寒湿而出其方治。脾虚而寒湿中阻，可见脘腹时痛，口吐清涎，不思饮食，白带绵绵，甚至胎动不安等症。故治以白术散健脾温中，除寒湿以养胎。方中以白术健脾燥湿，川芎和肝舒气，蜀椒温中散寒，牡蛎除湿利水，且白术伍川芎功能健脾温血养胎，蜀椒配牡蛎则有镇逆固胎的作用。

按：“妊娠养胎”是一句泛指之词，但白术散并非泛用之方，临证之时，应依据辨证以取方。如上条为血虚湿热不化用当归散；本条为寒湿逗留用白术散。“仲景并列于此，其所以诏示后人者深矣”（《金匮要略心典》）。

【选注】

《金匮要略论注》　妊娠篇凡十方，而丸散居七，汤居三。盖汤者，荡也。妊娠当以安胎为主，则攻补皆不宜骤，故缓以图之耳。若药品无大寒热，亦不取泥膈之药，盖安胎以养阴调气为急也。

《金匮要略直解》 白术主安胎为君，川芎主养胎为臣，蜀椒主温胎为佐，牡蛎主固胎为使。按：瘦而多火者，宜用当归散。肥而有寒者，宜用白术散，不可混施也。芍药能缓中，故苦痛者加之。川芎能温中，故毒痛者倍之。痰饮在胸膈，故令心烦吐痛，不能食饮，加细辛破痰下水，半夏消痰去水，更服浆水以调中。若呕者，复用浆水服药以止呕。呕不止，再易小麦汁和胃。呕止而胃无津液作渴者，食大麦粥以生津液。病愈服之勿置者，以大麦粥能调中补脾，故可常服，非指上药可常服也。

《金匮要略心典》 妊娠伤胎，有因湿热者，亦有因湿寒者，随人脏气之阴阳而各异也。当归散正治湿热之剂；白术散白术、牡蛎燥湿，川芎温血，蜀椒去寒，则正治寒湿之剂也。仲景并列于此，其所以诏示后人者深矣。

《医宗金鉴》 妊娠妇人，肥白有寒，恐其伤胎，宜常服此。

《金匮要略阐义》 妊娠养胎，谓胎不长，当服药以养生长之机，非无故服药也。养胎之要，首重肝脾，肝为生血之源，土为万物之母，主以白术散者，川芎利肝，白术培土，蜀椒以助肝阳，牡蛎以和肝阴，肝脾阴阳调和，则生气勃然矣。

【原文】

妇人伤胎①，怀身腹满，不得小便，从腰以下重，如有水气状，怀身七月，太阴当养不养，此心气②实，当刺泻劳宫及关元[1]，小便微利③则愈。见《玉函》。（十一）

【校勘】

①伤胎：《脉经》卷七第十三“伤胎”作“伤寒”。

②心气：余无言曰：“‘心’应作‘水’，以刺之‘小便微利则愈’证之，‘心’与‘水’误，无疑。”

③微利：《脉经》“利”上无“微”字。

【词解】

[1] 劳宫及关元：“劳宫”“关元”，穴名。劳宫在手掌中，为手厥阴心包经之荥穴；关元在脐下三寸，为任脉经穴，亦即小肠之募穴。

【简释】

本条论述妊娠七月伤胎的证候及针法。怀身七月，胞宫胀大而感腹满，压迫膀胱故不得小便，从腰以下沉重，如有水气状，而实非水气病也。究其病机，乃妊娠七月，肺当养胎；而太阴肺当养不养者，是由于心气实而乘肺金，肺失通调水道，膀胱气化受阻，故发生“不得小便”等症。“是不可治其肺，当刺劳宫以泻心气，刺关元以行水气，使小便微利则心气降，心降而肺自行矣。”（《金匮要略心典》）但关元“穴不可妄用，刺之能落胎”（《金匮要略直解》）。

按：本条为后世逐月分经养胎说之本源。《脉经·卷九》：“妇人怀胎，一月之时足厥阴脉养。二月足少阳脉养。三月手心主脉养，四月手少阳脉养。五月足太阴脉养。六月足阳明脉养。七月手太阴脉养。八月手阳明脉养。九月足少阴脉养。十月足太阳脉养。诸阴阳各养三十日活儿。手太阳、少阴不养者，下主月水，上为乳汁，活儿养母。怀娠者，不可灸刺其经，必堕胎。”

北齐徐之才著《逐月养胎法》，较系统地论述了胚胎生长过程、孕妇卫生保健（调摄饮食、调怡心神、适当劳逸、节制房室、调燮寒温）和孕期疾病的防治等问题，为后世医家所推崇。其基本内容与现代医学中的胚胎学和围产医学颇有相似之处，具有现实意义。（《上海中医药杂志》1982；6：22）

【选注】

《金匮要略直解》 七月手太阴肺经养胎，金为火乘，则肺金受伤而胎失所养，又不能通调水道，故有腹满，不得小便，从腰以下有如水气状也。劳宫穴在手心，厥阴心主穴也，泻之则火不乘金矣。关元穴在脐下，为小肠之募，泻之则小便通利矣，此穴不可妄用，刺之能落胎。

《金匮要略心典》 伤胎，胎伤而病也。腹满，不得小便，从腰以下重，如有水气而实非水也。所以然者，心气实故也。心，君火也，为肺所畏，而妊娠七月，肺当养胎，心气实则肺不敢降，而胎失其养，所谓太阴当养不养也。夫肺主气化者也，肺不养胎，则胞中之气化阻，而水乃不行矣，腹满便难身重，职是（“职是”难解。故将“是”改为“失”，则前后文义可释）也。是不可治其肺，当刺劳宫以泻心气，刺关元以行水气，使小便微利则心气降，心降而肺自行矣。劳宫，心之穴；关元，肾之穴。

《金匮要略浅注补正》 尤注胎伤而病，是言胎伤之后，乃有腹满等证；然则伤胎之证，究何在哉？不知仲景是言先有腹满等证，然后伤胎，特其文法倒装，故致误注。盖其文法，言妇人所以伤胎者，多由是怀身腹满，小便不利，腰以下重如有水气，即致胎伤之证也。而所以致此证者，又由于怀身七月，太阴当养不养，肺不行水之过。夫肺又何故不行水哉？此必心气实，致胎之伤也。能将文法分段读，则义自明矣，故注仲景书，并当知汉人文法。

小结

本篇论述了妇人妊娠病的脉证并治。可归纳如下：①妊娠呕吐，因胃气虚弱者用桂枝汤；因脾虚寒饮者用干姜人参半夏丸。②妊娠腹痛，因阳虚寒盛者用附子汤；因冲任脉虚者用胶艾汤；因肝脾不和者用当归芍药散。③妊娠下血，因冲任脉虚者，用胶艾汤；因瘀者，用桂枝茯苓丸。④妊娠小便病变，因血虚热郁而小便难者，用当归贝母苦参丸；因气化受阻小便不利者，用葵子茯苓散。⑤胎动不安，因血虚湿热者，用当归散；因脾虚寒湿者，用白术散。所谓“常服”“养胎”的说法，不可拘泥，有病则治之，无病不必服药。⑥关于逐月养胎说，有待研究。

本篇所述桂枝茯苓丸、胶艾汤、当归芍药散等方剂，为妇人病要方，用之得当，不仅可治疗妊娠病，还可治疗多种疾病。

妇人产后病脉证治第二十一

论一首　证六条　方七首

本篇论述妇人产后常见病的证治。对于产后病的治疗，本篇既照顾到新产妇人气血两虚的特点，又以临床证候为依据，处处体现辨证论治的原则。

全篇共 11 条原文，第 1，2，3 条论新产三病证治，第 4，5，6 条论产后腹痛证治，第 7 条论产后瘀热证治，第 8，9 条论产后中风证治，第 10 条论产后呕逆证治，第 11 条论产后下利证治。

【原文】

问曰：新产[1]妇人有三病，一者病痓①，二者病郁冒[2]，三者大便难，何谓也？师曰：新产血虚，多汗出，喜中风[3]，故令病痓；亡血复汗，寒多[4]，故令郁冒；亡津液，胃燥，故大便难[5]。(一)

【校勘】

①病痓：陆渊雷曰："'痓'当作'痉'。"《说文解字》："痉，强急也。"

【词解】

［1］新产：产后多长时间为"新产"时期呢？据第 8 条"产后风，续之数十日不解"所述，可将产后"数十日"定为新产期。此期新产血虚，出汗较多，气血津液亏损，易致下列三病。后世医家对"新产"之时间概念说得很明确，如《女科证治约旨》："孕妇分娩之后，三候内，名曰新产；三候外，当属产后。"即十天为一候，三候为一个月，名曰"新产"。

［2］郁冒："郁""冒"同义复词，即郁闷昏冒。

［3］喜中风："喜"，可理解为容易的意思。"中风"，非太阳中风，而是后世所谓的"产后风痉"，详见"按"。

［4］寒多："寒"，可理解为外感寒邪。联系前文分析，新产"亡血复汗"，

外感寒邪，则表现为寒邪束表与血气里虚的虚实夹杂证候，“故令郁冒”。

［5］大便难：“便难”与“便秘”有所不同：便难为排便时间延长，所排之便先硬后软，多为虚证；便秘则大便整体干燥，便下费力，多为实证。

【简释】

本条论述新产妇人常见三病的病因病机。新产妇人有三种常见的病证，一是以口噤、项背强急为主症的痉病；二是以头晕目眩、郁闷不舒、寒热呕逆为主症的郁冒；三是表现为大便困难。以上三病的临床表现不同，但其基本病机，都是由于亡血、汗多伤及阴液所致。新产妇人失血多则血虚，汗出多则津伤，血虚津伤，经脉失养，故发生痉病；“喜中风”非太阳中风，实指“诸暴强直，皆属于风”之内风。亡血复汗，感受寒邪，表气郁闭，阳气不得外达而冲逆于上，故病郁冒。津液内伤，肠道失润，因而大便时困难。

按：本篇所述的产后“病痉”，后世称为“产后风痉”或“产后发痉”，是产后急症之一。临床以突然项背强直，四肢抽搐，甚则口噤不开，角弓反张为主症。本病成因有二：一是产后失血过多，血虚则筋脉失养而发痉；二是接生不慎，局部创伤，伤口不洁，感染邪毒而发痉，名曰“破伤风”。因此，对产后发痉一证，当分辨血虚与邪毒。凡面色苍白，舌淡，脉微细者，属血虚；如口噤，面呈苦笑，振寒发热者，属邪毒。近几十年来，由于大力推行新法接生，产后发痉已罕见。

还要明确，本篇所述产后郁冒与后世所说的产后血晕不同。产后血晕亦为产后急症之一，以突然晕厥昏仆为主症。其临床表现有脱证与闭证之分：脱证因失血过多，气随血脱，表现气脱诸症；闭证因恶露不下或极少，败血上冲，表现血逆诸症。二者一虚一实，必须分辨，积极救治，以免危及生命。关于产妇郁冒的具体证治详见下条。

【选注】

《金匮要略心典》　痉，筋病也，血虚汗出，筋脉失养，风入而益其劲也。郁冒，神病也，亡阴血虚，阳气遂厥，而寒复郁之，则头眩而目瞀也。大便难者，液病也，胃藏津液，而渗灌诸阳，亡津液，胃燥，则大肠失其润而便难也。三者不同，其为亡血伤津则一，故皆为产后所有之病。

【原文】

产妇郁冒，其脉微弱[1]，呕不能食[2]，大便反坚[3]，但头汗出[4]。所以然者，血虚而厥，厥而必冒。冒家欲解，必大汗出[5]。

以血虚下厥，孤阳上出，故头汗出。所以产妇喜汗出者，亡阴血虚，阳气独盛，故当汗出，阴阳乃复[6]。大便坚，呕不能食，小柴胡汤主之。方见呕吐中。（二）

【词解】

［1］其脉微弱：郁冒之证，属于外感风寒，脉当浮紧，或者浮缓。今反微弱，这是因为本证虽由于客邪，而产妇体质一般多是气血两虚，所以脉象与一般病情不同，这是产后郁冒的特点。

［2］呕不能食：郁冒此症，为外邪束表，正气内虚，胃气上逆所致。

［3］大便反坚：可从两方面理解：①“郁冒”与“大便难”是两种病，但亦可相兼而发生，故加一“反”字；②小柴胡汤证的主症无大便坚，此为变证，故加一“反”字。

［4］但头汗出：但者，只也，仅也。下文曰：“以血虚下厥，孤阳上出，故头汗出。”即头汗出较多。对条文“头汗出”一症，应作具体分析，试想，医者观察的产妇，必是被覆全身，只露头部，故曰“但头汗出”，若揭被查体，周身岂能无汗？

［5］所以然者……必大汗出：此两句是论述郁冒病机与缓解的机理。产妇郁冒为“草蓐伤风”证候，是由于气血虚弱，不能抗邪达表，反厥而上行所致。其病欲缓解，必须周身汗出，使表通里和，正复邪解，才能痊愈。

［6］所以产妇……阴阳乃复：此句是论述产妇喜汗出的病机。产妇为什么多汗？因为血去阴虚，阳气独盛，以阳加阴，故易汗出。汗出是损阳就阴，以期达到“阴阳乃复”。“阳气独盛”者，非阳气盛，是阴血虚也。其阳盛为标，阴虚为本。“独”者，“偏”也。

【简释】

本条详细论述产妇郁冒的证治。新产妇人所发生的郁冒，在证候表现上是脉象微弱，呕吐不能食，大便坚，但头汗出。从“所以然者”至“阴阳乃复”这段论述的大意是说：产后由于“亡阴血虚”，造成“阳气独盛”，阴不敛阳，所以“必大汗出”（全身汗出较多），使偏盛之阳得以衰减，如此则体内阴阳可达到一个相对的虚性平衡，这是人体机能自身调节的表现。待机体得到调养，便逐渐恢复到常态——阴阳乃复。当身体汗出之时，则腠理空疏，如果调护失宜，很容易感受外邪。邪气束表，偏盛之阳不能外达，势必冲逆于上而病郁冒。“小柴胡汤主之者，以邪气不可不散，而正虚不可不顾，惟此法为能解散客邪，而和利阴阳耳。”（《金匮要略心典》）“若有汗当减柴胡，

无热当减黄芩，呕则当倍姜、半，虚则当倍人参，又在临证之变通也。”（《医宗金鉴》）

按：产妇郁冒的表现，除条文所述外，还会兼见感受外邪的症状，故以小柴胡汤扶正达邪，最为恰当。

【选注】

《金匮要略论注》 此下言新产之病虽三，痉病尚少，唯郁冒与大便坚，每相兼而具，且详其病因与治法也。谓产妇郁冒，虚多而邪少，故其脉微弱，中气虚也。……大便坚，非热多，乃虚燥也。呕非寒，乃胆气逆也。不能食，非实邪，乃胃有虚热则不能食也。故以柴胡、参、甘、芩、半、姜、枣和之。

《金匮要略心典》 郁冒虽有客邪，而其本则为里虚，故其脉微弱也。呕不能食，大便反坚，但头汗出，津气上行而不下逮之象。所以然者，亡阴血虚，孤阳上厥，而津气从之也。厥者必冒，冒家欲解，必大汗出者，阴阳乍离，故厥而冒，及阴阳复通，汗乃大出而解也。产妇新虚，不宜多汗，而此反喜汗出者，血去阴虚，阳受邪气而独盛，汗出则邪去，阳弱而后与阴相和，所谓损阳而就阴是也。小柴胡主之者，以邪气不可不散，而正气不可不顾，惟此法为能解散客邪，而和利阴阳耳。

《医宗金鉴》 此承上条互详其义，以明其治也。产妇昏冒，脉微弱者，是气血俱虚应得之诊也。不能食者，是胃气未和应得之候也。大便反坚者，是肠胃枯干应得之病也。究之郁冒所以然者，由血虚则阴虚，阴虚则阳气上厥而必冒也。冒家欲解，必大汗出者，是阳气郁得以外泄而解也，故产妇喜汗出也。由此推之，血瘀致冒，解必当血下，是阴气郁得以内输而解也。最忌者，但头汗出，则为阴亡下厥，孤阳上出也。大便坚，呕不能食，用小柴胡汤，必其人舌有苔而身无汗，形气不衰者始可。故病得解，自能食也。若有汗当减柴胡，无热当减黄芩，呕则当倍姜、半，虚则当倍人参，又在临证之变通也。

《金匮玉函要略辑义》 而本条所论，别是一证（谓与血晕不同），《活人书》妊娠伤寒门，载此条于三物黄芩汤之后，则知是专治妇人草蓐伤风，呕而不能食者。若以小柴胡汤为产后郁冒之的方，则误人殆多矣。

《金匮玉函要略述义》 先兄曰：《明理论》云，郁，为郁结而气不舒也；冒，为昏冒而神不明也，世谓之昏迷者，是也。此条不言发热，然后条有更发热之语，则其有热者可知，即为草蓐伤风明矣。

按：此条文法，稍近倒装，“小柴胡汤主之”一句，本当在“但头汗出”

下，其以先辨郁冒之理，故更于章末补出三句也。冒家大汗出，即是小柴胡相适之效，亦犹少阳病振汗之比；且以血虚下厥三句，释头汗出之理；所以产妇喜汗出者四句，释前条亡血复汗之理，即血虚邪客之候；阴阳乃复一句，与冒家欲解，必大汗出相应。盖喜汗出、头汗、大汗三证不同，宜分别看。

又按：大便反坚，“反”字，对呕不能食而言。盖呕不能食是少阳证，大便宜未至坚，今产后液燥，故大便反坚也。

【原文】

病解能食[1]，七八日更发热者①，此为胃实②，大承气汤主之③。方见痉病中。（三）

【校勘】

①七八日更发热者：《脉经》卷九第三“日”下有“而”字。
②胃实：《脉经》作“胃热气实”四字。
③大承气汤主之：《脉经》无“大”字。

【词解】

［1］病解能食：“病”，指上条所述的郁冒病。郁冒病本呕而不能食，服小柴胡汤后，郁冒病解，胃气已和，则能饮食。

【简释】

本条是承上文论述郁冒已解而成胃实的证治。病人服小柴胡汤后，郁冒之证已解，能进饮食，但经过七八日以后，又复发热，此为未尽的余邪与食相结，因而成为胃实。既曰“胃实”，必有胃实的脉症，如腹部满痛、大便闭结、脉沉实等里实证。当用大承气汤攻下，荡涤实邪。“然必年体强壮，脉证俱实，且时日既久，与新产大便难不同，是可议下。设遇胃虚之人，虽能食而所食不多，即有发热便秘，亦属血虚，急宜调养气血，断非承气所宜，不可恣行攻击也。”（《张氏医通·卷十一》）

按：产后多虚，虚则补之，此为常法。但因虚致实，且实证为急，急者先治也。还可以虚实兼顾，全在临证变通。

【选注】

《金匮要略编注》　此即大便坚，呕不能食，用小柴胡汤而病解能食也。病解者，谓郁冒已解。能食者，乃余邪隐伏胃中，风热炽盛而消谷，但食入于胃，助起余邪复盛，所以七八日而更发热，故为胃实，是当荡涤胃邪为主，故用大承气峻攻胃中坚垒，俾无形之邪相随有形之滞一扫尽出。仲景本意，发明产后气血虽虚，然有实证，即当治实，不可顾虑其虚，反致病剧也。

《金匮要略心典》 病解能食，谓郁冒解而能受食也。至七八日更发热，此其病不在表而在里，不属虚而属实矣，是宜大承气以下里实。

《医宗金鉴》 大便坚，七八日更发热，用大承气汤，亦必其人形气俱实，胃强能食者始可也。若气弱液干，因虚致燥，难堪攻下者，则又当内用元明粉以软坚，外用诸导法以润广肠，缓缓图之也。

【原文】

产后腹中㽲痛，当归生姜羊肉汤主之；并治腹中寒疝，虚劳不足。(四)

当归生姜羊肉汤方：见寒疝中。

【简释】

本条论述产后血虚内寒腹痛的治疗。产后腹中㽲痛，为产后血气虚少，不荣则痛。其症状为腹中拘急，绵绵作痛，喜得温按。治以当归生姜羊肉汤。方中当归养血止痛；生姜温中散寒；羊肉性温，为血肉大补之品，能“止痛利产妇”（孙思邈）。此方除治疗产后血气虚寒而发生的腹痛外，并可主治血虚寒疝，虚劳不足。

按：上条以大承气汤攻之，乃产后治疗的变法；此条即继之以补，则为常法。当归生姜羊肉汤，即《黄帝内经》所谓“形不足者，温之以气；精不足者，补之以味”之治法的具体运用。当归生姜羊肉汤既是药治方，又是食疗法，为切实可行的补虚良方。本方产后宜用，虚人、老人亦可用，但只适用于气血虚寒证，不可用于阴虚火旺之人。

当归生姜羊肉汤证与妇人妊娠病当归芍药散证，主症同为“腹中㽲痛”，但病机、治法却不相同。一为肝虚血郁，脾虚湿滞，用当归芍药散养血疏肝，健脾利湿；一为血气虚寒，用当归生姜羊肉汤温血补虚。

【选注】

《金匮要略论注》 㽲痛者，缓缓痛也。概属客寒相阻，故以当归通血分之滞，生姜行气分之寒。然胎前责实，故当归芍药散内加茯苓、泽泻泻其水湿；此之产后，大概责虚，故君之以羊肉，所谓形不足者，温之以气也。

(按：原为“补之以味”。据《素问·阴阳应象大论》所谓“形不足者，温之以气；精不足者，补之以味”改之。）盖羊肉补气，疞痛属气弱，故宜之。此方攻补兼施，故并治寒疝、虚损。

《金匮要略心典》 产后腹中疞痛，与妊娠腹中疞痛不同，彼为血虚而湿扰于内，此为血虚而寒动于中也。当归、生姜温血散寒，孙思邈云：羊肉止痛利产妇。

《金匮要略阐义》 疞痛者，绞结而痛也。产后血虚，寒邪乘虚袭于血分，故令疞痛。主以当归生姜羊肉汤，当归和血，生姜散寒，重用羊肉，引入血分，以成补血散寒之功。腹中寒疝，虚劳不足，亦血中阳虚而寒邪内结，故并治之。

【原文】

产后[①]腹痛，烦满不得卧，枳实芍药散主之。(五)

枳实芍药散方：枳实（烧令黑，勿太过） 芍药等分 右二味，杵为散，服方寸匕，日三服，并主痈脓，以麦粥下之。

【校勘】

①产后：《脉经》卷九第三作“产妇”，魏注本同。

【简释】

本条论述产后气血郁滞腹痛的证治。产后恶露不净，或情志不畅，导致气血郁滞，故腹痛，烦满不得卧。治用枳实芍药散，方中枳实烧黑，能行血中之气；芍药和血以治腹痛；大麦粥和养胃气。服药后气血得以宣通，则腹痛烦满自除。

【选注】

《金匮要略方论本义》 产妇血流不快，积于腹中作痛，满不得卧，此为实邪，非虚寒在血而疞痛矣。法应开散而行其瘀滞，则诸病可已。枳实烧黑者，入血中行积也；加以芍药走血分，而血瘀可开散矣；以麦粥下之者，取其滑润宜血，且有益胃气也。并主痈脓，亦血之酝酿而成者耳。

《金匮要略心典》 产后腹痛而致烦满不得卧，知血郁而成热，且下病而碍上也，与虚寒疞痛不同矣。枳实烧令黑，能入血行滞，同芍药为和血止痛之剂也。

《医宗金鉴》 产后腹痛，不烦不满，里虚也；今腹痛，烦满不得卧，里实也。气结血凝而痛，故用枳实破气结，芍药调腹痛，枳实炒令黑者，盖因产妇气不实也。并主痈脓，亦因血为气凝，久而腐化者也；佐以麦粥，恐伤产妇之胃也。

【原文】

师曰：产妇腹痛，法当以枳实芍药散，假令不愈者，此为腹中有干血着脐下，宜下瘀血汤主之；亦主经水不利。（六）

下瘀血汤方：大黄二两 桃仁二十枚 䗪虫二十枚（熬，去足） 右三味，末之，炼蜜和为四丸，以酒一升，煎一丸，取八合，顿服之，新血下如豚肝[1]。

【词解】

[1] 新血下如豚肝：有的注家改“新”为“瘀”（如朱光被曰：“‘新’当作‘瘀’”），或改“新”为“干”（如尾台氏云：“新血疑为干血之误。”）等。但新血作为新来之血解释，于理亦通。因产后服下瘀血汤后，新来之血紫暗，色如猪肝，所以说“新血下如豚肝”。

【简释】

本条论述产后瘀血腹痛的证治。产后腹痛，服枳实芍药散行气和血不愈，应考虑是瘀血凝着脐下，其症多为少腹痛，拒按，按之有块，脉沉结或沉涩，舌青紫或瘀斑。由于瘀血凝滞且日久，前方已不能胜任，法当攻坚破瘀，宜用下瘀血汤。方中大黄、桃仁、䗪虫攻血之力颇猛，用蜜为丸，是缓其药性而不使骤发，酒煎引药入于血分。如因瘀结而致经水不利，亦可采用本方治疗。

按：当归生姜羊肉汤、枳实芍药散、下瘀血汤三方，同治产后腹中痛，但病机不同。当归生姜羊肉汤主治血气虚寒作痛；枳实芍药散主治气滞血郁作痛；下瘀血汤主治瘀血内停作痛。临床运用，必须辨其腹痛的特点及兼症，根据病机而选方。

【选注】

《金匮要略心典》 腹痛服枳实芍药而不愈者，以有瘀血在脐下，着而不去，是非攻坚破积之剂不能除矣。大黄、桃仁、䗪虫下血之力颇猛，用蜜丸者，缓其性不使骤发，恐伤上二焦也。酒煎顿服者，补下治下制以急，且去疾惟恐不尽也。

《医宗金鉴》 产妇腹痛，属于气结血凝者，枳实芍药散以调之。假令服后不愈，此为热灼血干着于脐下而痛，非枳实芍药之所能治也，宜下瘀血主之。下瘀血汤，攻热下瘀血也。并主经水不通，亦因热灼血干故也。

【原文】

产后七八日，无太阳证，少腹坚痛，此恶露[1]不尽；不大便①，烦躁发热，切脉微实，再倍发热，日晡时烦躁者，不食，食则谵语，至夜②即愈，宜大承气汤主之。热在里，结在膀胱[2]也。（七）

【校勘】

①不大便：《脉经》卷九第三“大便”下有“四五日”三字。

②至夜：《脉经》作“利之”。

【词解】

［1］恶露：胎儿娩出后，胞宫内遗留的余血和浊液叫作“恶露”。在正常情况下，一般应在20日内排尽。若逾期仍淋漓不断，此为“恶露不尽”，又叫“恶露不绝”“恶露不止”。如果停留不下，或下亦很少，称为“恶露不下”。

［2］膀胱：泛指下焦、血室。

【简释】

本条论述产后瘀热在里的证治。产后七八日，其少腹坚硬疼痛，无太阳证，可知非太阳病随经瘀热在里的蓄血证，而是因为恶露不尽，血瘀于内，故少腹坚痛；瘀浊败血停积于内，正邪交争于外，故烦躁发热时甚；肠腑不通，胃气不和，故不大便，不欲食；食入更助胃中邪热，胃络通心，神明被扰，故作谵语。仲景在文末用“热在里，结在膀胱也”一句，总结说明本证的病机不但血结于下，而且热聚于内，即瘀血内阻胞宫而邪热充斥内外。可用大承气汤泄热通便，且方中大黄亦有“下瘀血”之功，从而可收到一方两得之效。

按：产后一、二日，由于阴血骤虚，常有轻微的发热，不属病变。如果持续发热不减，伴有其他症状者，称为“产后发热”，即现代医学所谓的“产褥感染”。《沈氏女科辑要笺正》说：“新产发热，血虚而阳浮于外者居多。

亦有头痛，此是虚阳升腾，不可误为冒寒，妄投发散，以煽其焰，此惟潜阳摄纳，则气火平而热自已。如其瘀露未尽，稍参宣通，亦即泄降之意，必不可过与滋填，反增其壅。感冒者，必有表证可辨，然亦不当妄事疏散。诸亡血虚家，不可发汗。先哲仪型，早已谆谆告诫。则惟和其营卫，慎其起居，而感邪亦能自解。”这段记载，指出了发热治疗的准则，可作临证参考。

本条证候，古今注家多解释为产后瘀阻并阳明里实之病。据“产后七八日，无太阳证，少腹坚痛，此恶露不尽”之证候，诊为产后瘀阻无可争议。而认为阳明里实则缺乏根据，条文所述“不大便……至夜即愈”证候，虽似阳明里实，实则非也。条文已自注明：“产后七八日……热在里，结在膀胱也。”即产后瘀浊结在血室之里，败血为病乃生寒热诸症。大承气汤不但通腑泄实，并且通腑泄热。仲圣心法，所当深究。

【选注】

《金匮要略广注》 此一节具两证在内，一是太阳蓄血证，一是阳明里实证，因古人文法错综，故难辨也。无太阳证，谓无表证也；少腹坚痛者，以肝藏血，少腹为肝经部分，故血必结于此，则坚痛亦在此；此恶露不尽，是为热在里，结在膀胱，此太阳蓄血证也，宜下去瘀血。若不大便，烦躁，脉实，谵语者，阳明里实也；再倍发热者，热在里而蒸蒸发于外也；阳明旺于申、酉、戌，日晡是阳明当旺时，故烦躁不能食；病在阳而不在阴，故至夜则愈；此阳明腑病也，宜大承气汤以下胃实。

《金匮要略心典》 无太阳证者，无头痛恶寒之表证也。产后七八日，少腹坚痛，恶露不尽，但宜行血去瘀而已。然不大便，烦躁，发热，脉实，则胃之实也；日晡为阳明旺时，而烦躁甚于他时，又胃热之验也；食气入胃，长气于阳，食入而助胃之热则谵语，至夜阳明气衰而谵语愈，又胃热之验也。故曰热在里，结在膀胱。里即阳明，膀胱即少腹。盖谓不独血结于下，而亦热聚于中也。若但治其血而遗其胃，则血虽去而热不除，即血亦未必能去。而大承气汤中，大黄、枳实均为血药，仲景取之者，盖将一举而两得之欤？

《医宗金鉴》 无太阳证，无表证也；少腹坚痛，有里证也。因其产后七八日，有蓄血里证，而无太阳表证，则可知非伤寒太阳随经瘀热在里之病，乃产后恶露未尽，热结膀胱之病，当主以下瘀血可也。若不大便，不食，谵语，烦躁，发热，日晡更甚，至夜即愈，此为胃实之病，非恶露不尽之病，以其日晡更甚，至夜即愈，则可知病不在血分而在胃也，故以大承气汤下之。

《金匮要略浅注补正》 末二句热在里，结在膀胱，是仲景自注此节之文，言无太阳表证，而有烦躁发热，及不大便谵语之证，则是热在阳明之里也；阳明部位不在少腹，今因产后热邪乘虚入血室，则恶露不尽，结在膀胱也；膀胱者胞之室，血结亦可于膀胱，此虽产后，而既见热实证，又见血结，便不能以产后为虚而不攻。仲景举例，以为凡见热实，治法总视乎此，非谓产后仅此数证也。又自后世有产后不宜凉一语，误人不少，须知仲景示人之意，教人随证立方，慎无拘泥。此下伤寒中风、下利等，皆略举一证，以为通例云尔。

【原文】

产后风①，续之②[1]数十日不解，头微痛，恶寒，时时有热[2]，心下闷，干呕，汗出[3]，虽久，阳旦证[4]续在耳，可与阳旦汤[5]。原注：即桂枝汤，方见下利中。（八）

【校勘】

①产后风：《脉经》卷九第三作“妇人产得风”五字。新刻本作“产后中风”四字。

②续之：徐注本、尤注本“之”并作“续”。

【词解】

［1］续之：即连续、继续的意思。“之”，只起补足音节的作用。

［2］头微痛，恶寒，时时有热：陈念祖曰：“产后中风，续续数十日不解，似不应在桂枝证之例矣。然头微痛，恶寒，时时有热，皆桂枝本证。”

［3］心下闷，干呕，汗出：陈念祖曰：“心下闷，邪入胸膈，为太阳之里证。其余干呕、汗出，俱为桂枝证例中本有之证。是桂枝证更进一层，即为阳旦证，桂枝汤稍为加增即为阳旦汤病。”

［4］阳旦证：即桂枝汤证。

［5］阳旦汤：《脉经》云：“阳旦方在《伤寒》中，桂枝是也。”成无己曰：“阳旦，桂枝汤别名也。”山田业广曰：“《尔雅·释诂》‘旦，早也’。引申之，为凡物之始，如岁旦、月旦是也。夫桂枝一方，为众方之祖，故名。”丹波元简曰：“阳旦汤，徐彬、吴谦以为桂枝汤加黄芩；魏荔彤以为桂枝加附子，并误，惟成依原注为是。”

【简释】

本条论述产后中风持久不愈的证治。产后正虚，风邪外袭，其病在表。持续数十日不愈，见头微痛、恶寒、时时发热、干呕、汗出等症，为太阳病表证不解。唯“心下闷”为产后正虚，中焦失运之候。太阳表证不解，虽然迁延数十日，仍当与阳旦汤内调阴阳，外调营卫，祛散表邪。

按：仲景审证用药，不拘日数，上条里热成实，虽产后七八日，与大承气汤；此条表邪不解，虽数十日之久，与阳旦汤，皆示人以通常达变之法。

本条所述之阳旦汤究竟系何方？历来众说纷纭，考证不一，归纳起来，有以下四种不同见解：①阳旦汤即桂枝汤；②阳旦汤是桂枝汤加黄芩；③阳旦汤是桂枝汤加附子；④阳旦汤是桂枝汤增桂加附子。笔者认为根据本条所述头痛、恶寒、发热、干呕、汗出等症状表现来看，阳旦汤应是桂枝汤。该证虽然有心下闷，但仅为兼症。桂枝汤既能外调营卫以治表邪，又能内调脾胃以治心下闷，故曰“可与阳旦汤”。此外，阳旦汤即桂枝汤加味之说，亦示人以法，如桂枝汤证夹内热者可加黄芩，表阳虚者可加附子。

【选注】

《金匮方论衍义》 《伤寒论》谓：太阳病，头痛发热，汗出恶风者，桂枝汤主之。又谓：太阳病，八九日不解者，表证仍在，当发其汗，此治伤寒法。凡产后感于风寒诸证，皆不可越其规矩。举此与上文承气汤者，为表里之例耳，余皆准而推之。

《金匮要略论注》 此段言产后中风，淹延不愈，而表里杂见者，仍当去其风也。谓中风之轻者，数十日不解，似乎不可责表，然头疼，恶寒，汗出，时有热，皆表证也；心下闷，干呕、太阳之邪欲内入而内不受。考《伤寒论》有阳旦汤，乃桂枝汤加黄芩，以治太阳中风而挟热者，今久风而热不已，则阳旦证仍在，阳旦汤何不可与，而因循以致误也。

《金匮要略心典》 产后中风，至数十日之久，而头痛寒热等证不解，是未可卜度其虚，而不与解之、散之也。阳旦汤治伤寒太阳中风挟热者，此风久而热续在者，亦宜以此治之。夫审证用药，不拘日数，表里既分，汗下斯判。上条里热成实，虽产后七八日，与大承气汤而不伤于峻；此条表邪不解，虽数十日之久，与阳旦汤而不虑其散，非通于权变者，未足以语此也。

【原文】

产后中风[1]，发热，面正赤，喘而头痛①，竹叶汤主之。（九）

竹叶汤方：竹叶一把　葛根三两　防风　桔梗　桂枝　人参　甘草各一两　附子②一枚（炮）　大枣十五枚　生姜五两　右十味，以水一斗，煮取二升半，分温三服，温覆使汗出。颈项强，用大附子一枚，破之[③]如豆大，煎药扬去沫。呕者，加半夏半升洗。

【校勘】

①喘而头痛：《千金要方》卷三第三“而”作“气”。

②附子：朱肱《类证活人书》本方不用附子；张璐《张氏医通》亦无附子；赵以德在《金匮方论衍义》里更提出：“附子恐后人加，治头项强耳。”

③破之：《千金要方》无“破之”以下十字。

【词解】

［1］产后中风：尤怡曰：“此产后表有邪而里适虚之证。”与前第7条属里证、第8条属表证不同。

【简释】

本条论述产后正虚而复感外邪的证治。本证中风是风从外受，病邪在表，故发热头痛；产后阴血虚于内，虚热浮于上，故面正赤，喘气。病因产后正气大虚，风邪乘虚侵袭，则导致虚实夹杂之候。故用竹叶汤扶正祛邪，标本兼顾。方中以竹叶、葛根、桂枝、防风、桔梗解外邪；用人参、附子扶正气；甘草、大枣、生姜调和营卫。

按：本条脉证并治，值得玩味。首先应明确，“面正赤”非虚阳上越的“戴阳证”；用附子非阳虚内寒的大虚证。否则，“先温其里”且恐不及，岂能用寒凉的竹叶为君，并用众多的发表药呢？故笔者认为，本条所述，盖为夏日产后，感受温热之邪，即《金匮要略心典》所谓“风热外淫而里气不固者”。仲景不大善治温病，故设此“杂乱”之方。张仲景虽为“医圣”，圣人亦非完人，料事难以万全，《晏子春秋·内篇杂下》“圣人千虑，必有一失”，此条处方可谓是医圣之一失。后世医家经历了千百年的探索，继承和发展了仲景学说，创立了温病学说，可补仲景之不足。

【选注】

《金匮要略论注》　中风发热头痛，表邪也。然面正赤，此非小可淡红，所谓面若妆朱，乃真阳上浮也；加之以喘，气高不下也。明是产后大虚，元阳不能自固，而又杂以表邪，自宜攻补兼施，故以桂、甘、防、葛、桔梗、枣、姜清其在上之邪，竹叶清其胆腑之热，而以参、附培元气，返其欲脱之阳。然以竹叶名汤，要知本寒标热，胆居中道，清其交接之缘，则标本俱安，竹叶实为功之首耳。颈项强，则下虚尤甚，故加大附子；呕则逆而有水，故加半夏。

《金匮要略心典》 此产后表有邪而里适虚之证，若攻其表，则气浮易脱；若补其里，则表邪不解。竹叶汤用竹叶、葛根、桂枝、防风、桔梗，解外之风热；人参、附子，固里之脱；甘草、姜、枣，以调阴阳之气，而使其平，乃表里兼济之法。凡风热外淫而里气不固者，宜于此取则焉。

【原文】

妇人乳①[1]，中虚，烦乱呕逆[2]，安中益气[3]，竹皮大丸主之。（十）

竹皮大丸方：生竹茹二分 石膏二分 桂枝一分 甘草七分 白薇一分 右五味，末之，枣肉和丸弹子大，以饮服一丸，日三夜二服。有热者倍白薇，烦喘者加柏实一分。

【校勘】

①乳：《脉经》卷九第三作“产”。

【词解】

［1］妇人乳：《说文·乙部》：“乳，人生子曰乳。”《广雅·释诂》：“乳，生也。”妇人乳，指妇人产子。

［2］烦乱呕逆：产后阴血亏虚，虚热扰心则心烦意乱，扰胃则呕恶气逆。

［3］安中益气：以方测法，乃甘寒清虚热以“安中”，重甘微辛以补中“益气”。

【简释】

本条论述产后虚热烦呕的证治。妇人在产后哺乳期，乳汁去多，阴血不足，中气亦虚。气阴不足，虚热扰心则心中烦乱；中气不足，胃失和降则呕逆。治用竹皮大丸，方中甘草、桂枝合用，重甘微辛，枣肉和丸，着意补中之虚；竹茹、石膏、白薇甘寒清热，止呕除烦。诸药相伍，标本兼治，唯甘草独重，以“安中益气”。虚热甚者，倍用白薇；烦乱甚而喘者，加柏子仁以宁心。

【选注】

《金匮要略论注》 乳者，乳子之妇也，肝气原不足；中虚者，中气大虚也，脾土复困弱；于是火上壅则烦，气上越则呕，烦而乱则烦之甚也；呕而逆则呕之甚也。病本全由中虚，然而药只用竹茹、桂、甘、石膏、白薇者，盖中虚而至为呕为烦，则胆腑受邪，烦呕为主病，故以竹茹之除烦止呕者为君；胸中阳气不用，故以桂、甘扶阳，而化其逆气者为臣；以石膏凉上焦气分之虚热为佐；以白薇去表间之浮热为使。要知烦乱呕逆而无腹痛、下利等证，虽虚无寒可疑也。妙在加桂枝于凉剂中，尤妙在生甘草独多，意谓散蕴蓄之邪，复清阳之气，中即自安，气即自益，故无一补剂，而反注其立汤之本意，曰安中益气，竹皮大丸神哉！……有热倍白薇，盖薇能去浮热，故《小品》于桂枝加龙骨牡蛎汤云：汗多热浮者，去桂加白薇、附子各三分，名曰二加龙骨汤，则薇之能去浮热可知矣。

《金匮要略心典》 妇人乳，中虚，烦乱呕逆者，乳子之时，气虚火旺，内乱而上逆也。竹茹、石膏甘寒清胃，桂枝、甘草辛甘化气，白薇性寒入阳明，治狂惑邪气，故曰安中益气。

《金匮要略浅注补正》 妇人乳作一读，谓乳子也。中虚作一句，谓中焦受气取汁，上入心以变血，下安胃以和气，乳汁去多则中焦虚乏，上不能入心化血则心神无依而烦恼乱，下不能安胃和气则冲气上逆而为呕逆。是以其方君甘草、枣肉以填补中宫，化生汁液；而又用桂枝、竹茹达心通脉络，以助生心血，则神得凭依而烦乱止；用石膏、白薇以清胃降逆，则气得安养而呕逆除。然此四药相辅而行，不可分论，必合致其用，乃能调和阴阳，成其为大补中虚之妙剂也。

《金匮玉函要略辑义》 案乳中，盖在草蓐之谓，故《脉经》作产中。……武氏《济阴纲目》云：中虚不可用石膏，烦乱不可用桂枝，此方以甘草七分，配众药六分，又以枣肉为丸，仍以一丸饮下，可想其立方之微，用药之难，审虚实之不易也。仍饮服者，尤虚夫虚虚之祸耳。用是方者亦当深省。

按：关于妇人胎前产后的治法，俗有“胎前宜凉，产后宜温”之说。这种说法虽有一定道理，但临证之时，仍应以辨证论治为主。古今不少名医学者对“产后宜温”提出异议，并以治验病例说明，产后感染温邪而高热不退者，可放胆使用生石膏、白虎汤之类方药甘寒清热。否则，认定“产后宜温”，误用温补，则犹如救火添薪，必致“一逆尚引日，再逆促命期”（《伤寒论》第6条）。故魏之琇感叹地说：“近时专家及庸手，遇产后，一以燥热温补为事，杀人如麻。”这沉痛的教训，发人深醒。

仲景本条对产后病的治疗，既辨病（产后病），又辨证，病与证相结合而立法，可谓万全之策。

【原文】

产后下利虚极[①]，白头翁加甘草阿胶汤主之。（十一）

白头翁加甘草阿胶汤方：白头翁　甘草　阿胶各二两　秦皮　黄连　柏皮各三两　右六味，以水七升，煮取二升半，内胶令消尽，分温三服[②]。

【校勘】

①下利虚极：《脉经》卷九第三作“热利重下，新产虚极”。《千金要方》卷三第六“虚极”上有“兼”字。

②分温三服：《千金要方》作“分三服，日三。”

【简释】

本条论述产后下利虚极的治疗。产后气血本虚，更兼下利伤阴，所以说“下利虚极”。以方测证，本条所论产后下利，必是痢疾之热毒炽盛者。故用白头翁汤苦寒清热，解毒治痢，加甘草、阿胶以扶正。本方除治产后热利下重外，凡属疫毒痢而阴虚血弱者，均可使用。

【选注】

《金匮要略论注》　仲景治热利下重，取白头翁汤。盖白头翁纯苦，能坚肾，故为驱下焦风热结气之君药，臣以黄连清心火也，秦皮清肝热也，黄柏清肾热也，四味皆苦寒，故热利下重者宜之。若产后下利，其湿热应与人同，而白头翁汤在所宜矣；假令虚极，不可无补，但非他味参、术所宜，恶其壅而燥也，亦非苓、泽淡渗可治，恐伤液也；唯甘草之甘凉，清中即所以补中，阿胶之滋润，去风即所以和血，以此治病，即以此为大补。方知凡治利者，湿热非苦寒不除，故类聚四味之苦寒不为过，若和血安中，只一味甘草及阿胶而有余，治利好用参、术者，正由未悉此理耳。

《金匮要略方论本义》　产后下利虚极者，自当大补其气血矣，不知其人虽极虚，而下利者乃挟热之利，切未可以遽补，补之则热邪无出，其利必不能止也。主之以白头翁加甘草阿胶汤，清热燥湿，补中理气，使热去而利自止，亦治虚热下利之妙方，不止为产后论治矣。

《金匮要略心典》　伤寒热利下重者，白头翁汤主之，寒以胜热，苦以燥湿也。此亦热利下重，而当产后虚极，则加阿胶救阴，甘草补中生阳，且以缓连、柏之苦也。

《金匮要略浅注补正》　此下利，是言痢疾便脓血也。仲景此数节或言产后伤寒，或言产后中风，此又言产后或得痢疾，仍当照法用白头翁汤，惟系产后血虚之极，故宜加补血之品，此仲景举例以见其概，非谓产后痢疾仅此一方，又非谓虚寒洞泻而下利，亦用是方也。

［附方］

《千金》三物黄芩汤：治妇人在草蓐，自发露得风，四肢苦烦热，头痛者与小柴胡汤；头不痛但烦者，此汤主之。

黄芩一两　苦参二两　干地黄四两　右三味，以水八升，煮取二升，温服一升，多吐下虫。

按：以上所述是由产后气血骤虚，护理不当，外邪侵袭。邪在半表半里，治以小柴胡汤和解之；邪气内侵化热者，治宜三物黄芩汤养阴清热。

【选注】

《金匮要略论注》　此言产妇有暂感微风，或在半表里，或在下焦，风湿合或生虫，皆能见四肢发热证，但以头之痛不痛为别耳。故谓在草蓐，是未离产所也。自发露得风，是揭盖衣被，稍有不慎而暂感也。产后阴虚，四肢在亡血之后，阳气独盛，又得微风，则苦烦热；然表多则上入而头痛，当以上焦为重，故主小柴胡和解；若从下受之而湿热结于下，则必生虫，而头不痛，故以黄芩清热为君，苦参去风杀虫为臣，而以地黄补其元阴为佐。曰多吐下虫，谓虫得苦参必不安，其上出下出，正未可知也。

《金匮要略心典》　此产后血虚风入而成热之证。地黄生血，苦参、黄芩除热也；若头痛者，风未全变为热，故宜柴胡解之。

《千金》内补当归建中汤：治妇人产后虚羸不足，腹中刺痛不止，吸吸少气，或苦少腹中急，摩痛引腰背，不能食饮；产后一月，日得服四五剂为善，令人强壮宜。

当归四两　桂枝三两　芍药六两　生姜三两　甘草二两　大枣十二枚　右六味，以水一斗，煮取三升，分温三服，一日令尽。若大虚，加饴糖六两，汤成内之，于火上暖令饴消。若去血过多，崩伤内衄不止，加地黄六两，阿胶二两，合八味，汤成内阿胶。若无当归，以川芎代之。若无生姜，以干姜代之。

按：以上所述是妇人产后阴血亏虚的证治。内补当归建中汤“即黄芪建中之变法，彼用黄芪以助卫外之阳，此用当归以调营内之血，两不移易之定法也。”（《张氏医通》）

【选注】

《**金匮要略论注**》　桂枝汤，为中风家和营卫调阴阳圣方。加饴糖为建中，已为邪盛正虚者巧定一先本后标之法。今产后虚羸不足，先因阴虚，后并阳虚，补阴则寒凝，补阳则气壅，后天以中气为主，故治法亦出于建中，但加当归，即偏于内，故曰内补当归建中汤。谓腹中刺痛不止，血少也；吸吸少气，阳弱也。故将桂枝、生姜、当归之辛温，以行其营卫之气，甘草、白芍以养其脾阴之血，而以饴糖、大枣峻补中气，则元气自复，而羸者丰、痛者止也。然桂枝于阴阳内外，无所不通，尤当归善入阴，治带下之疾，故又主少腹急，摩痛引腰痛。不能饮食者，盖带下病去，而中气自强也。曰产后一月，日得服四五剂为善，谓宜急于此调之，庶无后时之叹。然药味和平，可以治疾，可以调补，故又曰令人强壮宜。若云大虚加饴糖而不用人参，盖人参补元气，与中气不相安者有之，饴糖乃补中气，而听元气之自生，故因此一味而曰建中，正为产后先血虚，人参偏于气，未免使阳骤胜，骤胜则愈伤阴也。若去血过多，崩伤内衄，方加干地黄、阿胶，所伤偏于阴，故特多加阴药，非产后必宜用地黄、阿胶也。

小结

本篇论述妇人产后病脉证并治。本篇首先指出新产妇人常易发生的三种病，即痉病、郁冒、大便难。产后郁冒及大便坚可用小柴胡汤治之。产后最常见的疾病还有腹痛，其病机与治方为：血气虚寒，治宜当归生姜羊肉汤；气血郁滞，治宜枳实芍药散；瘀血内停，治宜下瘀血汤。篇中所述内容还有：产后瘀热，宜大承气汤；产后中风，可辨证采用阳旦汤或竹叶汤；产后虚热烦呕，用竹皮大丸；产后下利虚极，白头翁加甘草阿胶汤治之。

全篇 11 条，根据产后“多虚多瘀”的特点，既不忘于产后，又不拘于产后，条条体现了辨证论治的精神，总以扶正祛邪为大法。

妇人杂病脉证并治第二十二

论一首　脉证合十四条　方十四首

本篇论述妇人杂病的脉证及治疗。关于妇人杂病的病因，第 8 条提出了虚、积冷、结气等三个方面。在治疗方法上，本篇采取了多种多样的内、外治法，如内治法中有汤剂、丸剂、散剂和酒剂；外治法中有纳入阴道的坐药（包括丸剂和散剂）、洗涤阴疮的外洗剂以及通利大便的润导剂等。这些内外治法，被后世医家广泛采用，并不断得到补充和发展。

全篇共 22 条原文，第 1，2，3，4 条论热入血室，第 5 条论梅核气，第 6 条论脏躁，第 7 条论寒饮，第 9，11，12 条论漏下，第 10，13，14 条论经水不利，第 15 条论白带，第 16，17，18 条论腹痛，第 19 条论转胞，第 20 条论阴寒，第 21 条论阴疮，第 22 条论阴吹。上述病证，篇中皆有方治。

【原文】

妇人中风七八日，续来寒热①，发作有时，经水适断②[1]，此为热入血室[2]，其血必结，故使如疟状，发作有时，小柴胡汤主之。方见呕吐中。（一）

【校勘】

①续来寒热：《伤寒论》第 144 条“来”作“得”。
②经水适断：《伤寒论》第 144 条“断”后有“者”字。

【词解】

［1］经水适断：“适”，刚才，方才之义。张志聪曰：“‘经水适断’四字，应在‘七八日’之下。”其说可取。程林曰：“妇人经行之际，当血弱气尽之时，邪气因入血室，与正气相搏，则经为之断，血为之结也，血结则邪正分争，休作有时。”

［2］血室：狭义指子宫，广义则总括子宫、肝、冲任脉。山田正珍曰：“血室，谓胞，即子宫也。”张介宾曰：“医家以冲任之脉盛于此（指子宫），

则月事以时下，故名之曰血室。”

【简释】

本条论述热入血室的证治。妇人患太阳中风证，历时已七八日，应无寒热，而今仍继续寒热，发作有时。询知其续来寒热之前适值经期，经水行而刚断，可知是邪热乘虚侵入血室，热与血结所致。因血室内属于肝，肝与胆相表里，故见寒热如疟状之少阳证。治以小柴胡汤和解少阳，兼散其血室之结。后世医家多主张在本方中加赤芍、丹皮、桃仁等，清热与活血并用，可以取法。

按：本篇第1～4条，已见于《伤寒论》第148，149，150条及221条原文，只个别文字有出入。这四条都是讨论热入血室的证治，与妇人杂病有关，故并及论之。

【选注】

《金匮方论衍义》 此下四条，皆出《伤寒论》中。成无已注曰：中风七八日，邪气入里之时，本无寒热，而续得寒热，经水适断者，为表邪乘虚入于血室，相搏而血结不行，经水所以断也。血气与邪分争，致寒热如疟而发作有时，与小柴胡汤，以解传经之邪。

《金匮要略直解》 妇人伤寒中风，六经传变，治例与男子同法，惟经水适来适断，热入血室，与夫胎前产后，崩漏带下，则治有殊也。妇人经行之际，当血弱气尽之时，邪气因入血室，与正气相搏，则经为之断，血为之结也。血结则邪正分争，往来寒热，休作有时，与小柴胡汤和解表里，而散血室之邪热。

《金匮要略心典》 中风七八日，寒热已止而续来，经水才行而适断者，知非风寒重感，乃热邪与血俱结于血室也。热与血结，攻其血则热亦去。然虽结而寒热如疟，则邪既留连于血室，而亦侵淫于经络，设攻其血，血虽去，邪必不尽，且恐血去而邪得乘虚尽入也。仲景单用小柴胡汤，不杂血药一味，意谓热邪解而乍结之血自行耳。

【原文】

妇人伤寒[1]发热，经水适来[2]，昼日①明了②，暮③则谵语[3]如见鬼状者，此为热入血室，治之④[4]无犯胃气及上二焦[5]，必自愈[6]。（二）

【校勘】

①昼日：《温疫论》卷下、《妇人大全良方》卷六并引作“昼则”，与下“暮则”相应。

②明了：《脉经》卷九第六作“了了”。

③暮：《伤寒九十论》第十七“暮”作“夜”。

④治之：《伤寒论》第145条无“治之”二字。

【词解】

［1］妇人伤寒：柯琴曰：“前条言中风，此言伤寒，见妇人伤寒中风，皆有热入血室证也。”

［2］经水适来：成无己曰：“中风，发热恶寒，表证也。若经水不来，表邪传里，则入府而不入血室也；因经水适来，血室空虚，至七八日邪气传里之时，更不入府，乘虚而入于血室。”

［3］昼日明了，暮则谵语：热入血室之证，病在血而不在气。气属阳，故昼则明了；血属阴，故暮则谵语。吴又可曰：“至夜但发热而不谵语者，亦为热入血室，因有轻重之分，不必拘于谵语也。”

［4］治之：前条妇人中风热入血室，已言小柴胡汤主之，此只言“治之”，犹云即依前法治之也。

［5］无犯胃气及上二焦：方有执曰：“无犯胃气，以禁下言，上二焦以禁汗吐言。”

［6］必自愈：能依无犯之戒，以小柴胡汤为主方治之，使邪热随血而俱去，则谵语等症可愈。

【简释】

本条再论热入血室的证候，并明示治禁。妇人伤寒发热，经水适来，外邪乘虚袭入血室。与上条比较，出现日间神志清楚，入夜则胡言乱语，可见其症状较为严重。谵语由于热扰神明，不可误为阳明腑实而用下法，亦不可误用汗法、吐法，应根据“经水适来”“此为热入血室”之病机，参照上条方法治之。许学士在《普济本事方》中说：“小柴胡加生地汤，治妇人室女伤寒发热，或发寒热，经水适来或适断，昼则明了，夜则谵语，如见鬼状。亦治产后恶露方来，忽尔断绝。”

【选注】

《金匮要略论注》　此言热入血室，不必血结，而初即搏邪为患者。曰伤寒，即所谓无汗恶寒者也；曰发热，此病之初也；曰经水适来，来则经水初行之时也。邪盛经气亦盛，适相值，寒邪必伤营，故邪与血搏。血属阴，主夜，故昼则热虽发而明了，暮则入阴分，邪挟阴气而为谵语。如见鬼状者，谵之甚也。此为热入血室者，言血室虽在内，而表邪实未尝犯胃及上二焦之内，故曰此者，只此而非表邪入里也。治法亦惟和表邪而略兼清血室之热足矣。误以为客邪入内而攻之，则所伤实多，故曰无犯胃气及上二焦必自愈。必云者，内原无病可攻，故虽不治而必愈也。

《金匮要略心典》　伤寒发汗过多者，邪气离表则入阳明；经水适来者，邪气离表则入血室。盖虚则易入，亦惟虚者能受也。昼曰明了，暮则谵语者，血为阴，暮亦为阴，阴邪遇阴乃发也。然热虽入而血不结，其邪必将自解，治之者但无犯胃气及上二焦阳气而已。仲景盖恐人误以发热为表邪未解，或以谵语为阳明胃实，而或攻之，或汗之也。

《金匮要略浅注补正》　旧注解必自愈，以为不须治之，其邪必将自解。夫谵语重症，岂易自解，况此条明有治之二字，何得以为不须治之？夫《伤寒论》原有热入血室、暮则谵语者，与小柴胡汤。此又承上小柴胡汤而言，则治之二字，即是按法当与小柴胡汤也。下文无犯胃气及上二焦，又因谵语常法，应用承气攻其胃与上二焦，此谵语在下焦血室，与寻常谵语不同，恐人误治，故戒之曰：无犯胃气及上二焦。意谓但治其下焦血室，而谵语必自愈，不可误治其谵语也。玩其文法自见。

【原文】

妇人中风，发热恶寒，经水适来，得之七八日，热除①脉迟，身凉和②，胸胁满③如结胸状，谵语者，此为热入血室也，当刺期门[1]，随其实而取之。(三)

【校勘】

①热除：《伤寒论》第 143 条“热除”后有“而”字。

②身凉和：《伤寒论》第 143 条无“和”字。

③胸胁满：《伤寒论》第 143 条作“胸胁下满”。

【词解】

［1］当刺期门：期门，穴名，位置在乳头直下，当第六肋间隙处，为肝之募穴。刺期门泻肝，则胸胁之邪，血室之热，可以并解。吴又可曰："若有如结胸状者，血因邪结也，当刺期门，以通其结，以柴胡汤治之，不若刺者功捷。"（《温疫论》）

【简释】

本条论述热入血室而表邪已罢的刺法。所述病情亦为妇人中风，发热恶寒，经水适来，热邪乘虚侵入血室。得之七八日以后，热除、脉迟、身凉、胸胁满如结胸状及谵语等症，此为表证已罢，瘀热互结于血室。血室属肝，期门为肝经之募穴，故"随其实"刺之以泻血室之热。

【选注】

《金匮要略论注》　此言经与病值，不即为患，而病解后，反搏邪在胸胁作楚者，谓中风病虽稍异于前之伤寒，然发热恶寒，经水适来，与前之邪盛，经亦盛无二。后七八日热除、脉迟、身凉和，是经在病中行而不碍也。却七八日后，反胸胁满如结胸状，谵语，是入血室之热，不窜于经而结于肝之腑，故脉之所过处为满，甚则如结胸状；阴火盛，则谵语也。然满虽在胸胁，非少阳表邪；虽如结胸，非太阳表邪入里；虽谵语非胃实，故曰此热入血室，亦见不可误攻胃及上二焦也。当刺期门。期门者，肝之分也。此肝实之病，泻其实则愈，故曰随其实而取之。

《金匮要略心典》　热除、脉迟、身凉和而谵语者，病去表而之里也。血室者，冲任之脉，肝实主之。肝之脉布胁肋，上贯膈，其支者复从肝别上膈、注于肺。血行室空，热邪独胜，则不特入于其宫，而亦得游其部，是以胸胁满如结胸状。许叔微云：邪气蓄血，并归肝经，聚于膻中，结于乳下，以手触之则痛，非汤剂可及，故当刺期门。期门，肝之募。随其实而取之者，随其结之微甚，刺而取之也。

【原文】

阳明病，下血①谵语［1］者，此为热入血室，但［2］头汗出，当刺期门②，随其实而泻之，濈然汗出［3］者③愈。（四）

【校勘】

①下血：《脉经》卷九第六“血”下有“而”字。
②但头汗出，当刺期门：《伤寒论》第216条作“但头汗出者，刺期门”。
③者：《伤寒论》第216条作“则”字。

【词解】

［1］下血谵语：阳明之热，下迫胞宫即下血，上扰神明则谵语。
［2］但：表范围副词，译作“仅”。
［3］濈（jí）然汗出：联系上文“但头汗出”，则“濈然汗出”应解作全身汗出的样子。

【简释】

本条论述阳明病热入血室的证治。上三条所述的热入血室证，均与经水适来适断有关。本条进一步说明妇人患阳明病，由于里热太盛，虽不值经期，热邪亦可侵入血室，出现下血谵语、但头汗出等里热熏蒸迫血妄行的症状。既已热入血室，则治疗便可按照上条处理，刺期门以泻实热，热从外泄，则周身汗出而愈。

【选注】

《金匮要略论注》 此言阳明病亦有热入血室者，但下血，头汗出不同耳。阳明病，即头痛，鼻干，不眠是也；假如转入阳明之腑，则必有汗谵语等，为可下之证。何缘而动血，乃下血谵语，故知为热入血室。然阳明宜通身有汗，此血中有热而血耗，耗则下虚搏邪，身为燥阴所把，故无汗；唯头则阴不能入而阳仍通，故汗。此病亦由肝实，不当责阳明，故亦刺期门，而曰随其实而泻之。濈然者，通身微微似汗也，汗则肝不强而阴平，故愈。

《金匮要略心典》 阳明之热，从气而之血，袭入胞宫，即下血而谵语。盖冲任之脉，并阳明之经，不必乘经水之来而后热得入之，故彼为血去而热入，此为热入而血下也。但头汗出者，阳通而闭在阴也。此虽阳明之热而传入血室，则仍属肝家，故亦当刺期门以泻其实。刺已，周身濈然汗出，则阴之闭者亦通，故愈。

《金匮要略浅注》 此言阳明病亦有热入血室证者，不必拘于经水之来与断也。但其证下血、头汗出之独异也。盖阳明之热，从气而之血，袭入胞宫，即下血而谵语，不必乘经水之来，而后热邪得以入之。彼为血去而热乘虚而后入，此为热入而血有所迫而自下也。然既入血室，则不以阳明为主，而以冲任、厥阴之血海为主，冲任奇脉也，又以厥阴为主，厥阴之气不通，故一身无汗；郁而求通，遂于其少阳之腑而达之，故头上汗出。治法亦当刺期门，以泻其实。刺已，周身濈然汗出，则阴之闭者亦通，故愈。

【原文】

妇人咽中如有炙脔[1]，半夏厚朴汤主之。（五）

半夏厚朴汤方：《千金》作胸满，心下坚，咽中帖帖，如有炙肉，吐之不出，吞之不下。半夏一升　厚朴三两　茯苓四两　生姜五两　干苏叶二两　右五味，以水七升，煮取四升，分温四服，日三夜一服。

【词解】

［1］炙脔（luán）：肉切成块名曰脔。“炙脔”即烤肉块。由于咽中痰气阻塞，宛似有肉贴于咽旁，吐之不出，吞之不下，俗谓之“梅核气”。

【简释】

本条论述妇人咽中痰凝气滞的证治。本病的发生，多由于情志不畅，气郁生痰，痰气交阻，凝结于咽喉之间。其临床表现是：咽中自觉有物阻塞，咯之不出，咽之不下，但与饮食无碍。后人称之为“梅核气”。治用半夏厚朴汤，开结化痰以降逆气。方中“半夏、厚朴、生姜辛以散结，苦以降逆；茯苓佐半夏以利痰气；紫苏芳香，入肺以宣其气也。”（《金匮要略心典》）

【选注】

《金匮要略论注》　此条即后所谓寒伤经络，凝坚在上也。炙脔，譬如干肉也。……此病不因肠胃，故不碍饮食二便；不因表邪，故无骨痛寒热。乃气为积寒所伤，不与血和，血中之气溢而浮于咽中，得水湿之气而凝结难移。妇人血分受寒，多积冷结气，最易得此病，而男子间有之。药用半夏厚朴汤，乃二陈汤去陈皮、甘草，加厚朴、紫苏、生姜也。半夏降逆气，厚朴兼散结，故主之；姜、苓宣至高之滞而下其湿；苏叶味辛气香，色紫性温，能入阴和血，而兼归气于血。……炙脔者用之，则气与血和，不复上浮也。

《金匮要略心典》　此凝痰结气，阻塞咽嗌之间，《千金》所谓咽中帖帖，如有炙肉，吞不下，吐不出者是也。半夏、厚朴、生姜辛以散结，苦以降逆；茯苓佐半夏利痰气；紫苏芳香，入肺以宣其气也。

《医宗金鉴》 咽中如炙脔，谓咽中有痰涎如同炙肉，咯之不出，咽之不下者，即今之梅核气病也。此病得于七情郁气凝涎而生，故用半夏、厚朴、生姜辛以散结，苦以降逆；茯苓佐半夏，以利饮行涎；紫苏芳香，以宣通郁气。俾气舒涎去，病自愈矣。此证男子亦有，不独妇人也。

【原文】

妇人脏躁①，喜悲伤欲哭[1]，象如神灵所作[2]，数欠伸[3]，甘麦大枣汤主之。（六）

甘麦大枣汤方：甘草三两 小麦一升 大枣十枚 右三味，以水六升，煮取三升，温分三服。亦补脾气。

【校勘】

①脏躁：徐注本、尤注本等作“脏燥”。

【词解】

［1］喜悲伤欲哭：孙思邈曰：“心气虚则悲不已。”吴谦曰：“喜悲伤欲哭，是神不能主情也。”

［2］象如神灵所作：心主血而藏神，心血虚则神不藏，神不藏则出现神情异常证候。

［3］数欠伸：黄元御曰：“欠者，开口而呵气；伸者，张臂而舒筋。”即悲哭之后频频打呵气，伸腰肢。

【简释】

本条论述脏躁的证治。脏躁的发病原因，多由情志抑郁或思虑过度，心脾受损，致脏阴不足而成。临床特点是常易悲伤欲哭，且情志抑郁，情感易冲动，心烦失眠等，这些精神失常症状即条文所述的“象如神灵所作”，甚或癫痫样痉挛发作，发作以后，精神很为疲乏，则表现为“数欠伸”等。治用甘麦大枣汤，方中三味药皆味甘性平，补脾益气，润燥缓急。丹波元简曰：“《素问》以小麦为心之谷。《千金》云小麦养心气。本方所在，正在于此。……验之于病者，始知立方之妙也。”（《金匮玉函要略辑义》）

按：脏躁与西医学所述的“癔病”颇类似。本病多见于妇人，但男子亦有患此者。甘麦大枣汤原方或适当加味治疗情志不畅，脏阴不足所致的各种疾患，疗效较好。

【选注】

《金匮要略心典》　脏燥，沈氏所谓子宫血虚，受风化热者是也。血虚脏燥，则内火扰而神不宁，悲伤欲哭，有如神灵，而实为虚病。前《五脏风寒积聚》篇所谓邪哭使魂魄不安者，血气少而属于心也。数欠伸者，经云：肾为欠、为嚏；又肾病者，善伸数欠、颜黑。盖五志生火，动必关心，脏阴既伤，穷必及肾也。小麦为肝之谷，而善养心气，甘草、大枣甘润生阴，所以滋脏气而止其燥也。

《医宗金鉴》　脏，心脏也，心静则神藏。若为七情所伤，则心不得静，而神躁扰不宁也。故喜悲伤欲哭，是神不能主情也；象如神灵所凭，是心不能神明也，即今之失志癫狂病也；数欠伸，喝欠也，喝欠顿闷，肝之病也，母能令子实，故证及也。

【原文】

妇人吐涎沫，医反下之，心下即痞，当先治其吐涎沫，小青龙汤主之；涎沫止，乃治痞，泻心汤主之[①]。（七）

小青龙汤方：见痰饮病中。

泻心汤方：见惊悸中。

【校勘】

①泻心汤主之：《千金要方》卷二十九第六作“可服甘草泻心汤方”。

【简释】

本条指出误下成痞的先后治法。吐涎沫，本是上焦有寒饮，治当温散，而反误用攻下，伤其中气，心下即痞，此与伤寒下早成痞同理。虽经误下成痞，但仍吐涎沫，为上焦寒饮不去之象。治应先用小青龙汤温散寒饮，俟涎沫止，再以甘草泻心汤乃治痞。这样分先后施治，亦与伤寒表解乃可攻痞同例。

【选注】

《金匮要略论注》　此条即后所谓凝坚在上，呕吐涎唾也。妇人下焦素有积冷，而凝于上之内为饮，又得客寒，故吐涎沫，是积寒为本，而客邪为标也。然邪高在肺，宜从伤寒心下有水气者论治。但彼无积寒，故干呕；此有凝寒，故有涎沫耳。医者下之，是胃未受邪而诛责无过，故曰反。药伤其胃，客气动膈，故心下即痞。究竟下虽作痞，而上之客寒水气未服，当先治其本，故主小青龙，则水气与客寒俱去而涎沫止。痞不过误下之，阴邪客于心下，故以大黄芩连峻泻心下痞郁之邪，可一服而愈也。

《金匮要略心典》 吐涎沫，上焦有寒也。不与温散而反下之，则寒内入而成痞，如伤寒下早例也。然虽痞而犹吐涎沫，则上寒未已，不可治痞，当先治其上寒，而后治其中痞，亦如伤寒例，表解乃可攻痞也。

《医宗金鉴》 吐涎沫，形寒饮冷也。不温散而反下之，则寒饮虚结成痞硬也。当先治其吐涎沫，以小青龙汤治外寒内饮。俟涎沫止，以半夏泻心汤乃治痞也。

按："泻心汤"，《千金要方》作"甘草泻心汤"；《医宗金鉴》作"半夏泻心汤"；魏荔彤《金匮要略方论本义》说："泻心汤，在《伤寒论》中，为方不一，亦当合《伤寒论》中痞证诸条参观之而求其治法。"笔者认为魏说比较客观。

【原文】

妇人之病[1]，因虚、积冷、结气[2]，为诸[3]经水断绝，至有历年，血寒积结，胞门寒伤，经络凝坚。

在上呕吐涎唾，久成肺痈①，形体损分[4]。在中盘结，绕脐寒疝；或两胁疼痛，与脏相连；或结热中，痛②在关元[5]，脉数无疮，肌若鱼鳞[6]，时着男子，非止女身。在下未多③，经候不匀[7]，令阴掣痛，少腹恶寒；或引腰脊，下根气街[8]，气冲急痛，膝胫疼烦；奄忽[9]眩冒，状如厥癫；或有忧惨[10]，悲伤多嗔[11]；此皆带下[12]，非有鬼神。

久则羸瘦，脉虚多寒；三十六病[13]，千变万端；审脉阴阳，虚实紧弦；行其针药，治危得安；其虽同病，脉各异源；子当辨记，勿谓不然。（八）

【校勘】

①肺痈：丹波元坚曰："先兄曰：'痈'当作'痿'字之误也。盖上焦寒凝，无为肺痈之理。肺冷为痿，甘草干姜汤证是也。"

②痛：明刊本作"病"字。

③未多：孙世扬曰："'未'当作'沫'，谓白物也。凡经水不利，必下

白物。”

【词解】

［1］妇人之病：朱光被曰：“此总叙妇人之杂病”。

［2］因虚、积冷、结气：吴谦曰：“月经致病之根源，多因虚损、积冷、结气，三者一有所感，皆能使经水断绝。”

［3］为诸：“为诸”犹云“为之”。《仪礼·士昏礼》郑注：“诸，之也。”

［4］形体损分：谓形体虚损消瘦，与未病前判若两人。

［5］关元：此泛指下焦。

［6］脉数无疮，肌若鱼鳞：《疮痈肠痈浸淫病脉证并治》谓疮痈脉“浮数”，而此却云“脉数无疮”，是说内有干血，外则皮肤失润而肌肤粗糙状若鱼鳞。

［7］经候不匀：“不匀”即“不均”。“匀”“均”相通，二字同韵。《诗·皇皇者华》毛传：“均，调也。”

［8］气街：“气街”，在脐下五寸之曲骨穴旁开二寸处。“气街”《金匮方论衍义》作“气冲”。

［9］奄忽：突然。《文选·古诗十九首》善注引《方言》：“奄，遽也。”铣注：“奄忽，疾也。”

［10］忧惨：谓多愁不乐。“忧”之本字作“𢝊”。《说文解字》：“𢝊，愁也。”《诗·抑》毛传：“惨，忧不乐也。”

［11］多嗔（chēn）：即时常发怒。《广韵·十七真》：“嗔，怒也。又作‘瞋’。”

［12］带下：有广义与狭义二种含义：广义是泛指妇科的经、带、胎、产等病，如《史记·扁鹊仓公列传》称妇科医生为“带下医”。尤怡曰：“带下者，带脉之下，古人列经脉为病凡三十六种，皆谓之带下病。”狭义是专指从阴道内流出一种黏腻的液体，如《女科证治约旨》所说：“阴内有物，淋漓下降，绵绵而下，即所谓带下也。”一般称为白带，后第 15 条称为“下白物”。本条所述的带下，是属于广义者无疑。

［13］三十六病：此统言妇女诸病。《千金要方》卷四第三云：“三十六疾者，十二瘕、九痛、七害、五伤、三痼是也。”其治有白垩丸、白石脂丸两方。又卷二第一承泽丸亦治妇人下焦三十六疾。

【简释】

本条总论妇人杂病的病因、病机、症状与治则。第一段说明妇人杂病的病因，不外虚、冷、结气三方面。“虚”谓气虚血少；“积冷”谓久积冷气；“结气”谓情志不畅所导致的气血郁结，三者皆能影响经水而致月经不调，甚则停闭。“夫经水历年断绝，则瘀积结于胞门，寒气凝于经络。”（《张氏医通》）

第二段说明病变在上、在中、在下的不同证候。第三段指出妇人杂病辨证论治的原则。

【选注】

《张氏医通》　妇人经闭诸病，无不由虚寒而成。经闭虽属虚寒，则崩漏之属虚热，从可识矣。夫经水历年断绝，则瘀积结于胞门，寒气凝于经络。盖下焦寒积结聚，则中上二焦皆不得通畅，所以在上则寒沫结聚而为咳，咳久热结而为肺痈。在中则寒饮结聚而为疝，疝久热结，亦为内痈。大抵内痈皆起于结血，故申之以脉数无疮，肌若鱼鳞，昭揭病形，然此不但妇人也，男子亦有是证。总由经络郁闭，寒从火化所致。至于在下，则经候虽不调而不至断绝，所瘀亦为不多，其证虽久，但少腹气街，引急寒痛也。其或膝胫疼烦者，以四肢为诸阳之本，寒结于内，则在下之阳，不能上入，故膝胫反热而痛也。至如奄忽，状如厥癫，或时忧惨悲嗔，有若鬼神所凭，此皆阳神虚寒，不能统摄浊阴，发为带下之候，故以久则羸瘦，脉虚多寒证之。然多寒，言属寒者多，非绝无属热者。假如羸瘦而脉数，又为阴虚多热矣。设形盛而脉虚，岂不为气虚多寒乎？形盛而脉濡，宁不为湿热固结乎？斯其所以为同脉异源也。

《金匮要略心典》　此言妇人之病，其因约有三端：曰虚，曰冷，曰结气。盖血脉贵充悦，而地道喜温和，生气欲条达也。否则，血寒经绝，胞门闭而经络阻矣。而其变证则有在上、在中、在下之异。在上者，肺胃受之，为呕吐涎唾，为肺痈，为形体消损，病自下而至上，从炎上之化也。在中者，肝脾受之，或寒疝绕脐，或胁痛连脏，此病为阴；或结热中，痛在关元；或脉数肌干，甚则并着男子，此病为热中，为阴阳之交，故或从寒化，或从热化也。在下者，肾脏受之，为经脱不匀，为阴中掣痛，少腹恶寒；或上引腰脊，下根气街，及膝胫疼痛。肾脏为阴之部，而冲脉与少阴之大络，并起于肾故也。甚则奄忽眩冒，状如厥癫，所谓阴病者，下行极而上也。或有忧惨悲嗔，状如鬼神者，病在阴，则多怒及悲愁不乐也。而总之曰此皆带下。带下者，带脉之下，古人列经脉为病凡三十六种，皆谓之带下病，非今人所谓赤白带下也。至其阴阳虚实之机，针药安危之故，苟非医者辨之有素，乌能施之而无误耶？三十六病者，十二癥、九痛、七害、五伤、三痼也。

《医宗金鉴》 此条为妇女诸病纲领。其病之所以异于男子者，以其有月经也。其月经致病之根源，则多因虚损、积冷、结气也。三者一有所感，皆能使经水断绝。至有历年，寒积胞门，以致血凝气结而不行者。先哲云：女子以经调为无病，若经不调，则变病百出矣。以下皆言三者阻经之变病，其变病之不同，各因其人之脏腑、经络、寒热、虚实之异也。如寒外伤经络，其人上焦素寒，则凝坚在上，故上焦胸肺受病也。形寒伤肺，则气滞阻饮，故呕吐涎唾也。若其人上焦素热，寒同其化，久则成热，热伤其肺，故成肺痈，而形体损瘦也。若其人中焦素寒，则在中盘结，故绕脐疝痛也；或两胁疼痛，是中焦之部连及肝脏故也；或其人中焦素热，则不病寒疝，而病热结于中矣，中热故不能为寒疝，而绕脐之痛仍在关元也。其人脉数当生疮，若无疮，则热必灼阴，皮肤失润，故肤粗若鱼鳞也。然此呕吐涎唾，寒疝疼痛，肌若鱼鳞等病，亦时着男子，非止女子病也。在下未多，谓经候不匀而血不多下也。邪侵胞中，乃下焦之部，故病阴中掣痛，少腹恶寒也。或痛引腰脊，下根气街急痛，腰膝疼烦，皆胞中冲任为病所必然也。或痛极奄忽眩冒，状如厥癫，亦痛甚之常状也。若其人或有忧惨悲伤多嗔之遇，而见此眩冒厥癫之证，实非有鬼神也。凡此胞中冲任血病，皆能病带，故谚曰十女九带也。然带下病久，津液必伤，形必羸瘦，诊其脉虚，审其多寒，岂止病此三十六病，而千变万端矣。虽千变万端，然必审脉阴阳虚实紧弦，与病参究，行其针药，治危得安也。其有病虽同而脉不同者，则当详加审辨，故曰：子当辨记，勿谓不然也。

【原文】

问曰：妇人年五十所①[1]，病下利②数十日不止，暮即发热，少腹里急③，腹满，手掌烦热④，唇口干燥[2]，何也？师曰：此病属带下[3]。何以故？曾经半产，瘀血在少腹不去。何以知之？其证唇口干燥，故知之。当以温经汤[4]主之⑤。（九）

温经汤方：吴茱萸三两　当归　芎䓖　芍药　人参　桂枝　阿胶　牡丹皮（去心）　生姜　甘草各二两　半夏半升　麦门冬一升（去心）

右十二味，以水一斗，煮取三升，分温三服。亦主妇人少腹寒，久不受胎；兼取⑥崩中去血，或月水来过多，及至期不来。

【校勘】

①所：《脉经》卷九第四“所”作“许”。

②病下利：“利”应作“血”。吴谦曰：“‘利’字，当是‘血’字，文义相属。必是传写之讹。”

③少腹里急：《脉经》“急”下有“痛”字。

④手掌烦热：《脉经》“掌”下无“烦”字。

⑤当以温经汤主之：《脉经》“以”作“与”字，无“主之”二字。

⑥兼取：徐注本、尤注本、曹注本“取”并作“治”。

【词解】

［1］年五十所：“五十所”即五十许，“许”为表示约略估计之词，“所”作“许”用，多在数目之后。

［2］唇口干燥：因内有瘀血，阴津不能上荣也。

［3］带下：属于广义之带下的含义，详见前第八条“注解”。

［4］温经汤：李彣曰：“此汤名温经，以瘀血得温即行也。方内皆补养气血之药，未尝以逐瘀为事而瘀血自去者，此养正邪自消之法也。”

【简释】

本条论述妇人经绝之年（更年期）冲任脉虚而夹瘀所致崩漏的证治。《素问·上古天真论》说：“女子……七七任脉虚，太冲脉衰少，天癸竭，地道不通。”这说明，妇人年五十许，冲任皆虚，经水理应停止。今反下血数十日不止，此属于带下病。由于病人曾经半产，少腹有残余的瘀血停留，致少腹满里急。又因瘀血而引起漏血，这样更使阴血耗损。阴虚生内热，故薄暮发热、手掌烦热。瘀血不去，则新血不生，津液失于上濡，故唇口干燥。由于本病为瘀血引起，治当攻血下瘀，但病人年五十许，冲任脉虚，攻瘀的药物已不适宜，可采用温经的方法，使瘀血得温而行。温经汤中以吴茱萸、生姜、桂枝温经暖宫，阿胶、当归、川芎、芍药、丹皮和营去瘀，麦冬、半夏润燥降逆，甘草、人参补益中气。此方为养正祛瘀之剂。功能“生新去瘀，暖子宫，补冲任也。”（《医宗金鉴》）方后说：亦主妇人少腹寒，久不受孕或月经不调等证。可知本方能够治疗多种妇科病。

按：《金匮要略》温经汤又俗称大温经汤。大温经汤之主治，前贤多有论述，例如，曹颖甫《金匮要略发微》指出：“此为调经总治之方，凡不受孕，经水先期或后期，或见紫黑，或淡如黄浊之水，施治无不愈者。”《医宗金鉴》

谓："凡胞中虚寒，一切经病，经来多，胞虚受寒，或因受寒过期不行，小腹疼痛者，宜用大温经汤。"上述皆名医平生应用温经汤之宝贵经验，对临床有一定指导意义。

按：现代临床治验表明，温经汤对妇人经、带、胎、产等诸病具有广泛的用途，用之得当，疗效显著。本方配伍严谨，药多而不杂，具有温经散寒而不燥、活血化瘀而不峻、补益冲任而不滞等特点及综合功用，故温经汤之"温"乃"温通""温养"之义。明确此法，方证相对，必取良效。

【选注】

《金匮要略广注》 妇人年五十，则已过七七之期，任脉虚，太冲脉衰，天癸竭，地道不通时也。所病下利，据本文带下观之，当是崩淋下血之证。盖血属阴，阴虚故发热，暮亦属阴也。任主胞胎，冲为血海，二脉皆起于胞宫而出于会阴，正当少腹部分，又冲脉侠脐上行，故冲任脉虚，则少腹里急，有干血亦令腹满。《内经》云：任脉为病，女子带下瘕聚是也。手背为阳，手掌为阴，乃手三阴经脉过之处，阴虚，故掌中烦热也。阳明脉侠口环唇，与冲脉会于气街，皆属于带脉。《难经》云：血主濡之。以冲脉血阻不行，则阳明津液衰少，不能濡润，故唇口干燥。断以病属带下，以曾经半产，少腹瘀血不去，则津液不布，新血不生，此唇口干燥之所由生也。《内经》云：血气虚者，喜温而恶寒，寒则凝涩不流，温则消而去之。此汤名温经，以瘀血得温即行也。方内皆补养气血之药，未尝以逐瘀为事而瘀血自去者，此养正邪自消之法也。故妇人崩淋不孕，月事不调者，并主之。

《金匮要略心典》 妇人年五十所，天癸已断而病下利，似非因经所致矣。不知少腹旧有积血，欲行而未得遽行，欲止而不能竟止，于是下利窘急，至数十日不止。暮即发热者，血结在阴，阳气至暮不得入于阴，而反浮于外也。少腹里急腹满者，血积不行，亦阴寒在下也。手掌烦热，病在阴，掌亦阴也。唇口干燥，血内瘀者，不外荣也。此为瘀血作利，不必治利，但去其瘀而利自止。吴茱萸、桂枝、丹皮入血散寒而行其瘀；芎、归、芍药、麦冬、阿胶以生新血；人参、甘草、姜、夏以正脾气。盖瘀久者营必衰，下多者脾必伤也。

《医宗金鉴》 妇人年已五十，冲任皆虚，天癸当竭，地道不通矣。今下血数十日不止，宿瘀下也；五心烦热，阴血虚也；唇口干燥，冲任血伤，不上荣也；少腹急满，胞中有寒，瘀不行也。此皆曾经半产崩中，新血难生，瘀血未尽，风寒客于胞中，为带下、为崩中、为经水愆期、为胞寒不孕。均用温经汤主之者，经此方生新去瘀，暖子宫、补冲任也。

【原文】

带下，经水不利，少腹满痛，经一月再①见[1]者，土瓜根散主之。（十）

土瓜根散方：阴癞肿亦主之。 土瓜根 芍药 桂枝 䗪虫各三分② 右四味，杵为散，酒服方寸匕，日三服。

【校勘】

①再：《医宗金鉴》："'再'字当是'不'字，若是'再'字，一月两来，与上文'不利'不合。是传写之讹。"

②三分：赵刊本、宽政本并作"三两"。

【词解】

[1] 经一月再见（xiàn）：即月经一个月两潮。"见"为"现"的古字，即出现的意思。

【简释】

本条论述因瘀血而引起月经不调的证治。因瘀血阻于冲任、胞宫，故少腹满痛，经水不利；瘀血内阻，血不归经，故见经水一月两潮，必兼见其他瘀血证候。治用土瓜根散，以桂枝、芍药调营，土瓜根、䗪虫破瘀，以酒送服可助药势。诸药合用，使瘀血去则月经自调。《兰台轨范》："此治瘀血伏留在冲脉之方。"

【选注】

《金匮要略论注》 带下即前所谓此皆带下，非专指赤白带也。盖古人列妇人因经致病，凡三十六种，皆谓之带下病，故此节冠以带下二字，后不复重出耳。不利者，不能如期也。因寒而瘀，故少腹满痛；然既有瘀而不利，则前经行未畅者，不及待后月正期，乃一月而再见也。药主土瓜根散者，土瓜即草部王瓜也，性苦寒，善驱热行瘀；䗪虫兼活血；芍药敛阴中正气；桂枝行经络之滞，而积冷自散。因有瘀滞，故以土瓜为主，必合桂枝，所谓寒因热用也。

《金匮要略心典》 妇人经脉流畅，应期而至，血满则下，血尽复生，如月盈则亏，月晦复出也。惟其不利，则蓄泄失常，似通非通，欲止不止，经一月而再见矣。少腹满痛，不利之验也。土瓜根主内痹，瘀血内闭，䗪虫蠕动逐血，桂枝、芍药行营气而正经脉也。

《医宗金鉴》　此亦前条在下未多、经候不匀之证。带下，胞中病也。胞中有宿瘀，从气分或寒化，则为白带；从血分或热化，则为赤带；从气血寒热错杂之化，则为杂色之带也。若兼经水不利，少腹满痛，乃有瘀血故也。其经至期不见，主以土瓜根散者，土瓜能逐瘀血，䗪虫能开血闭，桂枝合芍药舒阳益阴，通和营气，则瘀去血和，经调带止矣。

【原文】

寸口脉弦而大，弦则为减，大则为芤，减则为寒，芤则为虚，虚寒相搏，此名曰革，妇人则半产漏下，旋覆花汤主之。（十一）

旋覆花汤方：见五脏风寒积聚篇。

按：本条论述妇人半产漏下的证治。该条文已见《血痹虚劳病脉证并治》第12条；《惊悸吐衄下血胸满瘀血病脉证治》第8条，以及《伤寒论·辨脉法》。此篇此条去“男子亡血失精”句，加“旋覆花汤主之”一句，是专为妇人立法。旋覆花汤功能疏肝散结，活血通络，为第十一篇治肝着方剂，用治虚寒所致的半产漏下似方证不合。故有一种说法认为，根据本条脉证，以《妇人妊娠病脉证并治》的胶艾汤主之，较为合适。笔者认为，半产漏下确属虚寒证者，自当以温补为主。

【选注】

《金匮要略方论本义》　此条已见于虚劳中，兼男子而言也；今复见于此，专为妇人发论也。半产漏下，俱气不足以统血，血无所摄而下趋，所以有胎即半产而不能满足十月，无胎即漏下而经血愈伤也。旋覆花气分药也，佐以葱之通阳，无非为气分虚寒主治也，加以新绛少许，引入血分，而下趋之血，可以随升举之阳气而思返矣。

《金匮要略心典》　本文已见《虚劳》篇中，此去男子亡血失精句，而益之曰旋覆花汤主之，盖专为妇人立法也。详《本草》：旋覆花治结气，去五脏间寒热，通血脉；葱主寒热，除肝邪；绛帛入肝理血，殊与虚寒之旨不合。然而肝以阴脏而舍少阳之气，以生化为事，以流行为用，是以虚不可补，解其郁聚即所以补；寒不可温，行其血气即所以温。固不可专补其血，以伤其气；亦非必先散结聚，而后温补，如赵氏、魏氏之说也。

《医宗金鉴》　此条详在《伤寒论》辨脉法篇，错简在此。旋覆花汤主之一句，亦必是错简。半产漏下，则气已下陷，焉有再用旋覆下气之理？

【原文】

妇人陷经[1]，漏下黑不解[2]，胶姜汤主之。臣亿等校诸本无胶姜汤方，想是前妊娠中胶艾汤。（十二）

【词解】

［1］陷经：陆渊雷曰："旧读'陷经漏下'为句，非也。应'陷经'为句，'漏下'当与下'黑'字连续。'陷经'是病名，'漏下黑'是证候。"

［2］漏下黑不解：即阴道下血，淋漓不断，其色黯黑。《诸病源候论》卷三十八《漏下候》云："妇人血非时而下，淋沥不断，谓之漏下。"《漏下黑候》云："肾脏之色黑，漏下黑者，是肾脏之虚损，故漏下而挟黑色也。"

【简释】

本条论述妇人陷经的证治。陷经即经血漏下之意。漏下不止，其色黑者，是属于冲任虚寒，不能摄血所致。治以胶姜汤，温补冲任，养血止血。胶姜汤方缺，可用胶艾汤加炮姜。但须注意，漏下色黑的证候，固然有属于虚寒的，但亦有属于瘀血郁热的，必须全面考虑，辨证施治。

【选注】

《金匮要略广注》　陷经漏下，谓经脉下陷而血漏下不止，乃气不摄血也。黑不解者，瘀血不去，则新血不生，营气腐败也。然气血喜温恶寒，用胶姜汤温养气血，则气盛血充，推陈致新而经自调矣。

《金匮要略心典》　陷经，下而不止之谓；黑则因寒而色瘀也。胶姜汤方未见，然补虚温里止漏，阿胶、干姜二味已足。林亿云：恐是胶艾汤。按《千金》胶艾汤有干姜，似可取用。

《医宗金鉴》　陷经者，谓经血下陷，即今之漏下崩中病也。黑不解不成文，胶姜汤方亦缺。

【原文】

妇人少腹满如敦状[1]，小便微难而不渴，生后[2]者，此为水与血并①结在血室也，大黄甘遂汤主之。（十三）

大黄甘遂汤方：大黄四两　甘遂二两　阿胶二两　右三味，以水三升，煮取一升，顿服之，其血当下。

【校勘】

①并：元刊本、《脉经》及《妇人大全良方》均作“并”字，而其他版本、注本多作“俱”字。

【词解】

［1］少腹满如敦（duì）状：尤怡说：“言少腹有形高起，如敦之状。”“敦”读音甚多，读 duì 时，《辞源》注为“盛黍稷之器，上下合成圆球形，似彝有足”。《汉语大字典》注语与此相类似。

［2］生后：即产后。

【简释】

本条论述妇人水与血并结在血室的证治。妇人少腹满，有蓄水与蓄血之不同。若满而小便自利，为蓄血；满而小便不利，口渴，则为蓄水。今少腹胀满，其形高起如敦状，小便微难而不渴，发生在产后，盖产后诸多因素以致胞中胎水未能尽下，遂与恶血混杂而结聚于子宫，故诊断为“水与血并结在血室”。治当水血兼攻，故用大黄甘遂汤破血逐水。方中大黄攻瘀，甘遂逐水，以攻逐水血之结，因是“生后”所得，故配阿胶养血扶正，使邪去而不伤正。

【选注】

《金匮要略方论本义》 妇人少腹满如敦状者，腹皮加厚也；小便微难者，有形之邪格阻于下也。如此宜为水气之病，格阻正津上冲胸喉作渴，如水气病所云矣，乃不渴，知非但水邪，且合瘀血也。惟水邪与瘀血俱结在血室，同为有形之物，斯可为实邪而驱逐攻下也。主以大黄甘遂汤，大黄下血，甘遂逐水，二邪同治矣。入阿胶者，就阴分下水血二邪，而不至于伤阴也。顿服之，血当下，血下而水自必随下矣。此瘀血积于产后，虽在血室，又不同于抵当汤者之下，下之于大便，此即《产后》篇中所言热在里、结在膀胱者也。彼单为血，故用大承气汤；此兼水邪，故用大黄甘遂汤。邪有专兼，治亦分专兼矣。

《金匮要略心典》 敦，音对。按《周礼》注：盘以盛血，敦以盛食，盖古器也。少腹满如敦状者，言少腹有形高起，如敦之状，与《内经》胁下大如覆杯之文略同。小便难，病不独在血矣。不渴，知非上焦气热不化。生后即产后，产后得此，乃是水血并结，而病属下焦也。故以大黄下血，甘遂逐水，加阿胶者，所以去瘀浊而兼安养也。

【原文】

妇人经水不利下①，抵当汤主之。亦治男子膀胱满急有瘀血者。（十四）

抵当汤方：水蛭三十个（熬） 虻虫三十枚（熬，去翅足） 桃仁二十个（去皮尖） 大黄三两（酒浸） 右四味，为末，以水五升，煮取三升，去滓，温服一升。

【校勘】

①不利下：《脉经》卷九第五“不利”下并无“下”字。

【简释】

本条论述经水不利属于瘀结实证的治疗。经水不利下者，谓经脉瘀闭而月经不通。故治以抵当汤攻其瘀，下其血。然必审其脉症并实者方可用之。不然，妇人经闭由血枯脉绝者，补益阴血犹恐不及，误用峻攻，必生祸患。

按：本条“经水不利下”比第10条“经水不利”之瘀结更重，故彼治以土瓜根散活血通瘀之轻剂；此治以抵当汤攻瘀破血之峻剂。

本篇此条以抵当汤治疗妇人杂病经闭因瘀血者，而《伤寒论》太阳病篇（第124，125条）以抵当汤治蓄血证；阳明病篇（第237，258条）以抵当汤治“瘀血”证。亦属于异病同治法，应互参。

【选注】

《金匮要略心典》 经水不利下者，经脉闭塞而不下，比前条下而不利者有别矣。故彼兼和利，而此专攻逐也。然必审其脉证并实而后用之。不然，妇人经闭，多有血枯脉绝者矣，虽养冲任，犹恐不至，而可强责之哉？

《医宗金鉴》 妇人经水不利下，言经行不通利快畅下也。乃妇人恒有之病，不过活瘀导气，调和冲任，足以愈之。今曰抵当汤主之，夫抵当重剂，文内并无少腹结痛、大便黑、小便利、发狂善忘、寒热等证，恐药重病轻，必有残缺错简，读者审之。

【原文】

妇人经水闭不利，脏[1]坚癖不止[2]，中有干血，下白物[3]，矾

石丸主之。(十五)

矾石丸方：矾石三分（烧）　杏仁一分　右二味，末之，炼蜜和丸枣核大，纳脏中[4]，剧者再纳之。

【词解】

［1］脏：指子宫。《本草纲目》卷十一“巩石”条即引作“子脏”。

［2］坚癖不止：“癖”是积块。“不止”即不除去。《吕氏春秋·制药》高注：“止，除也。”《淮南·说山》高注：“止’犹去也。”

［3］白物：即白带。

［4］脏中：《医宗金鉴》：“脏，阴内也。”即将药纳入阴道之中。

【简释】

本条论述下白物的外治法。由于干血凝结于胞宫，并且从阴道下白物，即白带，或色黄臭秽，或兼阴痒。治用矾石丸纳入阴道中，除湿以止白带。方中“矾石酸涩，烧则质枯，枯涩之品，故神农经以能止白沃，亦涩以固脱之意也；杏仁者非以止带，以矾石质枯，佐杏仁一分以润之，使其同蜜易以为丸，滑润易以纳阴中也”。(《金匮要略直解》)

按：矾石丸为局部外治的方法，能止白带，但不能去干血（久瘀）。因此，在治疗时尚须配合消瘀通经的内服药物，以图根治。如阴中有糜烂情况，则不宜使用本丸。

本条创立的阴道坐药法，对阴道局部病变是一种切实可行的治法，但应注意卫生及本法的宜忌。

【选注】

《金匮要略方论本义》　脏坚癖不止者，子脏干血，坚凝成癖而不去也。干血不去，则新血不荣，而经闭不利矣。由是蓄泄不时，胞宫生湿，湿复生热，所积之血，转为湿热所腐而成白物，时时自下。是宜先去其脏之湿热，矾石却水除热，合杏仁破结润干血也。

《金匮要略心典》　脏坚癖不止者，子脏干血，坚凝成癖而不去也。干血不去，则新血不荣，而经闭不利矣。由是蓄积不止，胞宫生湿，湿复生热；所积之血，转为湿热所腐，而成白物，时时自下，是宜先去其脏之湿热。矾石去水除热，合杏仁破结润干血也。

《医宗金鉴》　脏，阴内也。不止，不去也，经水闭而不通。瘀，宿血也。阴中坚块不去，血干凝也。下白物，化血成带也。用矾石丸坐药治之。此方治下白物，若从湿化者可也，恐未能攻坚癖干血也。

【原文】

妇人六十二种风[1]，及①腹中血气刺痛[1]，红蓝花酒[2]主之。（十六）

红蓝花酒方：疑非仲景方。红蓝花[3]一两　右一味，以酒一大升，煎减半，顿服一半，未止再服。

【校勘】

①及：徐注本、尤注本并无“及”字。

【词解】

［1］六十二种风：尤怡曰：“妇人经尽产后，风邪最易袭入腹中。”魏荔彤曰：“此六十二种之风名，不过言风之致证多端，为百病之长耳，不必拘其文而凿求之。”

［2］腹中血气刺痛：尤怡曰：“风与血气相搏而作刺痛。刺痛，痛如刺也。”

［3］红蓝花酒：《妇人大全良方》卷十八引《近效方》：“疗血晕，绝不识人，烦闷，言语错乱，恶血不尽，腹中绞痛，胎死腹中。”用红蓝花酒。

［4］红蓝花：即红花。《图经》引《博物志》云：“张骞所得也。”此药《本草经》《别录》不载。《证类本草》云：“红蓝花，辛温无毒，主产后血晕，口噤，腹内恶酾不尽，故痛，胎死腹中。”

【简释】

本条论述妇人腹中血气刺痛的证治。六十二种风，泛指一切外感邪气。妇人经后和产后，风邪最易乘虚袭入胞宫，与血气相搏，以致腹中刺痛。治用红蓝花酒，以红花之辛温，温经活血止痛，酒能助红花以行血气。前人有“治风先治血，血行风自灭”之说，故方中不用祛风药物。

【选注】

《金匮方论衍义》　疑非仲景方。《伤寒论》一部，以风寒二邪，必反复言其传变，然后出方，今乃云六十二种风，尽以一药治之，宁无寒热虚实上下表里之异？其非仲景法明矣。虽然，原其立方之旨，将谓妇人以血为主，一月一泻，然后和平。若风邪与血凝搏，或不输血海以阻其月事；或不流转经络，以闭其营卫；或内触脏腑，以违其和，因随所止，遂有不一之病。所以治之惟有破血通经，故用红蓝花，酒煎之，则血开气行而风亦散矣。

《**金匮要略方论本义**》　妇人腹中经尽之时，及产子之后，率皆空虚，风入无所捍卫，以风及腹中之由也。风邪入腹，扰乱气血，腹中必刺痛，主之以红蓝花酒。酒以温和气血，红蓝花以行散其瘀，而痛可止。此六十二种之风名，不过言风之致证多端，为百病之长耳，不必拘其文而凿求之。

《**金匮要略心典**》　妇人经尽、产后，风邪最易袭入腹中，与血气相搏而作刺痛。刺痛，痛如刺也。六十二种未详。红蓝花苦辛温，活血止痛，得酒尤良。不更用风药者，血行而风自去耳。

【原文】

妇人腹中诸疾痛，当归芍药散主之。（十七）

当归芍药散方：见前妊娠中。

【简释】

本条论述妇人腹中诸疾痛的方治。妇人腹痛的发病原因，多由气血郁滞，肝脾不调所致，治用当归芍药散。

【选注】

《**金匮要略论注**》　此言妇人之病，大概由血，故言诸疾病，皆以当归芍药散主之。谓即有因寒者，亦不过稍为加减，非真以此方概腹中诸痛也。

《**金匮要略心典**》　妇人以血为主，而血以中气为主。中气者，土气也。土燥不生物，土湿亦不生物。芎、归、芍药滋其血，苓、术、泽泻治其湿，燥湿得宜，而土能生物，疾痛并蠲矣。

《**金匮要略阐义**》　妇人之病，由肝郁者居多。郁则气凝血滞，或痛或胀，或呕或利。云腹中诸疾痛，诸者，盖一切之辞。当归芍药散，舒郁利湿，和血平肝，即有兼证，不妨加味治之，诚妇人要方也。

【原文】

妇人腹中痛，小建中汤主之。（十八）

小建中汤方：见前虚劳中。

【简释】

本条论述妇人脾虚营弱以腹痛为主症的治疗。本条叙症简略，详见《血痹虚劳病脉证并治》第 13 条。

按：从以上三条腹痛治法来看，妇人腹痛多与气血有关，但病机有偏气、偏血和属虚、属实的不同，故治法各异。例如，红蓝花酒活血行气治疗气滞血凝之腹痛；当归芍药散和血除湿，治疗血滞湿阻之腹痛；小建中汤调补脾胃，治疗脾虚营弱之腹痛。因此，治疗妇人腹痛，应注意审因论治。

【选注】

《金匮要略论注》 此言妇人之病，既概由血则虚者多，从何补起？唯有建中之法为妙。谓后天以脾胃为本，胃和而饮食如常，则自能生血而痛止也。小建中即桂枝汤加饴糖也。言外之意（按："之意"原为"见"字）当扶脾以统血，不当全恃四物之类耳。前产后附《千金》内补当归建中汤，正此意也。

《金匮要略心典》 营不足则脉急，卫不足则里寒。虚寒里急，腹中则痛，是必以甘药补中缓急为主，而合辛以生阳，合酸以生阴，阴阳和而营卫行，何腹痛之有哉！

《金匮方歌括》 妇人腹中痛主以小建中汤者，其意在于补中生血，非养血定痛也。盖血无气不生，无气不行，得建中之力，则中气健运，为之生生不息，即有瘀痛者，亦可平之。

【原文】

问曰：妇人病饮食如故，烦热不得卧，而反倚息[1]者，何也？师曰：此名转胞不得溺[2]也，以胞系了戾[3]，故致此病，但利小便则愈，宜肾气丸主之。方见虚劳中。（十九）

【词解】

[1] 倚息：倚靠着床被呼吸。意为呼吸困难而倚靠床被。

[2] 转胞不得溺：胞者，膀胱也；不得溺即小便不通。此为现代医学所述的"尿潴留"。

[3] 胞系了戾：即膀胱之系缠绕不顺。《说文解字》"了"段注："凡物二股或一股结纠紾缚，不直伸者曰'了戾'。《方言》'紾，戾也。'"张舜徽

《说文解字约注》云："了，有纠缠、纠结义。"

【简释】

本条论述妇人转胞的证治。转胞的病因复杂，本条所述是因肾气虚弱，膀胱不得气化所致。其主症为小便不通，小腹胀满而痛。病在下焦，中焦无病，故饮食如故。由于小便不通，水不下行，浊气反而上逆，故心中烦乱，倚息不得卧。治疗方法，当用肾气丸补肾化气，通利小便，使气化复常，小便通利，而诸症遂愈。

【选注】

《金匮要略心典》　饮食如故，病不由中焦也。了戾与缭戾同，胞系缭戾而不顺，则胞为之转，胞转则不得溺也。由是下气上逆而倚息，上气不能下通而烦热不得卧。治以肾气丸者，下焦之气肾主之，肾气得理，庶缭者顺、戾者平，而闭乃通耳。

《医宗金鉴》　病不在胃，故饮食如常也；病在于胞，故不得溺也；阳气不化，故烦热也；水不得下行，故倚息不得卧也。名曰转胞，以胞系了戾不爽也，故致此病，但当利小便则愈。主之肾气丸，以温行下焦阳气，阳气化则溺出，诸病自解矣。胞者乃谓尿胞，非血胞也。

按：八味肾气丸，本书中述其主治病证有四：①虚劳腰痛，少腹拘急，小便不利；②男子消渴，小便反多，以饮一斗，小便一斗；③短气有微饮；④妇人转胞不得溺。以上诸症，究其原因，皆由于肾气虚弱所致，故均用肾气丸异病同治。

转胞的成因比较复杂，除肾虚所致外，尚有中焦与上焦病变，以及晚期妊娠而胎压膀胱所致者，故应辨证论治，适当处理。

【原文】

蛇床子散方，温阴中坐药①[1]。（二十）

蛇床子散方：蛇床子仁　右一味，末之，以白粉[2]少许，和令相得，如枣大，绵裹内之，自然温。

【校勘】

①蛇床子散方，温阴中坐药：《脉经》卷九第七作"妇人阴寒，温阴中坐药，蛇床子散主之。"

【词解】

[1] 阴中坐药：即纳药于阴道中。黄树曾曰："不内服，只纳入阴中之药，谓之坐药。"

[2] 白粉：医家对"白粉"有不同见解，赵以德认为"即米粉"；《药微》则认为"即铅粉"。究属何物，难以定论。但铅粉有毒，应慎用，用时以"少许"为原则，不可多用。

【简释】

本条论述妇人阴中寒湿的治疗。条文中只提到阴寒，以方药测症，应有带下、阴内瘙痒、病人自觉阴中冷等。故用蛇床子散为坐药，直接温其阴中，燥湿杀虫。

【选注】

《金匮要略编注》 此令阴掣痛，少腹恶寒之方也。胞门阳虚受寒，现证不一，非惟少腹恶寒之一证也。但寒从阴户所受，不从表出，当温其受邪之处，则病得愈，故以蛇床子一味，大热能补真阳，纳入阴中，俾子宫得暖，邪去而病自愈矣。

《金匮要略心典》 阴寒，阴中寒也。寒则生湿，蛇床子温以去寒，合白粉燥以除湿也。此病在阴中而不关脏腑，故但内药阴中自愈。

按：蛇床子散与矾石丸，同为阴中坐药，但矾石丸主治湿热带下证；蛇床子散主治寒湿带下证，这是两者区别之点。两方外用都有燥湿杀虫止痒作用，故皆为坐药。

治疗阴中疾病以内服之剂，药力难以达到病所，故服而效果不佳。治应采取局部用药，或内外兼治为宜。

《医宗金鉴·妇科心法要诀》 主张治疗"妇人阴冷……宜多桂附地黄丸，外以远志、干姜、蛇床子、吴茱萸研细，绵裹纳阴中，日二易。"可以取法。

【原文】

少阴脉滑而数者，阴中即生疮，阴中蚀疮烂者，狼牙汤洗之。（二十一）

狼牙汤方：狼牙三两　右一味，以水四升，煮取半升，以绵缠箸[1]如茧，浸汤沥阴中，日四遍。

【词解】

［1］箸（zhù）：即筷子。

【简释】

本条论述下焦湿热而阴中生疮的证治。少阴属肾，肾主二阴，少阴脉滑而数，说明下焦蕴有湿热。若湿热之邪聚于前阴，日久致阴中痒痛糜烂。治用狼牙汤煎水洗涤阴中，旨在清热燥湿，杀虫止痒。

按：现代名医叶橘泉先生经过详细考证，认定狼牙即仙鹤草根芽。（《北京中医学院学报》1992；5：51）狼牙始见于《神农本草经》，曰："牙子，一名狼牙。味苦寒，无毒。主邪气，热气，疥搔，恶疡，创，痔，去白虫。"《名医别录》曰："牙子，味酸，有毒。一名狼齿，一名狼子，一名犬牙。"《吴普本草》名"天牙"。陶弘景谓："其牙如兽之齿牙，故有诸名。八月采根。"

狼牙汤、矾石丸、蛇床子散三方均外用，但三方用法、功效有所不同，例如：狼牙汤证有疮痛，采用洗剂，以利清疮排毒；矾石丸、蛇床子散证无疮痛，采用坐药纳于阴中，除湿止带，杀虫止痒，且蛇床子散还可直接温阴中寒冷。

【选注】

《金匮要略广注》 少阴属肾，阴中，肾之窍也。《内经》云：滑者阴气有余。又云：数则为热。故阴中生疮蚀烂，皆湿热所致。狼牙味苦性寒，寒能胜热，苦能杀虫，故主洗之。

《金匮要略心典》 脉滑者湿也，脉数者热也，湿热相合，而系在少阴，故阴中即生疮，甚至蚀烂不已。狼牙味酸苦，除邪热气，疥瘙恶疮，去白虫，故取治是病。

《医宗金鉴》 阴中，即前阴也。生疮蚀烂，乃湿热不洁而生䘌也。用狼牙汤洗之，以除湿热杀䘌也。

【原文】

胃气下泄，阴吹而正喧①[1]，此谷气之实也，膏发煎导之[2]。（二十二）

膏发煎方：见黄疸中。

【校勘】

①喧：《金匮要略论注》曰"喧""恐是'结'字。"

【词解】

［1］阴吹而正喧："而"假设连词，有"如"义。"正"，程度副词，有"很"的意思。"正喧"，即响声很大。尤怡曰："阴吹，阴中出声，如大便失气之状，连续不绝，故曰正喧。"

［2］膏发煎导之：《妇人大全良方》云："头发灰、猪脂，右调停，绵裹如枣核大，纳阴中。"与《黄疸病脉证并治》"猪膏发煎方"用法不同。从本文"导之"来看，以《良方》"纳阴中"为是。然此"阴中"，非前阴，而是指后阴，即肛门。

【简释】

本条论述阴吹的成因和证治。"阴吹而正喧"，谓前阴出气有声如大便失气之声，响声很大。"谷气之实"，意谓大便燥结。本条的大意是说，妇人阴吹声喧，是由于大便燥实，胃肠之气不能下行于故道，而别走前阴所致。治以猪膏发煎，润导大便，使大便通畅，浊气下行，则阴吹可止。

【选注】

《金匮要略论注》 下泄与下陷不同，下陷为虚；下泄者气从阴门而泄出，故曰阴吹。吹者，气出而不能止也。然必有不宜结而结者，于是有不宜泄而泄，故曰正结，谓大便之气，燥而闭也。此有热邪，因谷气不运而来，故曰此谷气之实也。既有实邪，非升提药可愈，故须猪膏之滋阴，发煎之养血，补其阴而润其气，大肠之气润，而此通则彼塞矣。

《金匮要略心典》 阴吹，阴中出声，如大便失气之状，连续不绝，故曰正喧。谷气实者，大便结而不通，是以阳明下行之气，不得从其故道，而乃别走旁窍也。猪膏发煎润导大便，便通气自归矣。

按：阴吹之疾并非罕见，张璐说："阴吹正喧，乃妇人恒有之疾，然多隐忍不言，以故方书不载。"阴吹多见于经产体弱的妇女，而室女及未育者则极少发生。其病因比较复杂，结合现代医学进行探讨，大略与下列情况有关：①阴道壁及盆底组织松弛；②先天畸形——肛门与阴道均开口于阴道前庭；③后天损伤直肠阴道瘘与Ⅰ、Ⅱ、Ⅲ度会阴裂伤；④阴道产气的化学因素滴虫性阴道炎，此病多因阴痒、带下就诊，伴发阴吹者声响很少；⑤精神因素——神经官能症，其发生阴吹的特点是自觉阴道出气感，而听不到声响。上述诸多因素中，以第一种为最常见。

阴吹的治疗，除了以膏发煎导之之外，尚应针对病因病机的不同，采取不同的方法治疗。例如《医宗金鉴·妇科心法要诀》说："妇人阴吹者……若气血大虚，中气下陷者，宜十全大补汤加升麻、柴胡，以升提之。"若因滴虫性阴道炎所致者，应治滴虫。若因精神因素者，应着重心理疗法。

【原文】

小儿疳虫蚀齿方：疑非仲景方。（二十三）

雄黄　葶苈　右二味[①]，末之，取腊日[②]猪脂熔，以槐枝绵裹头四五枚，点药烙之。

【校勘】

①右二味：《本草纲目》卷十六"葶苈"条引作"等分"。

②腊日：《本草纲目》引作"腊月"。

按：本方林亿等怀疑非仲景方。但据《宋史·艺文志》记载，仲景有《口齿论》一卷，后散佚无存。故本条可能为仲景《口齿论》所遗，而后世附载于此。如程云来说："小儿胃中有疳热，则虫生而牙龈蚀烂，雄黄味辛，葶苈味苦，辛苦能杀虫故也。按张仲景有《口齿论》一卷，今未之见，岂彼处简脱于此耶？而妇人方后不应有小儿方也。"由本条联想到，仲景全书以内科杂病为主，并有外科病及妇人病三篇，岂能无幼科病？必有亡佚。《金匮玉函要略辑义》考据本条之方说："案玉函经第八卷末，亦载治小儿药三方，盖另有幼科书而亡佚者，此类岂其遗方耶。"

小结

本篇论述妇人杂病脉证并治。关于妇人杂病之因，篇中第 8 条概括为"虚、积冷、结气"三大方面。妇人病与男子病的区别，就在于有经、带、胎、产等疾患，前两篇分别论述胎前病与产后病，本篇以论述经、带病为主。

篇中首论"热入血室"的月经病，治疗随证选用小柴胡汤或针刺期门。除了与外感病有关的月经病外，并论述到多种原因所致月经病的证治，如因瘀血而经水不利者，治宜土瓜根散活血通瘀；因瘀阻而经闭不行者，治宜抵当汤逐瘀下血；因水血并结于血室而经闭者，治宜大黄甘遂汤逐水破血；因冲任虚寒，瘀血内阻而崩漏者，治宜温经汤养血祛瘀；因虚寒气陷，漏下色黑不解者，治宜胶姜汤温补冲任，养血止血；因半产后瘀血停留所致漏下者，用旋覆花汤活血止漏等。还有，篇中所论腹痛，亦多与月经不调有关，为妇科常见病，如治妇人腹中痛的红蓝花酒、当归芍药散、小建中汤等，皆体现了辨证论治精神。

带下病的病因大略可分为湿热与寒湿两类，分别用矾石丸或蛇床子散纳入阴中。后世多辨证配合内服方药，则效果更佳。若外阴生疮者，狼牙汤洗之。

此外，篇中论治梅核气用半夏厚朴汤；治脏躁用甘麦大枣汤；治转胞用肾气丸等，都很切合实用。

全篇共用方 19 首（与前诸篇重出的有 6 首），大方、中方、小方俱备，其丰富的内治法与外治法，对后世产生了深远影响。

总之，本篇与妊娠病、产后病等三篇，是中医妇科学之源头。其辨证思路与论治方法，为妇科病的诊治奠定了基础。

杂疗方第二十三

自此以下三篇是否为仲景原著，明清以来的注家见解不一。三篇共计208条，载方57首，这些内容在理论与实践方面均有一定的科学价值，有的方剂（如三物备急丸）至今仍广泛应用，有的方法（如治尸蹶用肉桂末纳于舌下开心窍以取速效，即相当于现代治疗心绞痛的舌下含药法）对后世医学有很大影响，为后世中医急救学、食疗学以及预防医学等方面的发展奠定了基础。因此，笔者保留以下三篇内容的原来面目，仅加序号，不作注释，以备学者研究、参考。

本篇内容主要是卒死、尸蹶、缢死、暍死、溺死及跌伤等内外科杂证的急救方治。方剂虽杂，却提供了丰富多样的治疗方法，单独成篇以备急用。

【原文】

1. 退五脏虚热，四时加减柴胡饮子方：

冬三月加柴胡八分　白术八分　大腹槟榔四枚（并皮子用）　陈皮五分　生姜五分　桔梗七分

春三月加枳实　减白术共六味

夏三月加生姜三分　枳实五分　甘草三分，共八味

秋三月加陈皮三分，共六味

右各㕮咀，分为三贴，一贴以水三升，煮取二升，分温三服。如人行四五里，进一服。如四体壅，添甘草少许。每贴分作三小贴，每小贴以水一升，煮取七合温服，再合滓为一服，重煮，都成四服。（原注：疑非仲景方）

2. 长服诃梨勒丸方：（原注：疑非仲景方）

诃梨勒　陈皮　厚朴各三两

右三味，末之，炼蜜丸如梧子大，酒饮服二十丸，加至三十丸。

3. 三物备急丸方：（原注：见《千金》。司空裴秀：为散用亦可，先和成汁，乃倾口中，令从齿间得入，至良验）

大黄一两　干姜一两　巴豆一两（去皮心，熬，外研如脂）

右药各须精新，先捣大黄、干姜为末，研巴豆内中，合治一千杵，用为散，蜜和丸亦佳，密器中贮之，莫令歇。

主心腹诸卒暴百病，若中恶客忤，心腹胀满，卒痛如锥刺，气急口噤，停尸卒死者，以暖水若酒，服大豆许三四丸；或不下，捧头起，灌令下咽，须臾当差；如未差，更与三丸，当腹中鸣，即吐下便差。若口噤，亦须折齿灌之。

4. 治伤寒令愈不复，紫石寒食散方：（原注：见《千金翼》）

紫石英　白石英　赤石脂　锺乳（碓炼）　瓜蒌根　防风　桔梗　文蛤　鬼臼各十分　太一余粮十分（烧）　干姜　附子（炮，去皮）　桂枝（去皮）各四分

右十三味，杵为散，酒服方寸匕。

5. 救卒死方：

薤捣汁，灌鼻中。

又方：雄鸡冠割取血，管吹内鼻中。

猪脂如鸡子大，苦酒一升，煮沸灌喉中。

鸡肝及血，涂面上，以灰围四旁，立起。

大豆二七粒，以鸡子白并酒和，尽以吞之。

6. 救卒死而壮热者方：

矾石半斤，以水一斗半，煮消，以渍脚，令没踝。

7. 救卒死而目闭者方：

骑牛临面；捣薤汁灌耳中；吹皂荚末鼻中；立效。

8. 救卒死而张口反折者方：

灸手足两爪后十四壮了，饮以五毒诸膏散。（原注：有巴豆者）

9. 救卒死而四肢不收，失便者方：

马屎一升，水三斗，煮取二斗以洗之；又取牛洞（原注：稀粪也）一升，温酒灌口中。灸心下一寸，脐上三寸，脐下四寸，各一百壮，差。

10. 救小儿卒死而吐利，不知是何病方：

狗屎一丸，绞取汁以灌之；无湿者，水煮干者取汁。

11. 尸蹶，脉动而无气，气闭不通，故静而死也，治方：

菖蒲屑，内鼻两孔中，吹之，令人以桂屑着舌下。（原注：脉证见上卷）

又方：剔取左角发方寸，烧末，酒和，灌令入喉，立起。

12. 救卒死客忤死，还魂汤主之方：（原注：《千金方》云，主卒忤鬼击飞尸，诸奄忽气绝，无复觉，或已无脉，口噤拗不开，去齿下汤。汤下口不下者，分病人发左右，捉擒肩引之，药下，复增取一升，须臾立苏）

麻黄三两（去节）一方四两　杏仁（去皮尖）七十个　甘草一两（炙）（原注：《千金》用桂心二两）

右三味，以水八升，煮取三升，去滓，分令咽之，通治诸感忤。

又方：韭根一把　乌梅二七个　吴茱萸半升（炒）

右三味，以水一斗煮之，以病人栉内中，三沸，栉浮者生，沉者死，煮取三升，去滓，分饮之。

13. 救自缢死，旦至暮，虽已冷，必可治；暮至旦，小难也；恐此当言忿气盛故也，然夏时夜短于昼，又热，犹应可治。

又云：心下若微温者，一日以上犹可治之方：徐徐抱解，不得截绳，上下安被卧之；一人以脚踏其两肩，手少挽其发，常弦弦勿纵之；一人以手按据胸上，数动之；一人摩捋臂胫屈伸之；若已僵，但渐渐强屈之，并按其腹：如此一炊顷，气从口出，呼吸眼开，而犹引按莫置，亦勿苦劳之。须臾可少桂汤及粥清含与之，令濡喉，渐渐能咽，及稍止。若向令两人以管吹其两耳，冞好。此法最善，无不活也。

14. 凡中暍死，不可使得冷，得冷便死，疗之方：

屈草带，绕暍人脐，使三、两人溺其中，令温。亦可用热泥和屈草；亦可扣瓦椀底按及车缸，以著暍人，取令溺，须得流去。此谓道路穷卒无汤，当令溺其中，欲使多人溺，取令温；若汤便可与之。不可泥及车缸，恐此物冷；暍既在夏月，得热泥土、暖车缸，亦可用也。

15. 救溺死方：

取灶中灰两石余以埋人，从头至足，水出七孔即活。

16. 右疗自缢、溺、暍之法，并出自张仲景为之，其意殊绝，殆非常情所及，本草所能关，实救人之大术矣。伤寒家数有暍病，非此遇热之暍。（原注：见《外台》《肘后》目）

17. 治马坠及一切筋骨损方：（原注：见《肘后》方）

大黄一两（切，浸，汤成下） 绯帛如手大（烧灰） 发如鸡子大（烧灰用） 久用炊单布一尺（烧灰） 败蒲一握三寸 桃仁四十九个（去皮尖熬） 甘草如中指节（炙，锉）

右七味，以童子小便，量多少，煎汤成，内酒一大盏，次下大黄，去滓，分温三服，先锉败蒲席半领，煎汤浴，衣被盖覆，斯须通利数行，痛楚立差；利及浴水赤，勿怪，即瘀血也。

禽兽鱼虫禁忌并治第二十四

本篇论述了禽、兽、鱼、虫等动物类食物的饮食卫生以及食物中毒治疗方药，贯穿着防重于治思想。仲景在书中，重视动物类食物与药物的治疗作用，如鸡子黄、鸡子清、羊肉、猪肤（即猪皮）、猪膏（即猪脂油）、猪胆汁等均有应用，至于水蛭、虻虫、䗪虫等虫类药的运用就更为广泛了。

《汉书·艺文志》载有《神农黄帝食禁》十二卷，此下两篇所载，多见于《千金要方》引黄帝云，及《外台秘要》引《肘后备急方》，其中部分内容可能是《黄帝食禁》的遗文。禽兽鱼虫，种类既多，性味各异，若食用不慎，偶犯禁忌，即有中毒的危险，自宜引起高度的注意。

本篇内容，包括五脏病食禁，四时食忌，冷热食忌，妊娠食忌，及合食禁忌等各方面，所列禁忌，亦有涉及怪异，不足置信者，但绝大部分是古人在长期生活实践中积累下来的经验，对卫生保健，仍具有一定的指导意义。

【原文】

1. 凡饮食滋味，以养于生，食之有妨，反能为害；自非服药炼液，焉能不饮食乎？切见时人，不闲调摄，疾疢竞起；若不因食而生，苟全其生，须知切忌者矣。所食之味，有与病相宜，有与身为害，若得宜则益体，害则成疾，以此致危，例皆难疗。凡煮药饮汁以解毒者，虽云救急，不可热饮；诸毒病得热更甚，宜冷饮之。

2. 肝病禁辛，心病禁咸，脾病禁酸，肺病禁苦，肾病禁甘。春不食肝，夏不食心，秋不食肺，冬不食肾，四季不食脾。辨曰：春不食肝者，为肝气王，脾气败，若食肝则又补肝，脾气败尤甚，不可救；又肝王之时，不可以死气入肝，恐伤魂也；若非王时，即虚，以肝补之佳；余脏准此。

3. 凡肝脏自不可轻啖，自死者弥甚。

4. 凡心皆为神识所舍，勿食之；使人来生复其报对矣。

5. 凡肉及肝，落地不着尘土者，不可食之。

6. 猪肉落水浮者，不可食。

7. 诸肉及鱼，若狗不食，鸟不啄者，不可食。

8. 诸肉不干，火炙不动，见水自动者，不可食。

9. 肉中有如朱点者，不可食之。

10. 六畜肉，热血不断者，不可食之。

11. 父母及身本命肉，食之令人神魂不安。

12. 食肥肉及热羹，不得饮冷水。

13. 诸五脏及鱼，投地尘土不污者，不可食之。

14. 秽饭、馁肉、臭鱼，食之皆伤人。

15. 自死肉，口闭者，不可食之。

16. 六畜自死，皆疫死，则有毒，不可食之。

17. 兽自死，北首及伏地者，食之杀人。

18. 食生肉饱饮乳，变成白虫。（原注：一作血蛊）

19. 疫死牛肉，食之令病洞下，亦致坚积，宜利药下之。

20. 脯藏米瓮中有毒，及经夏食之，发肾病。

21. 治自死六畜肉中毒方：

黄柏屑，捣服方寸匕。

22. 治食郁肉漏脯中毒方：（原注：郁肉，密器盖之，隔宿者是也；漏脯，茅屋漏下沾着者是也。）

烧犬屎，酒服方寸匕。每服人乳汁，亦良。饮生韭汁三升，亦得。

23. 治黍米中藏干脯，食之中毒方：

大豆浓煮汁，饮数升即解。亦治狸肉漏脯等毒。

24. 治食生肉中毒方：

掘地深三尺，取其下土三升，以水五升，煮数沸，澄清汁，饮一升即愈。

25. 治六畜鸟兽肝中毒方：

水浸豆豉，绞取汁，服数升愈。

26. 马脚无夜眼者，不可食之。

27. 食酸马肉，不饮酒，则杀人。

28. 马肉不可热食，伤人心。

29. 马鞍下肉，食之杀人。

30. 白马黑头者，不可食之。
31. 白马青蹄者，不可食之。
32. 马肉、㹠肉共食饱，醉卧，大忌。
33. 驴、马肉，合猪肉食之，成霍乱。
34. 马肝及毛，不可妄食，中毒害人。
35. 治马肝毒，中人未死方：
雄鼠屎二七粒，末之，水和服，日再服。（原注：屎尖者是）
又方：人垢取方寸匕，服之佳。
36. 治食马肉中毒欲死方：
香豉二两　杏仁三两
右二味，蒸一食顷，熟杵之服，日再服。
又方：煮芦根汁饮之良。
37. 疫死牛，或目赤或黄，食之大忌。
38. 牛肉共猪肉食之，必作寸白虫。
39. 青牛肠，不可合犬肉食之。
40. 牛肺，从三月至五月，其中有虫如马尾，割去勿食，食则损人。
41. 牛、羊、猪肉，皆不得以楮木、桑木，蒸炙食之，令人腹内生虫。
42. 啖蛇牛肉杀人，何以知之？啖蛇者，毛发向后顺者是也。
43. 治啖蛇牛肉，食之欲死方：
饮人乳汁一升，立愈。
又方：以泔洗头，饮一升愈。
牛肚细切，以水一斗，煮取一升，暖饮之，大汗出者愈。
44. 治食牛肉中毒方：
甘草，煮汁饮之即解。
45. 羊肉，其有宿热者，不可食之。
46. 羊肉，不可共生鱼、酪食之，害人。
47. 羊蹄甲中，有珠子白者，名羊悬筋，食之令人癫。
48. 白羊黑头，食其脑，作肠痈。
49. 羊肝，共生椒食之，破人五脏。

50. 猪肉，共羊肝和食之，令人心闷。
51. 猪肉，以生胡荽同食，烂人脐。
52. 猪脂，不可合梅子食之。
53. 猪肉和葵食之，少气。
54. 鹿肉，不可和蒲白作羹食之，发恶疮。
55. 麋脂及梅李子，若妊妇食之，令子青盲，男子伤精。
56. 獐肉，不可合虾及生菜、梅、李果食之，皆病人。
57. 痼疾人，不可食熊肉，令终身不愈。
58. 白犬自死，不出舌者，食之害人。
59. 食狗鼠余，令人发瘘疮。
60. 治食犬肉不消，心下坚，或腹胀，口干大渴，心急发热，妄语如狂，或洞下方：

杏仁一升（合皮熟研用）

以沸汤三升，和取汁，分三服，利下肉片，大验。

61. 妇人妊娠，不可食兔肉、山羊肉及鳖、鸡、鸭，令子无声音。
62. 兔肉，不可合白鸡肉食之，令人面发黄。
63. 兔肉，着干姜食之，成霍乱。
64. 凡鸟自死，口不闭，翅不合者，不可食之。
65. 诸禽肉，肝青者，食之杀人。
66. 鸡有六翮四距者，不可食之。
67. 乌鸡白首者，不可食之。
68. 鸡不可共葫蒜食之，滞气。（原注：一云鸡子）
69. 山鸡，不可合鸟兽肉食之。
70. 雉肉，久食之令人瘦。
71. 鸭卵不可合鳖肉食之。
72. 妇人妊娠，食雀肉，令子淫乱无耻。
73. 雀肉，不可合李子食之。
74. 燕肉勿食，入水为蛟龙所啖。
75. 鸟兽有中毒箭死者，其肉有毒，解之方：

大豆煮汁，及盐汁，服之解。

76. 鱼头正白如连珠，至脊上，食之杀人。

77. 鱼头中无腮者，不可食之，杀人。

78. 鱼无肠胆者，不可食之，三年阴不起，女子绝生。

79. 鱼头似有角者，不可食之。

80. 鱼目合者，不可食之。

81. 六甲日，勿食鳞甲之物。

82. 鱼不可合鸡肉食之。

83. 鱼不得合鸬鹚肉食之。

84. 鲤鱼鲊，不可合小豆藿食之；其子不可合猪肝食之，害人。

85. 鲤鱼，不可合犬肉食之。

86. 鲫鱼，不可合猴雉肉食之；一云，不可合猪肝食。

87. 鳀鱼，合鹿肉生食，令人筋甲缩。

88. 青鱼鲊，不可合生葫荽及生葵，并麦酱食之。

89. 鳝鳝，不可合白犬血食之。

90. 龟肉，不可合酒果子食之。

91. 鳖目凹陷者，及厌下有王字形者，不可食之。其肉不得合鸡、鸭子食之。

92. 龟、鳖肉，不可合苋菜食之。

93. 虾无须，及腹中通黑，煮之反白者，不可食之。

94. 食脍饮乳酪，令人腹中生虫为瘕。

95. 鲙，食之在心胸间不化，吐复不出，速下除之，久成癥病，治之方：

橘皮一两　朴硝二两　大黄二两

右三味，以水一大升，煮至小升，顿服即消。

96. 食鲙多不消，结为癥病，治之方：

马鞭草

右一味，捣汁饮之。或以姜叶汁，饮之一升，亦消。又可服吐药吐之。

97. 食鱼后食毒，两种烦乱，治之方：

橘皮，浓煎汁，服之即解。

98. 食鯸鮧鱼中毒方：

芦根，煮汁服之，即解。

99. 蟹目相向，足斑目赤者，不可食之。

100. 食蟹中毒，治之方：

紫苏，煮汁，饮之三升。紫苏子捣汁饮之，亦良。

又方：冬瓜汁，饮二升。食冬瓜亦可。

101. 凡蟹未遇霜多毒，其熟者乃可食之。

102. 蜘蛛落食中，有毒，勿食之。

103. 凡蜂、蝇、虫、蚁等，多集食上，食之致瘘。

果实菜谷禁忌并治第二十五

本篇论述了果实、谷、菜等植物类食物的饮食卫生，以及食物中毒的救治方药。《素问·脏气法时论》说："五谷为养，五果为助，五畜为益，五菜为充，气味合而服之，以补精益气。"《素问·生气通天论》说："阴之所生，本在五味，阴之五宫，伤在五味。"可见中医学对饮食宜忌十分重视。仲景在书中，对食物的治疗作用相当重视，如含大枣的方剂有64首，处方中还适当配伍葱、薤白、小麦、大麦、米类（粳米、薏米、米粉）、豆类（赤小豆、豆豉、大豆黄卷）等食物，以及药后啜粥，处处体现了食疗思想。

食疗学是中医学的组成部分。本篇与上篇，可视为中医食疗学的专篇，这是古人在长期生活实践中总结出来的食品饮食卫生的经验与教训，对当今科学膳食的研究很有价值。

【原文】

1. 果子生食，生疮。
2. 果子落地经宿，虫蚁食之者，人大忌食之。
3. 生米停留多日，有损处，食之伤人。
4. 桃子多食，令人热；仍不得入水浴，令人病淋漓寒热病。
5. 杏酪不熟，伤人。
6. 梅多食，坏人齿。
7. 李不可多食，令人胪胀。
8. 林檎，不可多食，令人百脉弱。
9. 橘柚多食，令人口爽，不知五味。
10. 梨不可多食，令人寒中；金疮，产妇，亦不宜食。
11. 樱桃、杏，多食伤筋骨。
12. 安石榴，不可多食，损人肺。
13. 胡桃，不可多食，令人动痰饮。
14. 生枣多食，令人热渴气胀寒热，羸瘦者弥不可食，伤人。
15. 食诸果中毒，治之方：

猪骨（烧过）

右一味，末之，水服方寸匕。亦治马肝、漏脯等毒。

16. 木耳赤色及仰生者勿食。菌仰卷及赤色者，不可食。

17. 食诸菌中毒，闷乱欲死，治之方：

人粪汁饮一升。土浆饮一二升。大豆浓煮汁饮之。服诸吐利药，并解。

18. 食枫柱菌而笑不止，治之以前方。

19. 误食野芋，烦毒欲死，治之以前方。

20. 蜀椒闭口者有毒，误食之，戟人咽喉，气病欲绝，或吐下白沫，身体痹冷，急治之方：

肉桂煎汁饮之。多饮冷水一二升。或食蒜。或饮地浆。或浓豆豉汁饮之，并解。

21. 正月勿食生葱，令人面生游风。

22. 二月勿食蓼，伤人肾。

23. 三月勿食小蒜，伤人志性。

24. 四月、八月，勿食胡荽，伤人神。

25. 五月勿食韭，令人乏气力。

26. 五月五日，勿食一切生菜，发百病。

27. 六月、七月，勿食茱萸，伤神气。

28. 八月、九月，勿食姜，伤人神。

29. 十月勿食椒，损人心，伤心脉。

30. 十一月、十二月，勿食薤，令人多涕唾。

31. 四季勿食生葵，令人饮食不化，发百病。非但食中，药中皆不可用，深宜慎之。

32. 时病差未健，食生菜，手足必肿。

33. 夜食生菜，不利人。

34. 十月勿食被霜生菜，令人面无光，目涩，心痛腰疼，或发心疟，疟发时，手足十指爪皆青，困委。

35. 葱、韭初生芽者，食之伤人心气。

36. 饮白酒，食生韭，令人病增。

37. 生葱不可共蜜食之，杀人；独颗蒜弥忌。

38. 枣合生葱食之，令人病。

39. 生葱，和雄鸡、雉、白犬肉食之，令人七窍经年流血。

40. 食糖、蜜后，四日内食生葱、韭，令人心痛。

41. 夜食诸姜、蒜、葱等，伤人心。

42. 芜菁根，多食令人气胀。

43. 薤，不可共牛肉作羹食之，成瘕病；韭亦然。

44. 莼多食，动痔疾。

45. 野苣，不可同蜜食之，作内痔。

46. 白苣，不可共酪同食，作䘌虫。

47. 黄瓜，食之发热病。

48. 葵心不可食，伤人，叶尤冷；黄背赤茎者，勿食之。

49. 胡荽，久食之，令人多忘。

50. 病人不可食胡荽及黄花菜。

51. 芋，不可多食，动病。

52. 妊妇食姜，令子余指。

53. 蓼多食，发心痛。

54. 蓼和生鱼食之，令人夺气，阴核疼痛。

55. 芥菜，不可共兔肉食之，成恶邪病。

56. 小蒜多食，伤人心力。

57. 食躁或躁方：

豉，浓煮汁饮之。

58. 钩吻，与芹菜相似，误食之杀人，解之方：（原注：《肘后》云：与茱萸食芹相似。）

荠苨八两

右一味，水六升，煮取二升，分温二服。（原注：钩吻生地，傍无他草，其茎有毛，以此别之）

59. 菜中有水莨菪，叶圆而光，有毒，误食之，令人狂乱，状如中风，或吐血，治之方：

甘草，煮汁服之即解。

60. 春秋二时，龙带精入芹菜中，人偶食之为病，发时手青，腹满痛不可忍，名蛟龙病，治之方：

硬糖二三升

右一味，日两度服之，吐出如蜥蜴三五枚差。

61. 食苦瓠中毒，治之方；

黍穰，煮汁，数服之解。

62. 扁豆，寒热者不可食之。

63. 久食小豆，令人枯燥。

64. 食大豆屑，忌啖猪肉。

65. 大麦久食，令人作癣。

66. 白黍米，不可同饴蜜食，亦不可合葵食之。

67. 莜麦面，多食之，令人发落。

68. 盐多食，伤人肺。

69. 食冷物，冰人齿。

70. 食热物，勿饮冷水。

71. 饮酒食生苍耳，令人心痛。

72. 夏月大醉汗流，不得冷水洗着身及使扇，即成病。

73. 饮酒大忌灸腹背，令人肠结。

74. 醉后勿饱食，发寒热。

75. 饮酒食猪肉，卧秫稻穰中，则发黄。

76. 食饴，多饮酒，大忌。

77. 凡水及酒，照见人影动者，不可饮之。

78. 醋合酪食之，令人血瘕。

79. 食白米粥，勿食生苍耳，成走疰。

80. 食甜粥已，食盐即吐。

81. 犀角箸搅饮食，沫出，及浇地坟起者，食之杀人。

82. 饮食中毒烦满，治之方：

苦参三两　苦酒一升半

右二味，煮三沸，三上三下，服之吐食出即差，或以水煮亦得。

又方：犀角汤亦佳。

83. 贪食、食多不消，心腹坚满痛，治之方：

盐一升　水三升

右二味，煮令盐消，分三服，当吐出食，便差。

84. 矾石，生入腹，破人心肝，亦禁水。

85. 商陆，以水服，杀人。

86. 葶苈子傅头疮，药成入脑杀人。

87. 水银入人耳及六畜等皆死；以金银著耳边，水银则吐。

88. 苦楝，无子者，杀人。

89. 凡诸毒，多是假毒以投，无知时，宜煮甘草荠苨汁饮之，通除诸毒药。

附 文：

第一节 《金匮要略》学习方法

读书学习勤奋刻苦固然重要，而学习方法也必须讲究。因为，正确的学习方法能够提高学习效率。本节四篇文章从不同角度对《金匮要略》的学习方法作了阐述。

医圣治学方法思辨论

张仲景所著的《伤寒杂病论》自问世以来，因其至高的学术价值，被古今医家推崇备至，将其称为“方书之祖”，仲景也因此被尊为“医圣”。我们学习仲景之书之术固然重要，而学习仲景的治学之道更重要。医圣之所以成功，是因为他有不务名利、爱人知人的高尚医德，这是勤奋治学的思想基础。他还有“宿尚方书”“勤求古训，博采众方”“平脉辨证”的治学方法。司马光说过：“才者德之资也，德者才之帅也。”德才兼备，以德统才，精究方术，这就是医圣治学之道。下面着重研讨仲景的治学方法。

一、“勤求古训，博采众方”

“古训者，先王之遗典也。”即古代留下的医学著作。仲景累述的古训有《素问》《九卷》《八十一难》《阴阳大论》《胎胪药录》等。这表明，仲景“博极医源，精勤不倦”（孙思邈《大医精诚》），吸取了汉代之前的大量医学成就。仲景《伤寒杂病论》与“马王堆汉墓帛书”有亲缘关系，与《神农本草经》一脉相承，其雏形是商相伊尹《汤液经法》。我们见到的《伤寒论》《金匮要略》中的经方，并非皆为仲景首创，而是仲景在继承前世经方的基础上，经过临证筛选或创新发展而确立的。需要说明，不仅当今学者有上述考证，古代医家也早有认识，如清代名医徐大椿在《医学源流论》中说：“张仲景先生出，而杂病伤寒，专以方药为治，遂为千古用方之祖。而其方，亦俱原本神农、黄帝之精义，皆从古相传之方，仲景不过集其成耳。”

总之，仲景的可贵之处，就在于他“勤求古训”，精究方书的求学精神；仲景的最大功绩，就在于他“博采众方”，潜心著述，为后世留下《伤寒杂病论》这部不朽之作。

对于我们，仲景的治学方法与学术著作同等重要。古往今来，科学在不断发展，虽然时代不同了，但我们必须坚持“勤求古训，博采众方”的宗旨，不精通经典，不博览群书，不通古博今，就难以继承、发扬祖国医学遗产，也就难以成为一个名符其实的中医。然而，新时代有着新的要求，我们应在“勤求古训”的同时，接受新事物，研究新问题，立足现在，面向未来，从而博采众长。例如，在中西医两种疗法，两套学术思想体系并存的今天，我们既应精通中医，又应明了西医，要衷中参西，吸取中西医两家之长，把辨证与辨病，把中医“四诊”与现代检查手段有机地结合起来，一切从患者的需要出发，为光大中医事业而奋斗！

二、“平脉辨证”，注重实践

张仲景之所以著成《伤寒杂病论》这部经典医著，不仅在于他“勤求古训，博采众方”，虚怀若谷，孜孜以求的求学精神；还在于他理论联系实际，“平脉辨证”，注重实践，遍访名医的求实学风。实践第一的观点对我们医生来说尤为重要。不难想象，若仲景没有丰富的实践经验，那就难以将丰富的医学史料“加以去粗取精、去伪存真、由此及彼、由表及里的改造制作工夫。”（毛泽东《实践论》）

仲景《伤寒杂病论》历经沧桑而不衰，是因为仲景所创立的辨证论治思想体系具有高深的合理内涵。它全面、客观地高度概括了中医诊治疾病的方法论，这种方法论是朴素的唯物论，是自发的辩证法。从东汉至今近二千年来，才高识妙的名医不可胜数，而没有哪一位医家不推崇仲景。可见仲景之书的学术价值是中医之魂，无与伦比，具有永久的魅力。

仲景《伤寒杂病论》阐释了诊治疾病的真理，为历代医家在实践中不断地认识疾病，提高诊治水平开辟了道路。

张仲景的历史功绩，就在于他学用结合，发现并创立了辨证论治、理法方药这套完整的学术思想体系。我们的历史责任，是要像历代有成就的医家那样，在学习和实践中继承和发扬仲景学说。切不可脱离实践，空谈理论。若只是一味读书，不去实践，或只是教书，轻视临证，那就从根本上背离了仲景的治学方法，将一事无成；即使成名，也不过是徒有虚名，而无其实，于学术无补，于苍生无益。

三、经方大法，博识善用

《伤寒杂病论·序》最后援引孔子的话说：“生而知之者上，学则亚之，多闻博识，知之次也。”并自白说：“余宿尚方术，请事斯语。”仲景由此言明：我一向崇尚医术，愿奉行学而知之，多闻博识以求知这些话。其言外之意就是不相信有生而知之的天命论。仲景这种崇尚医术，潜心求学的精神为我们树立了楷模。我们应以仲景为榜样，对经方大法，要“多闻博识”，善于应用。

结　语

总而言之，上述三大方面，乃医圣张仲景赖以成功的治学方法，亦是历代名医的必由之路。作为中医，特别是要做一名好中医，必须效法仲景的治学方法。（原载《中医教育》1993；5：36）

从《金匮》原文选释　谈点学习方法

《金匮要略方论》（以下简称《金匮》）部分原文“其文简而难通”（《金匮要略心典·序》）。因此，不讲究点学习方法，就难以理解原文本义，甚至曲解原文。下面，结合笔者编著的《金匮杂病论治全书》[1]，以及近几年的教学与临证心得，从《金匮》原文选释，谈点学习方法。

一、从思想渊源，探索原文本义

《伤寒杂病论》原序中明确表述，该书“乃勤求古训，博采众方，撰用《素问》，……”而成。因此，要探索原文本义，须以《内经》理论为指导。

例如：第一篇第7条说：“师曰：寸口脉动者，因其旺时而动，假令肝旺色青，四时各随其色，肝色青而反色白，非其时色脉，皆当病。”本条论述察色按脉应结合四时。旨在说明，一年四季气候的变化可以影响人体的生理机能，并于脉象、色泽发生微细的变化。《素问·平人气象论》对四时五脏的平脉、病脉及死脉等脉象论述得非常详细，特别强调四时五脏之脉有胃气的重要性。如“春胃微弦曰平，弦多胃少曰肝病，但弦无胃曰死”。这就是说，春季平和有胃气的脉象应是和缓而微弦，如此“微弦”之脉即春季“因其旺时而动”之象。而《医宗金鉴》释为：“假令肝旺于春，随其时，色当青，脉当弦，此不病之色脉也。”近几十年来，《金匮要略》本科讲义[2,3,4]及自学考试教材[5]，都是如《医宗金鉴》那样解释。然而，只有通晓《内经》者，方能意识到《金匮要略》本条原文及古今注家注释“脉弦”两字之间省略了一个“微”字。否则，学者怎能正确理解本条本义呢？因此，有的条文必须联系《内经》讲述，也只有联系《内经》才能探索张仲景思想渊源。

二、从临床实践，探索原文本义

《伤寒杂病论》“乃勤求古训，博采众方，……并平脉辨证”之理论联系实践的结晶，书中条条原文皆是长期实践经验的理论升华。因此，要探索仲景原文本义，必须联系临床实践。

例如，第五篇第 1 条说："夫风之为病，当半身不遂，或但臂不遂者，此为痹，脉微而数，中风使然"。本条论述中风病的脉症及病机。中风的主要症状是突然左侧或右侧半身不能随意运动，若病变较轻者，可只出现一臂不能随意运动。"此为痹"一句是概括了中风的病机，即由于正气亏虚，经脉瘀闭，气血不通，肢体失养而为病。"脉微而数"既是言脉象，又是以脉概理，《医宗金鉴》说："微者，正气虚也；数者，邪气盛也。"如见到上述脉症则为中风病，故末句总结说"中风使然"。而古今部分注家认为，本条是中风病的脉症以及中风与痹证的鉴别[2,3,4,5]。即认为"半身不遂"是中风所致；"但臂不遂"是外感风寒湿邪所致之痹证的证候表现。释"但臂不遂"为"痹证"是一种脱离实践的模糊认识。笔者曾撰写《中风历节病"但臂不遂"属中风辨》[6]一文。

痹之为义，有病机与证候两个概念。本篇本条"此为痹"，第二篇第 14 条"湿痹"，第十五篇第 1 条"缓则为痹"等三个"痹"字，都是病机概念。而《中医内科学》所述的"痹证"，源于《素问·痹论》，包括了《金匮要略》第二篇之"湿病"与第五篇之"历节病"，其主因是"风寒湿三气杂至，合而为痹也"（《素问·痹论》）；主症是肢节疼痛。痹证的主因、主症及发病特点、发病年龄与中风截然不同。岂能把"但臂不遂"通释为痹证呢？必须联系临床实践，加以辨别。

三、从关键字句，探索原文本义

《金匮要略》原文，言简意赅。其中的关键句、关键字是正确理解原文病因、病机、主症、主脉及治疗方法本义的眼目。否则，难免误解原文本义。

例如，第十五篇第 3 条说："阳明病，脉迟者，食难用饱，饱则发烦头眩，小便必难，此欲作谷疸。虽下之，腹满如故，所以然者，脉迟故也。"本条是论述欲作谷疸的病机和脉症。谷疸病是因饮食不洁，邪从口入而损伤脾胃。脾胃受病，胃病则易化热，脉当滑数；脾病则不能运化水湿，湿浊困脾，脉当迟缓。条文曰"脉迟者"，可知以脾病为主。因湿浊困脾不能消化谷食，故"食难用饱"；若强食而饱，脾运迟滞，水谷不消，郁于中焦，则脘腹胀满；中气不运，清阳不升则头眩，浊气下流则小便必难；湿郁化热，上扰神明则心烦等。以上脉症为谷疸发生之前的先兆症状，故曰"此欲作谷疸"。若误诊误治，苦寒攻下，必损伤中阳，则"腹满如故"，甚至加重病情。所以然者，以脉迟为脾湿之征，只宜温化，不宜攻下；即使湿郁化热，而湿重于热者，亦应以利湿为主，清热为次，不可攻下也。

上述可知，本条的关键句是"此欲作谷疸"，关键字是一个"欲"字。

就是说，原文所述脉症全是谷疸发生之前的先兆症状（现代医学称之为“黄疸前期”）。再看第13条所述：“谷疸之为病，寒热不食，食即头眩，心胸不安”，这不也是“欲作谷疸”的表现吗？而下文所述的“久久发黄为谷疸”，茵陈蒿汤主之则点明已发谷疸（现代医学称之为“黄疸期”）的病机及主方。“久久”指多长时间呢？《伤寒论》261条发明说：“伤寒七八日，身黄如橘子色，小便不利，腹微满者，茵陈蒿汤主之。”即“欲作谷疸”证候经历了“七八日”之后，便表现为“身黄如橘子色”等谷疸证候。

需要指出的是，《金匮要略》本科讲义[2,3,4]与自学考试教材[5]，皆释本条“脉迟”是“太阴（脾）虚寒证”，认为本条是“谷疸从寒化的病机”，“即后世所谓‘阴黄’之类”。这就曲解了原文本义，其错就错在没有把握本条的关键句与关键字。

四、从证候过程，探索原文本义

《金匮要略》条文，有的不是讲同一时间的证候，而是讲某个阶段不同时间过程中的不同证候，我们不领悟这一点，就难以探索原文本义。

例如，第十四篇第23条说：“风水恶风，一身悉肿，脉浮不渴，续自汗出，无大热，越婢汤主之。”本条有两点很难自圆其说：一是，“一身悉肿”，岂能“脉浮”？二是，既然“不渴”，处方岂能用兼清里热的石膏呢？故《金匮要略心典》怀疑作“脉浮而渴”。其实，本条所述为风水初起与风水化热两个阶段的不同证候表现。风水初起，外邪束表，则见恶风，脉浮不渴，以及发热，无汗，眼胞微肿等症；病情发展，风水泛滥，兼挟郁热，则见一身悉肿，口渴，续自汗出，表无大热，以及小便量少，脉由浮变为沉滑等。越婢汤重用麻黄、石膏发汗散水，兼清里热；姜、枣和营卫；甘草和中，因其有恋湿之弊，不可多用。以方测证，可知本方乃为风水化热者而设。还有，本篇第3条所述证候，也只能从风水初起与风水加重两个阶段之证候加以解释，才符合临床实践。

笔者尊崇仲景，潜心经典，勤于临证，慎于教学。上述见解，既是合理，亦属“愚者千虑，必有一得”之收获。言辞不周、不当之处，望智者教正。

参考文献

［1］吕志杰编著．金匮杂病论治全书．第1版．北京：中医古籍出版社，1995：10，76，325，303.

［2］湖北中医学院主编．金匮要略释义．第1版．上海：上海科学技术出版社，1963：11，47，157，147.

［3］李克光主编．金匮要略讲义．第1版．上海：上海科学技术出版社，

1985：13，56，178，169.

［4］孟如主编．金匮要略选读．第1版．上海：上海科学技术出版社，1997：14，31，108，100.

［5］范永升主编．金匮要略（全国高等教育自学考试指定教材）．第1版．湖南：湖南科学技术出版社，2000：23，75，214，232.

［6］吕志杰．金匮·中风历节病“但臂不遂”属中风辨．国医论坛，1993，(3)：9.

《金匮要略》与《伤寒论》的关系

从《金匮要略》的沿革可知，它与《伤寒论》原为一书，即《伤寒杂病论》。由于西晋王叔和已将《伤寒论》单独编辑成书，且广为流行，所以北宋林亿等才将杂病部分另行编集，称为《金匮要略方论》。这种亦合亦分的历史状况，反映出伤寒与杂病两大部分是既有区别，又有其内在的联系。

一、伤寒与杂病是不同的类病

《素问·热论》云：“今夫热病者，皆伤寒之类也。”这说明伤寒是外感热病的总称。在仲景著作中虽然以论风寒为主，但其规律却具有外感病的共性，所以叶天士在《外感温热论》中说“论卫气营血与伤寒同”。伤寒的规律大致是：病因以感受外邪为主，由于卒发而邪势方张，故传变较快，辨证应严格掌握其阶段性，即所谓六经辨证；治疗重视祛邪，且兼顾正气。至于杂病，则是诸多因素造成的脏腑自病为主，多缓慢发病，变化不速，故以脏腑辨证为主；治疗重视扶正，且适当祛邪。明确了伤寒与杂病的区别，辨治才不会发生方向性或原则性的偏差，不致产生“虚虚实实”的错误。

二、伤寒与杂病互有联系

既然伤寒与杂病是性质不同的类病，仲景为何不分列《伤寒论》与《杂病论》两书，而将其合论呢？因为，临床所见，“千般疢难，不越三条”：一者，单纯外感病；二者，单纯内伤病；三者，外感热病与内伤杂病合病或并病。三者之中，唯外感与杂病兼夹的情况最常见、最复杂、最难辨证、最难施治。仲景正是从难点着想，从大量的医疗实际出发，对伤寒与杂病采取了分中有合，亦合亦分的编写方法。对于伤寒与杂病的联系，应明确以下三点：

1. 伤寒为主，合并杂病　《伤寒论》是仲景在《素问·热论》的基础上，在整个外感热病的发展变化过程中，根据病邪侵犯经络与侵入脏腑的盛衰程度、病人正气的强弱，以及有无宿疾等条件，创立了六经辨证的原则。所谓六经，即三阴三阳，由于手足同名，实为十二经，而十二经又内属脏腑，因此可以说《伤寒论》也是以脏腑经络病机为基础的。例如伤寒太阳病篇，除中风与伤寒两条主线外，又以较多篇幅描述太阳病经误汗、误吐、误下造成的病理后果，这类医源性疾病其实质多已转属杂病而非外感。又如该篇治蓄血之桃核承气汤证、治蓄水之五苓散证，亦非单纯风寒入腑所致，多是原有宿疾因外邪而诱发，所以也具有杂病性质。此外，伤寒由三阳转为三阴，出现腹满、呕吐、下利与肢厥等，虽然来路不同，其脏腑病机与内伤杂病也是相近的。以上都是《伤寒论》中兼有杂病的情况。

2. 杂病为主，外邪诱发 《金匮要略》所论杂病，有的就是由外邪诱发，如痉湿暍病，其内因为阴液或阳气不足，但发病则由外邪引起，故亦首冠"太阳病"字样。又如虚劳病，由于阴阳气血诸不足，腠理不固，常易感受外邪，表现为"风气百疾"。

3. 伤寒与杂病合论之旨 从临床实践出发，伤寒与杂病有时很难绝然划分。关于伤寒杂病合论之旨，古代医家早已认识，例如，李彣说："窃意《伤寒论》及《金匮要略》二书互为表里，不读《伤寒论》者，不可与言医；不读《金匮要略》者，并不可与言《伤寒论》……则欲入仲景之室而究《伤寒论》之旨者，舍《金匮要略》无由从。"程郊倩亦说："不以伤寒杂病分十六卷，而以伤寒杂病合十六卷。伤寒杂病不分，是教人于伤寒杂病异处，辨其何以异，更于伤寒杂病表里腑脏同处，辨其何以同。"柯韵伯进一步说："世谓治伤寒，即能治杂病，岂知仲景杂病论即在《伤寒论》中，且伤寒中又最多杂病夹杂其间，故伤寒与杂病合论，则伤寒与杂病之证治井然，今伤寒与杂病分门而头绪不清，必将以杂病混伤寒而妄治矣。"以上三家所述，颇能说明伤寒杂病合论之旨。

三、《伤寒论》与《金匮要略》宜合看互参

《伤寒论》与《金匮要略》两书内容存在着此详彼略的情况，互为羽翼，可称之为姊妹篇，分之难免于偏，合之则可见其全。如《金匮要略》中有些条文冠有"太阳病"，即不再述其症状，因已详于《伤寒论》。有些条文则重复互见，据统计，《金匮要略》中有42条与《伤寒论》原文相同。很多治法与方剂在两书中亦相互使用。所以，在学习《金匮要略》时，应结合《伤寒论》互相参读，这样就能收到事半功倍的效果。正如徐大椿在《兰台轨范·凡例》中所说："盖《伤寒》诸方，当时本不专治伤寒，南阳取以治伤寒之变证耳。学者当合《金匮》《伤寒》两书相参并观，乃能深通其义，而所投辄效矣。"陈念祖在《金匮要略浅注·读法》中指出："《金匮要略》，仲景治杂病之书也，与《伤寒论》相表里，然学者必先读《伤寒论》，再读此书，方能理会。盖病变无常，不出六经之外，《伤寒论》之六经乃百病之六经，非伤寒所独也。《金匮要略》以《伤寒论》既有明文，不复再赘，读者当随证按定六经为大主脑，而后认证处方，才得其真谛。”上述两位大医之意亦在于强调两书应合看互参。

谈学习中医经典要背诵

谈到背诵，有过实践者均饱尝了其中滋味，即“先苦后甜”。为了说明背诵对学好中医经典的重要性和必要性，笔者综述了现代名医的切身经历，有志者可借鉴。

一、读书要背诵——自古至今矣

强调读书要背诵，由来已久，可追溯到《素问·著至教论》，其曰：“黄帝坐明堂，召雷公而问之曰：子知医之道乎？雷公对曰：诵而颇能解，解而未能别，别而未能明，明而未能彰，足以治群僚，不足治侯王。”杨上善注云：“习道有五：一诵，二解，三别，四明，五彰。”可知习医之道首先应从背诵开始，只是不要停留在“诵”的阶段，而要向“解”（粗解其义为解）、“别”（能分辨其条理为别）、“明”（能深入理解其精奥为明）、“彰”（能阐发其义理并能应用为彰）等后四个阶段发展，方为良医。

“……或笑曰：死背书本，乃旧时习俗，现已跨入电子时代，但需生动活泼，理解精神则可，背书不合时宜。答曰：即如电子时代之电子学，不知多少公式、定律，多少理论、数据，既需理解，亦需熟记（背）。若开卷了然，掩卷漠漠，似有所知，而胸无定见，何能致用哉！因劝后之学者，仍称背诵（或称记忆），以背诵加深理解，以理解促进背诵。背而成诵，实非易事，若能知难而进，反复如兹，其音无穷。”（洪子云）。

总之，书是要背的，“不背一点书，是没有功夫可言的。”（刘渡舟）但要讲究背诵方法，提高背诵的效果，把背诵和理解结合起来，即《素问·著至教论》所谓的“讽诵用解”（讽诵：不看着书本念书，即背诵；用解：钻研理解，指通过背诵以加深理解）。

二、背诵的方法——朗读与低吟

这是两种背诵方法。哈荔田说：“我背书时不用默诵法，而是在僻静处朗朗诵读，俾声出之于口，闻之于耳，会之于心，之后则在喧闹环境中默忆背过的内容，所谓‘闹中取静’如此，则不惟能熟记，且能会意……古人有‘书读百遍，其义可见’之说，我觉得熟读确能使人联想丰富，触类旁通，有利于加强理解，锻炼记忆力。我如今已年过古稀，但青年时期背过的东西，有些现在仍能朗朗上口。”路志正说：“伯父教我诵读中医典籍的方法是：先是低吟，即自念自听，吟读数十遍或百遍，有若流水行云，出口成诵，形成自然记忆。”虽背诵法不同，但都体会到背诵和理解之间的密切关系，这两种背诵法可因人而宜，因时而易。但“必有三背之功，即枕上背诵，途中背诵，厕里背诵”。（韩百灵）

“不要以为朗诵是没有意义的事。无论是《内经》篇文或医论、脉诀、药性赋及方歌，多读才能成诵，口诵心维，才能牢记……通过背诵，还可以调剂苦读苦忆的紧张心情，得到舒松和愉悦，更有助于对经文记忆与巩固。”（徐荣斋）

背诵“譬如破竹，数节之后，皆迎刃而解”（《晋书·预传》）。所谓“熟读唐诗三百首，不会吟诗也会吟”“读书百遍，其义自见”。都是强调了熟读背诵的重要性，也包含着熟背与理解以及应用的辩证关系。

三、背诵的时机——青少年时期

“机不可失，时不再来”。不少名老中医都结合切身体会谈到要在青少年时期背书奠基。例如，金寿山说：“特别是在青年的时候，记忆力强，读过的书到老都不会忘记……以后读的书，却强半遗忘了。当然，书不是一次把它背出来就永远记住，一定会有遗忘。遗忘了怎么办？再背熟，反复几次，记忆就牢固了。”姜春华亦说：“现在看来，趁年轻记忆好，读熟了后来大有用处，这也可说学习中医最基本的基本功。”背诵虽为学医启蒙阶段的捷径，“然畏难而中止者，十常八九”（刘季三）。所以陈耀堂感叹地说：“回顾近年来各中医学院之学生能背诵《内经》或《伤寒论》者极少，有些甚至连《内经》的文字还不能看懂，这样怎能登堂入室呢？”岳美中深有感触地说：“要把主要的经典著作读熟、背熟，这是一项基本功……背的熟和背不熟不大一样。比如对《金匮要略》《伤寒论》，如果能做到不假思索，张口就来，到临床应用时，就成了有源头的活水。不但能触机即发，左右逢源，还会熟能生巧，别有会心。否则读时明白了，一遇到障碍又记不起，临证时就难以得心应手。我自己虽曾在主要著作的背读上下过一番功夫，但总不像童时读的《论语》《孟子》和古诗人那样至今仍背诵无遗，常有学医恨晚之叹！”青年人应吸取名老中医的经验、教训，“背书还要早下手”（任应秋），不失时机地播下“种子”，将来才能结出“硕果”。

四、背诵的内容——经典著作为主

哈荔田说：“我初学医时光背药性赋、汤头歌、脉学等，以为启蒙读物，继又背《内》《难》《本经》及《伤寒》《金匮》等经典著作。”魏长春说：“反复背诵、熟记经典著作中的原文是十分必要的。”谢海洲说：“经典著作中的条文，乃是从无数病例中总结出来的具有规律性的东西，也就俗话所说

‘万变不离其宗’之‘宗’。记住它，背诵它就能在临床上触发思绪，吃透精神，从熟生巧，别出心裁。”王鹏飞回忆说：“对于学习经典著作，当时是一边阅读，一边背诵，直至背得滚瓜烂熟为止。《内经》的大部分条文，时隔二十多年我仍完整不缺的背诵下来，这完全得益于那时练过死记硬背的基本功。”

诸位名老中医背诵的医籍可归纳为以下五类：①“四小经典”（《药性赋》《汤头歌》《濒湖脉学》《医学三字经》）；②“四大经典”的全部或部分；③有的名医不但背经典，而且背注解；④有的还背名著；⑤有的结合自己所搞的专科而背诵有关专著。欲为上工（良医），必须在背诵经典著作上下功夫。

综上所述，名医们的功底，首先是下过背诵的苦功。现代名医是这样，古代名医亦是如此！《医宗金鉴》以大量的歌诀为体裁，正是为了便于学者背诵、记忆。

苏轼云：“旧书不厌百回读，熟读精思子自知。”这是讲得多么富有哲理啊！请君铭记。（本文原载《河北中医学院学报》1990，5（3）：20－21。今转录于本书作了修改）

参考文献

1. 《山东中医学报》编辑室编．名老中医之路（第一辑）．第1版．山东：山东科学技术出版社，1981.

2. 周凤梧　张奇文　丛林　主编．名老中医之路（第二辑）．第1版．山东：山东科学技术出版社，1982.

3. 周凤梧　张奇文　丛林　主编．名老中医之路（第三辑）．第1版．山东：山东科学技术出版社，1985.

4. 山东中医学院．河北医学院　校释．黄帝内经素问校释（下册）．第1版．北京：人民卫生出版社，1982. 1232－1237.

第二节　《金匮要略》学术争鸣

“百花齐放，百家争鸣”，是促进艺术发展和科学进步的法宝。中国医药学的发展和进步，也得益于历史上的各家学说，百家争鸣的推动。笔者本着“知无不言，言无不尽”的精神，对《金匮要略》及《伤寒论》中的“病脉证治”存在着的不同见解，谈点个人认识。本节有四篇争鸣论文。

《金匮要略》“但臂不遂”属中风辨

《金匮要略·中风历节病脉证并治》第1条说：“夫风之为病，当半身不遂，或但臂不遂者，此为痹，脉微而数，中风使然。”此条简要地论述了中风病的病因病机和主症。从文法与医理上分析，其大意是：风邪入中的病（本篇是从内虚邪风入中立论），出现半身不遂，或者只是一臂不遂，这都是经脉瘀痹所致，脉象微且数，中风使之如此。寥寥数语，言简意赅，何等明确！而古今不少注家对“但臂不遂者，此为痹”一句见解不一。为阐发原旨，辨析如下。

一、古今注家对“但臂不遂”的几种认识

1. *“但臂不遂”属痹证说* 历代不少《金匮要略》注家认为，“但臂不遂”属于痹证的表现，插述于此，是为了对中风与痹证加以鉴别。如徐忠可《金匮要略论注》说：“此段所重，不就风病详其出证，重在半身与臂辨其是风非风，庶不致误治也。”沈明宗《金匮要略编注》说：“此分中风与痹也。”黄坤载《金匮悬解》说：“若但臂不遂者，此为痹，非风也。痹者，风寒湿三者分而痹其血脉也。”陈修园《金匮要略浅注》亦认为：“此一节先辨风与痹之殊。”现代注家如任应秋《金匮要略语译》、陶葆荪《金匮要略易解》、谭日强《金匮要略浅述》、杨百茀主编的《金匮集解》等，皆附合此说。

2. *“但臂不遂”属中风轻证说* 古今另一部分注家认为，“但臂不遂”是中风的轻浅表现，此种认识耐人寻味。如尤在泾《金匮要略心典》说：“风彻于上下，故半身不遂，痹闭于一处，故但臂不遂。以此见风重而痹轻，风动而痹着也……曰中风使然者，谓痹着亦是风病。”此注虽不够明确，但已认识到“但臂不遂”亦是中风病。喻嘉言《医门法律》说得较为明确：“以臂不举为痹，叙于半身不遂之下，谓风从上人，臂先受之，所入犹浅也。”张路玉《张氏医通》亦说：“半身不遂者，偏风所中也，但臂不遂者，风遂上受也，风之所客，凝涩荣卫，络脉不行，分肉筋骨俱不利，故曰此为痹。”以上三家注解的明智之处，已不再将其解说为风寒湿痹之痹证，而是隐会其意，认识到文中“痹”字为经脉气血瘀闭，乃中风之病机，正如魏念庭《金匮要略方论本义》所说：“中风未有不由于痹者也。”近贤程门雪《金匮篇解》、何任《金匮要略通俗讲话》及南京中医学院编的《金匮要略学习参考资料》均赞成上述见解。

古今还有一些医家对本条的解释难以明辨其意。必须指出的是，几版

《金匮要略》全国高校教材，都是不加可否地列出上述两种见解，这样模棱两可地讲述，难免使学生产生糊涂观念而莫衷一是。

二、临床实践对“但臂不遂”的验证

临床实践证实，“但臂不遂”属于中风中经络的轻浅表现或不典型证候，此可在古代医家的中风医案中找到不少例案。如《名医类案·中风》有“两臂不遂，语言蹇涩”案和“口眼歪斜，臂难伸展”案。《续名医类案·中风》有“左手足忽不能动，口眼㖞斜”案和“忽觉两小指无力，掉转不舒，且不为用，口角一边常牵引”案，《吴鞠通医案·中风》有“左肢拘挛，舌厚而蹇，不能言”案和“口歪，臂不举”案等。

我们系统观察了124例急性缺血性中风（确诊为脑梗）患者的临床表现，以肢体不遂为主者85例，其中典型半身不遂者53例，不典型“但臂不遂”者32例。这32例患者还具有如下特点：①发病之前或病情较轻者，患肢多表现为麻木不仁，沉重难举，屈伸不利等；②多伴随眩晕、舌强、语蹇、口歪、面瘫等中风常见症状；③多恢复较快，有的几天或十几天便恢复如初；④CT检查，其定位病变多范围小而轻浅；⑤追述病史，不少患者在数日、十几日，或数月以至数年以来，有过一次或数次更轻型的类似短暂发作。以上表明，条文所述的“但臂不遂”确实是中风病的一种轻浅表现。

三、现代医学对“但臂不遂”的解释

现代医学的发展为我们提供了新的科学依据，中风病与《实用内科学》（1988年5月第8版）所讲的“急性脑血管疾病”很相似，而中经络与其中的“动脉硬化性脑梗”亦相似。由于脑梗的部位不同，则中经络的具体表现也不同。如大脑中动脉病变出现典型“三偏”症状，即病变对侧偏瘫、偏身感觉障碍和同向偏盲。而颈内动脉病变所表现的偏瘫，以病变对侧的面部及上肢为重。大脑前动脉病变所表现的偏瘫，以病变对侧的小腿和足部为明显，面部和上肢较少影响。若椎—基底动脉系统发生梗塞病变，或多发性脑梗塞，则肢体障碍证候更加复杂。上述可知，张仲景所说的“但臂不遂”属于中风是毫无疑问的。

小结

综上所述，中风中经络的主症是“半身不遂，或但臂不遂”。条文“此为痹”之“痹”字，是指中风经脉瘀闭的病机，非指痹证。须知痹证以肢节疼痛为主，中风以肢体不遂为主，二者主症分明，无须鉴别。值得深思的是，为何古今不少《金匮要略》注家曲解了原文呢？《医宗金鉴》说：“风病，《内经》论之详矣。但往往与痹合论，后人惑之。”由此可知，缘于部分注家尊经泥古不化，又脱离实践，所以曲解了仲景本义。古人由于历史条件的局限性产生误解尚可谅解，而现代注家及高校讲义再因循守旧，不切实际、不合时代地曲解原文就太不应该了。应尽快纠正，恢复条文的本来含义。（原载《国医论坛》1993；3：9）

再论《金匮要略》“但臂不遂”属中风

1993 年，笔者在《国医论坛》第 3 期发表争鸣论文，题为“《金匮要略》‘但臂不遂’属中风辨”[1]。该文谈了三点：一是，古今注家对“但臂不遂”的几种认识；二是，临床实践对“但臂不遂”的验证；三是，现代医学对“但臂不遂”的解释。结论是：“但臂不遂”属于中风轻证不典型的临床表现，而不属于痹证（病因“风寒湿三气杂至，合而为痹”；主症为肢节疼痛）。但时至今日，10 年过去了，全国统编的六版教材[2]、新世纪教材[3]的《金匮要略》讲义，对本条的“释义”仍承袭“但臂不遂”是痹证的解释，而在“按语”中又列举了另一种解释。如此则使读者概念不清，无所适从。

10 年来，笔者在学术探讨、教学活动及临床实践中，越来越坚定了“但臂不遂”属中风之信念。但如何说服持有不同见解的同仁相信我的见解呢？带着这个问题，我请教了医古文老师刘振永教授，刘老师对本条原文中文言虚词的“注释”，以及对原文的“语译”，从文理上质朴地诠释了原文的真正含义，清晰地阐明“但臂不遂”属于中风的临床表现。

文为基础医为楼，文理不通则医理难明。下面，着重从文理上分析一下条文。

原文：夫[1]风之为病[2]，当[3]半身不遂，或[4]但臂不遂者[5]，此为痹，脉微而数，中风使然。

注释：

［1］夫：句首语气词，表示要发表议论、进行判断，但现代汉语中无与之对应的语气词可对译。

［2］风之为病：“风为病”是主谓词组，加助词“之”，取消句子独立性。此表示语意未完，让读者等待下文。

［3］当：①副词。《汉语大字典》列 8 个义项，与本条文相关的有：一是相当于“必定”。《古书虚字集释》卷上：“当犹定也，必也。”《白虎通·考黜》：“既能进善，当能戒恶。”一是相当于“即”。《篇海类编》：“当，即也。”唐李公佐《谢小娥传》：“小娥不自解悟，当书此语，广求智者辨之。”一是相当于“为”“是”。《古书虚字集释》卷上：“当犹为也，是也。”《后汉

书·和熹邓皇后传》："汝不习女工以供衣服，乃更务学，宁当举博士耶?"②介词。介绍时间或处所，相当于"在"。《左传·襄公九年》："当今吾不能与晋争。"③连词。表示假设关系，相当于"傥""假如"。《荀子·君子》："先祖当贤，后子孙必显。"上述三个词义皆可取，而以介词为长，即介绍处所，相当于"在"。

［4］或：①代词。泛指人或事物，相当于"有人""有的"。②副词。或许，也许，宋徐铉注："或，以为疑惑不定之意。"《左传·宣公三年》："天或启之，必将为君。"③连词。表示选择或列举，相当于"或者"。《新唐书·魏征传》："今之刑赏，或由喜怒，或出好恶。"上述三个词义皆可取，而以连词为长，即表示选择，相当于"或者"。

［5］者："者"字在古汉语中用得也相当普遍，此条原文中是作为结构助词，用在复句前一分句之末，表示前后两分句，有解释和被解释的关系，相当于"……的原因""是因为……"。

语译：可有以下两种：

1. 风邪致病，假如（出现）半身不遂，或者只是手臂不遂的，这是因为气血瘀闭，经脉不通的缘故，脉象微细而频数，这都因为中风使患者出现了这些症状（指半身不遂、但臂不遂和脉微而数）。

2. 风邪致病，在（出现）半身不遂，或者只是手臂不遂时，这是气血瘀闭，经脉不通造成的，此时的脉象微细而频数，这是由于中风使患者出现了这些症状。

通过以上对本条经文的注释和语译，可以清楚地看出，原文句首的"风之为病"和句末的"中风使然"，标明的是病因；"半身不遂"和"但臂不遂"，指明的是轻重不同的两种症状。而这两种症状，在"当……者"这一凝固的句式之中，由于"或"字的运用，它们都具有非此即彼的选择性，但无论"半身不遂"还是"但臂不遂"，却又都是气血瘀闭、经脉不通的结果。"此为痹"的"此"是复指"半身不遂"和"但臂不遂"两种症状的，决不能理解为单指"但臂不遂"。假如连如此清晰的语言现实都不肯承认，硬要认为"但臂不遂"属于痹证，插述于此，是为了对中风与痹证加以鉴别云云，那么，这样的结论除了断章取义之外，难免会有杜撰和臆造之嫌。

参考文献

［1］吕志杰．金匮要略"但臂不遂"属中风辨．国医论坛，1993；(3)：9.

［2］孟如主编．金匮要略选读．第1版．上海：上海科学技术出版社，1997.

［3］范永升主编. 新世纪全国高等中医药院校规划教材·金匮要略. 第1版. 北京：中国中医药出版社，2003：80.

《金匮要略·胸痹心痛短气病》第三条脉象辨疑

古今注家，皆确认《金匮要略·胸痹心痛短气病》第3条为胸痹之主症、主脉、主方，而对于此条的脉象历来见解不同，尚难定论。笔者有感于此，结合临证心得，认为“寸口脉沉而迟，关上小紧数”是心律失常之脉，特申辨如下。

为了阐述自己的认识，先把历代注家对此条脉象的不同见解综述如下：

一、衍文说

程云来《金匮要略直解》：“寸脉沉迟，关脉小紧，皆寒客上焦之脉。数字误。”《张氏医通》：“寸口脉沉迟者，阳气衰微也；关上小紧者，胃以上有阴寒结聚。”张氏不注及数脉，其意盖与程氏同。高等医药院校教材《金匮要略讲义》亦赞同衍文说。

二、病情不同说

沈目南《金匮要略编注》：“迟下当有一若字……盖此论当以寸口脉沉而迟为虚寒之证；关上小紧数，瓜蒌薤白白酒汤为寒实之证，另作一节解，否则岂有迟数二脉同见之理哉。”

三、数为燥火、阳遏说

徐忠可《金匮要略论注》：“寸口主阳，因虚伏而不鼓则沉而迟；关主阴，阴寒相搏则小紧而数。数者，阴中挟燥火也。”周禹载《金匮玉函经二注》：“阴寒凝泣，阳气不复自舒，故沉迟见于寸口，理自然也。乃小紧数，复显于关上者，何耶？邪之所聚，自见小紧，而阴寒所积，正足以遏抑阳气，故反形数。”

四、数为阳气失位说

尤在泾《金匮要略心典》：“……寸口亦阳也，而沉迟，则等于微矣。关上小紧，亦阴弦之意，而反数者，阳气失位，阴反得而主之。”

五、数为疾、促说

吴谦等《医宗金鉴》：“寸口脉沉而迟，沉则为里气滞，迟则为脏内寒，主上焦脏气滞也。关上小紧而疾，小为阳虚，紧疾寒痛，是主中焦气滞寒痛也。”现代名医金寿山《金匮诠释》：“寸口脉沉而迟，关上小紧数，一条脉中迟数不可以同见，但是，在古书上往往有这样的描述，古人不至荒谬若此。实际是这个‘数’不是‘迟数’的‘数’，而是短促的形容词。”

六、紧数类弦说

在现代注本及讲稿中，有的提出“紧数相加，类似弦脉”（殷品之、张镜人等讲授的《金匮要略讲义》，上海市中医文献馆，1982 年 6 月）的说法。有的并引述本书《腹满寒疝宿食病》“其脉数而紧乃弦”作为佐证，认为“关上小紧数指关脉稍弦，为第一条阴弦的互辞”（杨医亚主编《中医自学丛书》第七分册・金匮）。有的甚至把“关上小紧数的数字，疑为弦字之误”（谭日强编著《金匮要略浅述》）。

上述诸说，皆认为“寸口脉沉而迟，关上小紧”与第一条“阳微阴弦”的病机大同小异，是上焦阳虚，阴邪干之的脉象。其争议点在一个“数”字。因“数”字于此颇费解，故注家提出种种猜测。数为燥火、阳遏说与阳气失位说释“数”为阳脉，虽近乎脉理，却与此条病理不合。数为疾、促说与病情不同说释“数”为阴脉，虽近乎此条病理，却与脉理不合。紧数类弦说以本书前后互参，似有说服力，细想起来却不然，以彼此两条脉法不同。此条为寸口三部分诊法，彼条为寸口三部合诊法；分诊法一条脉中寸迟关数同见，合诊法为寸口之寸、关、尺三部皆“数而紧乃弦，状如弓弦”。仲景诊寸口分三部诊法与合诊法不可不辨。正因为“数”字费解，所以有的注家避而不释，视为衍文误字，但无根据。总之，注家对“数”字的各种见解不无道理，却都不免牵强附会，难以自圆其说。那么，如何解释此条才近乎其理，符合本义呢？临证实践使笔者领悟，此条脉象实为心律失常的表现。

现代中西医结合证实，胸痹心痛与冠心病、心绞痛很相似。冠心病常有心律失常，以室性早搏最多见，甚者形成联律病态。若一个心率较快的胸痹患者，其室性早搏二联律时断时续，则可见“寸口脉沉而迟，关上小紧数”。这是因为，患者的心率与脉率如果是 100 次/分，可谓数脉，此时诊其关脉便为“小紧数”（诊寸脉或尺脉亦可为小紧数）。而室早形成二联律时，其心率仍然是 100 次/分，而在脉率上则表现为 50 次/分（室早在心脏听诊是能够听到的，但由于室早不能正常有效地排出血容量，也就不足以充盈脉道，便不能引起脉的搏动。如果每一次正常心动后出现一次室性早搏，就形成了室早二联律，这样，脉率与心率之比即 1 ∶ 2），可谓迟脉，此时诊其寸脉便为“沉而迟”（诊关脉或尺脉亦可为沉而迟）。须要注意，这种迟数同见的脉象是在诊按三部九候的不同时间获得的，相同时间内迟数是不能同见的。那种“按寸不及尺，握手不及足；人迎趺阳，三部不参；动数发息，不满五十”的草率态度是难以明辨复杂多变的脉象的。

依上述拙见，此条“数”脉的出现自然顺理成章，“迟数二脉同见”一条脉中不释自明，衍文等诸说自能排疑解难。举一反三，触类旁通，复杂的心律失常便表现为多变的脉象，这在古书上往往有描述，这并非古人的荒谬，正体现了他们尊重实践、探微索隐的可贵之处。

医所周知，“伤寒，脉结代，心动悸”是心律失常；而“寸口脉沉而迟，关上小紧数”亦是心律失常。诸如此类，皆须予以科学的解释。科学发展至今日，应掌握新理论，中西医沟通以解释旧说，排疑解难，继承和发扬祖国医学，使中医学获得新生。（原载《国医论坛》1990；2：4）

大柴胡汤证是少阳腑证辨

目前高等医药院校使用的《伤寒论》《金匮要略》讲义及历代不少医家，均认为大柴胡汤证为少阳病兼阳明里实证，大柴胡汤是和解与通下并用剂。笔者反复琢磨，若有心悟，见解不同，故不揣浅陋，辨析如下。

一、大柴胡汤证的病因、病机、病位、病症辨

《伤寒论》第106，140，170条说明，大柴胡汤证的病因是太阳病邪传入少阳，病机是“热结在里”，病位在“心下”“心中”，病症是“往来寒热”，“呕不止，心下急，郁郁微烦”或“心中痞硬，呕吐而下利”。《金匮要略》第十篇第12条指出其腹诊为“按之心下满痛”。

二、大柴胡汤证与小柴胡汤证辨

第267条明确指出小柴胡汤证的病因是“本太阳病，不解，转入少阳……”。可见大、小柴胡汤证的病因是相同的，不同的是，小柴胡汤证为邪气弥散在少阳经，大柴胡汤证为邪气集中于少阳腑。所以然者，以少阳经邪气不从枢外出，反从枢机入其腑。第106条所谓“柴胡证仍在者”，是指小柴胡汤证，故“先与小柴胡汤”；服汤之后，反见“呕不止，心下急，郁郁微烦者”，为病邪深入胆腑，胆热横逆，波及于胃，胃气上逆则呕。但并非阳明里实证，故曰“为未解也”，此属判断句，即说少阳病未解，因无传经之形证，不可误认为邪传阳明。

三、大柴胡汤证与少阳病兼阳明里实证辨

第107条说：“伤寒十三日，不解，胸胁满而呕，日晡所发潮热。……潮热者，实也。”这不但指出了少阳病兼阳明里实证的症状，并且点出了阳明里实的辨证要点。其治法，“先宜服小柴胡汤以解外，后以柴胡加芒硝汤主之”。柴胡加芒硝汤的煎服法亦类承气汤之法。再看大柴胡汤证，察无阳明里实之证，亦非承气汤煎服之法，岂可以兼阳明里实证视之？两相对照，是非自明。

四、大柴胡汤证与阳明腑实证辨

假如说大柴胡汤证是少阳病兼阳明里实证，那么，里实证的表现何在呢？

若以“心下急”“心中痞硬”“心下满痛”为据，确实令人费解。因为，阳明腑实证虽曰“胃中有燥屎”(240 条)，实际上不在胃中，而在大肠。《灵枢·本输》篇说：“大肠小肠皆属于胃”。就阳明腑实证的腹部症状而言，调胃、大、小承气汤证分别是：或“腹胀满”（251 条)；或“腹大满不通”（213 条)；或“腹满痛”(243 条)、“绕脐痛”(241 条)。其胀、满、痛皆在腹中，绕脐之所，即肠之位，并非心下。汤本求真论其腹诊说：“承气之腹候，心下宽……以脐部为中心，而坚满于其上下左右，心下及下腹部常无变化”。(《皇汉医学》下篇第 243 页）上述足以表明，说大柴胡汤证是少阳病（胆腑病）则可，若谓兼阳明里实证是没有根据的。

五、大柴胡汤治法辨

第 106 条说：“与大柴胡汤下之则愈”。就此“下之”两字，易使人误解是承气汤攻下之法。对此方所谓“下之”应当活看，陈修园明确指出：“与大柴胡下之，下其邪气，而不攻其大便则愈。”尤在泾亦指出：“与大柴胡以下里热则愈。”观方后煎服法与小承气的“若更衣者，勿服之”；大承气的“得下，余勿服”之戒迥异。而与小柴胡汤的煎服法则相同，此亦可佐证“下之”之义与承气汤法不同。

六、大柴胡汤方药辨

关于大柴胡汤方中有无大黄，历代诸家考证不一，认识不同，尚难定说。但或有或无，均无不可，临床应用，需辨证取舍。即使用之，亦非大小承气之用。正如许叔微所云：“大柴胡汤一方无大黄、一方有大黄，此方用大黄者，以大黄荡涤蕴热之功，为伤寒中要药”。认为大柴胡汤证是少阳病兼阳明里实证的医家，无不认定方中有大黄，亦无不认定大黄属承气之用，而其失误恰在于此。须知小承气汤中大黄四两，配枳、朴之气药，相得益彰，当然可攻泻阳明。大承气汤中更加芒硝，且加大枳、朴用量，攻下之力更猛。而大柴胡汤中大黄仅用二两，更以八两柴胡为君，且配半夏之温燥，生姜之辛散，大枣之甘缓，虽配伍枳实、芍药、亦不足言下剂也。至于大柴胡汤的方义，《医宗金鉴》说：“柴胡证在，又复有里，故立少阳两解之法。以小柴胡汤加枳实芍药者，解其外以和其内也；去参、草者，以里不虚也；少加大黄，所以泻结热也；倍生姜者，因呕不止也。”此论可谓恰到好处。

小结

综上所述，大柴胡汤证的病因病机病位是太阳病传入少阳，邪热蕴结于胆腑。其治法是和解少阳，清泄里热，使在经之邪假道太阳汗之可也，使在腑之热假道阳明下之可也。陈修园说：“少阳主寒热，属于半表则为经，属于半里则为腑。”大柴胡汤治重于“半里”，故曰“下之”。若结合现代医学来分析，仲景所述大柴胡汤证实为急性胆囊炎或胆石病等证候，临床实践亦证实大柴胡汤对胆囊疾患有良效。理论必须联系实际，因此，为大柴胡汤证正名是有必要的。（原载《仲景学说与临床》1986；3－4：30）

第三节 《金匮要略》求实心悟

张仲景《伤寒杂病论》的问世，创立了中医热病学、杂病学完整的学术思想体系，对中医药学起到了承前启后、继往开来的作用。陈修园说：“医门之仲景，即儒门之孔子也。”如此大圣之所作，后之学者应求实探索，充分发挥仲圣心法，把张仲景的学术思想继承下来，发扬光大。笔者就是本着求实发挥的原则，撰写了以下五篇文章，与同仁切磋。

中风先兆临证探微

中风先兆，亦称小中风或中风前驱症状。《金匮要略》及历代方书早有记载，近年来报道较多，我们曾立题进行“抗拴防风丹治疗中风先兆的临床研究”。与此同时，对中风先兆的临床表现和发病规律，进行了详细观察，现综合古今医家对中风先兆的认识，结合我们的观察结果，报告如下。

一、常见症状

1. 肢体麻木　在历代方书中，常把手指麻木不仁诊为中风先兆。考《内经》不少篇章中有“不仁”的记载。《金匮要略·中风历节病脉证并治》有“邪在于络，肌肤不仁”的论述。“麻木”一词，最先见于唐宋方书中，金元医家多“麻木不仁”并称。例如，金代刘完素说：“凡人如觉大拇指及次指麻木不仁，或手足不用，或肌肉蠕动者，三年内必有大风至之。”元代罗天益说：“凡大指、次指麻木或不用者，三年中有中风之患。”明代张三锡强调：“中风症，必有先兆。中年人但觉大拇指作麻木或不仁，或手足少力，或肌肉微掣，三年内必有暴病。”还有很多医家有类似论述，历代名医都认识到手指麻木是中风先兆的最常见症状。据笔者等临床观察，以麻木诊断为中风先兆，确实有可靠的价值。其麻木的表现多种多样：（1）手指：临床以单手一指，或二三指麻木最有意义，五指麻木次之，十指麻木更次之。（2）脚趾：脚趾麻木比手指少见，但时而有之。（3）半身：典型的半身麻木是从头至足，或左或右，平中界开，不典型的或为一侧上肢麻木，或为一侧下肢麻木。总之，把麻木视为中风先兆是可靠的。临证时常有这样的情况，当追述中风患者的病史时，病人常诉说在中风之前发生过麻木。

2. *肢体少力*　历代医家论述中风先兆的症状，以麻木为主，其次就是肢体少力。我们在临证中也认识到这个方面。肢体少力的各种表现为：一侧手或手足；一侧上肢或下肢；或是半身少力；个别患者可见双下肢无力，或周身少力，或一指废用。常因少力而肢体重滞，不易举动。总之，肢体少力即《金匮要略》条文所说的“邪在于经，即重不胜”。

3. *眩晕*　眩晕的临床表现是，或头晕，或目眩，或二者兼见。把眩晕视为中风先兆亦由来已久，如金元时期医家朱丹溪说：“眩晕者，中风之渐也。”清代李用粹说：“平人手指麻木，不时眩晕，乃中风先兆，须预防之。”眩晕有经常性和阵发性的不同，二者既有区别又有联系。患者若有眩晕病史，且阵发性眩晕加重，伴有头重脚轻，站立不稳，行走蹒跚，多为中风先兆之象。

4. *其他*　中风先兆还可见如下诸多症状：舌强语謇、失语、饮食发呛、口歪舌偏、复视、偏盲、耳鸣、耳聋、头痛、头胀、头沉、手物失落、手颤、卒倒、近事遗忘、精神呆滞等。

上述各种中风先兆症状，或单独发病，或数症兼见，或先后出现。其复杂多变，难以累述，但诊断要点必须明确。

二、诊断要点

凡病都有其固有的特点，抓住了特点，也就抓住了诊断疾病的要点。诊断中风先兆需要掌握如下几个要点：

1. *发病年龄*　据对600多例中风先兆或中风患者的观察统计，本病常见于40岁以上的中老年人，以50～70岁发病率最高。若发生中风先兆后，少则数日或十几日，多则数月或数年便易发生中风。

2. *始发因素*　中风先兆患者常有中风病家族史，素食肥甘，嗜好烟酒，喜卧少动，情志失调，生活无规律等因素。以上因素可导致人体新陈代谢紊乱，以致本虚标实，上盛下虚，成为该病证的原始发病因素。

3. *原发病证*　中风先兆出现之前，多数有高血压病、糖尿病、高脂血症、脑动脉硬化症等病史。此外，舌紫黯或有瘀斑、瘀点，或舌下静脉瘀血，脉弦硬或涩，均可作为参考指标。

4. *发病特点*　中风先兆具有突发性、短暂性、可逆性、反复性四个特点。即瞬间症状发作，历时短暂，数分钟或者数小时（一般不超过24小时）内自然逐渐恢复，常反复发作，多则每日数次或数日1次，少则数月或数年发作一次。上述特点，麻木例外，因麻木既可表现为短暂性，又可为持续性。麻木作为中风先兆的常见症状之一，现代医学很少论及，值得研究和重视。

5. 辅助检查　现代科学技术的发展，为中风先兆的诊断提供了新的手段和客观依据。例如，血液流变学检查提示的高凝高黏血症，即可作为诊断中风先兆的指标之一。还有，新的诊断技术——电子计算机断层扫描（CT）的应用，对中风先兆的认识开拓了新的检测手段。古人论述的中风先兆症状，经检查，有的其实就是微梗死或少量出血。因此，中风先兆与中风难以截然分开，所以有的专家学者把中风先兆称为“小中风”，这是有道理的。

此外，还有少数中风患者，在发病前没有中风先兆病史。对此就要根据上述几个方面综合考虑，早期发现隐患，及时治疗，防患于未然。

三、防治原则

综上所述可知，中风先兆即中风前驱症状，有的就是小中风。明了其发病特点，早期诊断，及时防治，体现了祖国医学“治未病”的传统思想。中医治未病之法大要有三：一要未病先防，对于中老年人，就是没有发生中风先兆，亦应当饮食有节，起居有常，劳逸结合，调养精神，加强锻炼，杜绝一切发病因素，防患于未然。二要有病早治，一旦发生中风先兆，就应积极治疗，根除隐患，防止中风。三是防病复发，患了中风之后，应且治且防，预防再度发病（一人中风，常反复发生，且一次比一次病重而难以康复）。总之，善治者治未病，要见微知著，防微杜渐，预防为主，积极治疗。

四、治疗方法

中风先兆与现代医学所说的“短暂脑缺血发作”（TIA）颇为相似。祖国医学历代文献中都有关于中风先兆的治疗方法。中风先兆不是一个独立的病，而是多种中老年病发展过程中的一个综合征。其基本病机是本虚标实，本虚以阴血亏虚为主，标实以脉络血瘀为主。故治法应以补益肝肾，活血通络为主，并根据不同兼症，风、火、痰、瘀、虚兼顾。组方应师承大黄䗪虫丸、首乌延寿丹、地黄丸类等传统名方加减化裁。用药可选择水蛭、何首乌、生地、白芍、黄连等。要不失时机地治疗中风先兆，以延缓、减少或防止中风的发生。

附：典型病例

例一　王××，男，45岁，农民。半年前，始为左手拇、食指末节麻木。3个多月来，左上肢、左胸至腰部麻木，数天或十几天发作一次，每次发作数分钟。近10多天以来发作频繁，且左面部亦麻木，并发生手物失落两次。3天前突发舌强语謇，饮食发呛，口歪，左半身沉重少力，24小时后不能自行缓解。当时查血压：23/24kpa。今日住院查CT：右侧基底节区脑梗死。父亲、姑母、舅父均因中风病故。

例二 刘××，男，59岁，会计。5年前春天，突发右侧上肢无力，下肢沉重，半个多小时恢复如初，当即去医院查CT：无异常。约两个月后的一天上午算账时与中午骑自行车回家时，两次发生右半身无力，均在十几分钟后缓解；当天午休后发现右半身不遂等症，住院治疗半个月后下肢恢复，3个月后上肢才基本恢复（多数患者上肢功能先恢复），至今语言不利。近两年多来有时头晕，血压偏高。（原载《河南中医药学刊》1993；1：41）

经方剂量（度量衡）考究

经方概指《伤寒论》与《金匮要略》之方。经方剂量运用之奇巧，后世医家无不称道。但东汉至今年代久远，已有一千七百多年的历史，而历代度量衡制，曾几度变革，差异较大，且有的度量衡单位已经消亡，这就给后人学习和运用经方带来许多困难。因此，古今医家对经方剂量都有不少考证。但因年代久远，证据难寻，或因所据不一，众说纷纭，故对经方剂量折合现代剂量多少为宜，尚无定论。以下据李氏[1]、蒋氏[2]等学者综述的考证资料加以简要概述，供临证时参考应用。

一、度量衡的概念

1. 度 指长度，即丈、尺、寸、分等。

2. 量 指容量，即斗、升、合、毫升等。

3. 衡（又叫秤。清代称为库平） 指重量，即斤、两、钱、分、克等。

二、历代度量衡的进制法

1. 度量 丈、尺、寸、分，均以十进位。

2. 容量 ①古代容量单位：圭、撮、勺、合、升、斗、斛、石。《本草纲目》说："……量之起为圭，四圭为撮，十撮为勺，十勺为合，十合为升，十升为斗，五斗为斛，二斛为石。"②现代容量单位：斗、升（合）、毫升。1斗=10升，1升=10合=1000毫升。

3. 重量 可分为四个时期：①秦汉制：黍、铢、两、斤。10黍=1铢，24铢=1两，16两=1斤。②晋制：黍、铢、分、两、斤。《名医别录》说："十黍为一铢，六铢为一分，四分为一两，十六两为一斤。"③宋制：毫、厘、分、钱、两、斤。除一斤等于16两外，其余均以十进累计。元、明、清，直至1979年以前，都沿用此制。④"克"公制：即从1979年1月1日起实行以克为基本单位的国际公用制。1斤=500克，1两=31.25克，1钱=3.125克。

三、汉代与现代药物剂量折算法

《伤寒论》《金匮要略》中的方剂，多数药物是以斤、两等重量单位来表示的，还有的是以容量、度量等单位表示。汉代的药物剂量与现代药物剂量如何折算为宜呢？现依据有关资料简介如下：

1. 重量 ①吴承洛《中国度量衡史》折算法：汉制 1 两折今约 13.9 克。②《伤寒论》2 版教材折算法：汉制 1 两折今约 3 克。③柯氏[3]经过考证得出的折算法：汉制 1 两折今约 15.6 克。其后贾氏[4]、尚氏[5]进一步作了考证，结论与柯氏相同。④日本大冢敬节《药物的权量》折算法：汉制 1 两折今约 1.3 克。上述四种折算法，就我国学者的考证结果而论，悬殊相当大，其最大折合量，现代可取汉制的 1/2 强。以桂枝为例，汉代用三两，现代可用 45 克；最小折合量，现代只取汉代的 1/10，即汉代用桂枝三两，现代用 9 克。此外，日本学者取汉制的 1/26，剂量似乎太小了，这与日本传统的用药习惯等诸多因素有关。那么，临证处方究竟用多大剂量合适呢？笔者认为，首先是要根据考证的量制折算，但更重要的是依据病情而定。若用汉制的 1/2 折合量显然偏大，若用 1/10 又显然偏小，临证时可在其 1/2 至 1/10 的剂量之间选择，以中病为度。自古名医，有的善用重剂，有的善用轻剂，其中妙理，所当深究。

2. 容量 《伤寒论》《金匮要略》对容量单位用得较多者为升，其次为斗。例如，大承气汤方后注云："以水一斗，先煮二物，取五升，去滓，内大黄，更煮取二升"。百合地黄汤用"生地黄汁一升"。汉制一升相当于现代多少呢？举几家考证如下：①吴承洛《中国度量衡史》折算法：汉制一升折今约 198 毫升。②日本大冢敬节《药物的权量》折算法：汉制一升折今约 200 毫升。③《伤寒论》2 版教材折算法：汉制一升折今约 60 ~ 80 毫升。上述前两种折算法接近，较切实际，第三种折算法似乎偏少。例如，桂枝汤的煮服法为"以水七升，微火煮取三升，去滓，适寒温，服一升。服已须臾，啜热稀粥一升余，以助药力"。即大约取 1400 毫升水，煮取 600 毫升，温服 200 毫升（不足半饭碗），过一会儿，喝 200 毫升稀粥以助药力。若取 60 ~ 80 毫升药液或稀粥，才两三口，服之不足，难免影响疗效。此外，在《伤寒论》《金匮要略》方中，有的金石类药物，或某些植物药的根茎、皮、果实也用容量单位表示，如"芒硝三合"；"苦参一升"；"麦冬七升"；"半夏一升"；"火麻仁二升"；"苇茎二升"等。这些药物的剂量该多重？未见充分的考证资料。古人虽有折算法，但难以掌握。因此，如见此类情况，应根据药物在方剂中的主次作用，结合具体病情以定剂量。以麦门冬汤为例，全方由麦门冬七升，半夏一升，人参三两，甘草二两，粳米三合，大枣十二枚组成。该方以麦门冬命名，着重清润肺胃，故重用麦门冬七升。七升麦门冬折合多少呢？《伤寒论》2 版教材认为，汉制"云一升者，按重量折今六钱至一两不等"。就按一升折合六钱18克，七升可折合成126克，这比《中药学》中的麦门冬常用量大10倍左右，而如此用量配伍也正是经方的特点及奥妙。笔者[6]曾用麦门冬汤治疗一例慢性咽炎患者，方中重用麦冬90克取得良效。在近年来的临床报道中，有的用经方重剂取得了常用剂量取不到的疗效，这是值得重视的。当然，并非说方药剂量越大越好，而是强调剂量应大则大，应小则小，以恰合病情为宜。详见后文“古今处方遣药剂量研究”。

3. *度量*　在麻子仁丸、厚朴大黄汤两方中，均有厚朴一尺的度量。而当今药物的剂量，一般以重量计算，厚朴一尺合多重呢？可依据以下两个方面折算：一是结合病情及药物在方剂中所处的君臣佐使而定；二是参照比较类似方剂的剂量。例如，厚朴大黄汤与厚朴三物汤均用厚朴、大黄、枳实三味药，功用相似，故用量可借鉴。那么，厚朴一尺可参照厚朴三物汤的用量，定为八两。余皆仿此。

4. *数量*　《伤寒论》《金匮要略》方中，有的药物为数量单位，例如：“栀子十四个”“枳实四枚”“石膏如鸡子大”“附子一枚”或“附子大者一枚”等。据考证，附子中等大小的一枚约15～30克，大者30～35克；石膏如鸡子大约45克；枳实四枚约32克以上；栀子十四枚约35克左右。以个数计者还有杏仁、桃仁、大枣、水蛭、虻虫等药。其他如“葱十四茎”“艾三把”“獭肝一具”等，具体折合多少？均应结合具体病情而定。

5. *以食具、货币、玉器作取药工具*　在《伤寒论》《金匮要略》方中，散剂常以“方寸匕”作度量单位。据考证，“匕”在古代指饭勺，又用作量取药末之器具。方寸匕即一寸正方之匕，抄药末不落为度，约合6～9克。如五苓散“以白饮和服方寸匕”。个别方子采用“钱匕”，以汉代五铢钱抄药末不落为度，一钱匕折今约1.5克；抄取一半为“半钱匕”，约0.75克。如治疗寒实结胸的三物小白散“以白饮和服，强人服半钱匕，羸者减之”。此外，还有“刀圭”，为一种玉器。“一字”，为开元通宝钱币。均作抄取药末用。

6. *以“分”表示剂量*　在《金匮要略》中有四种情况：①全方均以“分”表示者，这些方中之“分”，并非重量单位的“分”，而是各药之间剂量的比例之意，应当作“份”理解。方如鳖甲煎丸、薯蓣丸、竹皮大丸等。②方中言“等分”者，非重量之“分”，而是指处方中各药剂量均等、等量之意，如瓜蒌牡蛎散、猪苓散、半夏干姜散等。③方中“分”“两”并列者，则应视为重量单位的“分”，如大黄䗪虫丸。汉制重量单位尚无以“分”计量，这种情况，可能是宋代林亿等在校刊时，由于该药缺少了剂量而补充上的。④《金匮要略》各篇附方（多录自《千金要方》《外台秘要》）如侯氏黑散、防己地黄汤、《千金要方》三黄汤等，多用“分”表示药物的重量。一分为一两的1/4，约7～8克。

结 语

通过上述考证、探讨、概述，对古今药物剂量的折算法有了一个比较明确的认识。对于如何运用经方剂量，笔者谈几点意见，供大家参考。①为了不失经方本义，临证用之最好按上述折算法，遵守原方剂量配伍比例。②联系具体病情，灵活变通原方剂量。③依据考证的不同剂量，在临证中深入细致地探讨重剂大量与轻剂小量的疗效规律。总而言之，要不断地总结临证中的经验教训，从理论的高度探讨经方剂量的奥秘，以提高治疗水平。

参考文献

［1］李天淑．关于《金匮要略》的药物度量问题．全国《金匮要略》师资班《金匮要略讲稿》下册．成都中医学院金匮教研室编（内部资料），1983：245.

［2］蒋士升．《伤寒论》《金匮要略》药物剂量研究概况．国医论坛1990；1：42.

［3］柯雪帆等．《伤寒论》和《金匮要略》中的药物剂量问题．上海中医药杂志，1983；12：36.

［4］贾文成等．《伤寒论》和《金匮要略》用药剂量初考．辽宁中医杂志1985；4：38.

［5］尚朴．古方剂量再考．北京中医学院学报，1991；3：24.

［6］吕志杰．经方治验三则．中医杂志日文版，1985；5：51.

应用经方须知

张仲景“勤求古训，博采众方”，结合实践，创立了辨证论治的思想体系，使理、法、方、药四个环节一环紧扣一环，密切相连，为医门之规矩准绳，故后世称仲景书是“方书之祖”，誉其方为“经方”。经方配伍之精专，疗效之卓著，为历代医家所称道。因此，好用经方者不少，而真正用好经方却不易。笔者有感于此，就如何用好经方，结合临证体会，归纳了十一个方面，简要分述如下：

一、须知原文

仲景“辨××病脉证并治”之思想，贯穿于原条文之中。所以，要用好经方，首先要熟悉《伤寒论》与《金匮要略》原文。只有把原文背熟，胸有成竹，临证当中才能触发思路。笔者临证用经方，常常是由于患者所述病情与某条原文的方证正合或相类，而后想到用某方。比如，曾治一慢性水肿而发热患者，其证候与真武汤证（第 84，316 条）颇类似，其发热属于“病人身大热，反欲得近衣者，热在皮肤，寒在骨髓也”（第 11 条）。故以真武汤温阳利水，汗出而热退。疾病是复杂的，仲景就是把复杂多变的病情进行分析归纳，根据其规律性，总结出证候群，以条文成书。所以，要用好经方，首先要熟悉原条文。

二、须知病因

所谓病因，是指疾病产生的根源。《素问·至真要大论》说：“必伏其所主，而先其所因。”张景岳解释说：“伏其所主者，别病之本也。先其所因者，求病之由也。”就是说，治病必求本，求本先求因。“千般疢难”，病因多端，总而言之，热病多由外因，杂病多由内因，而内因与外因又多相互影响，正邪相争而为病，故张仲景原著为《伤寒杂病论》，以说明伤寒与杂病可分又不可分。须要明确的是，《伤寒论》虽包括了广义的伤寒（《难经·五十八难》说：“伤寒有五，有中风，有伤寒，有湿温，有热病，有温病，其所苦各不同。”），却是详于寒而略于温。所以，凡风寒毒邪外感，表现为六经病证者，当于《伤寒论》中求之；若是湿毒湿热之类，则当于后世温病学说中求之。若病因不明，寒温不辨，以伤寒方治温病，则轻者无效，重者致误，这历史的教训，不可忘记。温病学说就是在总结经验教训中发展起来的。

三、须知病机

所谓病机，是指肌体受到内外诸多病因的影响，在病变过程中所产生的病理变化。由于病变阶段不同，病理本质也不同，故经曰：“治病必求于本”。本者，病机也。经方之所以疗效卓著，就在于其方药精专，方证相对，恰合病机。因此，要用好经方，就要明确其病机。了解病机，首先是从条文中去寻找，仲景自注病机处并不少，如《伤寒论》第 40 条“伤寒表不解，心下有水气”，即小青龙汤证的病机。二是根据条文所提供的四诊表现，分析病机，经过“去粗取精，去伪存真，由此及彼，由表及里”的分析、归纳，抓住疾病的本质。三是以方测证推断病机。总之，正如《素问·至真要大论》所说“欲令要道必行，桴鼓相应”，必须“谨守病机，各司其属”。只要方药对证，恰合病机，“仲景方可通治百病”（柯韵伯语）。例如，笔者曾用大青龙汤治愈一例 18 年的无汗症，即谨守病机而选方。

四、须知治法

治法是制方遣药的准则，《黄帝内经》论之甚详，仲景用之最精。关于《金匮要略》治病大法梗概，详见前文。仲景治法的精要之处，当于其具体条文中求之。经方之法，有的寓于方名之中，如大小承气汤、大小建中汤、诸泻心汤、通脉四逆汤、肾气丸、下瘀血汤等。有的条文中已自注明，如《伤寒论》第17条说“桂枝本为解肌”，可知桂枝汤虽为汗剂，但通过调和营卫以解肌发汗。再比如肾气丸，不仅补肾阴，助肾阳，且能“利小便”，这在条文中或暗示或明示。指出“虚劳腰痛，少腹拘急，小便不利”“夫短气有微饮，当从小便去之”“妇人……转胞不得溺……但当利小便则愈”，均曰“肾气丸主之”。反复论证肾气丸的利小便作用（属寓利于补）。笔者由此受到启发，曾用肾气丸治疗一例高血压病、单纯性肥胖症。守方服药一个月，不但血压下降，而且体重减少5公斤。关于肾气丸的利水作用，有的名医早有认识，如徐灵胎说：“此方专利小便，水去而阴不伤，扶阳而火不升，制方之妙固非一端。”张山雷亦说：“立方之旨，无一味不从利水着想。”上述可见，临证运用经方，了解其制方之法很必要。仲景制方法则，不止已自说明处，寓于方名中，还需要从全书条文中去悟，于无字处求之。真正掌握仲景治法及依法制方的思路，是用好经方的重要方面。

五、须知配伍

方剂配伍的高度概括，就是君臣佐使。仲景之方，不论大方、中方、小方，均配伍严谨，各有法度。“药有个性之特长，方有合群之妙用。”药物一经有法度的配伍后，则不止是各个单味药的作用，也不止是各药作用简单的相加，而是“许多力量融合为一个总的力量而产生的新力量”（马克思）。而经方的“精”就在于此。仲景因证而立法，据法而制方，依方而配药，君臣佐使，井井有条，不用则已，用则必须。如薯蓣丸，用药21味，诸药合用，有扶正达邪之功，主治“虚劳诸不足，风气百疾”。这众多药物，若配伍不精，杂乱无章，便会成为“乌合之众”。

这里着重指出，有的用经方，只用其药，却不参考其原剂量，则有失制方本义。方药剂量，本来就是体现“方制君臣”的一个方面，君臣之分，多在剂量之别。李东垣说：“君药分量最多，臣药次之，使药又次之，不可令臣过于君，君臣有序，相互宣摄，则可以御邪除病矣”。张景岳进一步说：“主病者，对证之要药也，故谓之君。君者，味数少而分量重，赖之以为主也。佐君者谓之臣，味数稍多而分量稍轻，所以匡君之不迨也。”例如，小承气汤与厚朴三物汤同样由大黄、厚朴、枳实三味组成。惟小承气汤意在荡积，故重用大黄为君；厚朴三物汤意在行气，故重用厚朴为君。两方剂量不同，治疗作用也不一致，方名亦因此改变。由此可知，方剂君臣的配伍要特别注重剂量的合理配合。

六、须知加减

用经方时，强调知其配伍及原剂量，并非泥守其方，墨守其量，而是要做到胸中有数，方能加减有本。实际上，方剂药量的固定是相对的，变化才是绝对的。仲景制方，本来就是随证加减用药，酌情调剂药量。如小柴胡汤、真武汤、通脉四逆汤、四逆散等均有加减法。其桂枝汤变方几十首，这些变方，实际上就是桂枝汤的加减法。其他如麻黄汤类、柴胡汤类、承气汤类、四逆汤类、理中汤类等亦如此。因此，成方剂量，乃示人以规矩，而随证变法，适当加减，则示人以方圆，欲知方圆，必求规矩。须要指出，有的用经方，只知其方，不识其药，虽有某方之名，其实名存药亡。临证之时，随便加减，杂乱无章，何以取效！经方之加减，常常一药之易，方名为之更，立法为之变。如麻黄汤中去桂枝加生石膏，则更名为麻黄杏仁甘草石膏汤，变解表发汗之法为清宣肺热之法。又如麻杏甘石汤中去石膏加薏苡仁，则更名为麻黄杏仁薏苡甘草汤，变成治风湿之方。诸如此类，一药之易即如此，若更之愈多，则差之愈远，岂容儿戏！

七、须知剂型

经方剂型，以汤剂最多，丸剂次之，散剂更次之。此外尚有其他个别用药方法，如外洗（百合洗方、苦参汤、狼牙汤）、外敷（王不留行散）、外擦（头风摩散）、外导（蜜煎导）、阴道坐药（蛇床子散、矾石丸）、烟熏（雄黄熏肛门）等。这种种剂型，各有讲究。“卒病贼邪，须汤以荡涤”（《千金要方》）。仲景宗族死亡者中死于“伤寒十居其七”（原序），可见其治病以伤寒为多，故多用汤剂。关于丸剂的运用，《伤寒论》与《金匮要略》共有丸剂20多方，从整体上分析，治疗伤寒急性热病丸剂应用较少，而杂病则丸剂应用较多。具体来讲，张仲景使用丸剂是为了使峻药缓攻、顾胃、护胎，或治疗虚证、痼疾，或抢救急症。丸剂类型不仅有蜜丸，还有枣膏和丸、姜汁糊丸、酒煎为丸等丸剂。服法上除常规服法外，根据病情，又立空腹酒服、饭后服及先服少量，不知稍增等法，这些内容至今仍为医者所借鉴。至于散剂，两书共约有36方，其中《伤寒论》8方，《金匮要略》28方（与《伤寒论》重复者3方、附方者2方及有方无药者1方均不在其中）。

八、须知煎法

经方汤剂，煎法不同，其中法度，不可忽视。徐灵胎说得好：“煎药之法，最宜深讲，药之效不效，全在乎此。”（《医学源流论》）徐氏如此强调煎药之法，意在说明煎法的重要性。经方煎法，确实讲究，影响疗效。例如大承气汤，是先煮枳、朴；去滓，纳大黄；去滓，纳芒硝。柯韵伯解释本方煎法说：“生者气锐而先行，熟者气钝而和缓。仲景欲使芒硝先化燥屎，大黄继通地道，而后枳、朴除其痞满。”现代研究表明，参照大承气汤的原始煎法（先煎枳、朴，取药液煎大黄15分钟后，再取药液纳入芒硝，煎微沸即可）比大黄后下法及群药混煎法疗效为优（《大黄实用研究·总论》）。再如炙甘草汤，《本草经集注》说生地得“清酒良”，《本草纲目》说生地“酒制则不碍胃”。可见，本方水酒合煮法是提高疗效的一个方面。诸如煎煮过程中的溶媒、容器（忌用铜、铁、锡等金属容器，崇尚砂锅）、火候（文火、武火）、时间（先煎、后下）等问题，都会影响药物效能的发挥而直接影响疗效，非临证实践，难以体会其中奥妙。

九、须知服法

经方服法，灵活多变，丰富多彩，对后世影响深远。徐灵胎说：“方虽中病，而服之不得其法，非特无功，反而有害。”实践正是如此，即使理、法、方、药各个环节处理得都很得当，若服药不得法，便会影响疗效，甚至前功尽弃。经方具体服药法，可以归纳为如下十一点：①一次服药法，有顿服（泻心汤）与一日服一次（十枣汤“平旦服”）两种用法。此法多为急救用药或口服峻剂而设。②分二次服药法，根据服药时限、服用量的不同，可区分为四种用法：一是一日服二次（肾气丸）；二是分二次服，无固定时限（四逆汤），此种服法较多，涉及各类方剂，似无特殊选择，乃一般服法；三是一日服二次，先服四分之一煎液（茯苓四逆汤），意在重剂慎用，以免致误；四是先服二分之一，需要时再服（大、小承气汤），提示祛邪剂应中病即止，以防伤正。③分三次服药法，亦有四种不同用法：一是日服三次（小柴胡汤），应用此法的方剂最多，治病最广泛，可见凡无特殊要求者，均可以本法为常规服药法；二是日服三次，先服少量（桃核承气汤），为慎用之法；三是分三次服，无固定时限（麻黄汤），此种服法亦较多，提示常规服药法中，可视病情需要以变通服药时限；四是分三次服，限时用完（桂枝汤“半日许令三服尽”）意在集中用药，以加强效力。④分四次服药法（柴胡加龙骨牡蛎汤）。⑤分五次服药法（当归四逆加吴茱萸生姜汤）。⑥分六次服药法（猪肤汤）。⑦分十次昼日服完法（泽漆汤）。⑧昼夜服药法：“日再夜一服”（桂枝人参汤）；或“昼三夜一服”（麦门冬汤）；或“昼三夜二服”（黄连汤）等。昼夜服法的目的，在于保证药效的连续性，以提高疗效。⑨逐步加量法（乌梅丸），此种目的是因人制宜，摸索最佳用量，这种“稳扎稳打，步步为营”的服药方法足资借鉴。⑩对发作性病证在发作前服药法（蜀漆散），意在截断病势，先发治病。⑪少少吞咽法（苦酒汤），主要用于咽喉病，以发挥局部效应。此外，还有服药后吃粥（桂枝汤）或多饮暖水（五苓散）以助药力法，以及十枣汤“得快下利后，糜粥自养”等，可谓法外之法。在上述服法中，以一剂分日三次服用的方剂最多，仲景书中约有半数的方子使用此法。由此可知，日三次服药法是传统的常规服药方法，而其他服药方法，则是根据具体病情，灵活变通，以切合病情，治愈疾病为目的。

十、须知禁忌

禁忌之法，可分为服食之禁与服药之禁。服食之禁，如桂枝汤“禁生冷、黏滑、肉面、五辛、酒酪、臭恶等物”。乌梅丸“禁生冷、滑物、臭食等”。服药之禁，有麻黄汤、桂枝汤、大青龙汤、小建中汤、瓜蒂散等禁例。如大青龙汤本为发汗峻剂，“若脉微弱，汗出恶风者，不可服之；服之则厥逆，筋惕肉瞤，此为逆也”。又如桂枝汤本为解肌发汗而止汗之方，“若其人脉浮紧，发热汗不出者，不可与之也。常须识此，勿令误也”。上述可知，服药之禁实际上是强调方与证对，方不对证，则难免误治成“坏病”。而服食之禁则是强调饮食护理问题，护理不当，便会影响疗效，或瘥后食复。

十一、须知预后

预后之测，一为辨病情之预后，如《伤寒论》少阴篇之“欲愈”“可治”“不死”“难治”“不治”“死”。《金匮要略》水气病之“水病脉出者，死”；黄疸病之“腹满者难治”“腹如水状不治”等，均为判断病情预后之词。若不知其死，焉知其生，不明生死，盲目处方，焉为良医。又如《伤寒论》第58条说：“凡病，若发汗，若吐，若下，若亡血，亡津液，阴阳自和者，必自愈。”第59条说：“大下之后，复发汗，小便不利者，亡津液故也，勿治之，得小便利，必自愈。”此皆判断病情之预后，非良医莫为。二为辨服药之预后，如服大青龙汤后，“一服汗者，停后服。若复服，汗多亡阳遂虚，恶风、烦躁、不得眠也。”服五苓散后，“多饮暖水，汗出愈”。服白通加猪胆汁汤后，“脉暴出者死，微续者生”。服小柴胡汤后，“必蒸蒸而振，却发热汗出而解”。上述皆判断服药之预后，非学验俱丰者，难有如此真知灼见。

结 语

综上所述，要用好经方并非易事，但也并非难事，只要潜心学习，真正掌握张仲景的整个学术思想及其辨证论治法则，熟知原文，审病求因，明析病机，依法制方，配伍精当，灵活加减，酌情选择剂型、煎法、服法，明确服药禁忌及预后等十一个方面，就能为用好经方打下良好基础。（原载于《河北中医学院学报》创刊号1986；1：30. 收入本书作了补充、修改。）

小柴胡汤类方大法历代发挥

一、原文序号

《伤寒论》37，98，99，100，101，102，103，104，149，151，232，233，234，264，266，378，393。《金匮要略》十五·21，十七·15，二十一·2。

二、方药组成

柴胡半斤　黄芩三两　人参三两　半夏（洗）半升　甘草（炙）三两　生姜切，三两　大枣（擘）十二枚　上七味，以水一斗二升，煮取六升，去滓，再煎取三升。温服一升，日三服。若胸中烦而不呕者，去半夏、人参，加瓜蒌实一枚。若渴，去半夏，加人参合前成四两半，瓜蒌根四两。若腹中痛者，去黄芩，加芍药三两。若胁下痞硬，去大枣，加牡蛎四两。若心下悸，小便不利者，去黄芩，加茯苓四两。若不渴，外有微热者，去人参，加桂枝三两，温覆微汗愈。若咳者，去人参、大枣、生姜，加五味子半升、干姜二两。

三、方证综述

小柴胡汤为和解少阳之主方。少阳位于半表半里，为三阳出入表里之枢纽。邪犯少阳，正邪分争，胆火内郁，枢机不运，经气不利，进而影响脾胃之升降运化，故见口苦，咽干，目眩，往来寒热，胸胁苦满，嘿嘿不欲饮食，心烦喜呕，苔白，脉弦细等症。往来寒热是少阳病的特点，既不同于太阳病恶寒发热，也不同于阳明病但热不寒。其呕，是胆邪犯胃所致，即《黄帝内经》所谓“邪在胆逆在胃”之义。方中柴胡、黄芩同用，一散一清，清透并用，外解半表之邪，内清半里之热，用以和解少阳；半夏、生姜调理胃气，降逆止呕；人参、甘草、大枣益气和中，既扶正以助祛邪，又实里以防邪入；柴胡配半夏，犹能升清降浊；生姜合大枣，更可调和营卫。七药为伍，寒温并用，升降协调，扶正祛邪，有疏利三焦，调达上下，和畅气机的作用。可使枢机畅利，脾胃安和，三焦疏达，内外宣通，则半表半里之邪得解，虽不用汗、吐、下三法，而达到祛邪之目的。

本方在《伤寒论》中使用范围较广，涉及太阳、阳明、少阳、厥阴、瘥后劳复等诸多篇章。主要用于治疗邪入少阳、热入血室、瘥后发热、阳微结证等。《金匮要略》还用于治疗黄疸和产后郁冒证。《伤寒论》常把小柴胡汤证简称为“柴胡证”。这是一种以气机郁结、枢机不利为中心病机的病证，包括外感和内伤两方面内容。就外感病而言，本证多发生于正气相对不足或体质较为虚弱的基础之上，即所谓血弱气尽，邪正相搏。其病位在半表半里或胸胁。据《伤寒论》和《金匮要略》叙述，本证主要包括：①邪入少阳，证见如前所述；②热入血室，为妇人中风伤寒，证见寒热发作有时，如疟状，经水适来适断，或胸胁下满，谵语，如见鬼状；③阳明里实未甚，兼见少阳，证见发潮热，大便溏，小便自可，胸胁满不去，或胁下硬满，不大便而呕，舌上白苔；④阳微结，证见头汗出，微恶寒，手足冷，心下满，不欲食，大便硬，脉细或沉紧；⑤产妇郁冒，证见头晕目眩，郁闷不舒，脉微弱，呕不能食，大便反坚，但头汗出；⑥诸黄，腹痛而呕；⑦伤寒瘥之后更发热；⑧木强土弱，阳脉涩，阴脉弦，腹中急痛，先与小建中汤而不瘥者。本证临床表现甚多，涉及外感、内伤、气血、三焦、肝胆、脾胃、血室、神情等诸多方面，但中心病机不离乎枢机不利，胆气内郁。据统计，本证最常见的症状有四组：一是往来寒热或发热；二是胃肠症状，如食欲不振，恶心，呕吐等；三是胸胁部症状，如胸胁苦满，胁痛等；四是口苦，咽干，目眩。脉象多为弦细或弦数，舌苔多见薄白或薄黄。小柴胡汤是治疗这类病证的主方，辨证时强调抓病机和主症，不必面面俱到，即所谓“伤寒中风，有柴胡证，但见一证便是，不必悉具”。

本方为历代医家最常使用的经方之一，应用极为广泛。目前主要用于治疗符合上述病机与舌脉症的以下病症。①热性病：如感冒、流感、疟疾、手术后发热、原因不明性发热、产褥热、月经期发热等；②胸部疾病：如支气管炎、肺炎、渗出性胸膜炎、肋间神经痛等；③肝胆胃肠疾患：如急慢性肝炎、胆道感染、胰腺炎、肝硬化、胃炎、习惯性便秘等；④头颈部疾患：腮腺炎、扁桃腺炎；⑤泌尿系疾患：如泌尿系感染、肾结石、睾丸炎等；⑥神经精神类疾患：如神经衰弱、神经官能症、抑郁症、神经性厌食症、周期性精神病等；⑦妇产科病：如月经不调、经前期紧张综合征、乳腺炎、妊娠恶阻、更年期综合征等；⑧其他：如发作有定时的各种疾患。

现代实验研究表明，本方毒性很低。具有显著的抗炎、保肝、利胆、解热、镇痛、解痉、抗惊、抗感染、增强免疫、抑制变态反应等作用，上述药理作用，可以佐证本方临床用途的广泛性。

四、原著类方变法

1. 大柴胡汤—和解少阳，兼泻里热—治少阳经证兼热结在里之少阳腑证，见《伤寒论》第103，140，165条。《金匮要略》十·12。柴胡半斤　黄芩三两　芍药三两　半夏（洗）半升　生姜（切）五两　枳实（炙）四枚　大枣（擘）十二枚　大黄二两　上八味，以水一斗二升，煮取六升，去滓，再煎。温服一升，日三服。本方是小柴胡汤去人参、甘草，加大黄、枳实、芍药而成。方中柴胡、黄芩和解少阳之邪；去人参、甘草，恐其甘缓恋邪；加大黄、枳实，以泄热结；加芍药者，于土中伐木，可敛阴和营；重用生姜，配半夏以止呕，配大枣而和营卫。诸药合用，共为和解少阳，兼泻里热之剂。本证病机是在少阳枢机不利的基础上兼有“热结在里”。证见往来寒热，心下痞硬急迫而拒按，呕不止，郁郁微烦，或发热汗出，呕吐下利。笔者曾撰文“大柴胡汤证是少阳腑证辨”（见第二节）。据统计，本证还可见到便秘、口干、不欲饮食、胁腹满痛拒按、烦躁、黄疸、头痛等症，舌象多见舌红、苔黄腻、黄厚、黄燥，脉象多见弦数、弦滑。有人用因子分析法剖析本证，阐明本证的基本病机是肝胆气郁，脏腑气机壅遏。与小柴胡汤证相比，本证范围较为局限。其病位多涉及肝胆肠胃，其性属实，其邪郁火内结较多，痰湿中阻亦有之。大柴胡汤是后世变通加减运用较广的方剂之一。

现代常用于治疗胆囊炎、胆石症、胆道蛔虫病、急性胰腺炎、急慢性肝炎、急慢性阑尾炎、急性胃炎、三叉神经痛等，属于上述病机与舌脉症者。

2. 柴胡加芒硝汤—和解少阳，泻热去实—少阳经证兼阳明腑实证　见《伤寒论》第104条。柴胡二两十六铢　黄芩一两　人参一两　甘草（炙）一两　生姜（切）一两　半夏（洗）二十铢　大枣（擘）四枚　芒硝二两　上八味，以水四升，煮取二升，去滓，更煮微沸，分温再服。不解，更作。本方系小柴胡汤三分之一量，又加芒硝而成。方以小柴胡汤和解少阳之邪，加芒硝泻热润燥通便。其病机为少阳病不解，热传阳明而里实不甚。《伤寒论》言其证见胸胁痛而呕，日晡所发潮热，大便不得通利。此外，常可见口苦、咽干、不欲食、腹胀等。本证与大柴胡汤相比，正气偏虚而里实不甚，见于病久正虚或少阳未罢、邪初传阳明者。

现代可用于治疗某些发热性疾患、习惯性便秘等，属于上述病机与舌脉症者。

3. 柴胡桂枝汤—和解少阳，发表解肌—少阳经证兼太阳表虚证　见《伤寒论》第146条。《金匮要略》十·附方。桂枝（去皮）　黄芩　人参　芍药　生姜（切）各一两半　甘草（炙）一两　半夏（洗）二合半　大枣（擘）六枚　柴胡四两　上九味，以水七升，煮取三升，去滓。温服一升。本方为小柴胡汤与桂枝汤的合方。方取小柴胡之半和解少阳，燮理枢机。以桂枝汤之半调和营卫，解肌发表。用于治疗太阳未罢，邪入少阳之证。这是一种以枢机不利、营卫不和为中心病机的病证。证见发热、微恶寒、肢节烦痛、微呕、心下支结，属于太阳少阳并病。此外，《金匮要略》附方：《外台》柴胡桂枝汤方“治心腹卒中痛者”。据分析，本证具有外感、内伤两方面的病机。就外感而言，其病机为血弱气尽、营卫不和、邪正相搏。就内伤而言，其病机是肝胆不利、脾胃失和。经统计，本证常见症状为食欲不振、发热恶寒或往来寒热、口苦、恶心呕吐、肢节疼或身体痛、汗出、头痛、疲乏、心烦、脘腹疼痛、胁满胁痛、口干、心下痞等；其常见舌脉为浮弦、弦细、弦数脉，薄白、薄黄、黄白相兼苔。柴胡桂枝汤是治疗这一病证的主方。

现代常用于治疗感冒、慢性肝炎等肝胆疾病、胃肠病、癫痫、神经官能症、更年期综合征等，属于上述病机与舌脉症者。

4. 柴胡桂枝干姜汤—和解少阳，温化寒饮—少阳经证兼水饮内停证　见《伤寒论》第147条。《金匮要略》四·附方。柴胡半斤　桂枝（去皮）三两　干姜二两　瓜蒌根四两　黄芩三两　牡蛎（熬）二两　甘草（炙）二两　上七味，以水一斗二升，煮取六升，去滓，再煎取三升。温服一升，日三服。初服微烦，复服，汗出便愈。本方以柴胡、黄芩和解少阳之邪；瓜蒌根、牡蛎生津软坚；桂枝、干姜、炙甘草能振奋中阳、温化寒饮。《伤寒论》用于治疗少阳病兼水饮内停证。这是一种以少阳枢机不利、水饮内结为主要病机的病证。证见胸胁满微结，小便不利，渴而不呕，但头汗出，往来寒热，心烦。《金匮要略》附方：柴胡桂枝汤“治疟寒多微有热，或但寒不热”。刘渡舟《伤寒论诠解》以本方治胆热脾寒，证见口苦、口渴、心烦、胁痛、便溏、腹胀、纳差、脉弦而缓等。

现代常用于治疗慢性肝炎、胆囊炎、胃肠病、结核病、疟疾、肾脏疾病、感冒及呼吸系统疾病、乳腺小叶增生、月经不调等病证，属于上述病机与舌脉症者。

5. 柴胡加龙骨牡蛎汤—和解少阳，化痰泻热，重镇安神—少阳经证兼心神被扰证　见《伤寒论》第107条。柴胡四两　龙骨　黄芩　生姜（切）　铅丹　人参　桂枝（去皮）　茯苓各一两半　半夏（洗）二合半　大黄二两　牡蛎（熬）一两半　大枣（擘）六枚　上十二味，以水八升，煮取四升，内大黄，切如棋子，更煮一两沸，去滓，温服一升。本方以小柴胡汤去甘草，扶正祛邪、转少阳之枢，加桂枝通阳和表，大黄泻热清里，龙骨、牡蛎、铅丹重镇理怯而安神止惊，茯苓通利小便以蠲饮宁心。诸药合用，为攻补兼施、表里兼治之剂。这是一种以枢机不利、心神被扰为中心病机的病证。《伤寒论》说这是由于伤寒误下、邪气风陷所致，证见胸满，烦，惊，小便不利，谵语，一身尽重，不可转侧。据统计，本证精神、情志方面的症状极为突出，常见不寐、烦躁、谵语、惊恐、心悸、抑郁、发狂、易怒、抽搐等，其他常见症状有头晕、便秘、胸胁满、口苦、纳差、目眩、头痛等，常见舌脉为弦数、弦滑、弦细、沉弦脉，薄白、黄腻、薄黄、白腻苔。分析结果表明，本方证较之小柴胡汤证则偏于邪实，较之大柴胡汤证则偏于正虚。

现代常用于治疗神经官能症、神经衰弱、自主神经功能紊乱、癫痫（徐大椿《伤寒论类方》说："此方能下肝胆之惊痰，以之治癫痫必效。"）、精神分裂症、脑震荡后遗症、小儿惊厥、舞蹈症、心脏疾患等病证，属于上述病机与舌脉症者。

五、后世类方变法

（一）小柴胡汤加味方

1. 小柴胡加干姜陈皮汤—和解少阳，理中理气　见《温病条辨》。柴胡三钱　黄芩一钱五分　半夏二钱　人参一钱　炙甘草一钱五分　生姜三片　大枣二枚　干姜二钱　陈皮二钱。水煎，分三次服。本方以小柴胡汤和解少阳、畅达枢机，加干姜、陈皮温中理气，用于治疗少阳如疟证而寒重脉弦迟者。

2. 加味小柴胡汤—和解枢机，截疟达邪　见《医学衷中参西录》。柴胡　黄芩　知母　党参　鳖甲（醋炙）　酒曲　生姜各三钱　清半夏二钱　常山（酒炒）一钱半　草果　甘草各一钱　大枣二枚。水煎服。方以小柴胡汤和解少阳，畅达枢机，加常山、草果、酒曲燥湿而截疟，知母清热，鳖甲入阴搜邪。治久疟不愈，脉弦而无力。

3. 柴胡散—和解少阳，润肺和胃　见《伤寒论辑义》引《圣惠方》。柴胡　黄芩　半夏　人参　生姜　大枣　炙甘草　麦门冬　枳壳　枇杷叶。方用小柴胡汤和解清热，加麦冬、枇杷叶润肺降逆，枳壳理气舒胸。治伤寒干呕不止，心胸烦躁，四肢热者。

4. 柴胡双解饮—和解少阳，调肝和胃　见《伤寒六书纂要辨疑》。柴胡一钱二分　黄芩一钱　陈皮八分　芍药　人参　半夏各五分　甘草三分　水二盅　姜一片　枣二枚　槌法加生艾汁三匙，煎温服。方用小柴胡汤和解少阳，宣展枢机，加芍药和营泄热，陈皮调胃降逆。治足少阳胆经受邪，耳聋胁痛，寒热，呕而口苦，脉来弦数，属半表半里证者。

5. 滋阴清热饮—疏利肝胆，滋阴清热　见《伤寒论辑义》引《伤寒蕴要全书》。柴胡　黄芩　半夏　人参　知母　黄柏　牡蛎粉　甘草　生姜　大枣。方用小柴胡汤疏利肝胆，加知母、黄柏清热滋阴，牡蛎固敛阴气。治脉弦虚发热，或两尺脉浮无力，此必有先因房事，或曾梦遗走泄，或病中不禁房事者。

6. 地骨皮散—和解疏透，扶脾退蒸　见《伤寒论辑义》引《小儿药证直诀》。柴胡　黄芩　半夏　地骨皮　人参　茯苓　知母　生姜　甘草　大枣。方用小柴胡汤和解疏透，加知母、地骨皮清热退蒸，茯苓助人参健脾益气。治小儿虚热。

7. 参胡三白汤—柔肝和胆，健脾益气　见《伤寒论辑义》引《伤寒蕴要全书》。柴胡　黄芩　半夏　人参　白术　白茯苓　白芍药　甘草　生姜　大枣。方用小柴胡汤和解少阳，疏肝扶脾，加白术、白茯苓增其健脾益气之功，加白芍柔肝抑木。治脉弦虚，发热口干，或大便不实，胃弱不食者。

8. 增损柴胡汤—和解少阳，清热益气　见《伤寒论辑义》引《保命集》。柴胡　黄芩　半夏　人参　生姜　大枣　甘草　石膏　知母　黄芪。方用小柴胡汤和解少阳，加石膏、知母清泻阳明，黄芪助人参补益元气，治产后经水适断，感于异证，手足牵搐，咬牙昏冒者。

（二）小柴胡汤加减方

1. 柴胡枳桔汤—和解少阳，清宣肺热　见《杂病源流犀烛·脏腑门》。麻黄　杏仁　枳壳　桔梗　柴胡　黄芩　半夏　知母　石膏　葛根各一钱　甘草五分　生姜三片，水煎服。本方即小柴胡汤合麻杏石甘汤加减而成。方用柴、芩和解少阳，麻杏石甘汤清宣肺热，枳壳、桔梗开胸行气，半夏化痰降逆，知母助黄芩、石膏清热而不伤阴，葛根助柴胡疏解外邪，甘草调和诸药。治伤寒潮热，咳嗽痰盛，胸胁痛，烦渴引饮，脉洪数。

2. 柴胡四物汤—和解少阳，养血和营　见《素问病机气宜保命集》。川芎　熟地黄　当归　芍药各一两半　柴胡八钱　人参　黄芩　甘草　半夏曲各三钱。为粗末，水煎服。方以柴、黄和解清热，参、草扶正安中，归、芍、地、芎养血和营，半夏和中调气。治日久虚劳，微有寒热者。又，《医垒元戎》名调经汤；《妇科玉尺》名和解四物汤，皆治产后阴血亏虚而寒热往来，脉浮疾等症者。

3. 柴胡白虎汤—和解少阳，清热止渴　见《重订通俗伤寒论》。柴胡一钱　石膏八钱　瓜蒌根　粳米各三钱　黄芩一钱五分　知母四钱　甘草八分　鲜荷叶一片。水煎服。方用柴、芩和解少阳，白虎汤清气分之热，加瓜蒌根、荷叶清热除烦，生津止渴。治寒热往来，寒轻热重，心烦汗出，口渴引饮，脉弦数有力。

4. 柴胡六合汤—和解少阳，理血安胎　见《医垒元戎》。当归（酒炒）　川芎　白芍药　熟地黄（酒蒸）各一两　柴胡　黄芩各七钱。为粗末，水煎服。方用柴、芩和解少阳，疏利肝胆气机，四物汤调和阴血。治妊娠伤寒，胸胁满痛而脉弦者。

5. 柴胡饮子—和解少阳，补虚泻热　见《宣明论方》。柴胡　黄芩　人参　当归　芍药　大黄　甘草各半两。为粗末，每服三钱，加生姜三片，水煎服，日三次。方用柴胡、黄芩和解少阳，大黄清下积热，当归、芍药养血和血，人参、甘草补气安中。治骨蒸积热，寒热往来，蓄热寒战，及伤寒发汗不解，或口干烦渴，或下后热未愈，汗后劳复，或骨蒸肺痿喘嗽，妇人产后经病。

6. 柴胡养营汤——和解少阳，养阴清热　见《温疫论》。柴胡　黄芩　陈皮　甘草　当归　白芍药　生地黄　瓜蒌根　知母。加姜、枣，水煎服。方用柴胡疏解表热，黄芩清解里热，瓜蒌根、知母清热生津，当归、白芍、生地补血行血，陈皮、甘草调补脾胃。加姜、枣煎服，以助和中安胃。治温病下后，重亡津液，里证未尽，而表有余热者。

7. 柴胡陷胸汤——和解少阳，散结消痞　见《重订通俗伤寒论》。柴胡　桔梗各一钱　姜半夏三钱　黄连八分　黄芩　枳实各一钱半　瓜蒌仁五钱　生姜汁四滴（冲）。水煎服。方用柴胡、黄芩和解少阳，以小陷胸汤加枳实、姜汁散结消痞，桔梗宣通肺气。治少阳证具，而见胸膈痞满，按之痛者。

8. 柴胡栀连汤——和解少阳，泻火解毒　见《症因脉治》。柴胡　黄芩　陈皮　甘草　黄连　栀子。水煎服。方用柴胡、黄芩清利肝胆，黄连、栀子泻火解毒，陈皮、甘草调理中土。治肝火胁痛，痛连小腹，夜多不寐，每至五更，小腹左角一筑，急欲登厕，火性急速，一泻即止者。

9. 栀子柴胡汤——和解少阳，清泻余热　见《症因脉治》。栀子　柴胡　黄芩　竹茹　知母　甘草。水煎服。方用柴胡、黄芩和解少阳，栀子清热除烦，知母泻火存阴，竹茹清化痰热，甘草顾护胃气。治少阳余热未尽之不得卧者。

10. 九味柴胡汤——清肝泻火，和血补中　见《保婴撮要》。柴胡　炒黄芩各五分　人参　炒栀子　半夏　炒龙胆草　当归　炒芍药各三分　甘草二分。水煎服。本方即小柴胡汤去生姜、大枣加味而成。方用柴胡、黄芩、栀子、龙胆草清肝泻火，当归、芍药行血和血，参、草扶正安中，半夏化痰散结，增强了原方清热解毒之力，更增行血散结之功。适用于肝经热毒下注，便毒肿痛，或小腹胁间结核，一切疮疡或风毒，恶核瘰疬等症。

11. 加减小柴胡汤——透达枢机，和血调中　见《温病条辨》。柴胡三钱　黄芩二钱　人参一钱　丹皮一钱　白芍（炒）二钱　当归（土炒）一钱五分　谷芽一钱五分　山楂（炒）一钱五分。水煎，分三次服。本方以小柴胡汤去其姜、夏之温，甘、枣之壅，以柴胡、黄芩透达枢机，人参合谷芽宣补胃阳，丹皮、归、芍凉血养血护阴气，谷芽、山楂行积滞，适用于疟邪热气，内陷变痢，而日久土虚、面浮腹膨、里急肛坠之中虚伏邪证。

12. 栀子乌梅汤——清利少阳，养肝除烦　见《类证活人书》。栀子　黄芩　甘草（炙）各半两　柴胡一两炒　乌梅肉十四枚。为粗末，每服四钱，加生姜三片、竹叶十四片、豆豉五十粒，水煎服。本方即栀子豉汤合小柴胡汤化裁而成。方用柴胡、黄芩清利少阳，栀子豉汤、竹叶清热除烦，乌梅酸以养肝，炙甘草、生姜和中。治伤寒后余热未尽之虚烦不眠，心中懊侬。

13. 小柴胡加枳实汤—疏利肝胆，破结消痞　见《伤寒论辑义》引医经会解方。柴胡　人参　黄芩　半夏　枳实　牡蛎　甘草　生姜。方用小柴胡汤去大枣之甘满，疏利肝胆，运转枢机，加枳实、牡蛎破结消痞。治胁下痞闷者。

14. 柴胡饮—和解透邪，凉血调中　见《景岳全书·新方八阵》。柴胡二至三钱　黄芩　生地　陈皮各一钱半　芍药二钱　甘草八分。水煎，分二次服。本方以小柴胡汤去参、枣之甘壅，生姜、半夏之辛燥，以柴胡、黄芩疏解清泻，以生地、白芍凉血和阴，陈皮行气和胃，甘草调和诸药，适用于阴血亏虚而感受外邪，或因郁怒，热入血室；或产后、经后，外感风寒，以致寒热如疟等外有邪而内有郁火者。

15. 升阳散火汤—和解少阳，和血建中　见《伤寒六书纂要辨疑》。人参　当归　芍药各八分　黄芩　麦门冬　白术　柴胡各一钱　陈皮　茯神各八分　甘草三分　水二盅　姜二片　枣二枚，槌法入金首饰煎之。热服。方用小柴胡汤去半夏以和解少阳，疏利肝胆邪热，当归、芍药调理营血，白术、陈皮健脾和中，茯神宁心安神。治叉手冒胸，寻衣摸床，谵语昏沉，不省人事者。有痰加姜汁炒半夏；大便燥，谵语发渴者，加大黄。

16. 瓜蒌汤—和解透邪，清热生津　见《全生指迷方》。瓜蒌根四两　柴胡八两　人参　黄芩　炙甘草各三两。为粗末，每服二钱，加生姜三片、大枣一枚，水煎服。本方即小柴胡汤去半夏之辛燥，以之和解少阳，运转枢机，俾疟邪外出，加瓜蒌根清热生津。治疟疾热多者。

17. 镇青丸—清肝利胆，和中止呕　见《伤寒论辑义》引保命集方。柴胡　黄芩　半夏　人参　生姜　炙甘草　青黛。为细末，姜汁浸，蒸饼为丸。方用小柴胡汤去大枣之甘满，和解少阳，降逆止呕，加青黛增强其清泻肝胆邪热之力。治呕吐，头痛，有汗，脉弦者。

18. 清胆竹茹汤—清胆解郁，化痰和胃　见《症因脉治》。柴胡　黄芩　半夏　陈皮　竹茹　甘草。水煎服。方用小柴胡汤去参、枣之甘壅，生姜之辛散，和解少阳，疏解胆郁，加陈皮、竹茹配合半夏化痰和胃，调理脾土。治胆火乘脾，不得卧寐者。

19. 黄龙汤—和解退热，凉血安中　①见《证治准绳·幼科》。柴胡五钱　炒黄芩　炙甘草各二钱　赤芍药三钱。为粗末，每服一钱，加姜、枣、水煎服。本方即小柴胡汤去半夏、人参加赤芍而成。方以柴、芩和解退热，赤芍和营泄热，姜、枣、草扶正安中。治小儿发热不退，或寒热往来。②见《校注妇人良方》。柴胡二钱　炒黄芩　人参　甘草各一钱。水煎服。方用小柴胡汤去半夏、姜、枣和解少阳、疏肝扶脾。治妊娠伤寒，寒热头痛，嘿嘿不食，胁痛呕痰，及产后伤风，热入胞宫，寒热如疟，或经水适来，劳复热不解散。

20. 家秘黄芩汤—宣展枢机，清透邪热　见《症因脉治》。黄芩　栀子　柴胡　甘草。水煎服。方用柴胡宣展少阳枢机，以利邪热外透，黄芩、栀子清泄少阳邪热，甘草调和诸药。治少阳里热不得卧。

21. 柴葛解肌汤—宣展枢机，解表清里　见《伤寒六书·杀车槌法》。柴胡　葛根　甘草　黄芩　芍药　羌活　白芷　桔梗　石膏。加姜、枣，水煎服。本方即小柴胡汤去半夏、人参加味而成。方用柴胡、葛根解肌散热，羌活、白芷疏风通络，黄芩、石膏清泄里热，桔梗开宣肺气，芍药敛阴和营，合甘草酸甘化阴，姜、枣调和营卫，安中和胃。治外感风寒，寒郁化热，而见恶寒渐轻，身热渐甚，头痛肢楚，目痛鼻干，心烦不眠，眼眶疼痛，舌苔薄黄，脉浮微洪者。

（三）合方

1. 柴胡建中汤—和解少阳，建中止痛　见《伤寒论辑义》引《伤寒蕴要全书》。柴胡　半夏　人参　桂枝　芍药　甘草　生姜　大枣。方用小柴胡汤去黄芩之苦寒，疏利少阳，调畅枢机，合用桂枝汤调和营卫。治腹痛恶寒者；亦治自汗恶风、腹痛发热者。

2. 柴苓汤—和解少阳，淡渗利湿　见《伤寒论辑义》引《伤寒蕴要全书》。柴胡　黄芩　半夏　人参　猪苓　泽泻　白术　茯苓　甘草　生姜　大枣。方用小柴胡汤和解少阳，合五苓散去桂枝之辛燥，淡渗利湿，治发热烦渴，脉浮弦而数，小便不利，大便泄利者。内热多者，此名协热而利，加炒黄连、白芍。

3. 柴胡百合汤—和解少阳，养阴清热　见《伤寒六书纂要辨疑》。柴胡　生地　黄芩各一钱　知母　百合　陈皮　人参各八分　甘草三分　水二盅　姜三片　枣二枚　槌法醋煮鳖甲煎之，温服。方用小柴胡汤去半夏之辛燥，以和解退热，合用百合地黄汤、百合知母汤清热养阴除烦，加陈皮理气和胃。治瘥后昏沉发热，口渴，错语失神，及食复、劳复、百合病等病证。头微痛加羌活、川芎；胸中烦躁加栀子；呕吐入姜汁炒半夏；食复加枳实、黄连；瘥后干呕，错语失神，呻吟睡不安者加黄连、犀角；心惊悸为血少者加当归、茯苓、远志；咳嗽加杏仁；痰甚加瓜蒌仁、贝母；劳复时热不去者加葶苈、乌梅、生姜汁；虚汗加黄芪、酸枣仁；胸中虚烦加竹茹、竹叶；脾虚加白术；腹如雷鸣加煨生姜。

4. 柴平煎—和解少阳，理气燥湿　即柴平汤。见《景岳全书·古方八阵》。柴胡　人参　半夏　黄芩　甘草　陈皮　厚朴　苍术。加姜、枣、水煎服。本方即小柴胡汤与平胃散合方而成。方以小柴胡汤和解少阳、运转枢机，加苍术、厚朴、陈皮理气燥湿。治湿疟，一身尽痛，手足沉重，寒多热少，脉濡者。

5. 参胡清热饮—和解退热，补益气阴　见《伤寒论辑义》引《伤寒蕴要全书》。柴胡　黄芩　半夏　人参　五味子　麦门冬　甘草　生姜　大枣。方用小柴胡汤和解退热，生脉饮（人参、五味子、麦冬）补益气阴。治脉弱虚，发热，口渴不饮水者。又名清热生脉汤。

6. 和解四物汤—和解少阳，养血和血　见《妇科玉尺》。熟地黄　当归　白芍药　川芎　柴胡　黄芩　人参　半夏　甘草　生姜　大枣，水煎服。本方以小柴胡汤和解少阳，调达枢机，合四物汤以养血和血。治产后阴血亏虚而有寒热往来，盗汗、脉浮等症者。

7. 三分汤—宣展枢机，养血和血，健脾益气　见《伤寒论辑义》引《保命集》。柴胡　黄芩　人参　半夏　生姜　甘草　大枣　地黄　芍药　川芎　当归　白术　茯苓　黄芪。方用小柴胡汤宣展枢机，疏利肝胆，四物汤养血和血，苓、术、黄芪助人参健脾益气。治产后日久虚劳，针灸、诸药俱不效者。

8. 柴胡石膏汤　见《伤寒论辑义》。柴胡　黄芩　半夏　人参　石膏　知母　生姜　甘草　大枣　粳米。方用小柴胡汤和解少阳，白虎汤清泻阳明。治脉洪数无外症，恶热、内热甚，烦渴饮水者。

（四）大柴胡汤加减方—和解少阳，兼泻里热，或清热解毒，或清利湿热，或行气止痛

1. 加味大柴胡汤　见《经验医库》。大黄　青皮　连翘　枳壳　柴胡　桔梗　栀子　厚朴　黄连　黄芩。水煎服。本方以柴、枳、朴疏肝行气，芩、连、栀、翘清热解毒泻火、大黄荡涤实热，青皮、桔梗助柴，枳等调理气机。本方较原方其行气清热之力更强，治疗气怒郁结生火，热多寒少，胸胁胀痛，呕吐腹痛，寒热往来，郁结在三焦，有升无降，口渴咽干，一饮即吐，脉弦数有力。

2. 柴芩清膈煎　见《通俗伤寒论》。柴胡八分　大黄（酒浸）　枳壳　黄芩　薄荷各一钱五分　焦栀子三钱　桔梗一钱　连翘二钱　甘草六分　淡竹叶三十六片。水煎服。本方即大柴胡汤加减而成。方用柴、芩和解少阳，大黄泻热下行，薄荷、连翘、竹叶、焦栀清泄心胸烦热，枳壳、桔梗宽胸理气，解郁散邪，甘草调和诸药。治少阳表邪，内结膈中，膈上如焚，寒热如疟，心烦懊侬，大便不通。

3. 复方大柴胡汤。见《中西医结合治疗急腹症》（天津南开医院）。柴胡　黄芩　川楝子　延胡索　白芍药　生大黄（后下）各三钱　枳壳　木香　生甘

草各二钱　蒲公英五钱。水煎服，每日一二剂，早晚分服。方以大柴胡汤去夏、姜、枣和解攻下，疏利肝胆，加川楝子、延胡索行气止痛，更助以木香调气，蒲公英、生甘草清热解毒。用治溃疡病急性穿孔第二期，也可用以消除腹腔感染，恢复胃肠道功能。若感染重者，加金银花、连翘以清热解毒；便秘加芒硝软坚泻下；瘀重者加桃仁、红花、生蒲黄、川芎等活血。

4. 清胆利湿汤　见《中西医结合治疗急腹症》（天津南开医院）。柴胡三至五钱　黄芩　半夏　木香　郁金　车前子　木通　栀子　生大黄（后下）各三钱　茵陈五钱。水煎服。方用柴、芩和解少阳，栀子清热解毒，大黄荡涤积热，半夏和胃降逆，木香、郁金行气解郁，茵陈、木通、车前子利湿退黄。治湿热型急性胆囊炎，右胁持续性胀痛，口苦咽干，寒热往来，身黄目黄，尿赤便秘，舌红苔黄腻，脉弦滑洪数等。

5. 清胆泻火汤　见《中西医结合治疗急腹症》（天津南开医院）。柴胡　黄芩各五钱　茵陈一两　半夏　栀子　龙胆草　木香　郁金　生大黄（后下）　芒硝（冲服）各三钱。水煎服。方用柴、芩和解少阳，硝、黄泻下里实，木香、郁金行气止痛，茵陈、栀子、龙胆草清利肝胆，湾火解毒，半夏和胃降逆。治实火型急性胆囊炎，右胁持续性胀痛，口苦咽干，往来寒热，腹胀而满，舌红或绛，苔黄燥起刺，脉弦滑数。

6. 清胰汤　见《中西医结合治疗急腹症》（天津南开医院）。柴胡　白芍药　生大黄（后下）各五钱　黄芩　胡黄连　木香　延胡索　芒硝（冲服）各三钱，水煎服。本方亦据大柴胡汤衍化而成。方中柴、芩和解清热，硝、黄荡涤实热，胡黄连清解虚热，白芍柔肝缓急，木香、玄胡行气止痛。治急性单纯性胰腺炎。

7. 清胆行气汤　见《中西医结合治疗急腹症》（天津南开医院）。柴胡　黄芩　半夏　枳壳　香附　郁金　延胡索　生大黄　（后下）各三钱　木香三至四钱　白芍药五钱。水煎服。方用大柴胡汤去姜、枣以和解少阳，攻下里实，加香附、郁金、木香、延胡索以增强其行气止痛之功。治气滞型急性胆囊炎，右胁绞痛或串痛，伴口苦咽干、头晕纳差等症，舌尖微红，苔薄白或微黄，脉弦紧或弦细。

（五）其他

1. 柴胡疏肝散—疏肝利胆，行气解郁　见《景岳全书·古方八阵》。陈皮（醋炒）　柴胡各二钱　川芎　枳壳（麸炒）　芍药　香附各一钱半　炙甘草五分。水煎，食前服。方用四逆散疏肝行气为基础，加陈皮理气和胃，香附疏肝解郁，川芎调理血中之气。治肝气郁结，胁肋疼痛，寒热往来。

2. 逍遥散—疏肝养血，补脾益气　见《太平惠民和剂局方》。柴胡　炒

当归　白芍药　白术　茯苓各一两　炙甘草五钱。为粗末，每服二钱。加煨姜一块，薄荷少许，水煎，不拘时服。方用柴胡疏达肝气，归、芍养血柔肝，苓、术、甘草补脾益气，薄荷助柴胡疏肝解郁，煨姜配归、芍调和气血。治肝郁血虚，症见胁胀疼痛，头目眩晕，神疲食少，咽燥口干，或寒热往来，月事不调，乳房作胀等。

结　语

探索仲景原文及后世医家应用小柴胡汤的经验，应注重以下三点：

1. *小柴胡汤适应病证*　《伤寒论》第103条："伤寒中风，有柴胡证，但见一证便是，不必悉具。"所谓"一证"是指小柴胡汤证的部分证候。小柴胡汤有两大方面的适应证：一是外感热病，凡具备少阳病，柴胡证（证见寒热往来、胸胁苦满、默默不欲饮食、心烦喜呕及或然症）部分证候，即可用之；二是内伤杂病，凡具备少阳病，柴胡证，证见肝胆病证、脾胃病证、三焦病证等部分证候，即可用之。

2. *小柴胡汤应用要点*　①单纯少阳经病证，方证相应者，即用原方；②如果少阳经病证与其他经病证同时出现者，称为"合病"，即用"合方"；③具备少阳经病证的主要病机与主症，但兼见证候不同，称为"并病"，即可以本方加减治之；④凡是正虚邪实，气血不和，阴阳失调所致的各种病证，皆可酌情以本方加减治之。

3. *小柴胡汤加减大法*　本方之法有三：一为祛邪，药物为柴胡、黄芩，并可酌情加其他祛邪方药；二为扶正，药物为人参、炙甘草、大枣，并可酌情加其他扶正方药；三为和胃，药物为半夏、生姜，并可酌情加其他和胃方药。

肾气丸制方本义探讨与历代医家的变通运用

肾气丸，又称八味肾气丸、八味丸（干地黄八两、山药、山茱萸各四两，泽泻、牡丹皮、茯苓各三两，桂枝、炮附子各一两。上八味，末之，炼蜜和丸，梧子大，酒下十五丸，加至二十丸，日再服），为补肾的祖方、主剂，临床应用极其广泛，凡虚劳病肾阴虚、肾阳虚、肾阴阳两虚者，皆可以本方化裁治之；其他诸脏久病及肾，或肾虚日久累及他脏所致病变，皆可以本方加减变通治之。肾气丸用之得当，疗效确切，故历代医家都十分重视本方的研究和应用。

笔者尊崇仲景，从事《金匮要略》教学，潜心经典的研究，注重经方的临床应用。博采古今文献资料，发现古今医家对肾气丸的功效见解不同，有的认为本方“是温补肾阳的代表方”；有的认为本方“是平补肾阴肾阳之方”；有的认为本方“以滋肾阴为主”；有的认为本方是为肾虚“而小水不利者而设”。笔者求索肾气丸制方本义，赞成最后一种见解，认为仲景创制肾气丸其，制方本义不但着重于补正，还兼以祛邪，是一个补肾阴、助肾阳、利水邪的方子。下面先谈谈笔者对肾气丸制方本义的认识，再概述本方的衍化及临床应用。

一、从《金匮要略》证治谈肾气丸制方本义

1. 从肾气丸脉证并治探讨肾气丸本义　肾气丸首见于《金匮要略》，于该书正文中凡四见：①“虚劳腰痛，少腹拘急，小便不利者，八味肾气丸主之。”（六·15）②“夫短气有微饮，当从小便去之，苓桂术甘汤主之；肾气丸亦主之。”（十二·17）③“男子消渴，小便反多，以饮一斗，小便一斗，肾气丸主之。”（十三·3）④“问曰：妇人病饮食如故，烦热不得卧，而反倚息者，何也？师曰：此名转胞不得溺也。以胞系了戾，故致此病，但利小便则愈，宜肾气丸主之。”（二十二·19）此外，第五篇附方“崔氏八味丸：治脚气上入，少腹不仁。”所治虚劳，属于肾虚外府失荣，膀胱气化失常所致；所治痰饮，乃肾虚不能化气行水，水泛于心下，气为饮抑而成；所治转胞，乃肾虚气化不利，胞系不顺之故。此三种证候，虽然表现不同，言其要者，肾虚而膀胱气化不利则一。因而三种证候，均见水邪停蓄而小便不利之证。

肾虚而水邪停蓄，何以治之？痰饮病篇谓“当从小便去之”。妇人杂病篇更明确指出“但利小便则愈”。由此可见，肾气丸是为利小便而设。但利小便之法，应针对不同病机而正确运用，证属实者，纯利无妨，若为虚者，须补中寓利。肾气丸即属补中寓利之法。

须要进一步指出，若虚劳腰痛小便不利；痰饮短气小便少；胞系了戾不得溺，治以补肾利水，则于理可通。若肾虚消渴而小便反多，如何解释？盖肾气虚衰，既不能蒸腾津液以上润，又不能气化膀胱以摄水，以致形成“小便反多”。治之之法，当补肾之虚，温养其阳，恢复肾的蒸津化气之功，则津液输布，小便自调，消渴亦解。

2. 由肾气丸配伍谈肾气丸方义　剖析肾气丸的配伍，亦可见其利水之功。《素问·上古天真论》：“肾者主水，受五脏六腑之精而藏之，故五脏盛乃能泻。”《灵枢·本神》又：“是故五脏主藏精者也，不可伤，伤则失守而阴虚，阴虚则无气，无气则死矣。”故肾气丸中重用干地黄，《神农本草经》谓“填骨髓”，可大补肾精之亏。山药甘以补脾，《神农本草经》言其“补中益气力”。山茱萸味酸以补肝，《雷公炮炙论》谓其能“壮元气，秘精”。三味相合，君一臣二，补阴之力悉备，乃本方之大体，求本之治法。又正常时水能克火生木，若肾水不足，则心火易亢，肝火易炽，《素问·逆调论》云此为“一水不能制二火”，故佐丹皮以制之。肾精亏损，阴损及阳，故略佐附子以助肾阳之弱，少用取“少火生气”之义，张元素说，附子可“益火之源，以消阴翳”，因而使“便溺有节”。至于桂枝之用，意在通阳以助附子，利水以助苓、泽。盖阴阳之质，阳以动为顺，以静为逆，故助阳不在温，而在得其通，阳气得通，阴霾自散，气化水行。用泽泻、茯苓者，功在利水而通小便。正如《神农本草经》所说，泽泻“消水”，茯苓“利小便”。《名医别录》言泽泻“逐膀胱三焦停水”，茯苓“伐肾邪”，肾气丸如此配伍，其功在补肾阴、助肾阳、利水邪，而成扶正祛邪，祛邪以安正之剂。

明代张景岳在肾气丸的基础上灵活变通，创左归丸、右归丸、左归饮、右归饮，则为肾虚无邪而设。张氏认为：“元气大伤，而药兼渗利，未免减去补力，元气不复，病必不除。”此可谓深得仲景制方之活法，打破“有补而必有泻”之成见，发人深省。金匮肾气丸与张景岳所制四方的区别，就在于察其有无水邪而分别选用。近代医家张山雷指出：“抑知仲师八味，全为肾气不充，不能鼓舞真阳，而小水不利者而设。故以桂附温煦肾阳，地黄滋养阴液，萸肉收摄耗散，而即以丹皮泄导湿热，茯苓、泽泻渗利膀胱，其用山药者，实脾以堤水也。立方大旨，无一味不从利水着想。”两位名医均明确论述了肾气丸的利水作用，笔者赞同这种见解，认为这符合仲景制方本义。

总之，肾气丸证为肾阴（精）亏损，阴损及阳，气化不利，开阖失司。肾气丸法为补肾阴，助肾阳，利水邪。如此，则补阴之虚，可以生气；助阳之弱，可以化水；利水祛邪，可以护正，“乃补下治下之良剂也”（尤在泾《金匮要略心典》）。后世医家师此方法，灵活变通，衍化出很多补肾名方。

二、历代医家对金匮肾气丸的衍化及发展

唐、宋以降，金、元、明、清诸家，在临床广泛应用肾气丸的同时，匠心化裁，创制了许多补肾的著名方剂，衍化和发展了肾气丸法的应用。参考有关文献，简要概述历代医家对肾气丸的变通应用。

1. 孙思邈　唐代孙思邈著《备急千金要方》，该书第十九卷肾脏篇载有“八味肾气丸，治虚劳不足，大渴欲饮水，腰痛，小腹拘急，小便不利。”方中以桂心易桂枝，且桂心、附子各三两，其他用药、用量与《金匮要略》同。曰：“右末之，蜜丸如梧子，酒下十五丸，日三，加至二十五丸。”这与《金匮要略》服法同中有异。方后并说：“仲景云常服去附子，加五味子。姚公云加五味子三两，苁蓉四两。张文仲云五味子、苁蓉各四两。肘后方云地黄四两，附子、泽泻各一两，余各二两。”由此可见，孙思邈在当时确实见到了相传的仲景八味肾气丸以及医家们对本方的具体应用。在肾脏篇中，还有四个以“肾气丸”命名的方子，其中一个肾气丸的药物组成即八味肾气丸（用量与《金匮要略》不同）去牡丹皮，加玄参、芍药。方后并云“千金翼有牡丹皮四两为十味”。由此还可见，孙思邈开创了灵活应用肾气丸之先河。

2. 钱乙　宋代钱乙在《颅囟经》的影响下，认识到小儿在生理上属稚阴稚阳，又为纯阳之体，在病理上“易虚易实，易寒易热”。因而，用药切忌香窜，补之多以柔润，故去肾气丸中的桂、附之温燥，取六味之滋润以补肾阴，创为六味地黄丸。治疗小儿行迟、脚软、颅开不合、肾怯失音、神倦、目睛多白等先天不足之证。后世医家对此推崇备至，奉为补肾阴的圣方，广泛应用于临床。且认为凡肾阴不足，精液枯少所致的腰膝酸软、头晕目眩、耳聋耳鸣、骨蒸潮热、夜寐盗汗、手足心热、咽干舌燥、虚火牙痛、咽喉痛、足跟痛、舌红少苔、脉细数等症，皆可治之。该方补中寓泻，使滋补不留邪，降泄不伤正，为扶正祛邪之方。

3. 严用和　南宋严用和认为，肾气丸非专为补剂，也兼行水。但以之治水又嫌利之不足，故加牛膝、车前子，以引水下趋，而达气化水行之效。后世称此方为“济生肾气丸”，用来治疗肾虚水肿，腰重脚肿，小便不利等症。肾中真元亏甚者，又嫌肾气丸补之不足，则加五味子、鹿茸称十补丸，用以治疗肾元大亏，精气不足，症见面色黧黑、足冷脚肿、耳鸣耳聋、肢体羸瘦、足膝软弱、腰脊疼痛、小便不利等。严氏又以肾气丸去附子，加鹿角、沉香、五味子等为加减肾气丸，治劳伤肾经，肾水不足，心火上炎之证。

4. 李东垣　金元时期的李东垣，去肾气丸中的桂、附，加当归、白芍、柴胡、五味子等，创益阴肾气丸，变为肝肾同治的方剂，以治肝肾虚弱，目暗不明。方用六味滋填肾阴，当归、白芍、五味子濡养肝阴。滋阴火自降，养肝血自生，柴胡疏肝气而载精上行于目，精升火降目自明。

5. 朱丹溪　元代朱丹溪是继钱乙之后倡导养阴派的大师，持“阳常有余，阴常不足”之说，谆谆示人勿动相火，当注重保存阴精，故嫌六味地黄丸滋阴潜降不足，而创大补阴丸（即师六味地黄丸组方之意，用龟板、熟地、猪脊髓滋腻厚味之品，填补肾精，用黄柏、知母直入肾中折其火势，以达滋阴降火，保存阴精之目的。治疗肝肾阴虚，虚火上炎的阴虚火旺证，如骨蒸潮热、盗汗、咳嗽咯血、吐血，或烦热易饥、舌红少苔、尺脉数而有力等），此方较六味地黄丸滋补力强，且清降虚火之力更胜。若肾阴肾阳俱不足者，理当并补，不宜再泄，故又创滋阴大补丸（即取肾气丸中的熟地、山药、山萸肉，加肉苁蓉、巴戟天补肾精益命火，茯苓健脾养心，加菖蒲、远志交通心肾，加枸杞、杜仲、牛膝、五味子补肝养精，强腰膝而助肾气，加茴香入肾经，引药归宅，加大枣益脾润肺，平补阴阳，五脏获益），以治阴阳俱损所致的诸症。肾气不足，虚火浮动者，则恐肾气丸过于辛温，故去肾气丸中附子，易五味子为八物肾气丸，具有平补肾气，驻颜坚齿，引火归原的作用。

6. 薛己　明代薛己，为善用肾气丸、六味地黄丸和十补丸之巨匠。此三方经他斟酌化裁，治疗杂证，多获效验。薛氏认为，尺脉虚弱而细数者，是肾水真阴不足，用六味地黄丸；右尺脉迟软或沉细而欲绝者，是命火亏虚，用肾气丸；至其两尺微弱，是阴水阳火俱虚，用十补丸。由此可见薛氏对此三方的应用凭脉辨证，颇有见地。其治妇女肝郁阴虚者，用六味地黄丸合逍遥丸加五味子，创滋肾生肝饮。主治妇女郁怒伤肝，肝郁及脾，血虚气滞证，或伤寒后热退阴伤而渴者。

7. 赵献可　赵献可阐发薛氏之学，而独重肾命水火，推崇六味地黄丸补水，肾气丸补火之用。进一步阐明了肾中水火的关系。其著《医贯》虽不专为六味地黄丸、肾气丸而作，也诚为宣扬六味地黄丸和肾气丸功用之典文。赵氏认为，凡肾水虚，不足制火者，非六味地黄丸无以济水；凡命门火衰，不足制水者，非肾气丸无以济气。视此两方为神剂，在治血、治痰、治喘、治消渴、治疟疾等证中，无不应用。

8. 张景岳　温补大师张景岳，认为肾气丸、六味地黄丸是为肾虚而水湿内停的证候而设，乃补中有泻之剂。对“精气大损，年力俱衰，真阴内乏，虚痰假火等证”，主张当从纯补。张氏在肾气丸和六味地黄丸的基础上，“推广其义，用六味之义，不用六味之方”，创右归丸、右归饮以补元阳，生命火；左归丸、左归饮以补真阴，滋阴水。此外，张氏还在肾气丸的基础上创大补元煎、当归地黄饮、归肾丸、固阴煎等。张氏在以上衍化方中，皆不用丹皮、泽泻之渗泄和桂、附之温燥，而常采用杜仲、枸杞子、当归、菟丝子、五味子等平补肝肾之药，或人参、甘草等益气健脾之品。

9. 高鼓峰　清代高鼓峰等在《医宗已任编》中，总结前人对肾气丸和六味地黄丸的应用规律和加减变化，创制了治疗气郁阴虚的滋水清肝饮、疏肝益肾汤；治疗肝肾阴虚的益阴地黄丸、益阴地黄汤；治疗肺肾阴虚的人参补肺汤、七味都气丸；治疗肝肾气虚的七味饮；治疗肾瘖的九味地黄丸等。高氏于以上衍化方中，均以六味地黄丸为主方，辨证加入白芍、当归、酸枣仁、五味子等养肝之药，或加柴胡、栀子以疏肝清肝，或加人参、黄芪、白术、甘草等补益脾肺之品。

此外，对于阴虚火旺者，《医宗金鉴》中用六味地黄丸加知母、黄柏为知柏地黄丸，以滋阴降火。《医级》中用六味地黄丸加枸杞子、菊花为杞菊地黄丸，治疗肝肾阴虚之目昏眼花等目疾；用六味地黄丸加麦冬、五味子为八仙长寿丸，治疗肺肾阴虚之喘嗽等疾患。

综上所述，历代医家对金匮肾气丸的衍化发展有五：一是用肾气丸加味，如济生肾气丸、十补丸等；二是以肾气丸去桂、附之温燥，如钱乙之六味地黄丸；三是以肾气丸去丹皮、泽泻之清利，再酌情加补益药，如朱丹溪之滋阴大补丸，张景岳的左、右归丸，左、右归饮；四是以六味地黄丸为主方再加味，如高鼓峰创制的七味都气丸（六味加五味子）等方；五是对肾气丸、六味地黄丸治疗范围的扩大应用，如薛己、赵献可等。以上变通应用，都是以肾气丸的补肾大法为宗旨，针对具体病情，以补肾阴为主，或肾阴肾阳并补，或补肾为主并酌情调补其他四脏。

总之，张仲景在创制肾气丸的同时也确立了补肾学说，这就奠定了补肾的治疗方法及理论基础。经历代医家的衍化变通、创新发展，不断丰富和完善了补肾学说，使肾气丸法的临床应用越来越广泛。

三、肾气丸的临床应用

对于肾气丸的临床应用，可以把握两个要点：一是肾虚诸症；二是他脏之病，久病及肾而表现肾虚者。要明确肾虚的病理变化，首先应明确肾的生理功能。肾左右各一，命门附焉，内藏元阴元阳，为水火之脏，其经脉络膀胱，互为表里。外应于腰，腰为肾之外腑。肾主藏精，为生殖发育之源；主藏志，志为精神活动的一部分；主水，司开合，维持体内水液代谢的正常；主纳气，为元气之根；主骨，生髓，通于脑，开窍于耳，其华在发等。上述肾的生理功能，如果用西医学来解释，其范围包括神经、内分泌、泌尿、呼吸及免疫等多系统、多器官的部分功能。这种“一脏多能”的生理特点，也决定了其病理变化的多样性、复杂性。即使病理机制千变万化，但肾虚为本者，必然有引起肾虚的病因及肾的生理功能之病理证候。若他脏病为本，病久损及于肾者，必然有原发病的病因、证候，以及累及于肾的肾虚表现。不论肾虚为本，还是肾虚为标，只要以肾虚证候为主，皆可用肾气丸或化裁治之，方证相对，必有疗效。

近几十年的临床观察表明，以肾气丸为主方大法，可辨证治疗现代医学所述的各科多种疾病，例如：高血压病、肝硬化、慢性咳喘、肾炎水肿、尿崩症、尿潴留、淋证、腰痛、胃炎、糖尿病等内科病，月经不调、不孕症、滑胎小产、白带增多、崩漏结扎术后腰痛等妇科病，阳萎早泄、遗精、性交不射精等男科病，老年白内障、耳鸣耳聋、慢性中耳炎、牙周脓肿、牙痛、口舌生疮、喉痹、失音等五官科病，以及黑变病前额及颞侧黑斑等。上述诸病，凡表现肾阴阳两虚为主者，皆可以肾气丸原方或适当加减治之。用之得当，疗效确切。

第四节 《金匮要略》注本版本

仲景书曾一度散佚，后经晋代王叔和、宋代林亿等先后整理，始成《伤寒论》与《金匮要略方论》两书。《伤寒论》创注始自金代成无己《注解伤寒论》；《金匮要略方论》创注始自明代赵以德《金匮方论衍义》。自此以后，历代医家，奋而注释，各有精义，羽翼仲圣，启迪后学。据文献记载，《金匮要略》的研究专著大约300种（国外著作约占1/3），版本有近10种。为了使读者对《金匮要略》的主要注本及版本有所了解，笔者撰集两文，引录一文。

《金匮要略方论》历代注家与注本简介

从宋代王洙发现《金匮玉函要略方》之后的三百多年间，该书引起许多名医大家的重视，如宋代的朱肱、陈无择，金元时期的刘守真、李东垣、张洁古、王海藏、朱丹溪等，他们在著书立说时，都对《金匮要略》推崇备至。遗憾的是，他们仅钦佩《金匮要略》为载道之书，却都没有奋笔为之注疏。元末明初的赵以德，师承丹溪之学，第一家为《金匮要略》作注，名为《金匮方论衍义》。清代是注释《金匮要略》的鼎盛时期，其内容精湛、流传于世的注本有十多家。这些注本或简而述要，或详而博采，各有特色，皆当浏览。为了便于读者对《金匮要略》的古今注本有所了解，现仅就影响较大、享有盛誉的注本及注家简介如下：

一、赵以德与《金匮方论衍义》 赵以德，字良仁，元末明初江苏吴县人，师承朱丹溪，明洪武元年（1368）著《金匮方论衍义》三卷，为注疏《金匮要略》之第一人。赵氏衍义《金匮要略》，以经释经，特别注重用《黄帝内经》《难经》脏腑经络病机学说剖析杂病脉象，阐发病因病机，辨析证候治法，并博涉诸病，继承金元各家之学，发皇仲景奥义。对于《金匮要略》原书中有关《伤寒论》的条文或方药，赵氏则多参照成无己的《注解伤寒论》进行衍义注释。其注有依据，释有渊源，说理透彻，严谨精当，深得仲景正义。该书原无刻本，经清代周扬俊补注，以《金匮玉函经二注》刊行于世。1988 年，周衡、王旭东在中国科学院图书馆觅得所藏《金匮方论衍义》旧抄本，乃为之点校，于 1993 年由中国中医药出版社刊行。

二、徐彬与《金匮要略论注》 徐彬，字忠可，清代康熙年间浙江嘉兴人，师承喻昌，对仲景学说尤有造诣，著《金匮要略论注》二十四卷，刊于康熙十年（1671）。《金匮要略论注》作者按明代徐熔本之次序进行注释，将正义疏释纳为注，将剩义及总括诸症不可专属者纳为论。全书以阐发精当、深广、翔实而著称，是清代《金匮要略》诸注释本中最早的且价值很高的全注本。

三、程林与《金匮要略直解》 程林，字云来，清代康熙年间新安（今安徽省歙县）槐塘人，精通《内经》《太素》，多以经方济世，著《金匮要略直解》三卷，成书于康熙十二年（1673）。其书多以《内经》《难经》理论阐发《金匮要略》要义，融会了前人学术思想，并参以个人心得，其注释直截简要，分析清晰，义理详明，为《金匮要略》注本中的善本之一。

四、李彣与《金匮要略广注》 李彣，字珥臣，清代康熙年间钱塘（今杭州市）人。少时多病，百药备尝，遂留心医药，“从事张卿子、潘邓林两师门下，两师固医宗，多善诱”。李既得二师所授仲景心法，遂穷年力索，一以贯之，几易寒暑，著成是书。成书后，他“未敢自信，质之两师”，二师阅毕赞曰：“行世有余，何惜剞劂?”且予以作序后又过了十余年，与同学及门人反复讨论，共为折衷，终在同学潘夔师、汪我浚等人力劝下，于康熙二十一年（1682）付诸梓行。由此看来，《金匮要略广注》一书是以李彣为主编，张、潘两师为指导，并与同学、门人共同研讨的结晶，其称为“广注”者，或许是示为集团创作之故。本书共三卷，初版虽广为流传，但失落殆尽，故今人淹闻已久。现存的全注本仅有齐齐哈尔图书馆所藏之康熙二十一年原刻初印本（孤本）、北京中医药大学图书馆善本库所藏之清抄本。杜晓玲据以上两本校注《金匮要略广注》，1992 年由中国中医药出版社出版。纵观全书，有以下特点：举纲张目，体例精当；溯源求本，推明幽隐；博思广识，巧释疑难；昔贤名论，择优而选。

五、周扬俊与《金匮玉函经二注》（《金匮方论衍义》《金匮补注》） 《金匮玉函经二注》系明代赵以德所著《金匮方论衍义》及清代周扬俊《金匮补注》的合注本。成书于清康熙二十六年（1687）。赵以德所著《金匮方论衍义》惜未付梓，抄本亦鲜为人知。明末清初，周扬俊苦心搜求二十余载，仅获一残抄本，周氏惜之，因而为其补注，合为《金匮玉函经二注》刊行于世。周扬俊，字禹载，号东圆老人，江苏吴县人。约生于明·熹宗天启元年辛酉年（1621）。初习儒，为副贡生。年未四十，因屡试不售，遂问道岐黄。著有《伤寒论三注》《金匮玉函经二注》等。《金匮玉函经二注》所注内容包括赵以德《金匮方论衍义》与周扬俊《金匮补注》两大部分，故称为《金匮玉函经二注》，凡二十二卷。由于赵氏《金匮方论衍义》长期湮没，赖此书得以流行，又补《金匮方论衍义》残本之未备，其功亦莫大焉。周氏十分推崇《金匮方论衍义》，认为赵注“理明学博，意周虑审；本轩岐诸论，相为映照；合体用应变，互为参酌”。故周氏之于《金匮玉函经二注》，除敷陈已见，重在推广《金匮方论衍义》之说及喻昌（嘉言）之论，其谦诚之心，殆可见矣。

六、沈明宗与《金匮要略编注》 沈明宗，字目南，清康熙时期浙江桐乡人。他潜心于《伤寒》《金匮》之学，善谈错简，著《金匮要略编注》二十四卷，成书于康熙三十一年（1692）。《金匮要略编注》作者认为，金匮编次失序，非仲景原义，遂遵照“著书立说，必先纲领，次及条目”的观点，将《金匮要略》条文重新整理编次，使之既合实际，又有理致。同时，沈氏于条文中也加以详细通达的注释，深得仲景精义。

七、魏荔彤与《金匮要略方论本义》 魏荔彤，字念庭，清康熙雍正间河北柏卿（赵县）人。魏氏自幼习儒，博学多识，通天文历算，兼通医术，钻研仲景之学，贯通《黄帝内经》《难经》《易经》之理，著《金匮要略方论本义》三卷，成书于康熙五十九年（1720）。《金匮要略方论本义》作者注释《金匮要略》，议论风生，叙理清晰，尤其对疾病病机和治法，层层细辨，发挥颇多。魏氏对方药的阐发受王晋三的影响，注释亦甚精详，这是一般金匮注家所少见的，故本书亦是《金匮要略》较好的注本。

八、尤怡与《金匮要略心典》 尤怡，字在泾，号拙吾，晚号饮鹤山人，清康熙雍正间长洲（吴县）人，对《伤寒论》《金匮要略》颇有研究，且医术精湛，临证多验，著《金匮要略心典》三卷，成书于雍正七年（1729）。《金匮要略心典》以注释精炼，文笔流畅，颇得《金匮要略》要领而著称。尤氏治学严谨，一丝不苟，凡原书中简奥难通处，宁缺而不强释；凡属传写之误，悉予订正，以突出辨证。徐大椿曾赞许《金匮要略心典》“条理通达，指归明显；辞不必烦而意已尽，语不必深而旨已传”。自问世后，流行很广，影响颇大，后世医者多尊该书为学习《金匮要略》的门径和指南，堪称《金匮要略》注本中少而精的代表作。此外，尤氏还著有《金匮翼》，全书讨论内科杂病诊治，补充了《金匮要略心典》之不足，也很切合实用。在他的《静香楼医案》中，有不少活用经方的实例。

九、吴谦与《医宗金鉴·订正仲景全书·金匮要略注》 吴谦，字六吉，清雍正乾隆间安徽歙县人，曾任清太医院判，对《伤寒》《金匮》等有深入研究，乾隆四年奉敕编《医宗金鉴》，为总修官。《金匮要略注》八卷，是《医宗金鉴》的一部分，刊于乾隆七年（1742）。吴谦认为，旧本《金匮要略》“遂多伪错”，其注家多“随文附会，难以凭信”，遂参照赵以德《金匮方论衍义》、徐彬《金匮要略论注》、李彣《金匮要略广注》、尤怡《金匮要略心典》等十余家善本，亲自进行删订整理。书中对《金匮要略》原条文详加注释，并集各家之说分列于注释之后，便于学者参考。

十、陈念祖与《金匮要略浅注》 陈念祖，字修园，清乾隆时期福建长乐人。陈氏学宗《灵》《素》，推崇仲景，尊经法古，著《金匮要略浅注》十卷，成书于清嘉庆八年（1803）。《金匮要略浅注》作者采诸前贤如赵以德、徐彬、喻昌、尤怡等注本之精华，并结合个人心得进行编纂，深得《金匮要略》要旨，文词简明，浅显易懂。作者在行文中还用小字浅释贯于原文之间，深入浅出，一气呵成，便于初学者诵读。

十一、丹波氏父子与《金匮玉函要略辑义》《金匮玉函要略述义》 丹波元简，字廉夫，日本江户时期人。幼承庭训，记性绝伦。曾随名师习儒，后继父医业。丹波氏不仅医技精湛，而且精于考证，著述颇丰，注重经学和考据学研究，著《金匮玉函要略辑义》六卷，刊于日本宽政甲寅年（1807，相当于清嘉庆年间）。该书以先贤注文列于前，个人评语按于后，其注文采摘精当周到，个人按语分析简要透彻，深得仲景奥义。作者对方解部分辑义诠解亦有很多发明。该书还参考宋本、徐镕本、俞桥本、赵开美本等对《金匮要略》原文进行了考订校勘。

《金匮玉函要略述义》为元简次子丹波元坚（字亦柔）所作，刊于日本天保壬寅年（1842）。自《金匮玉函要略辑义》问世后，丹波元坚又看到《金匮玉函经二注》及朱光被的《金匮要略正义》等书籍，于是结合学习《金匮要略》的心得体会，选择性地对《金匮要略》方证进行注释，并对《金匮玉函要略辑义》中的一些遗漏、欠妥的《金匮要略》条文重新进行考订、校核，以补充《金匮玉函要略辑义》之不足。

十二、唐宗海与《金匮要略浅注补正》 唐宗海，字容川，晚清咸丰光绪间四川彭县人，早年即钻研医书，治医尊经而不泥古，博学而能取长补短，是汇通中西医学的代表人物之一，著《金匮要略浅注补正》九卷，刊于光绪二十二年（1896）。《金匮要略浅注补正》作者推崇陈念祖《金匮要略浅注》，但又认为陈氏《金匮要略浅注》对脏腑气化病机之学仍守旧说，且原书条文词义的注释亦有不当之处。因此，作者在陈氏《金匮要略浅注》的基础上，试图用中西汇通的观点加以注释补正，取得新的成绩。《金匮要略浅注补正》成绩概括有八：治学严谨，实事求是；补缺正误，阐发微旨；仲景脉学，原则灵活；剖析古方，领会精义；辨证论治，紧扣临床；重视治法，强调对比；尊崇仲景，古为今用；汇通中西，吸取新知。

十三、曹家达与《金匮发微》 曹家达，字颖甫，号鹏南，晚号拙巢老人，清末民初（1866～1938）江阴人，善词章，精医术，治学宗《黄帝内经》《难经》及《伤寒论》《金匮要略》，以善用经方闻名于世，是民国初年注重仲景经方，提倡辨证应用经方的代表者，著《金匮发微》，刊于民国丙子年《金匮发微》一书，是作者参考前贤的注释并结合个人数十年临床体会注释发挥而成。《金匮发微》研讨《金匮要略》的特点，归纳有三：一是探原旨，以贯通（前后原文）为首务；二是重方药，以实用为准则；三是述治验，以疗效为明证。曹氏也倡导新说，但强调不能偏离经方辨证施治的传统。此外，《经方实验录》多为曹氏生平医案，由其门人姜佐景辑录。曹氏在原序中说："此书一出，其于予《金匮发微》有光矣！"

十四、陆彭年与《金匮要略今释》 陆彭年，字渊雷，近现代（1894～1955年）江苏川沙人，陆氏毕业于师范学校，学习过经学、小学、天文、历算等。曾执教于暨南、持志等大学，业余治医学。后师事名医恽铁樵，专门从事中医教育事业，主张改进中医，倡导中医科学化，对仲景学说有深刻研究，著《金匮要略今释》八卷，刊于民国二十四年（1935）。《金匮要略今释》作者综合了前人对《金匮要略》注释的合理部分，结合个人心得体会，以浅显的语言注释《金匮要略》。陆氏除重视病因方证的分析及临床应用外，也注意引进新说，敢于大胆提出个人看法。此外，陆氏校订《金匮要略》原文也取得了较大成就，故该书亦是近代注释《金匮要略》较优秀的注本。

十五、《金匮要略释义》 本书为湖北中医学院主编的供中医院校使用的试用教材（二版教材），刊于1963年，尔后又多次重新印行。本书对其原文作了整理分段，适加校勘、词解，并以通俗的语言作了阐释，且每篇篇首加有概述，篇末附有结语。《金匮要略释义》一书，可谓集思广益、博采众长（吸取《金匮要略心典》注释大意者尤多）、简明通俗的注本。以后的数版教材均以二版教材的注释为基础。

此外，尚有许多对仲景学术的饱学之士，为了帮助读者掌握历代注本之长，从诸多注本中选择具有代表性的精当注释进行编纂集注。如清末民初吴考磐的《金匮要略五十家注》、黄竹斋的《金匮要略方论集注》等。而1965年出版的南京中医学院金匮教研室编（主要执笔者为丁光迪教授）的《金匮要略学习参考资料》，则是在原文分析后附有历代数家名注。

在上述《金匮要略》名注中，他们都是术业有专攻，议论赅古今，出其心得，启迪后人。对这众多名注，广泛博览固然是好的，若时间有限或难于遍求者，可着重选读"两大"与"两小"注本。"两大"即徐彬《金匮要略论注》与沈明宗《金匮要略编注》，"两小"即尤怡《金匮要略心典》与魏荔彤《金匮要略方论本义》。这四家注本内容或大而博，或少而精，各有特点，应重点研读。

还有，在清代医籍中，有关《金匮要略》的注释除了专注之外，还有的方书虽非专门注本，但对《金匮要略》亦有很多阐发。例如，王晋三的《绛雪园古方选注》释及《金匮要略》；喻嘉言的《医门法律》、徐大椿的《兰台轨范》、张璐的《张氏医通》等阐述杂病之书皆释及《金匮要略》，足供博览。

参考文献

［1］陈梦赉．中国历代名医传．第1版．北京：科学普及出版社，1987.

［2］何任．略论《金匮要略》之古今及注本．中国医药学报1991.（5）：61.

［3］李克光主编．高等中医院校教学参考丛书·金匮要略．第1版．北京．人民卫生出版社，1989. 13－16.

［4］陈纪藩主编．中医药学高级丛书《金匮要略》．第1版．北京：人民卫生出版社，2000. 966－1015.

尤怡传记与读《金匮要略心典》心得

我作《金匮要略译注》，竭力勤求古训，博采众长。统览历代医家注释《金匮要略》的注本，我最为推崇的注家注本是尤怡《金匮要略心典》。今将尤怡传记与《金匮要略心典》自序、徐大椿叙，以及笔者读《金匮要略心典》的心得分述如下：

一、尤怡传记

尤怡，字在泾，号拙吾，晚号饮鹤山人，清代长洲（今江苏吴县）人，生年失考，卒于1749年（清乾隆十四年）。尤怡之父有田千亩，到尤怡之时中落，甚贫，卖字于佛寺以糊口，学医于马俶。马俶曾受业于云间（松江）李士材、西昌（新建）喻嘉言，负有盛名，跟他学习的人很多，晚年收得尤怡，甚喜，与妻子说："吾今日得一人，胜千万人矣！"尤怡闭门潜修，不慕荣利，沉酣典籍，更精于医道。开业之初，名声不大；晚年享有盛名，为人治病多有奇效，这是他数十年刻意钻研的结果。当时吴中（苏州）叶桂、徐大椿、王子接都以医名煊耀一时，尤怡与他们辉映后先，于医道中独树一帜。

尤怡之学与喻嘉言相近，特别服膺张机之学，治病以张机为宗。他博览群书，并工于诗词。隐于花溪，读书养花，自号饮鹤山人（一作饲鹤山人），与同里顾秀野、沈归愚、方东华、李客山交游，相与结社城南，赋诗寄意。

他怕医道衰落，因而取《金匮要略》，发挥正义，朝夕研究思考，凡十易寒暑，而后写成《金匮要略心典》三卷，为时雍正己酉（1729）。问世后广为流传，现有版本24种，常见的有5种：①清雍正十年壬子（1732）初堂刻本；②清雍正间刻本；③清同治12年己巳（1869）双白燕堂陆氏刻本；④清光绪七年辛巳（1881）崇德书院刊本；⑤《中国医学大成》本。其后尤怡又研讨杂病证治古今验方，集为八卷，书名为《金匮翼》。尤怡又著有《伤寒贯珠集》八卷（见《长洲县志》）、《医学读书记》三卷（一名《北田读书录》）、《医学续记》一卷、《静香楼医案》一卷、《北田吟稿》若干卷。

唐立三《吴医汇讲》说："伤寒一证，头绪繁多，自仲景立方以来，叔和编次，无已注释，理蕴为一显。迨后续为注释者，不下数十家，互相訾诋，殆无底止。余谓数十家中，独有喻氏之书脍炙人口者，以其繁简得宜，通乎众耳！然以尤在泾先生《贯珠集》较之，则又径庭矣！即如首篇云："寒之浅者，仅伤于卫；风之甚者，并及于营。卫之实者，风亦难泄；卫之虚者，寒亦不固。但当分病证之有汗、无汗，以严麻黄、桂枝之殊，不必执营卫之孰虚孰实，以证伤寒中风之殊，立为正治法、权变法、斡旋法、救逆法、类病法、明辨法、杂治法等，仲景著书之旨，如雪亮月明，令人一目了然，古来未有。何其《金匮心典》梓行于世，并采入御纂《医宗金鉴》，而《贯珠集》一书，尚未传播，良可惜哉！"由此可知，医家们对尤怡注释《伤寒论》与《金匮要略》所取得的成果都是很推崇的。

二、《金匮要略心典》自序

《金匮要略》者，汉张仲景所著，为医方之祖，而治杂病之宗也。其方约而多验，其文简而难通。唐宋以来，注释阙如，明兴之后，始有起而论之者，迄于今，乃不下数十家，莫不精求探讨，用以发蒙而解惑。然而性高明者，泛骛远引，以曲逞其说，而其失则为浮；守矩矱者，寻行数墨，而畏尽其辞，而其失则为隘。是隘与浮者，虽所趣不同，而其失则一也。余读仲景书者数矣，心有所得，辄笔诸简端，以为他日考验学问之地，非敢举以注是书也。日月既深，十已得其七八，而未克遂竟其绪。丙午秋日，抱病斋居，勉谢人事，因取《金匮》旧本，重加寻释，其未经笔记者补之，其记而未尽善者复改之，覃精研思，务求当于古人之心而后已。而其间深文奥义，有通之而无可通者，则阙之；其系传写之误者，则拟正之；其或类后人续入者，则删汰之。断自脏腑经络以下，终于妇人杂病，凡二十有二篇，厘为上中下三卷，仍宋林亿之旧也。集既成，颜曰心典，谓以吾心求古人之心，而得其典要云尔。虽然，刘氏扰龙，宋人刻楮，力尽心劘，要归罔用，余之是注，安知其不仍失之浮，即失之隘也耶？世有哲人，箴予阙失而赐之教焉，则予之幸也。

(雍正己酉春日饮鹤山人尤怡题于北郭之树下小轩)

三、《金匮要略心典》徐大椿叙

今之称医宗者，则曰四大家，首仲景，次河间，次东垣，次丹溪。且曰仲景专于伤寒。自有明以来，莫有易其言者也。然窃尝考神农著《本草》以后，神圣辈出，立君臣佐使之制，分大小奇偶之宜，于是不称药而称方，如《内经》中所载半夏秫米等数方是已。迨商而有伊尹汤液之说，大抵汤剂之法，至商而盛，非自伊尹始也。若扁、仓诸公皆长于禁方，而其书又不克传，惟仲景则独祖经方而集其大成，远接轩皇近无众氏。当时著书垂教必非一种，其存者有《金匮要略》及《伤寒论》两书，当宋以前本合为一，自林亿等校刊，遂分为两焉。夫伤寒乃诸病之一病耳，仲景独著一书者，因伤寒变证多端，误治者众，故尤加意，其自序可见矣。且《伤寒论》中一百十三方，皆自杂病方中捡入，而《伤寒》之方又无不可以治杂病，仲景书具有燎如也。若三家之书虽各有发明，其去仲景相悬，不可以道理计。四家并称已属不伦，况云仲景专于伤寒乎？呜呼！是尚得为读仲景之书者乎？《金匮要略》正仲景治杂病之方书也，其方亦不必尽出仲景，乃历圣相传之经方也，仲景则汇集成书而以己意出入焉耳。何以明之？如首卷瓜蒌桂枝汤乃桂枝加瓜蒌也，然不曰桂枝加瓜蒌汤，而曰瓜蒌桂枝汤，则知古方本有此名也。六卷桂枝加龙骨牡蛎汤即桂枝加龙骨牡蛎也，乃不别名何汤而曰桂枝加龙骨牡蛎汤，则知桂枝汤为古方，而龙骨、牡蛎则仲景所加者也。如此类者，不可胜举。因知古圣治病之法，其可考者惟此两书，真所谓经方之祖，可与《灵》《素》并垂者。苟有心于斯道，可舍此不讲乎？说者又曰：古方不可以治今病，执仲景之方以治今之病，鲜效而多害。此则尤足欢者，仲景之方犹百钧之弩也。如其中的，一举贯革；如不中的，弓劲矢疾，去的弥远。乃射者不恨己之不能审的，而恨弓强之不可以命中，不亦异乎？其有审病，虽是药稍加减，又不验者，则古今之本草殊也。详本草惟《神农本经》为得药之正性，古方用药悉本于是，晋唐以后诸人各以私意加入，至张洁古辈出，而影响依附，互相辨驳，反失本草之正传。后人遵用不易，所以每投辄拒，古方不可以治今病遂为信然。嗟乎！天地犹此天地，人物犹此人物，若人气薄则物性亦薄，岂有人今而药独古也？古欲用仲景之方者，必先学古穷经，辨症知药，而后可以从事。

尤怡在泾，博雅之士也，自少即喜学此艺，凡有施治，悉本仲景，辄得奇中。居恒欢古学之益衰，知斯理之将坠，因取《金匮要略》，发挥正义，朝勤夕思，穷微极本，凡十易寒暑而后成，其间条理通达，指归明显，辞不必烦而意已尽，语不必深而旨已传。虽此书之奥妙不可穷际，而由此以进，虽入仲景之室无难也。尤君与余有同好，属为叙。余读尤君之书而重有感也，故举平日所尝论说者识于端，尤君所以注此书之意亦谓是乎？（雍正十年壬子阳月松陵徐大椿叙）

四、读《金匮要略心典》心得

《金匮要略心典》（以下简称《心典》）共二十二篇，分为上、中、下三卷。该书注释《金匮要略》深入浅出，简明扼要，心得独到。读过此书，“入仲景之室无难也”。我作《金匮要略注释》，列“选注”一项，对诸家之注，择善而选，惟《心典》全部选录。下面，参考有关文献，谈谈读《心典》之心得。

1. *深思善悟，发挥正义*　尤怡感叹《金匮要略》“其方约而多验，其文简而难通”，故“覃精研思”，“以吾心求古人之心，而得其典要”。因此，《心典》着墨不多，却都是传神之笔，堪称《金匮要略》注本中“少而精”的代表作。徐大椿称其“条理通达，指归明显，辞不必烦而意已尽，语不必深而旨已传”。江阴柳宝诒称其“于仲景书尤能钻研故训，独称心得”。这些都是对尤怡《心典》恰如其分的评价。例如，第一篇第15条说：“夫病痼疾加以卒病，当先治其卒病，后乃治其痼疾也。”周扬俊《金匮玉函经二注》的阐释用了104字，而本书注解：“卒病易除，故当先治，痼疾难拔，故宜缓图，且勿使新邪得助旧疾也。”只用了26字，就赅原文之旨意。正因为《心典》是一部难得的上乘佳作，故后世注释《金匮要略》者多参考之、选录之。

2. *引经据典，博采众长*　尤注之精，可谓天才！而他的天才确实出于勤奋，在于他勤求古训，在于他博采众长。张仲景著作的理论基础源于《黄帝内经》《难经》。《心典》为了让读者全面、透彻地理解条文精神，便联系《黄帝内经》或《难经》的有关内容，使注释溯本求源，如原文：“血气入脏即死，入腑即愈，此为卒厥。”《心典》引用《素问·调经论》来说明卒厥病，即“经云：‘血之与气并走于上，则为大厥，厥则暴死，气复反则生，不反则死’是也。”再如对“五脏病各有所得者愈，五脏病各有所恶，各随其所不喜者为病”的解释，引用了《素问·脏气法时论》篇《素问·宣明五气》篇和《灵枢·五味》篇中的有关经文，指明了“所得”“所恶”“所不喜”的具体居处服食，使读者对条文的疑问涣然冰释。尤注不仅引经据典，并且博采众长，吸取前人的注释，利用前辈的研究成果。《心典》多次引用赵以德、徐彬、程知、魏荔彤、喻嘉言、沈明宗等人的注释，并运用其他医书进行校勘。《心典》引用前人注释，其特点是恰到好处。例如：湿病寒湿在表之表实证用麻黄加术汤治疗，解释方义引喻嘉言之语曰：“麻黄得术，则虽发汗不至多汗，而术得麻黄，并可行表里之湿……。”在分析桂枝加龙骨牡蛎汤时，借用徐彬之注释曰："桂枝汤外证得之，能解肌去邪气；内证得之，能补虚调阴阳。"由此可以看出，《心典》引用的注释已达到了一定的理论高度，并且将前人注释与自己的思维融为一体，互相弥补，相得益彰。尤怡善于引证据典，博采众长，深思善悟，精求探讨，才使其注本源于古人而高于古人。

3. 书未尽言，彰其涵义　尤怡基于自己的医学理论水平和临床实践经验，采取抽象、概括和推理等文法，对经文进行阐发。①抽象法：《金匮要略》第一篇第1条以肝病传脾为例，说明五脏相关，疾病常按照一定的规律传变。尤怡注释该条文，抽象出文中内涵，准确地阐发了"传"与"受"的关系，他说："盖脏病，惟虚者受之，而实则不受；脏邪，惟实则能传，而虚则不传。"将肝病传脾之例上升到了理论高度。由此可知，治疗肝实证当先调补脾胃，目的是截断病势，以杜绝蔓延之祸；肝虚证应直补本宫，以防备外侮之端。这种"传"与"受"的理论，对其他脏腑病变的治疗同样有指导意义。②概括法：《金匮要略》采用条文式写作方法，《心典》不仅解释条文本意，而且注意在个性中去发现共性而加以概括，用以指导临床。如原文"师曰：病人脉浮者在前，其病在表，浮者在后，其病在里，腰痛背强不能行，必短气而极也。"本条说明浮脉出现在关前与关后的不同部位，其主病不同。浮脉出现在关后，主病在里，《心典》认为，本病"虽在里面系阳脉，则为表之里，而非里之里，故其病不在肠肾，而在腰背膝胫"。若病情发展到极点，就会伤气，"必短气而极"。通过分析原文，最后进行概括说："所以然者，形伤不去，穷必及气；表病不除，久必归里也。"指出了经文包含的旨意。③推理法：《金匮要略》全称为《金匮要略方论》，所谓"方论"，既不同于单纯的论方释药之书，又不同于单纯的论理释法之书，而是把理、法、方、药贯穿起来，融为一体，以切实用。仲景为了求得文字上的节省，常用"省文"法将某些病机、证候省略。针对这类条文，《心典》运用推理的方法，以彰其涵义，如《痰饮咳嗽病》篇中的木防己汤证，原文说："膈间支饮，其人喘满，心下痞坚，面色黧黑，其脉沉紧，得之数十日，医吐下之不愈，木防己汤主之。"本证为寒热虚实并见之证，条文明言"膈间支饮……其脉沉紧"，说明有寒饮结聚；"喘满，心下痞坚"，说明饮邪成实，条文中寒和实的证候是显而易见的。那么，为什么说有虚和热呢？《心典》推理说："而痞坚之处必有伏阳（郁热），吐下之余定无完气（虚），书不尽言而意可会也。"由推理得出热和虚的病机，故木防己汤中用石膏和人参两药也就好理解了。

4. 分析证候，方法多样　《金匮要略》条文是从长期临床实践中提炼出来的"脉证并治"，为了使读者掌握仲景辨证论治的精髓，尤怡对条文所述证候进行了精湛论述，分析方法有以下几点：①对于病因病机的解释，《心典》

做到了开门见山，准确无误，一语道破，使其定义化。这样便于掌握疾病的本质，实践中不至于因概念不清而误诊。如论肺痈病时说：“此原肺痈之由，为风热蓄结不解也。”再如解肝着病，下笔则曰“肝脏气血郁滞，着而不行，故名肝着”。②对条文中关键字词的概念首先注明，然后再分析病机。如“咳逆上气，时时吐浊，但坐不得眠，皂荚丸主之”。《心典》先注“独”字，即“浊痰也”，然后注病机，说明病势，指出治疗的关键在于迅速排出浊痰。③先逐句分析，然后再综合起来，总结出病机要点，这种方法运用较多。如《胸痹病》篇第 4 条“胸痹不得卧，心痛彻背者，瓜蒌薤白半夏汤主之”。《心典》逐句解释：“胸痹不得卧，是肺气上而不下也；心痛彻背，是心气塞而不和也。”综合概括病机要点为“其痹为尤甚矣”。④对于一些难以用说理法来解释清楚的证候，《心典》就运用自然界存在的客观现象，来说明病人的证候。如论述“淋之为病，小便如粟状”时说：“乃膀胱为火热燔灼，水液结为滓质，犹海水煎熬成咸碱也。”

5. *对证释方，丝丝入扣* 仲景方是古人长期临床实践的结晶。方是根据法组成的，法是据证而设的，所以《金匮要略》中的理、法、方、药相互贯通。《心典》针对证候，解释方义，使方证相合，丝丝入扣。教学中用此法解释方义，就避免了与方剂学重复的问题。例如：①第五篇第 10 条：“病历节，不可屈伸疼痛，乌头汤主之。”尤怡说：“寒湿之邪，非麻黄、乌头不能去，而病在筋节，又非如皮毛之邪，可一汗而散者。故以黄芪之补，白芍之收，甘草之缓，牵制二物，俾得深入而去留邪。”②第六篇第 14 条：“虚劳里急，诸不足，黄芪建中汤主之。”尤怡说：“急者缓之必以甘，不足者补之必以温，而充虚塞空，则黄芪尤有专长也。”③第十五篇第 24 条：“皮水为病，四肢肿，水气在皮肤中，四肢聂聂动者，防己茯苓汤主之。”尤怡说：“防己、茯苓善驱水气，桂枝得茯苓，则不发表而反行水，且合黄芪、甘草助表中之气，以行防己、茯苓之力也。”

6. *求是存疑，析难明理* 尤怡在《心典》自序中曰：“其间深文奥义，有通之而无可通者，则阙之；其系传写之误者，则拟正之；其或类后人续入者，或删汰之。”意即对难以解释的条文或深奥文字，宁可缺略，不强予注释，并改正原文中的传写错误，删略后人增添的内容。如第一篇第 1 条中“酸入肝”以下 15 句，尤怡曰：“疑非仲景原文，类后人谬添注脚，编书者误收之也。”而不强予解释。且根据原文精神，分析说明，开启后学者心扉。再如第二十篇第 1 条“其人渴，不能食”二句很难理解，尤怡说：“其人渴，妊子者内多热也，一作呕亦通。今妊妇二三月，往往恶阻不能食是也。”这就使读者领悟到，妊娠“恶阻”常见呕吐（吐而伤津可致“其人渴”），因呕而不能食也。

7. *理论实践，相得益彰* “理论的基础是实践，又转过来为实践服务。”（毛泽东《实践论》）张仲景的思想源于他“勤求古训，博采众方……并平脉辨证”。即把理论与实践相结合，才著成千古不朽之杰作。尤怡以医圣为榜样，他穷极医理，勤奋实践，才注成承前启后之精本。尤怡的临床功底，在其《静香楼医案》中充分地体现出来。例如，他以制肝益脾法治咯血、胁痛、便溏及中满肿胀；以葶苈大枣泻肺汤治浮肿咳喘；以理中汤合黄土汤治五年不愈的泻痢便血；以肾气丸加减治内饮、肾虚肺实之咳喘、阳虚之水肿、肾虚齿痛等等，都是得心应手，把经方用到圆机活法的境界。

8. *智者千虑，必有一失* 尤怡是当之无愧的智者，故其《心典》对绝大部分原文的注释是精当的；但“智者千虑，必有一失”，故尤注也有过失或不当之处。例如：①第五篇第1条曰：“夫风之为病，当半身不遂，或但臂不遂者，此为痹。脉微而数，中风使然。”尤怡说：“风彻于上下，故半身不遂；痹闭于一处，故但臂不遂。以此见风重而痹轻，风动而痹着也。风从虚入，故脉微；风发而成热，故脉数。曰中风使然者，谓痹病亦是风病，但以在阳者则为风，而在阴者则为痹耳。”如此注释，含糊其词。殊不知该条所述“半身不遂，或但臂不遂者”，皆中风之候。惟病重或病轻之异，典型与不典型之别，皆经脉痹阻所致也。②第十五篇第3条：“阳明病，脉迟，食难用饱，饱则发烦头眩，小便必难，此欲作谷疸。虽下之，腹满如故，所以然者，脉迟故也。”尤怡说：“脉迟胃弱，则谷化不速；谷化不速，则谷气郁而生热，而非胃有实热，故虽下之而腹满不去。伤寒里实，脉迟者尚未可攻，况非里实者耶?”如此注释，不得要领。殊不知该条关键句为“此欲作谷疸”，关键字为一个“欲”。所述证候为“湿浊困脾”所致也。这与后第13条联系起来理解自明。③第十六篇第17条：“心气不足，吐血、衄血，泻心汤主之。”尤怡说：“心气不足者，心中之阴气不足也。阴不足则阳独盛，血为热迫，而妄行不止矣。”由此推理，“阴不足”为本虚，“阳独盛”为标实，“血为热迫”为虚热。虚热所致之“吐血、衄血”何以用苦寒清泄的三黄泻心汤呢? 笔者认为，本方证乃因肺胃郁热，灼伤血络，络破血溢，失血过多而致“心气（血）不足”之候。此《素问·阴阳应象大论》所谓“壮火食气”“壮火之气衰”之类也。

圣人、智者都是人，人无完人。古人在实践中、在理性思维中发现了真理和发展了真理，但并没有终结真理，人们对于真理的认识永远不会完结。因此，后来人应该继往开来，“通过实践而发现真理，又通过实践而证实真理和发展真理。”（毛泽东《实践论》）

参考文献

[1] 陈梦赉．中国历代名医传．第1版．北京：科学普及出版社，1987. 340－341.

[2] 雷风，晓雪点校．金匮要略心典，第1版．北京：中国中医药出版社，1992.

[3] 刘晓西．《金匮要略心典》治学方法探析．中医教育，1993，(5)：47－48.

[4] 任继学审定．碥石集．第1版．吉林：吉林科学技术出版社，1999. 167－175.

[5] 陈纪藩主编．中医药高级丛书《金匮要略》．第1版．北京：人民卫生出版社，2000. 987－988.

《金匮要略》的版本

关于《金匮要略》版本的考究，湖南中医学院的周衡教授有撰文（陈纪藩主编．中医药高级丛书·金匮要略．北京：人民卫生出版社，2000. 7－9），愚者略加改动，引录如下：

版本是指某一书籍由于多次传抄或印刷所形成的各种不同的本子。研究不同版本的特征或差别，并鉴别其真伪，判别年代，以恢复其原貌，是研究古籍极为重要的工作。杂病论原著早已不存，而现存的《金匮要略》只是其节略本，且几经传抄、复刻，去古已远，故对版本的清理、选择、厘定尤为重要。

一、《金匮要略》版本源流

北宋仁宗之朝，经林亿等整理校订的《金匮要略方论》初刊本约在公元1066年（治平三年）完成，但原版早已不存。

南宋时的刊本是一种书帕本。此本虽已早佚，但于1810年（日本文化七年）丹波元简曾见到一种明代无名氏据南宋书帕本的仿刻本，在其跋文中记述了此本版式的主要特征："是书不知何朝代所刊，阅宋臣序中'国家''主上'字皆抬头书。开卷首《金匮要略》上冠有'新编'二字。故林亿等言其'新编'字当是宋版之旧。且诠次诸臣名衔署于前，而叔和、仲景名氏都在后，此古人修书之体式，流传诸本未见如此者。……此书亦无讳字，宋本多讹字，胡元瑞尝论之。知是南宋书帕所刻，然犹不失馆阁之旧也。"（见《经籍仿古志》卷七）这一明仿刻南宋书帕本《新编金匮要略方论》曾收藏于日本聿修堂中。清末，杨守敬在《留真谱初篇》中也将此本的首页书影予以仿刻。1983年，北京中医学院某留学生将中国科学院图书馆收藏的一种题为“清初刊本”《金匮要略方论》与《经籍仿古志》中所记的明代仿宋书帕本对照，完全吻合。复经医史文献专家马继兴核实，证明该院所收藏的正是明无名氏仿宋本在国内仅存的一种。

元代根据南宋书帕本的复刻本在北京大学图书馆内藏有一本，这是现存《金匮要略》最早的刊本。书名为《新编金匮方论》，卷首有邓珍序文，文中记载作序时间为“后至元庚辰”（1340），即元顺帝时。

明代是《金匮要略》版本较多的时期，除前述无名氏据南宋书帕本的仿刻本外，尚有以下数种：

俞桥氏刊《金匮要略方论》。此本据丹波元简氏跋谓与明仿宋书帕本略同，但其中卷之末尚缺四方，初刊约在公元1522～1566年之间（嘉靖年间）。1929年，商务印书馆编印《四部丛刊》初编首印本即据此影印，但原书今佚。

吴勉学刊徐镕校本，书名《金匮玉函要略方论》，在1598年（万历二十六年）刊出单行本，现存上海中医学院图书馆。1601年（万历二十九年）复收刊于《古今医统正脉全书》，后清代曾复刊数次。民国以后，1929年的《四部丛刊》初编第二次印刷本及1936年缩印本中所收《金匮要略》版本均改用《医统正脉》本，不再用《俞桥》本。此外，《四部备要》排印本及商务印书馆铅印本也均依《医统正脉》本改排校本。1963年复经人民卫生出版社排印，书名《金匮要略方论》，至今发行计三十余万册。

赵开美校刻本，书名《金匮要略方论》。赵本初刊于万历二十七年（1599年），此系据邓珍刊本重刻，保留了邓序，为国内学者公认校印较精，讹误较少的本子，现尚存中国中医研究院图书馆、中国科学院图书馆等处。1956年人民卫生出版社据赵开美本影印出版的《金匮要略方论》印刷多次，发行近十万册，此后全国中医学院试用教材《金匮要略讲义》亦以赵本为蓝本，可见赵本流传之广。

清代现存的《金匮要略》刊本有康熙二十二年（1683）的文瑞堂刊本（南京图书馆藏），康熙六十年（1721）宝纶堂刊本（上海图书馆藏），光绪二十年（1894）成都邓崇文斋刊本（湖南省图书馆藏）等。

民国以来，《伤寒杂病论》合编本又有新的发现：湖南浏阳刘昆湘氏遇张老者传授古本《伤寒杂病论》十六卷，1933年石印。其宗人刘仲迈与之冈撰义疏印行，习称“长沙古本”。四川刘熔得于涪陵张齐五，亦名《伤寒杂病论》。张云：“清咸（丰）同（治）间，得之由垫江来涪之医士袁某，系明代垫邑某石洞所藏，为王叔和所述，孙思邈校”。1934 年由刘熔石印刊行，习称“涪古本”。又，黄竹斋于 1936 年自桂林罗哲初处获所藏手抄古本《伤寒杂病论》，罗氏云该书出自称仲景四十六世孙张绍祖。黄氏将此书转抄并刊行，习称“桂林古本”。然而，对于以上三种古本的真伪，学者们尚存在不同意见，均宜审慎对待。

二、研究《金匮要略》的善本

考察版本的目的在于选择善本。何为善本？张之洞《猷轩语学篇》云：“善本之意有三：①足本（无阙卷，未删削》②精本（一精校、二精注）；③旧本（一为旧刻，二为旧抄）。”这就是说，只有卷帙完整，精校精注，刊刻较早的版本方可称之为善本。

用上述标准衡量，在前述《金匮要略》的主要版本中，元代仿刻宋本《新编金匮方论》刊印于元顺帝至元庚辰，为现存最早的刊本，比较接近原书旧貌，所以被认为有很高的文献价值。清末藏书家曾在该本亲笔批注：“《金匮要略》以明赵开美本为最佳，次则俞桥本，然皆流传绝少，医统本则夺误至多，此元刻本与赵本悉合，尤为稀有之籍。”惟此刊本为孤本，目录不全，错漏明显，故长期未被重视。1985 年，何任等受国家中医药管理局委托，对《金匮要略》进行整理研究，即以此元刻本为底本进行校注，并经专家集体审定，于 1990 年由人民卫生出版社出版发行。

明赵开美本也是校印较精，讹误较少的《金匮要略》古本，后又作为中医院校各版《金匮要略》教材的蓝本，流传甚广，极易购得，也是善本之一。

其他早期《金匮要略》刊本，如明之俞桥本、医统正脉本，或流传极少，或夺误较多，一般学者在研究《金匮要略》时已不作为底本，而作为主校或旁校之用。

三、研究《金匮要略》可供参校引录的诸本

《金匮要略》是仲景杂病论的节略本，其杂病遗文可据北宋以前诸多引录仲景杂病的有关文字加以参校，主要有以下数种：

《脉经》 晋王叔和撰。该书共十卷，其全部内容的三分之一是收录《伤寒杂病论》的条文。《金匮要略方论》的内容见于今本《脉经》卷八、十（杂病部分），卷九（妇人、小儿病部分），卷二、三、四、五、七（有关脉法的部分佚文）。

《备急千金要方》 唐孙思邈撰。该书中引录的《金匮要略方论》内容，见于卷十、十八、十九、二十一、二十五（杂病部分），二十六（食禁部分）。

《外台秘要》 唐王焘撰。该本卷十四至十八均为杂病部分，大致同今本

《金匮要略》内容。

《诸病源候论》 隋巢元方撰。该书某些病候中亦间有类似《金匮要略》而略详的文字，如卷八《伤寒病诸候下·伤寒肺痿候》云："大发汗后，因复下之，则亡津液，而小便反利者，此为上虚不能制于下也。虚邪中于肺，肺痿之病也。欲咳而不能，唾浊涎沫，此为肺痿之病也。"对理解《金匮要略》肺痿之病有参考价值。

散见于国外医籍的，如 1443 年朝鲜金礼蒙编撰的《医方类聚》，该书整篇整节地保留了《金匮要略》的原文和方剂，亦有较高的研究价值。（收录该文，已取得周衡教授同意，并经其审订。在此深表致谢！）